COURS COMPLET

DE PHARMACIE.

IMPRIMERIE DE COSSE ET G.-LAGUIONIE,
Rue Christine, nº 2.

COURS COMPLET

DE

PHARMACIE

PAR L.-R. LE CANU,

PROFESSEUR TITULAIRE DE PHARMACIE A L'ÉCOLE SPÉCIALE DE PARIS,

Docteur en médecine, Membre de l'Académie royale de médecine, du Conseil de salubrité, de la Société philomatique, de la Société de pharmacie, Ancien préparateur du cours de chimie du Collége royal de France, Correspondant de l'Académie des Sciences d'Amiens et de la Société des pharmaciens du nord de l'Allemagne,

CHEVALIER DE LA LÉGION D'HONNEUR.

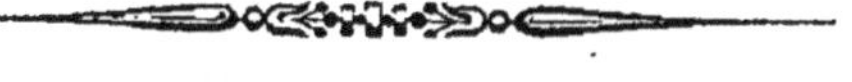

TOME PREMIER.

PHARMACIE GALÉNIQUE.

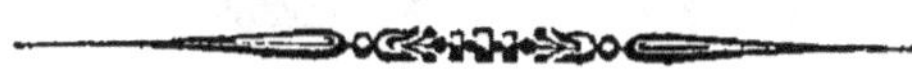

PARIS

CHEZ J.-B. BAILLIÈRE,

LIBRAIRE DE L'ACADÉMIE ROYALE DE MÉDECINE,

RUE DE L'ÉCOLE-DE-MÉDECINE, 17.

LONDRES, H. BAILLIÈRE, 219, REGENT-STREET.

1842

A MON MAITRE,

M. le baron Thénard,

PAIR DE FRANCE,

MEMBRE DE L'ACADÉMIE ROYALE DES SCIENCES DE L'INSTITUT,

VICE-PRÉSIDENT DU CONSEIL ROYAL DE L'INSTRUCTION PUBLIQUE,

COMMANDEUR DE L'ORDRE ROYAL DE LA LÉGION D'HONNEUR,

ETC., ETC.

En vous faisant hommage de ce livre, j'ai voulu vous offrir un témoignage public d'une reconnaissance que vos leçons ont fait naître, que votre patronage a grandie, que votre amitié me rend chère.

LE CANU.

Janvier 1842.

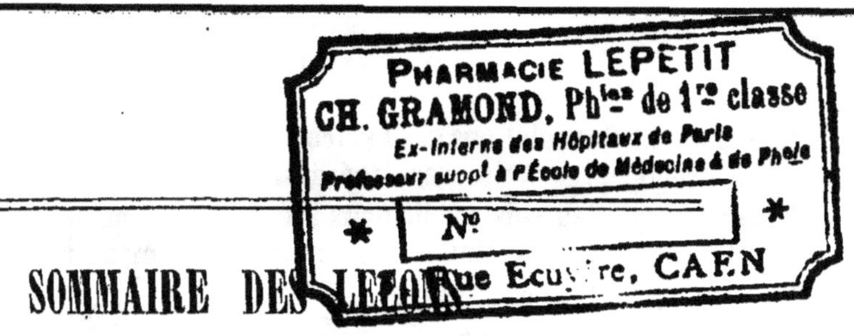

SOMMAIRE DES LEÇONS

CONTENUES DANS CE VOLUME.

ERRATA.

Le lecteur est prié de faire les corrections suivantes.

Page.	ligne.		Lisez :
11	3	Qu'ils ne le sont,	— qu'ils ne le font.
18	6	Accru,	— augmenté.
28	33	Juglaces,	— juglans.
46	29	. . . .	Effacer ce qui concerne la nicotine.
68	31	Le quartz hyacinthe et ses analogues, puis, etc.	— le quartz hyacinthe et ses analogues, à les plonger dans l'eau, puis, etc.
71	30	D'un sous-chlorure,	— d'un sous-hydrochlorate.
80	34	Frottée entre les ongles,	— entre un doigt et l'ongle.
99	18	Au-dessus de 0°,	— au-dessus de 100°.
125	34	Les appareils de MM. Payen,	— les appareils de MM. Réal, Payen, et .
142	30	Comme les sels,	— comme celui.
311	32	Colimaçon de vigne,	— limaçon de vigne.
312	22	On place une quantité d'eau commune,	— on place une quantité déterminée de la matière animale, avec une quantité également déterminée d'eau commune.
475	10	Leur volume,	— le volume de ceux-ci.

COURS COMPLET

DE PHARMACIE.

PREMIÈRE LEÇON.

CONSIDÉRATIONS PRÉLIMINAIRES.

De la Récolte

DES MATIÈRES MINÉRALES ET DE CELLE DES PLANTES.

Objet de la pharmacie.

La pharmacie, ainsi nommée du mot grec φάρμακον (drogue, nédicament), est la partie de l'art de guérir, qui s'occupe de éunir, de disposer et de conserver les médicaments, en d'autres ermes, les matières susceptibles de modifier favorablement 'état pathologique des êtres animés.

Indication sommaire des matières premières qu'elle emploie.

Or, comme la plupart des corps existants exercent sur l'éconoaie animale une action qui leur permet de jouer le rôle de mélicaments, dans des conditions données, le pharmacien pourrait voir à les réunir, à les disposer, à les conserver presque tous.

Il n'emploie pas tous ceux qu'à la rigueur il lui serait possi-le d'employer. Ceux-ci, parce ce qu'on en ignore, ou parce u'on en connaît mal les propriétés physiologiques, ou par ce ue leur action, singulièrement énergique, pourrait offrir de raves inconvénients; ceux-là, parce que l'on peut avec avantage es remplacer par des analogues plus faciles à se procurer, ou lus constants dans leurs effets; cependant, il emploie un nombre rès considérable encore de matières premières : on peut s'en onvaincre en consultant le *Codex*.

L'on y voit figurer,

1° Des corps simples :

Le soufre,
— phosphore,
— chlore,
L'iode,
Le fer,
Le zinc,
L'antimoine,
Le mercure,
L'argent,
Etc., etc.

2° Des combinaisons inorganiques de ces mêmes corps simples :

Acides,
Oxydes,
Sulfures,
Chlorures,
Iodures,
Bromures,
Sels,
Etc., etc.

3° Des substances organiques que leur préexistence au sein des végétaux ou des animaux, jointe à l'impossibilité dans laquelle on est d'en retirer plusieurs matières différentes, sans en dissocier les éléments, ont fait appeler principes immédiats.

Tels sont :

Chez les premiers, l'acide tartrique,
la quinine,
le sucre;
Chez les seconds, la cantharidine,
l'urée.
le caséum.

4° Des combinaisons définies de principes immédiats organiques, Soit entre eux, comme les acétates de quinine et de morphine,

Soit avec des composés minéraux comme :

Le tartrate de potasse,
Le tartrate double de potasse et d'antimoine.

5° Des matières auxquelles on a donné le nom de produits immédiats organiques, par comparaison avec les principes immédiats, parce que toutes formées aussi dans les êtres organisés, elles peuvent fournir un certain nombre de principes immédiats.

Les baumes,
— résines,
— gommes-résines,
Les huiles fixes,
L'axonge,
Le lait,
La bile,
L'ambre gris,
Le castoréum,
Le musc,

appartiennent à ce groupe.

6° Des matières que l'on ne peut assimiler ni aux principes, ni aux produits immédiats, et qui résultent de modifications profondes, éprouvées sous des influences particulières, par certaines substances organiques.

Par exemple : l'alcool que nous verrons tirer son origine du ucre, ou bien encore l'éther sulfurique que nous verrons à son our provenir de l'alcool.

7°

Les racines,
Les tiges,
Les écorces,
Les bourgeons,
Les feuilles,
Les fleurs,
Les fruits,
Et les semences

'un grand nombre de végétaux, les uns indigènes, les aures exotiques.

8° Et enfin des parties d'animaux :

Les têtes de vipères,
Les poumons de veau,
Le bois de cerf.

Même des animaux entiers :

Les sangsues,
Les cantharides,
Les cochenilles,
Les cloportes,
Et les tortues.

Ces matières, le pharmacien les récolte, quand, semblables à quelques composés minéraux, à la plupart des plantes, à certains produits animaux, la nature les met à sa portée, telles à peu près qu'il les emploie.

Il les extrait de leurs combinaisons et de leurs mélanges, ou les prépare de toutes pièces, quand à le faire, il trouve un avantage quelconque.

Il se procure par la voie du commerce, les plantes exotiques, les animaux, les parties et les produits d'animaux étrangers aux pays qu'il habite, l'acide sulfurique, le sel marin, les résines, les baumes, l'alcool, le vinaigre, l'huile d'olive, etc., etc., depuis longtemps devenus l'objet d'exploitation ou de fabrication très en grand.

Ainsi se trouve naturellement tracé le cadre dans lequel je me propose de faire entrer les questions, dont l'ensemble constituera le cours de pharmacie tel que je l'ai conçu.—En premier lieu, je traiterai de la récolte, tant de celles des matières médicamenteuses fournies par le règne inorganique, que de celles que fournit le règne organique. Exposé du plan du cours.

L'indication sommaire du mode de développement des végétaux, de leur composition, de celles des propriétés de leurs principes constituants qui permettent le mieux de pressentir la manière d'être de ces mêmes végétaux, ou des organes qui les composent, dans les conditions diverses au milieu desquelles nous aurons plus tard à les étudier, trouvera place à la suite.

Dans une troisième partie, je décrirai les opérations les plus habituellement pratiquées en pharmacie, telles que, la division, la solution, la distillation et l'évaporation.

Dans une quatrième partie, je ferai l'application des manipulations précédemment décrites, soit à la préparation, soit à l'extraction, soit à la disposition des médicaments les plus importants et les plus curieux. Alors d'ailleurs, à l'exemple de la plupart des pharmacologistes, je départagerai ces médicaments en galéniques et en chimiques, embrassant sous cette dernière dénomination, les corps simples, leurs combinaisons inorganiques et organiques à proportions fixes et définies, et confondant sous la première tous les autres.

Une cinquième partie aura pour objet l'examen des procédés à l'aide desquels, on peut déterminer la pureté des matières médicamenteuses du commerce.

Enfin, la sixième et dernière partie sera consacrée à l'exposé des moyens de conservation des matières médicamenteuses minérales, des plantes et de leurs organes, des animaux vivants ou morts et des parties d'animaux.

De l'étude des médicaments galéniques ressortira l'observation, que les procédés du Codex de 1837 ont été par nous exclusivement adoptés. C'est qu'en effet, s'il importe aux progrès de l'art, que chaque pharmacien consigne, dans les recueils ouverts à cette intention, les observations que lui fournit l'expérience ou que lui suggère la théorie, afin que les auteurs des formulaires légaux à venir puissent au besoin les mettre à profit; il faut par contre être pénétré de l'idée, que substituer ses opinions personnelles à l'autorité du Codex, serait introduire dans la pratique une déplorable anarchie. Quoi qu'il arrive, les médicaments galéniques préparés d'après des formules et des procédés uniformes, auront du moins l'incontestable avantage de ne point varier dans leurs propriétés physiques et dans leur composition, suivant les manières souvent diverses d'interpréter les données de la science, et plus encore suivant les idées dominantes. Il n'en est pas des sirops, des extraits, des électuaires, comme des chlorures de mercure, de l'iodure de potassium, de la morphine, de l'acide benzoïque. De quelque manière qu'on les ait obtenus, ces derniers corps, supposés purs, présentent une identité de composition et de propriétés, que des réactifs appropriés et connus feraient constater au besoin. Ceux-là, quelque effort que l'on tente pour les obtenir identiques, se peuvent tout au plus ressembler plus ou moins, et nul ne peut apprécier avec certitude, l'influence qu'aurait sur leur constitution définitive un changement quelconque dans la proportion des composants, dans leur nature et dans le *modus faciendi*.

Se serait-on imaginé, il n'y pas encore dix ans, que, sans rien perdre et rien absorber, par le seul fait du changement de disposition de leurs molécules élémentaires, sous l'influence de la chaleur, certaines substances organiques se transformeraient en d'autres; l'acide de l'*equisetum fluviatile*, très soluble et très fusible (le maléique), en cet autre acide de la fumeterre (le paramaléique), que deux cents parties d'eau ne peuvent dissoudre, qu'une température de 200° ne peut fondre; ou bien encore, que par la fusion, le cyanate d'ammoniaque hydraté se convertirait en urée?

Aurait-on davantage supposé, qu'un sinapisme préparé avec de la farine de moutarde noire, de l'eau et du vinaigre, offrirait une activité toute différente, suivant que la farine aurait été délayée dans l'eau froide ou dans l'eau bouillante, que le vinaigre aurait été ajouté au début ou plus tard? Le vieil adage si connu « le mieux est quelquefois l'ennemi du bien » me semblerait devoir servir de règle de conduite aux novateurs en pharmacie.

De la Récolte des matières minérales.

La plupart des matières minérales employées en pharmacie existent dans la nature : on y rencontre notamment plus ou moins purs, plus ou moins libres de toute combinaison, de tout mélange,

Le soufre
Le fer,
L'antimoine,
Le bismuth,
Le mercure,
L'argent,
L'or,
Le sulfure de sodium,
— de fer,
— d'antimoine (proto),
— — hydraté ou kermès,
— de mercure (bi),
Le chlorure de sodium,
— de potassium,
— de magnesium,
— de fer (per),
— de mercure (proto),
Le bromure de potassium,
L'iodure de potassium,
L'oxyde de magnesium,
— de fer (sesqui-oxyde et sesqui-oxyde protoxydé,
— de manganèse,
L'oxyde d'antimoine,
— d'arsenic (ou acide arsénieux),
— de plomb,
L'acide borique,
Le borate de soude,
Le carbonate de chaux,
— de magnésie,
— de fer,
— de zinc,
— de plomb,
Le sulfate de soude,
— d'alumine et de potasse (alun),
— de magnésie,
— de fer,
— de zinc,
— de cuivre,
Le phosphate de chaux,
L'azotate de potasse,
Le chlorhydrate d'ammoniaque,
La terre sigillée, ou argile ocreuse pâle,
Le bol d'Arménie, — rouge,
Le succin.

Cependant, le pharmacien n'en récolte pour ainsi dire aucune, soit qu'il trouve plus économique ou plus facile de les préparer de toutes pièces, que de les séparer des matières étrangères qui les accompagnent dans la nature, — Tels sont :

Le sulfure de mercure,
Le bromure et l'iodure de potassium,
Le carbonate de zinc, etc.;

soit qu'employées dans les arts, on en fasse l'objet de grandes exploitations, tels sont :

Le soufre,
Le sulfure d'antimoine,
Les oxydes de fer et de manganèse,
L'acide borique,
Le borate de soude,
Les carbonates de soude et de chaux,
L'azotate de potasse,
Le chlorure de sodium;

soit que, contrairement aux sulfures, aux oxydes, au carbonate de fer, au carbonate de chaux, au chlorure de sodium (sel gemme) qu'on rencontre dans de nombreuses localités en masses tellement considérables, qu'ils y forment à vrai dire la base du sol ; la nature ne les y présente qu'en très petites quantités.

L'antimoine, le bismuth et le mercure natifs, les chlorures de fer et de mercure, l'antimoine sulfuré hydraté ou kermès natif, le chlorhydrate d'ammoniaque, et surtout l'oxyde d'arsenic et les oxydes de plomb (massicot et minium natifs), si rares que des minéralogistes révoquent en doute leur existence, sont notamment dans ce cas.

Soit enfin qu'on ne les trouve que dans des localités spéciales. En effet, il n'en est pas des minéraux comme des végétaux que l'on peut en quelque sorte multiplier à volonté et jusqu'à un certain point acclimater en tous lieux.

Notre globe s'étant formé par la superposition successive de couches essentiellement composées de matières inorganiques différentes par leur texture et par leur nature, celles-là antérieurement à l'existence des êtres organisés, celles-ci postérieurement; d'où les différentes assises parmi lesquelles les géologues distinguent plus particulièrement :

Les terrains primitifs ou de première formation, exempts de débris d'êtres organisés, et composés de roches cristallines principalement granitiques, sans dépôts de fragments ou de cailloux roulés;

Les terrains intermédiaires ou de transition, dans lesquels apparaissent les premiers rudiments de plantes et d'animaux, appartenant toutefois aux classes les plus simples du règne organique (acotylédones, mollusques, zoophytes) et que composent encore des roches cristallines analogues à celles des terrains précédents, mais intercalées dans des dépôts de fragments, de cailloux roulés, de matières terreuses et sableuses ;

Les terrains secondaires, présentant les premiers débris de monocotylédonus (conifères, cycadées) d'animaux vertébrés (reptiles, poissons), sans traces de dycotilédones, de mammifères, et formés en grande partie de calcaire compacte intercalé par couches puissantes, dans des dépôts de matières arénacées;

Les terrains tertiaires ou de dernière formation, présentant au contraire, en abondance, des débris parfois considérables de dycotilédones et de mammifères enveloppés de calcaire sableux, de matières argileuses, etc. ;

Les terrains de transport ou d'alluvion que de grandes catastrophes et principalement l'invasion des eaux de la mer, ont en quelque sorte fait naître du bouleversement des autres terrains à des époques plus ou moins éloignées;

Enfin, les terrains volcaniques, que des éruptions de volcans encore brûlants, comme le Vésuve ou l'Etna, ou depuis longtemps éteints, comme ceux de l'Auvergne et du Vivarais, ont à leur tour fait surgir des profondeurs de la terre.

On conçoit que des matières minérales pourront se trouver dans les terrains appartenant à toutes les époques, et d'autres exclusivement dans l'un d'eux.

Les minerais métalliques, par exemple, en général fréquents dans les terrains primitifs et de transition, rares dans les secondaires, disparaissent complétement des tertiaires et se rencontrent accidentellement dans les terrains de transport et dans les terrains volcaniques.

Le soufre, le sulfure et les oxydes de fer et de manganèse, appartiennent à tous les terrains, tandis que

L'antimoine nat
L'arsenic, *id.*
Le bismuth, *id.*
Le sulfure et les oxydes d'antimoine,
L'acide borique.

ne se rencontrent que dans les primitifs,

Le chlorhydrate d'ammoniaque,
Et le chlorure de fer.

que dans les volcaniques.

Par conséquent, d'après la carte géognostique de la France, d'Homalius d'Halloy, aux environs de Paris, dans un rayon de trente à quarante lieues, que circonscrivent les villes de Beauvais, Chartres, Orléans, Provins, Epernay, là où le terrain est de formation toute moderne; au delà de ces villes, dans les limites plus étendues que forment la Manche, Mortagne, Le Mans, Angers, Châtellerault, Auxerre, Châlons, Mézières et Lille, là où le sol, presque exclusivement crayeux, appartient aux terrains secondaires, on aurait la presque certitude de ne point rencontrer de minerai métallique.

Il en serait de même dans la portion du midi de la France comprise entre Bordeaux, Tarbes, Toulouse et Cahors, attendu que la constitution du sol s'y reproduit sensiblement telle qu'elle existe aux environs de Paris.

A peu près de même encore, dans les régions du centre, depuis La Rochelle jusqu'à Metz, sur une largeur égale à celle de la distance qui sépare Bourges de Moulins, parce que le sol, quoique de formation plus ancienne qu'il ne l'est dans les provinces précitées, s'y trouve encore d'origine récente.

Mais, il y aurait chance d'en rencontrer quelques-unes dans les terrains primitifs ou de transition, d'une partie du Limousin, de la Bourgogne, du Lyonnais, du Dauphiné ; dans la Bretagne, aussi bien dans les portions qui se trouvent les plus rapprochées de l'Océan et de la Manche, que dans celles qui enveloppent Rennes, parce que ces dernières, quoique d'origine postérieure aux autres, n'en sont pas moins très anciennes. Enfin, on pourrait espérer trouver en Auvergne celles que renferment les terrains volcaniques.

La seule recommandation à faire au pharmacien en position de récolter certaines matières médicamenteuses minérales, les argiles ocreuses pâles et rouges des environs de Blois et de Saumur, la variété de chaux carbonatée dite blanc de Meudon des environs de Paris, le sulfate de magnésie des sources des environs de Montpellier, des fontaines d'Epsom en Angleterre, de Sedlitz et d'Egra en Bohême, le succin que les flots rejettent sur les bords de la Baltique, aurait pour but de l'engager à s'aider de toutes ses connaissances pour ne les confondre avec aucune autre et pour s'assurer de leur pureté. Telles on les aura rencontrées à une époque donnée, et telle on les rencontrera plus tard, à moins que dans l'intervalle il ne soit survenu quelqu'une de ces révolutions heureusement fort rares, qui changent toute la constitution du sol d'un pays.

De la Récolte des plantes.

Il en est autrement des plantes que des minéraux. Quelque pays qu'il habite, le pharmacien peut en récolter un grand nombre, attendu que tous les pays sont propres au développement de la plupart d'entre elles.

Mais une foule de circonstances parmi lesquelles, la culture, le climat, la composition, voire la position topographique du terrain, l'âge et l'état de santé de l'individu, la saison, exercent une influence marquée sur leur constitution et par suite sur leur composition ; en sorte qu'il importe de ne les récolter que dans les conditions favorables au développement des principes qui les font rechercher.

Influence de la culture.

L'influence que la culture exerce sur les plantes ne saurait être révoquée en doute. Il n'est personne qui n'ait observé que des plantes annuelles végètent deux ans et plus, quand on les abrite du froid et que certains végétaux, garnis d'épines, à l'état sauvage, les perdent par la culture. Chacun sait aussi, que les feuilles mangées en salade sous le nom vulgaire de barbe de capucin, proviennent de chicorée sauvage élevée dans des caves à l'abri de la lumière.—On augmente le volume de leurs parties blanches, les seules qu'on emploie comme aliment, en enveloppant de terre les tiges des cardes du céleri, et dès lors limitant aux portions restées exposées à l'action de la lumière et de l'air, le développement de la matière colorante verte.

La chicorée sauvage est infiniment plus amère que la chicorée des jardins; les pommes, les poires sont à l'état sauvage plus âpres, plus chargées de tannin, moins riches en sucre, qu'elles ne le sont à l'état cultivé; au contraire, les violettes sont plus colorées et plus aromatiques, les ombellifères, les crucifères et les labiées plus riches en principes actifs, quand on les cultive, que lorsqu'elles viennent naturellement là où le hasard fait tomber leurs semences.

Influence du climat.

L'influence du climat ne se fait pas moins sentir; souvent elle s'oppose invinciblement à ce que les plantes s'acclimatent dans certains pays; elle change presque toujours et leur durée et leur composition.

Le réséda odorant, annuel en France, est vivace dans les déserts de l'Egypte; la belle-de-nuit, la cobæa, vivaces au Pérou, sont annuelles sous notre climat; le ricin ne fournit aux environs de Paris que des tiges herbacées, et s'élève en Amérique à la hauteur des arbres dont il égale presque la durée. C'est évidemment à l'influence de la chaleur que la ciguë doit d'être infiniment plus active en Grèce, que dans les régions septentrionales de l'Europe; l'écorce de racine de grenadier de Portugal, d'agir incomparablement mieux contre le tænia ou ver solitaire, que ne le fait celle de France; le tabac de Virginie, de contenir deux fois autant de nicotine que le tabac d'Irlande, suivant Edmond Dawy; les lavandes, le romarin, le thym, les orangers, les rosiers, de fournir dans le midi de la France des huiles volatiles plus abondantes, d'une odeur plus pénétrante, mais par contre moins suave qu'ils ne le sont aux environs de Paris (Reybaut); la gomme des cerisiers de nos climats, de ne se dissoudre dans l'eau, que par suite des modifications que lui fait éprouver le contact prolongé de l'eau bouillante, tandis qu'aux environs d'Alger, elle paraît ne différer en rien de la gomme de Sénégal; la caryophylline, d'être très abondante dans le girofle de l'Inde, très rare dans le girofle-Bourbon, et de disparaître presque en entier du girofle de Cayenne. (Lodibert, Bonastre.)

L'opium de Smyrne contient plus de morphine que n'en contiennent ceux de Constantinople ou d'Egypte; dans ce dernier, l'alcaloïde est presque exclusivement combiné à l'acide sulfurique; à peine y rencontre-t-on de l'acide méconique; cet acide le sature pour ainsi dire seul dans l'opium de Constantinople. (Robiquet.)

Vauquelin et M. Dublanc ont conclu de leurs recherches que la proportion de morphine diminuait dans les pavots à mesure que l'on s'avançait vers le nord, et qu'il en était de même de la narcotine, quoique d'une manière moins tranchée; comme si la chaleur était moins nécessaire au développement de celle-ci, ou plutôt comme si la narcotine n'était en quelque sorte que de la morphine incomplète.

Les résultats de M. Pelletier, qui a trouvé de la morphine sans narcotine dans les capsules de pavots provenant des Landes; ceux du même chimiste et de MM. Caventou et Petit, lesquels ont retiré du suc concret de pavots indigènes, proportionnellement plus de morphine que n'en renferme, terme moyen, l'opium exotique, bien qu'évidemment contraires à l'opinion précitée, n'en prouvent pas moins qu'il existe de très notables différences de composition entre les mêmes végétaux développés sous des climats divers.

En général, les plantes des climats chauds sont plus riches en principes actifs, que les plantes des climats froids; de là, l'obligation de tirer de l'étranger certaines plantes, certaines parties de plantes, qu'on essaierait en vain de remplacer par leurs analogues de nos climats.

Influence du terrain.

L'influence des végétaux sur lesquels croissent les plantes parasites et s'attachent les plantes grimpantes, les secondes, en les prenant pour supports, les premières en s'alimentant à leurs dépens, est admise *à priori*.

Du moins, voit-on les médecins prescrire le lichen pulmonaire récolté sur des chênes, l'épithyme du thym, la cuscute du lin ; mais ces préférences, il le faut avouer, ne s'appuient que sur des conjectures, tandis que l'influence du terrain est prouvée par des observations et par des expériences nombreuses.

Les ombellifères des terrains secs sont infiniment plus aromatiques que celles des terrains humides : dans ces derniers, elles semblent même pouvoir devenir vénéneuses.

Les solanées, les crucifères sont plus actives que partout ailleurs au voisinage des lieux habités, sans doute parce qu'elles ont besoin de puiser dans l'air ambiant, les émanations animales nécessaires à la formation de leurs principes actifs azotés.

Les bulbes demandent un terrain sec et compacte; les racines fibreuses une terre légère et mobile.

Les plantes marines ne végètent bien que dans un sol qu'arrose l'eau de la mer, les bromures, les iodures et les chlorures favorisant à la fois leur germination et leur développement. (Blengini.) Contrairement, l'eau de la mer est nuisible au blé ; la pariétaire, la bourrache, les orties, ne végètent bien, que dans les terrains chargés d'azotates ; le trèfle et la luzerne, que dans ceux contenant du sulfate de chaux.

Suivant Pelletier, une complication dans le sol serait une condition favorable au développement de toutes les plantes, car on n'a jamais rencontré de terre fertile, formée d'un seul oxyde terreux, pas même de deux. Il faudrait en outre, que le mélange des oxydes eût lieu dans des proportions telles, qu'aucun ne prédominât. De là vient qu'on amende une terre crayeuse en la mêlant avec de la marne argileuse, et réciproquement une terre argileuse en la mêlant avec de la craie.

Les sels de plomb, les sels de cuivre, sont éminemment nuisibles aux plantes, dit M. Marcet, et partagent leurs propriétés délétères avec les matières organiques susceptibles de jouer le rôle des poisons par rapport aux animaux, comme les extraits de noix vomique, de coque du Levant et d'opium.

Si la composition chimique du sol, en facilitant ou en gênant le développement des plantes, facilite ou gêne nécessairement la formation des principes immédiats organiques qu'elles contiennent, à plus forte raison doit-elle changer la nature et la proportion des sels minéraux et des oxydes auxquels certaines d'entre elles semblent devoir leurs propriétés médicinales: telle est la bourrache dont les effets diurétiques sont en partie dus à la présence de l'azotate de potasse.

En effet, quoique Schrœder et M. Braconnot aient cru pouvoir avancer que les matières minérales se produisent au sein des végétaux, parce qu'après avoir fait germer du froment, de l'orge, du seigle, de l'avoine dans la fleur de soufre lavée, ils avaient retiré par la calcination et l'incinération des plantes développées, une plus forte portion de cendre que n'en avaient fourni des graines pareilles à celles dont elles provenaient, les expériences de MM. de Saussure et Lassaigne prouvent, à n'en pas douter, que les matières minérales trouvées dans les végétaux proviennent exclusivement du sol.

En prenant toutes les précautions convenables, pour que les particules minérales que charrient sans cesse les vents, ne pussent se déposer sur les plantes, en ajoutant aux précautions recommandées par leurs devanciers, celle très importante de recouvrir ces plantes d'une cloche percée d'un trou destiné à permettre l'introduction de l'eau nécessaire à leur arrosement, ils n'ont remarqué aucune différence, entre le poids des cendres laissées par les graines, et le poids des cendres laissées par les plantes. Or, puisque toutes les matières minérales du sol solubles dans l'eau sont absorbées par les plantes, quoique dans des temps et en proportions variables, puisque de leur côté les matières minérales insolubles dans ce liquide sont également portées dans la circulation à la faveur des matières extractives dont se compose en partie le terreau, ainsi que le prouvent les expériences de Saussure, on conçoit comment il se fait que l'on ait rencontré :

De la Silice, dans l'épiderme du jonc des Indes et dans le chaume des céréales;

De l'Alumine, dans le schœnante, le vétiver, l'ellébore noir, la fougère mâle, l'avoine, la vanille, le bois de Campêche;

Des Oxydes de fer et de manganèse, dans l'aristoloche serpentaire, la belladone, l'écorce de winter, de daphne alpina, la fougère mâle, le tabac;

De l'Oxyde de cuivre, dans l'avoine, l'orge, le seigle, le sarrazin, le riz, le quinquina, la garance, le café; (SARZEAU.)

De la Soude, dans des sapins récoltés en Norwège sur des montagnes basaltiques, dont cette base constitue un des éléments, bien que d'ordinaire la potasse soit le véritable alcali fixe des plantes de l'intérieur des terres. (BERTHIER.)

Ce qui prouve également que la position du terrain ne saurait être sans influence, c'est que l'aconit des montagnes est plus actif que celui des plaines (Bally et Rayer); la valériane des hauteurs, plus active que la valériane des lieux bas et humides (Haller); c'est, que les fabricants d'huiles essentielles obtiennent des produits de qualités différentes et dans des proportions diverses, suivant qu'ils ont récolté dans les montagnes ou dans les plaines, sur le côté nord ou sur le côté sud d'une même montagne, les lavandes, le thym, la marjolaine, etc., etc. (Raybaut.)

On trouve sur cette question et sur celles qui s'y rattachent d'importantes considérations dans l'excellent traité de botanique de M. Richard (chap. VIII, *Géographie Botanique*).

Influence de l'âge.

Quant à l'âge, on peut dire, d'une manière générale, que durant les premiers temps de leur existence, les plantes ne renferment guère que de l'eau et quelques principes muqueux, sans propriétés chimiques prononcées, sans action physiologique puissante; les huiles fixes et volatiles, les résines, le tannin, le sucre, l'amidon, les acides, les bases salifiables, etc., etc., à la présence desquels sont dues les propriétés qui les font employer en médecine, ne s'y développent que plus tard : aussi les plantes dites mucilagineuses sont-elles les seules que le pharmacien doive récolter dans leur très jeune âge; encore le mucilage y est-il plus élaboré après une certaine période de végétation: il ne faudrait toutefois pas conclure de là, que les végétaux sont d'autant plus riches en principes actifs qu'ils sont plus âgés; en effet, par suite de l'augmentation toujours croissante des fibres ligneuses et de la masse des matières minérales déposées entre ces mêmes fibres, les vaisseaux s'oblitérant, les végétaux finissent par se trouver privés de sucs, à tel point, que les vieilles écorces et les vieilles racines sont à très peu près sans vertu.

De nombreux exemples prouvent, que la composition chimique des végétaux varie d'une manière notable, aux différentes époques de leur existence.

Les principes actifs de la chicorée, de l'aconit, de l'apocyn, de la viorne clématite, n'existent pas dans les jeunes pousses; de là vient précisément, que la jeune chicorée est à peine amère; qu'en Suède, les jeunes pousses d'aconit; en Amérique, les jeunes pousses d'apocyn; en Toscane, les jeunes pousses de la viorne, sont mangées en salade, tandis que plus tard, elles ne sauraient l'être impunément.

Les feuilles sont, en général, plus riches en principes extractifs avant qu'après la floraison; celles de myrte, par exemple, donnent alors plus d'essence.

Dans l'orge, avant la maturité, Einhoff a rencontré une matière extractive brune et amère, que la gomme remplaçait dans l'orge mûre.

Jeunes, les écorces des *Daphne gnidium* et *mezereum*, ou garou, ont offert à Vauquelin une sorte d'huile volatile vésicante; vieilles, une résine à peu près inerte.

M. Recluz a fait une observation analogue sur les fruits du *juniperus communis* : il a trouvé dans les fruits verts, de l'huile volatile; dans les fruits mûrs, un mélange d'huile volatile et de résine; dans les fruits desséchés, de la résine sans huile volatile.

Suivant M. Berzélius, ces mêmes fruits renfermeraient une proportion de sucre considérable, à l'époque de leur parfaite maturité, et le verraient disparaître en se desséchant.

Les fruits du *rhamnus catharticus* ou nerprun, contiennent une matière colorante verte, sans traces sensibles d'acide libre, tant qu'ils ne sont pas mûrs; quand ils le sont, la matière verte passe au rouge, sous l'influence de l'acide acétique qui se développe.

Selon M. John de Berlin, les jeunes fruits du *rhus typhinum*, ne contiendraient guère que de l'acide gallique; plus tard, ils contiendraient en outre, du bitartrate de potasse; plus tard encore, de l'acide gallique, du bitartrate et de l'acide acétique.

50 kil. d'hysope, récoltée au moment de la floraison, ne fournirent à M. Reybaut que 150 grammes d'huile volatile, tandis que la même quantité, récoltée sur le même terrain, mais à l'époque où la semence commençait à se former, lui en fournirent 288 grammes. Des tiges de maïs dont le suc ne marquait que 3°, dans le mois de juillet, produisirent dans le mois d'août, après la fécondation, un suc marquant 7°,5.

D'après le docteur Pallas, le sucre ne commencerait à se montrer dans la tige du maïs, qu'à l'époque de la floraison. Vingt ou vingt-cinq jours après, lorsque le grain est encore frutescent, elle en fournirait $\frac{1}{100}$ environ; enfin, lorsque la graine est complétement mûre, et n'a plus besoin que de sécher pour être récoltée, $\frac{6}{100}$.

Du suc de canne à sucre, exprimée lors de la floraison, marquait 5° aréométriques, et 14°, quatre mois plus tard.

Du suc de betteraves récoltées en automne, après la chute des feuilles, marquait 10°.—Celui de betteraves semblables récoltées au printemps, ne marquait que 5°.

Selon M. Fremy la pectine que l'on rencontre en si grande abondance dans les fruits mûrs, serait un résultat de réactions exercées pendant la période de maturation, par les acides végétaux, sur une matière particulière analogue au ligneux, quoiqu'elle en diffère essentiellement, en ce que celui-ci n'est pas susceptible d'éprouver une semblable transformation. En effet, des groseilles vertes broyées avec de l'eau distillée, en renouvelant l'eau jusqu'à ce qu'elle cessât d'être acide, fournirent pour résidu une masse sans saveur, sans réaction acide, complétement insoluble dans l'eau, que l'ébullition dans ce liquide, additionné d'acide malique ou tartrique, convertit en pectine soluble.

Aussi, examine-t-on à l'état vert les parties charnues de ces fruits, on les voit formées d'une infinité de petites cellules à parois épaisses et presque entièrement opaques, qu'enveloppe à l'extérieur une matière verte, principalement composée de chlorophyle et du principe lignoïde dont il vient d'être fait mention, tandis qu'un suc plus ou moins acide les remplit.

Mais quand le *fruit tourne*, à mesure que sa maturation avance, les parois de ces cellules vont toujours en s'amincissant, elles se gonflent, deviennent transparentes, et soit qu'elles finissent par se rompre, soit seulement qu'elles deviennent perméables au liquide qu'elles contiennent, le contact entre les acides et la matière liquide s'établit, dès lors la formation de la pectine a lieu.

Suivant M. Couverchel, la densité du suc d'abricot, à partir du 12 mai jusqu'au 27 août, celle du suc de raisin, à partir du 1er septembre jusqu'au 16 octobre, auraient été toujours s'élevant, la somme des principes fixes ayant proportionnellement augmenté, sans toutefois que chacun d'eux eût subi la même marche croissante :

A + 17° de température,

La densité du suc d'abricot était de :

1,032	le	16 mai,
1,043		29
1,055		4 juin,
1,058		15
1,066		27 août.

La densité du suc de raisin était de :

1,021	le	1er septembre,
1,028		6
1,032		10
1,051		15
1,055		22
1,060		30
1,062		5 octobre,
1,064		9
1,068		16

100 gr. de suc d'abricot évaporé dans le vide a laissé :

le	16	mai	4 gr. de résidu,
	29		5,20
	4	juin	6,42
	15		6,64
	27	août	6,75

100 gr. de suc de raisin également évaporé dans le vide a laissé :

le	1er	septembre	5 gr.	25 de résidu,
	6		5	60
	10		5	95
	15		6	20
	22		6	28
	30		6	34
	5	octobre	7	37
	9		7	55
	16		7	59

Dans le suc de raisin, la proportion d'acide n'avait cessé de diminuer, celle de sucre d'augmenter.

L'acidité de ce suc représentée par 3,55 au 1er sept.

	3,55	1er sept.
ne l'était plus que par	3,44	6
	2,92	10
	1,82	15
	1,54	22
	1,28	30
	1,25	5 octob.
	1,23	9
	1,22	16

Les quantités de sucre obtenu à l'état de sirop de 100 gr. de ce même suc, étaient de :

1,08	au	22 septembre,
2,61		30
2,92		5 octobre,
3,45		9
4,74		16

Dans le suc d'abricot la proportion d'acide avait continué d'augmenter durant la période d'accroissement, et le sucre ne s'y était alors montré qu'en très minime proportion; mais une fois le maximum d'accroissement atteint, la proportion d'acide avaitdiminué, et la proportion de sucre accru.

D'après M. Bérard, les abricots, les groseilles, les cerises, les prunes reine-claude, les pêches, les poires, dont la composition chimique est essentiellement la même, dans lesquelles du moins on rencontre constamment plusieurs principes de même nature, étant analysés comparativement, avant et après leur maturation, auraient fourni pour 100 :

	ABRICOTS		GROSEILLES		CERISES		PRUNES		PÊCHES		POIRES	
	verts.	mûrs.	vertes.	mûres.	vertes.	mûres.	vertes.	mûres.	vertes.	mûres.	vertes.	mûres.
Matière animale...	0,76	0,17	1,07	0,86	0,21	0,57	0,45	0,28	0,41	0,93	0,08	0,21
Matière colorante.	0,04	0,10	0,03	»	0,05	»	0,03	0,08	0,27	»	0,08	0,01
Ligneux...	3,61	1,86	8,45	8,01	2,44	1,12	1,26	1,11	3,01	1,21	3,80	2,19
Matières gommeuses.	4,10	5,12	1,36	0,78	6,01	3,23	5,52	2,06	4,22	4,85	3,17	2,07
Suere.....	»	16,48	0,52	6,24	1,12	18,12	17,71	24,81	0,63	11,61	6,45	11,52
Acide malique..	2,70	1,80	1,80	2,41	1,75	2,01	0,45	0,56	1,07	1,10	0,11	0,08
Acide citrique...	»	»	0,12	0,31	»	»	»	»	»	»	»	»
Chaux....	des traces.		0,24	0,29	0,14	0,10	»	»	0,08	0,06	0,03	0,04
Eau......	89,39	74,87	86,41	81,10	88,28	74,85	74,57	71,10	90,31	80,24	86,28	83,88

D'après le même chimiste, une poire bien mûre du poids de 100 gr., se serait réduite en blettissant à 76 gr. 85; et de deux poires de même poids, l'une mûre, l'autre blette :

	La première aurait donné :	La seconde :
Matière animale.	0,21	0,23
— colorante.	0,01	0,04
Ligneux.	2,19	1,85
Matières gommeuses.	2,07	2,62
Sucre.	11,52	8,77
Acide malique.	0,08	0,61
Chaux.	0,04	des traces,
Eau.	83,88	62,73
	100,00	76,85

Ainsi, abstraction faite des modifications qu'éprouve la matière colorante verte, durant la période de maturation, toutes les substances qui composent les fruits verts se retrouveraient très sensiblement au même état, mais non dans les mêmes proportions, dans les fruits mûrs.

Ainsi, la somme des matières tenues en solution dans le suc des fruits charnus, irait toujours en augmentant durant cette même période, et avec elle sa densité.

Ainsi, la proportion de matière sucrée irait toujours en augmentant dans les fruits tant qu'ils mûrissent, mais il n'en serait pas de même de leurs autres principes : les uns augmenteraient, notamment l'acide tartrique et le bitartrate dans le suc de raisin, les autres diminueraient de quantité.

Ainsi, enfin, passé le terme de leur parfaite maturité, la proportion de sucre diminuerait dans les fruits.

Les résultats de M. Bérard, ceux de M. Couverchel s'accordent donc en cela, qu'ils mettent hors de doute l'existence de différences notables entre les fruits d'une même espèce, examinés avant et après la maturation, sinon sous le point de vue de la nature et du nombre, du moins sous celui de la proportion de leurs principes immédiats.

Il est à penser que des différences d'un autre genre, mais tout aussi importantes, se reproduisent pour les autres organes des végétaux, quoique jusqu'à présent aucune expérience n'ait été faite pour les déterminer. Ce serait un magnifique sujet de travail, je le signalerai d'autant plus volontiers à l'attention des jeunes pharmaciens, que, n'exigeant pas des appareils dispendieux, des réactifs nombreux, mais seulement la possibilité de suivre dans leurs développements les parties sur lesquelles on expérimenterait, on le pourrait entreprendre dans les localités en apparence les plus défavorables à des recherches de chimie expérimentale.

La nature, la proportion des matières salines elles-mêmes, varient dans les végétaux avec l'âge; par exemple, le sulfate de chaux, abondant dans la jeune bourrache, s'y trouve plus tard remplacé par le sulfate et l'azotate de potasse.

Les jeunes végétaux et les plantes herbacées sont infiniment plus riches en sels solubles, que ne le sont les végétaux plus âgés, et les arbres : ceux-ci sont à leur tour plus riches en sels insolubles, tels que les phosphates et les carbonates terreux.

Les différences en ce genre sont parfois tellement prononcées, que M. Berthier a retiré de 100 parties de jeunes pousses de chêne 2p,5 de cendres et 0,15 de sels solubles; de 100 parties d'écorce du même arbre, 6p de cendres et seulement 0,05 de sels solubles.

Aussi, les plantes herbacées sont-elles employées exclusivement à la fabrication du carbonate de potasse, que l'on sait constituer en grande partie le résidu de leur incinération, et provenir de la décomposition, par la chaleur, des acides organiques qu'elles renfermaient, naturellement combinés avec la potasse.

Ces différences proviennent tout à la fois de ce que les sucs aqueux, répandus dans les végétaux et plus ou moins chargés de sels solubles, y sont moins abondants pendant la vieillesse, que pendant le jeune âge, et de ce que les sels insolubles, déposés à diverses époques entre les fibres ligneuses, s'y accumulent sans cesse, attendu que l'eau de végétation, non plus que les pluies, ne les peuvent entraîner.

Influence de l'état de santé et de la saison.

L'état de santé n'est pas non plus sans influence, puisque la maladie produit inévitablement l'altération des organes, et par suite la modification des principes immédiats qui s'y étaient développés.

Les végétaux ne devront donc être récoltés que dans un état parfait de santé. Cependant, si l'on considérait le seigle ergoté comme un produit morbide, et non, ainsi que le pense la presque totalité des physiologistes, comme un véritable champignon, le *sclerotium clavus* de Decandolle, développé sur la plante dans des conditions particulières; il faudrait, relativement à sa récolte, admettre une exception à la règle que nous venons de poser.

Enfin, on ne peut nier l'influence de la saison, quand on voit les plantes récoltées par un temps sec et chaud, se conserver infiniment mieux que celles récoltées par un temps humide et froid; l'eau distillée de fleur d'oranger être infiniment plus odorante, plus aromatique, moins sujette à s'aigrir, à devenir visqueuse, quand elle est préparée avec les fleurs récoltées dans une saison sèche, que lorsqu'elle l'est avec des fleurs récoltées dans une saison pluvieuse.

D'ailleurs, attendu qu'il n'en est pas des végétaux ainsi que des animaux, dont la vie, sauf quelques rares exceptions, se prolonge plusieurs années sans perte d'organes; comme parmi les plantes, il en est un grand nombre qui ne vivent pas au delà d'une année, certaines, que le même mois voit naître, se développer et mourir; comme à la fin de chaque année, les plantes bisannuelles et vivaces perdent toutes leurs tiges, les arbres et les sous-arbrisseaux leurs feuilles; comme les bourgeons, les feuilles et les fruits ne se montrent jamais au même moment sur le végétal, le pharmacien risquerait de ne plus rencontrer les plantes qu'il devrait récolter, ou de ne les plus rencontrer pourvues des organes qu'il en devrait détacher, s'il ne tenait compte de la saison.

Plusieurs auteurs, et notamment Mathias Lobel, dans le dispensaire de Valerius Cordus, Schrœder, MM. Guibourt et Henry, Chevallier et Idt, dans leurs pharmacopées si justement estimées, ont publié des tableaux indiquant, mois par mois, la liste des plantes que le pharmacien récolte. Nous renverrons à leurs ouvrages, non toutefois sans faire observer que les indications qu'ils renferment sont applicables aux seuls pays pour lesquels elles ont été données; la même plante, sous des climats divers, ayant une longévité différente, et complétant à des époques diverses, le développement de ses organes.

Sous le climat de Paris, on ne récolte aucune plante médicinale durant les mois de janvier et de février.

En mars et en avril, on n'y récolte guère que les bourgeons de peuplier et de sapin, que les fleurs

De narcisse,	De tussilage,
— pêcher,	— violettes.

En novembre, et surtout en décembre, la végétation annuelle terminée n'y laisse en bon état, que :

Les bulbes de colchique,
Les écorces de chêne, de garou, de marronnier, d'orme, de saule,
L'agaric de chêne.

Ce sont les mois de juin, de juillet, d'août et de septembre, qui sont pricipalement consacrés à la récolte.

Ils fournissent la presque totalité des feuilles, des fleurs, des sommités fleuries, des fruits et des semences.

IIe LEÇON.

SUITE DE LA PRÉCÉDENTE,

ET

RÉCOLTE DES PRODUITS IMMÉDIATS VÉGETAUX, DES MATIÈRES ANIMALES.

En supposant que l'on se soit placé dans les meilleures conditions possibles, eu égard aux circonstances que nous savons exercer de l'influence sur la constitution générale des plantes.

Nous devons ajouter, que sur une partie plus ou moins circonscrite de la surface du globe, telle, par exemple, que le serait l'étendue de la France, cette constitution de la plante entière ou de ses divers organes, est surtout influencée par l'âge, ou par le développement. Quelles sont les époques plus spécialement favorables à la récolte

Des racines,
— bois ou des tiges,
— écorces,
— bourgeons,
Des fleurs,
— fruits,
— semences,
Et des produits immédiats végétaux ?

De la récolte des racines.

C'est ce qu'il nous reste à déterminer.

Les pharmocologistes ne sont pas d'accord sur l'époque à laquelle il convient de récolter les racines.

Les uns préfèrent le printemps, avant l'entier développement des tiges des plantes annuelles, bisannuelles et vivaces herbacées, des feuilles, des sous-arbrisseaux et des arbres; les autres, tout en concédant que la récolte des racines annuelles doit se faire au printemps, attendu que toute la plante meurt en automne, estiment que cette dernière saison, après la chute des feuilles des sous-arbrisseaux et des arbres, celle des feuilles, et quelquefois même des tiges des plantes bisannuelles et vivaces herbacées, convient davantage.

Au printemps, disent les premiers, sous l'influence d'une chaleur douce, qui ranime l'action vitale et leur fait tirer en abondance les sucs nutritifs de la terre, et d'ailleurs avant que les feuilles se soient développées à leur détriment, les racines sont très succulentes, tandis qu'en automne, elles se trouvent plus ou moins épuisées, à l'exemple des femelles d'animaux qui ont nourri leurs petits.

En automne, répondent les seconds, c'est-à-dire, depuis la fin de septembre jusque vers le milieu de décembre, les racines sont, il est vrai, moins succulentes qu'elles ne l'étaient au printemps, mais cette turgescence des racines printanières est uniquement due à la présence d'une plus grande quantité d'eau de végétation; tandis qu'à la fin de l'année, les sucs nutritifs se concentrent dans les racines pour s'y maintenir en dépôt, sans pouvoir s'y retrouver en entier au retour du printemps, puisque la racine, pendant l'hiver, s'est alimentée à leurs dépens.

Il convient d'attendre pour se prononcer en faveur de l'une ou de l'autre de ces opinions, que des expériences comparatives aient établi les différences de composition, surtout de propriétés médicales, que présentent les racines printanières et les racines automnales; cependant, à leur défaut, il est rationnel d'accorder à celles-ci la préférence sur les autres, ne fût-ce que parce que Baumé a constaté qu'elles sont, en général, d'une plus facile conservation, et moins attaquables par les vers et par les insectes.

Baumé ajoute, que les racines d'automne perdent près de moitié moins par la dessiccation que les racines du printemps, et de cette observation tire la conséquence, que les premières sont plus riches que les secondes en principes actifs; mais cette conséquence n'est pas rigoureuse, car, par exemple, une racine du poids de 100 grammes, supposée contenir :

Ligneux.	25 gr.
Matières extractives.	25
Eau.	50

perdrait par la dessiccation moitié plus qu'une autre racine du même poids contenant :

Ligneux.	65 gr.
Matières extractives.	10
Eau.	25

et cependant, n'en contiendrait pas moins deux fois et demie autant de matières extractives.

Que si l'on croyait devoir récolter en automne les racines des arbres, des plantes bisannuelles et vivaces herbacées, on ne devra pas omettre de tenir compte des considérations suivantes :

1° Les racines annuelles devront être récoltées dans l'automne de la première année; leur mort, qui arrive à l'automne de la seconde, devant être précédée de leur détérioration.

Aussi, voyons-nous les racines d'angélique, que les cultivateurs portent sur les marchés après avoir recueilli les semences de la plante à l'automne de sa seconde année, être à peu près inodores, tandis qu'à l'automne de l'année précédente, elles étaient très aromatiques.

Les racines de cette même plante, arrachées vers le mois de juin avec les tiges qu'elles supportent, et que l'on destine à la préparation de la conserve d'angélique, sont également à peu près privées d'huile volatile : autre preuve de la supériorité des racines d'automne sur celles du printemps.

2° Les racines vivaces herbacées, devront de préférence être récoltées à l'automne de la deuxième, de la troisième et même de la quatrième année, parce qu'alors elles contiennent en plus forte proportion, les principes qui les font rechercher. On ne pourraient les récolter plus tôt, quand on ne devra faire usage que de leurs parties corticales, puisqu'alors seulement ces parties auront acquis assez d'épaisseur pour qu'on les puisse isoler.

3° Et enfin, les racines des sous-arbrisseaux et des arbres seront récoltées le plus tard possible, sans toutefois attendre qu'elles aient perdu leurs propriétés médicales, lorsqu'elles seront encore succulentes, flexibles et peu ligneuses.

Dans tous les cas, une fois récoltées, les racines devront être soigneusement séparées de la terre qui les salirait. A cet effet, si ce sont des racines ordinaires, on les plongera dans l'eau, on es y agitera soit avec la main, soit avec une pelle en bois, en vitant le plus possible d'entamer l'épiderme sous lequel existent accumulées des vésicules gorgées de sucs.

Si ce sont des racines bulbeuses à écailles, on détache les remières tuniques; cela fait, soit qu'on veuille les employer aîches, soit qu'on veuille les dessécher, il ne reste qu'à les secouer pour en détacher l'eau adhérente, qu'à les monder de leurs adicules, de leurs parties lacérées ou meurtries, de leur collet ans lequel un reste de vie déterminerait la germination, qu'à éparer de quelques-unes et spécialement de l'orcanète et de la uintefeuille, le *meditullium,* pour ne conserver que la partie orticale des bulbes de scille (variété rouge) déjà privées de leurs quammes extérieures, la partie centrale presque exclusivement chargée de mucilage, pour réserver les squammes intermé- iaires épaisses, charnues et recouvertes d'un épiderme blanc rosé.

De la récolte des tiges, des bois, des écorces.

Les tiges, les bois et les écorces récoltés en France sont peu ombreux. L'on n'y récolte guère que la tige de douce-amère, e bois de genévrier, à peu près même tombé en désuétude, les corces de chêne, de garou, de marronnier d'Inde, d'orme et de ureau. C'est toujours vers le commencement de l'hiver, après a chute des organes foliacés et floraux, qu'on en opère la récolte. Pour en agir ainsi, longtemps on s'est fondé sur ces considérations purement physiologiques, que, durant l'existence les feuilles et des fleurs, les sucs renfermés dans les autres parties du végétal, se trouvent appauvris de tous les principes nécessaires, tant à l'existence qu'au développement de ces organes, et qu'avant l'apparition des feuilles, principaux appareils élaborateurs, les végétaux ne contiennent que de la sève mparfaitement élaborée : mais aujourd'hui, on se peut étayer les importants résultats de M. Knigt; ils ont démontré qu'à poids égaux, les bois et les écorces recoltés au commencement le l'hiver, sont les plus riches en principes extractifs.

Les bois, d'ailleurs, devront provenir de jeunes arbres, puisqu'en vieillissant, ceux-ci deviennent presque exclusivement ligneux; les écorces d'arbres vigoureux, trop jeunes, leur extrême minceur ne permettrait pas de les détacher des branches; trop vieilles, elles seraient rugueuses, fendillées, sans vertus.

Tantôt, on les enlèvera en pratiquant des incisions circulaires éloignées les unes des autres de 5 à 6 centimètres, les réunissant au moyen d'incisions longitudinales, et déroulant l'espèce de cylindre creux, que formait l'écorce; tantôt, on les arrachera par lanières. Dans l'un et dans l'autre cas, parfois on commencera par enlever, au moyen d'un frottement convenablement ménagé, l'épiderme qui les recouvrait.

Les écorces d'orme et de sureau, dites secondes écorces, ne sont, notamment, que des écorces privées d'épiderme.

Autrefois, on était dans l'usage de récolter entières, les jeunes branches de garou et de n'en détacher l'écorce au fur et à mesure du besoin, qu'au moyen d'une macération préalable dans le vinaigre ou dans l'eau; mais on a renoncé à une pratique qui offrait le grand inconvénient d'épuiser l'écorce, d'une notable partie de ses principes actifs.

Il est bon de faire remarquer, relativement à la récolte des bois, qu'en écorçant le tronc des arbres, on obligerait les sucs à se jeter sur le bois, proprement dit, mais que, jusqu'à présent on paraît n'avoir jamais eu recours, malgré ses avantages, à la décortication.

De la récolte des bourgeons.

Les bourgeons foliacés seront récoltés vers le commencement du printemps, au moment de la sortie des feuilles.

De la récolte des feuilles.

Les feuilles seront détachées des plantes complétement développées, ou des arbres en pleine végétation, avant l'apparition des fleurs; plus tôt, elles ne seraient pas chargées de tous les principes que développe la parfaite élaboration de la sève; plus tard, elles seraient appauvries par le départ de ceux employés à l'alimentation des fleurs; leur parenchyme pourrait même se dessécher, leurs couleurs s'altérer; elles deviendraient ligneuses.

Suivant M. Berzélius, les changements de couleur qu'on observe en automne sur les feuilles, seraient d'ailleurs dus à des causes différentes. La coloration en jaune des feuilles du pommier, du prunier, de l'orme, à la suite de deux ou trois nuits de gelée, proviendrait d'une simple modification du principe colorant vert. La coloration en rouge des feuilles de cerisier et de groseillier (*prunus cerasus et ribes grossularia et rubra*), de la production ou de la mise en liberté d'un principe analogue à celui que renferment les fruits de ces végétaux. La coloration en brun des feuilles de chêne, de l'absorption de l'oxygène, par un principe incolore préexistant dans ces feuilles, aussitôt que la désorganisation de l'épiderme aurait permis le contact de l'air avec les parties intérieures.

De la récolte des fleurs.

A de très rares exceptions près, parmi lesquelles il faut citer les roses de Provins, dont l'astringence et la couleur rouge sont plus développées lorsqu'elles sont en boutons, que lorsqu'elles sont épanouies; la petite centaurée, dont l'amertume est plus forte après la fécondation qu'elle ne l'était avant, les fleurs devront être récoltées lorsqu'elles auront atteint leur maximum de développement, avant l'instant où va s'opérer leur fécondation. A partir de cette époque, les sucs se porteraient sur l'ovaire et sur les semences au préjudice des organes accessoires, et dès lors les pétales se faneraient, perdraient leur couleur et leur odeur; et comme les fleurs, différentes en cela des racines, des écorces et des feuilles, sont formées de parties essentiellement distinctes, ayant chacune leur organisation, leur composition, leurs propriétés; au lieu de les récolter entières, on ne récoltera parfois que certaines de leurs parties, ou du moins on séparera les autres.

On récolte entières, les fleurs de mauve, de guimauve, de bouillon blanc, de pied de chat, de bourrache, d'ortie blanche, de camomille, etc.

Entières aussi et munies de leur support commun, les fleurs composées de carthame.

Au contraire, on rejette les calices des fleurs de coquelicots et de violettes, des roses de Provins, les calices et les onglets des œillets rouges.

La couleur verte des calices altérerait la teinte des solutés médicamenteux, et leur astringence pourrait en contrarier les effets.

D'un autre côté, l'absence du principe colorant, dans la partie des pétales, que l'on désigne sous le nom d'onglet, affaiblirait la teinte des infusés d'œillets rouges.

Autrefois on enlevait également l'onglet des roses de Provins;

mais on a renoncé à cette opération, au moins inutile, puisque le principe astringent de ces fleurs, plus important que ne l'est leur principe colorant, existe en aussi grande proportion dans l'onglet que dans les parties colorées.

On récolte, non-seulement entières, mais encore accompagnées des feuilles qui les avoisinent, lesquelles participent d'une manière marquée aux propriétés des fleurs elles-mêmes, outre que la petitesse de celles-ci rendrait fort longue leur récolte à l'état d'isolement, les fleurs :

D'absinthe,	D'hysope,
De caille-lait,	De mélisse,
De chamædrys,	De menthe,
De fumeterre,	De mille-pertuis.

Les parties de plantes composées des tiges supportant les fleurs et les feuilles, prennent le nom de sommités fleuries. Si les fleurs doivent être desséchées, le mieux sera de ne les récolter que lorsque la rosée du matin se sera dissipée, parce qu'elle retarderait leur dessiccation, et pourrait même faciliter leur altération; si, au contraire, on les doit employer fraîches, les faire servir à la préparation des eaux distillées, etc., mieux vaudra les cueillir dès le matin, avant que les premiers rayons du soleil en les échauffant, aient volatilisé une partie de leur arome.

L'époque la plus favorable à la récolte des fruits varie suivant qu'ils sont charnus ou secs.

De la récolte des fruits.

Les fruits charnus, ceux dans lesquels les parois de l'ovaire fécondé peuvent se gorger de sucs pendant la double période du développement et de la maturation, sont récoltés à l'époque de leur complet développement, mais du reste tantôt avant, tantôt, et plus souvent après le moment de leur maturité. Les pommes et le verjus dont les principes médicamenteux, à savoir, l'acide malique dans les premières, l'acide tartrique et le bitartrate de potasse dans les seconds, diminuent de proportion pendant la période de maturation, sont récoltés avant qu'elle ait commencé.

Les framboises et les mûres, dont le suc est tellement épais et visqueux, lorsque ces fruits sont complétement mûrs, qu'on ne peut l'extraire;

Les coings, les groseilles, les cerises, dont l'acidité disparaît presque complétement à la même époque, et parce que la proportion d'acide diminue, et parce que celle de sucre augmente;

Les cynorrhodons, dont les semences osseuses et garnies de poils sont alors engagées dans une pulpe mollasse qui rendrait leur séparation difficile,

Sont récoltés avant que leur maturité soit complète : au contraire, les merises, les fruits de sureau et de berberis, ne le sont que lorsqu'elle est complète.

La précaution de les choisir imparfaitement mûrs, s'applique avec succès aux fruits charnus que l'on veut conserver frais, tels que les citrons, les oranges, les pommes, les poires; leur maturation s'achève d'elle-même après qu'on les a détachés des arbres, tandis qu'ils ne tarderaient pas à blettir si on les y laissait attachés.

Les fruits secs, dans lesquels les parois de l'ovaire ne se gorgent pas de sucs, pourront attendre, pour être récoltés, qu'ils soient en pleine maturité, parce qu'ils n'auront pas, de même que les fruits charnus, à craindre un commencement d'altération putride; mais comme on ne les récolte pas tous pour leurs semences et pour leurs péricarpes; comme ces deux parties, essentiellement distinctes, mûrissent successivement, le péricarpe composé des parois de l'ovaire d'abord, la semence qu'il enveloppe, ensuite, suivant que l'on tiendra davantage à l'un ou à l'autre, la récolte se fera à des époques différentes;

Pour les fruits des ombellifères, aussitôt la maturation des péricarpes, dans lesquels résident les huiles volatiles; pour les fruits des céréales, après la maturation des semences, dans lesquelles résident les principes amylacés; pour les amandes douces et amères, lorsque le péricarpe, commençant à se dessécher, sera prêt à s'ouvrir;

Pour les fruits du *juglaces regia*, à l'époque de la maturité du péricarpe, vulgairement appelé brou, lorsqu'on en voudra préparer l'extrait de brou de noix; à l'époque de la maturité de la semence osseuse, plus spécialement appelée noix, lorsqu'on en voudra extraire l'huile, puisque celle-ci n'existe que dans la graine mûre.

Les fruits des graminées (orge, blé, avoine, seigle), de quelques légumineuses (haricots, lentilles) et aussi les anis verts, trop petits pour qu'on les puisse récolter isolément, seront récoltés avec leurs tiges pour en être détachés après dessiccation, soit à la main, soit par le battage.

De la récolte des semences.

Enfin, relativement à la récolte des semences, celle des semences des fruits charnus, devra se faire à l'époque où ces fruits seront mûrs, sans attendre la maturité des semences elles-mêmes, parce que le mouvement de fermentation qui s'empare de leur péricarpe, aussitôt leur maturation atteinte, pourrait entraîner l'altération des semences. Au contraire, la récolte des semences des fruits secs, à l'abri d'une semblable fermentation, se pourra retarder jusqu'au moment de leur propre maturité. Seulement, il sera bon de ne pas oublier que parmi les fruits secs, les uns, nommés fruits déhiscents ou capsulaires, par opposition avec d'autres nommés indéhiscents ou carcérulaires, s'entr'ouvent à l'époque de leur entière maturité, et partant, peuvent alors laisser échapper les semences qu'ils renferment, afin de prévenir l'instant de leur déhiscence ou la perte des semences.

Celles que recouvre naturellement une coque ligneuse (les amandes, les noix) seront récoltées avec cette coque, afin que défendant la partie parenchymateuse du contact de l'air, elle en facilite la conservation.

De la récolte des produits immédiats végétaux.

Quant aux produits immédiats végétaux usités en pharmacie, à savoir : la manne, les fécules, les gommes, les résines, les gommes-résines, les baumes, les huiles fixes et volatiles, les sucs concrets obtenus par incision ou par expression, puis par évaporation, connus sous les noms d'opium, de thridace, d'aloès, voire l'indigo;

Leur récolte doit évidemment se faire dans les conditions les plus favorables, tant à leur abondance dans les végétaux qui les fournissent, qu'à la prédominance des principes qui les font spécialement rechercher.

En Calabre, en Sicile, la manne que l'on extrait en incisant le tronc des *fraxinus ornus* et *rotundifolia*, est en larmes pendant les mois de juillet et d'août; la température élevée de l'atmosphère produit alors la prompte dessiccation du liquide, à la surface des lits de paille sur lesquels on le reçoit.

En septembre elle est en sorte; en octobre et en novembre elle est grasse.

La température basse de l'arrière-saison détermine l'altération du suc.

Dans les fruits des céréales, la proportion d'amidon va toujours augmentant, jusqu'à l'époque de leur parfait développement, et s'y maintient ensuite à peu près stationnaire, à moins de circonstances capables de déterminer leur germination.

Dans les pommes de terre, la fécule est moins abondante avant leur complet développement, et après que leur germination, rendue presque inévitable, par l'impossibilité où l'on est de les dessécher, s'est développée, qu'elle ne l'est durant les époques intermédiaires.

Les pruniers, les cerisiers, les abricotiers et autres arbres à fruits à noyaux de nos climats, contiennent l'espèce de gomme, dite gomme de pays, qui leur est propre, dans des proportions différentes suivant les saisons, à tel point qu'en automne on la voit fréquemment exsuder à la surface du tronc et des branches des jeunes arbres, ce qui n'a point lieu au printemps.

Le *pinus pinea* dont provient la térébenthine de Strasbourg ou térébenthine de sapin, a ses vaisseaux tellement chargés de résine au printemps et en automne, qu'il se forme alors à l'extérieur, des utricules que les paysans des Vosges et de la Suisse crèvent avec la pointe d'un cornet, dans lequel est ensuite reçue la térébenthine qui s'en écoule.

Le *pinus sylvestris*, qui fournit la térébenthine de Bordeaux ou de pin, s'exploite au contraire dans les Landes depuis le mois de février jusqu'en octobre.

La gomme-résine scammonée est parfois si riche en principes gommeux, qu'elle produit avec la salive une véritable émulsion, et d'autres fois si pauvre en ces mêmes principes, que mouillée avec la langue, elle se ternit à peine. (Dubail.)

L'expérience a, sans aucun doute, fourni des observations analogues relativement à la récolte

Des autres fécules,	Des autres résines,
— gommes,	Des gommes-résines et des baumes.

Les huiles fixes s'extraient de préférence des semences, lorsque ces organes sont parfaitement mûrs, soit qu'avant, ils en contiennent moins, soit que la présence de l'eau de végétation ou des matières muqueuses, en gêne l'extraction.

L'opium, ne se peut obtenir par incision que des capsules vertes des pavots, puisque celles-ci se dessèchent en mûrissant.

La thridace ne jouit de toutes ses propriétés, qu'autant qu'elle provient des tiges montées et prêtes à fleurir de la laitue cultivée.

L'aloès succotrin, l'aloès hépatique ou des Barbades, est fourni par les feuilles parfaitement développées des divers aloès qui croissent : le premier, à l'île de Soccotora et au cap de Bonne-Espérance ; le second, à la Jamaïque et aux Barbades.

Enfin, des deux à trois récoltes annuelles que l'on fait aux Indes et dans les deux Amériques des feuilles d'indigofères, la première donne l'indigo le plus abondant et le plus beau.

Il serait curieux de joindre, au tableau indiquant mois par mois, pour une localité donnée, la liste des plantes, de leurs organes ou de leurs produits, que les pharmaciens peuvent récolter ; l'indication des pays dont proviennent les plantes ou les produits immédiats végétaux, tant exotiques qu'indigènes, usités en pharmacie.

De la Récolte des matières médicamenteuses du règne animal.

Les matières médicamenteuses que la pharmacie emprunte au règne animal, sont assez peu nombreuses ; elle n'emploie guère en effet, parmi les animaux entiers, que :

Les poulets, — tortues, — grenouilles, — escargots ou limaçons de vigne, — lombrics ou vers de terre, — sangsues, — cloportes, — cantharides, — cochenilles et le kermès animal.

Parmi les parties ou les produits d'animaux que :

Le bois de cerf, — les os et plus spécialement ceux de bœuf ou de mouton, — l'ivoire, — les poumons et la chair musculaire du veau, — les têtes de vipères, — les os de sèche, — le corail rouge, — la coraline blanche, — les éponges, — les pierres d'écrevisses, — les œufs de poule, — l'ambre gris, — le blanc de baleine, — la civette, — le castoreum, — le musc, — l'ichtyocolle ou colle de poisson, — l'axonge ou graisse de porc, — le suif de mouton, — le beurre, — la moelle de bœuf, — le fiel de bœuf, — le lait, — la cire et le miel.

Les pharmaciens ne peuvent songer à récolter celles de ces matières, qui seraient étrangères aux pays qu'ils habitent, en France, par exemple, à récolter :

L'*ivoire*, qui constitue les défenses d'animaux particuliers aux provinces méridionales de l'Afrique et de l'Asie, l'*elephas africanus* et l'*elephas indicus*;

La *civette*, que sécrètent les glandes rassemblées dans une poche située entre l'anus et les parties génitales, de deux autres mammifères des mêmes contrées, le *vivera zibetha* et le *vivera civetta*;

Le *musc*, que renferme une glande placée au devant du prépuce du mâle du *moschus moschiferus*, lequel ne se rencontre qu'en Asie dans le Thibet, et au Tonquin;

Le *castoreum*, autre sécrétion du *castor fiber*, petit mammifère existant en Pologne, sur les bords du Rhin, sur les bords du Rhône, où il est connu sous le nom de Bièvre; mais qui ne vit en bandes nombreuses, n'est véritablement exploité pour le produit qui nous occupe, que dans le nord de l'Amérique, au Canada, et dans le nord de l'Asie et de l'Europe, en Sibérie;

L'*ambre gris* et le *blanc de baleine*, que fournissent plusieurs mammifères cétacés, mais plus particulièrement le *physeter macrocephalus* ou Cachalot, presque exclusif aux mers du Nord;

L'*ichtyocolle*, ou vésicule aérienne du grand esturgeon (*acipenser huso*) du Volga et des autres grands fleuves qui se jettent dans la mer Noire et dans la mer Caspienne;

Les *cochenilles*, que l'on a récemment acclimatées aux environs d'Alger, mais qu'on n'exploite, en réalité, qu'en Amérique.

D'un autre côté, bien qu'on pût à la rigueur les récolter en France, parce qu'on les y rencontre, on n'y récolte en réalité,

Ni les pierres d'écrevisses,
Ni le bois de cerf,
Ni les cloportés,
Ni le kermès animal,
Ni les tortues,
Ni même les sangsues,

On tire :

Les *pierres d'écrevisses*, des bords de la mer Caspienne, attendu que là, plus que partout ailleurs, les écrevisses vivent assez nombreuses, pour qu'à l'époque de la mue, alors qu'elles perdent leurs enveloppes calcaires, et renferment dans leur estomac les concrétions de même nature, selon toute apparence, destinées à reproduire leur nouveau test, on les abandonne en tas, après les avoir fait périr, à une putréfaction, qui, détruisant toute la matière animale, laisse pour résidu les pierres stomacales que des lavages purifient;

Le *bois de cerf*, du nord de l'Europe et du nord de l'Asie, parce que, dans nos climats, les cerfs, objets de luxe, sont très rares, tandis qu'aux lieux précités, ils vivent en bandes à l'état sauvage;

Les *cloportes* (*oniscus asellus*) de l'Italie, ainsi que les *armadilles* (*armadilla vulgaris*), qu'on leur substitue presque toujours, et que l'absence à peu près complète d'appendices à la queue, le poli de leur corps, l'habitude de se rouler en boule quand on les touche, en distinguent aisément;

Le *kermès animal*, de l'Italie, de l'Espagne et du Levant;

Les *tortues*, tant la tortue d'eau douce (*testudo europæa*) que la tortue terrestre (*testudo græca*) de la Grèce, de l'Italie, de la Sardaigne ou des autres parties du midi et de l'orient de l'Europe;

Les *sangsues*, de la Turquie d'Europe, et même de la Turquie d'Asie, depuis que l'on en a successivement épuisé la France, l'Italie, l'Espagne et l'Allemagne.

Pour des motifs plus ou moins analogues, c'est toujours aussi dans le commerce que le pharmacien se procure les autres matières animales énumérées précédemment.

On voit, d'après cela, qu'il ne s'occupe en réalité, guère plus de la récolte des matières animales, que de celle des matières minérales; toutefois, il importe qu'il sache, que dans leur récolte, il doit être tenu compte des localités, de la saison, et surtout de l'âge, du mode de nourriture et de l'état de santé des individus, de même qu'il a fallu tenir compte de circonstances analogues, lorsqu'il s'agissait des plantes.

Les localités sont à prendre en considération, pour le motif que les animaux ne sont pas seulement étrangers à certaines parties du monde, ainsi que nous avons vu le musc et la civette l'être à l'Europe; ils peuvent aussi rester étrangers à certaines localités. De la localité.

Les cantharides sont rares aux environs de Paris, abondantes dans le Midi, là surtout où croissent les lilas, les frênes et les troènes; les cloportes, plus communs dans les pays boisés que dans les pays découverts; les grenouilles et les écreisses habitent de préférence les lieux humides entrecoupés de marais.

Suivant M. Huzard, les sangsues se multiplient, plus que partout ailleurs, dans les étangs d'eau douce, exposés à l'influence des rayons du soleil d'été, dans ceux dont le peu de profondeur, permet à la chaleur du soleil d'échauffer journellement la terre qui en forme le fond, et dont les parois sont plutôt formées d'une couche glaiseuse douce, facilement ductile, que d'une terre compacte et dure.

Les limaçons recherchent les haies, les vergers, les vignes et plus généralement les lieux humides abrités par la végétation; au contraire, les vipères se plaisent davantage dans les parties sèches ou rocailleuses exposées aux ardeurs du soleil.

A certaine époque, il est tel animal qui disparaît ou ne peut être saisi, tel autre qui ne présente plus le produit qui le fait rechercher. De la saison.

Sous le climat de Paris, les cantharides ne se montrent que vers la fin de juin; les cloportes, que pendant les mois de juillet, d'août et de septembre; les limaçons, qu'en octobre.

Les écrevisses, les sangsues et les grenouilles, ne pourraient être récoltées en hiver, alors elles se tiennent cachées, et les marais sont rendus impraticables; à la même époque, les limaçons s'enfoncent dans la terre ou se cachent dans des trous.

En hiver, les vipères ne sortent pas des cavités qui leur servent d'abri; en été, elles ont une vigueur de mouvement qui les rend très difficiles à saisir; en automne, elles n'ont pas encore gagné leur demeure hivernale et commencent à s'engourdir.

Les écrevisses ne contiennent qu'au moment de la mue, vers la fin du printemps, les concrétions calcaires destinées à servir à la reproduction de leur test.

Les cerfs ne perdent qu'au printemps, cette portion de leur système osseux, que l'on a très improprement désignée sous le nom de corne, puisqu'elle diffère essentiellement, par sa structure anatomique et par sa composition chimique, des cornes proprement dites, tandis qu'elle ne se distingue au contraire en rien des os.

De l'âge.

Quant à l'âge, au mode de nourriture et à l'état de santé, leur influence ressort incontestable, des observations suivantes.

Relativement à l'âge, la chair musculaire du veau est moins riche en matières extractives (osmazôme), plus riche en matières susceptibles, sous l'influence de l'eau bouillante, de se convertir en gélatine, que la chair musculaire du bœuf; aussi le bouillon de veau est-il émollient, adoucissant, quelquefois même légèrement laxatif, tandis que le bouillon de bœuf, plus aromatique, plus sapide, est tonique, parfois même excitant.

Dans le jeune âge, les fluides sont plus abondants que dans la vieillesse, les solides en sont plus imprégnés, la graisse est plus abondante et plus ferme; dans l'âge adulte, cette même graisse est plus abondante et plus ferme encore.

Les os sont plus riches en matière animale, partant plus élastiques, moins rigides, chez les jeunes animaux que chez les animaux très âgés : de là vient que chez ceux-ci les fractures sont plus fréquentes.

Du mode de nourriture.

Relativement au mode de nourriture, les volailles engraissées renferment une graisse à la fois plus abondante et plus fluide, que celle de volailles non engraissées. Les porcs, que les habitants de certaines contrées sont dans l'usage de nourrir avec le tourteau de noix, c'est-à-dire, avec la partie parenchymateuse de ces semences, privées d'huile au moyen de la pression, sont disposés à contracter la maladie particulière appelée ladrerie, et dont le résultat le plus saillant est de communiquer à la graisse des animaux qu'elle atteint, la fluidité de l'huile.

Les abeilles fournissent des cires plus ou moins colorées, plus ou moins réfractaires au blanchiment, suivant qu'elles se nourrissent sur les végétaux de tel pays, ou sur ceux tout différents de tel autre. Les cires de Bretagne, sont en général plus difficiles à blanchir que celles du Midi ; certaines même, qu'on tire du Brésil, ne peuvent être obtenues blanches.

Ces mêmes abeilles, en Bretagne, là où croît en abondance le blé noir ou sarrazin, fournissent un miel coloré, d'odeur et de saveur désagréables, abstraction faite des débris de cire et d'abeilles mortes, qu'y laisse d'ordinaire le défaut de soin des personnes chargées de le recueillir. Aux environs de Narbonne, là où les labiées, les ombellifères, et plus généralement les plantes aromatiques sont très répandues, le miel est blanc, d'odeur et de saveur agréables.

Sur les bords méridionaux du Pont-Euxin, l'*azalis pontica* ; au Brésil, suivant M. Jaumes St-Hilaire, plusieurs apocynées communiquent à ce produit des propriétés vénéneuses.

Les bœufs et les vaches nourris de plantes vertes, pendant les longs étés de nos climats, fournissent un suif plus consistant que ne l'est celui des mêmes animaux nourris en Russie, pendant neuf ou dix mois de l'année, de fourrages secs.

La bile de bœuf offre, dans sa transparence, sa couleur, son odeur, sa densité, des différences qui correspondent, à n'en guère douter, à des modifications de composition.

L'urine de chiens nourris exclusivement de substances animales, renferme une énorme proportion d'urée ; ce principe disparaît presqu'en entier de l'urine des mêmes animaux alimentés avec des substances non azotées.

Le lait de vaches, nourries presque exclusivement de cosses de pois à l'époque où les marchés en offrent des masses considérables, est, au rapport de MM. Idt et Chevalier, à la fois très sucré et d'une difficile clarification.

La quantité, la qualité du lait varient, suivant qu'on donne aux vaches, aux ânesses, telle ou telle nourriture, ainsi que l'ont fait voir Deyeux, Parmentier, MM. Peligot, Henry, Chevalier, Quevenne, etc., etc.

D'après MM. Boussingault et Lebel, les différences signalées par ces observateurs dépendraient de ce que, sous un même poids, des aliments différents contiennent des proportions différentes de substances véritablement nutritives; de telle sorte, qu'en ayant égard aux équivalents nutritifs, ou, pour mieux dire, azotés, le lait fourni par une vache quelconque, pendant des temps égaux, se trouverait être sécrété en même quantité, et présenter une même composition.

Mais ces dernières observations ne tendent pas moins que les autres, à faire ressortir l'influence du mode de nourriture sur la composition chimique des produits animaux, partant, sur la constitution des animaux eux-mêmes; par suite, à expliquer comment les substances alimentaires très nutritives, les vesces, les gesses, les féveroles, dont on nourrit presque exclusivement les chevaux dans le Boulonnais, la Picardie, la Beauce, les épis de blé, glanés par les moutons sur les chaumes de la Beauce et de la Brie, peuvent déterminer chez ces animaux, toutes les maladies qui se rattachent à la pléthore sanguine; contraireme[illegible]mment les aliments pauvres en principes nutritifs, ceux composés de plantes aqueuses, étiolées, de bas-pré, ceux vieillis dans les magasins ou en meules; comment encore les fourrages verts gorgés d'eau de végétation, les prédisposent à contracter toutes les maladies qui se rattachent à la débilitation de l'organisme, la morve, le farcin, le charbon, etc. (Delafond.)

La qualité et la quantité des matières alimentaires étant supposées convenables, il ne faudrait pas perdre de vue, d'une part, que la variété est un des éléments indispensables à l'assimilation des principes nutritifs, à tel point qu'un animal exclusivement nourri d'une seule et même matière, quelque substantielle qu'elle soit, finirait par mourir en présentant tous les symptômes de l'inanition; d'autre part, que l'individualité de l'animal peut encore faire varier les résultats définitifs, puisque des animaux placés dans les mêmes conditions profitent d'ordinaire très inégalement.

De l'état de santé.

Enfin, puisque la maladie entraîne nécessairement l'altération des organes des animaux et de leurs produits, il est évident qu'il faut avoir grand soin de n'employer que les matières provenant d'animaux sains. On devra, pour ce motif, rejeter l'axonge des porcs atteints de ladrerie, les poumons des veaux atteints de phthisie pulmonaire, leurs poumons devenant alors le siége de tubercules gorgés de pus.

Sans doute, l'influence qu'exercent sur la constitution des animaux, et par suite sur celle de leurs produits, l'âge, le mode de nourriture, l'état de santé et les autres conditions de la vie, ne se fait pas toujours sentir d'une manière prononcée; mais il est plus que probable, qu'elle ne paraît moins sensible chez quelques-uns, que parce qu'on s'est moins occupé d'en constater les effets.

Les notables différences qui se remarquent entre le musc Tonquin et le musc Thibet, entre le castoreum du Canada et le castoreum de Sibérie, la sécrétion plus abondante du castoreum et du musc à l'époque du rut chez les animaux qui les produisent, de la civette chez les *vivera civetta* et *zibetha* nourris d'une certaine manière, pourraient au besoin en fournir la preuve.

De tout ce qui précède, nous devons donc tirer la conséquence, que le pharmacien doit s'attacher à n'employer, que des animaux ou des produits animaux récoltés dans des conditions identiques.

IIIe ET IVe LEÇONS.

Notions élémentaires

SUR LE MODE DE DÉVELOPPEMENT DES VÉGÉTAUX, SUR LEUR COMPOSITION, ET SUR LES PRÉPARATIONS MÉDICAMENTEUSES QU'ILS PEUVENT FOURNIR.

La vie d'un végétal, depuis le moment de sa naissance au sein de la graine qui en renferme le germe, jusqu'à celui de son complet développement, à la suite duquel commence pour lui une période inverse de décroissement, présente deux époques parfaitement distinctes,

Durant la première, l'embryon végétal s'alimente aux dépens des matières nutritives que la nature, a, par prévoyance, placées autour de lui dans la graine, ainsi qu'elle a placé dans l'œuf, autour de l'embryon animal, le jaune destiné à lui servir en quelque sorte de lait.

Ces phénomènes, compris sous le nom de phénomènes de germination, se manifestent toutes les fois qu'une graine complète et fécondée, se trouve placée dans des conditions convenables, parmi lesquelles se placent au premier rang :

Une température supérieure à 0°, au-dessous de laquelle l'effet ne se produit plus, sans doute parce qu'alors l'eau perd l'état liquide; inférieure à 40°, au-dessus de laquelle la vie naissante s'éteint;

L'absence d'une lumière assez vive pour la trop échauffer;

La présence de l'eau, laquelle, ramollissant les parties solides, les rend plus aptes à se laisser pénétrer par les gaz et par les liquides, et surtout, dissolvant les principes nutritifs, en facilite l'assimilation;

Le contact de l'air, ou plus exactement de l'oxygène, dont la réaction incontestable, quoique encore mal déterminée, paraît avoir pour principal résultat d'aider à la transformation de certains corps insolubles, et partant peu favorables à la nutrition, en d'autres corps solubles. Sous ces influences diverses, par exemple, dans le blé, l'orge, l'avoine, la fécule amylacée se convertit, partie en gomme, partie en sucre.

Pendant cette première période, le végétal n'est guère qu'une masse pulpeuse, qu'une sorte d'éponge gorgée d'un liquide sans couleur, sans odeur, sans saveur, et presque exclusivement formée d'eau, tenant en dissolution quelque peu de matière muqueuse. On n'y trouve aucun des principes immédiats, que plus tard on y rencontrerait, de même que le fœtus de l'homme ne présente qu'un petit nombre de ceux que l'analyse prouve exister dans l'homme fait.

Durant la période suivante, le tissu rudimentaire du végétal se modifie, et, sans cesser de rester cellulaire, dans la moelle du tronc des arbres, dans le parenchyme des racines, des feuilles, des fleurs, des fruits, il donne ailleurs naissance à ces vaisseaux, véritables artères, véritables veines des végétaux, que les physiologistes, en raison de la texture différente de leurs parois, ont nommées trachées, fausses trachées, vaisseaux mixtes, monoliformes, etc.

En même temps, la racine dont l'embryon ne présentait que des rudiments, s'allonge et d'ordinaire se ramifie.

La tige dont l'embryon ne présentait aussi que les premiers rudiments, s'élève, presque toujours se divise en rameaux, et successivement se couvre de bourgeons, de feuilles, de fleurs et de fruits. Tous les organes enfin, que l'anatomiste sépare d'un végétal complet, apparaissent, de telle sorte, qu'après avoir passé par tous les états intermédiaires, il finit par atteindre son maximum de développement.

Alors, se trouvant privé du corps cotylédonaire ou des parties analogues, aux dépens desquelles il s'était d'abord alimenté, il emprunte au sol et à l'air sa nouvelle nourriture.

Sa racine, à la faveur de l'eau qui en détermine la solution, puise dans la terre, et les matières minérales qui constituent essentiellement le sol, et les détritus organiques dont se compose la terre végétale.

De là, une solution aqueuse, plus ou moins nutritive, qui pénètre de la racine dans les vaisseaux particuliers ouverts à la naissance de la tige, lesquels, s'anastomosant, se dirigeant en tous sens, la portent aux extrémités les plus éloignées de son point de départ.

De leur côté, les fleurs, les feuilles, les fruits, les rameaux, ou plus généralement les organes auxquels sont dévolues, dans les plantes, les fonctions que remplissent les poumons chez les animaux, réagissent sur l'air, diversement, suivant leur nature, leur organisation, le moment de la journée.

Pendant le jour, les feuilles, les jeunes branches, les fruits verts, à l'encontre du bois, de l'aubier et des pétales, qui n'en absorbent jamais que l'oxygène, en produisant un volume à peu près proportionnel d'acide carbonique, décomposent l'acide carbonique de l'air, en absorbent tout le carbone, une partie seulement de l'oxygène, contribuant ainsi à maintenir dans l'atmosphère, entre l'oxygène et l'azote, l'équilibre de proportion, que la combustion et la respiration des animaux, tendent sans cesse à détruire.

Pendant la nuit, au contraire, ces parties reproduisent, aux dépens de leur carbone et de l'oxygène de l'air, de l'acide carbonique, mais moins qu'elles n'en ont décomposé le jour; en sorte qu'en définitive, le carbone y va toujours croissant en proportion.

C'est pendant cette seconde période, alors que leurs principes rudimentaires s'y trouvent avoir continuellement le contact de l'eau et de l'air, par conséquent celui de l'hydrogène, de l'oxygène, de l'azote et du carbone, que les végétaux donnent naissance aux divers principes, que nous aurons tout à l'heure à faire connaître.

L'on conçoit, que des végétaux, dont les organes peuvent être considérés comme autant d'appareils de chimie d'une extrême délicatesse, fonctionnant pendant des années entières sous des influences singulièrement variées; peuvent, à l'aide de quatre éléments, l'oxygène, l'hydrogène, le carbone et l'azote, produire une multitude de principes immédiats, pourvus de propriétés distinctes, en considérant que ces mêmes éléments sont susceptibles de se combiner:

En nombre différents;

En mêmes nombres, mais dans des rapports différents;

En mêmes nombres et dans des rapports semblables, mais d'une manière différente. L'huile volatile de citron ne renferme que de l'hydrogène et du carbone;

L'acide oxalique anhydre, que de l'oxygène et du carbone;

Le composé cyanique des feuilles de laurier-cerise, que du carbone et de l'azote.

Le ligneux, le tannin et le sucre renferment au contraire de l'oxygène, de l'hydrogène et du carbone;

L'albumine végétale, le gluten, de l'oxygène, de l'hydrogène, du carbone et de l'azote.

Mais, dans chacun de ces principes, les mêmes éléments sont combinés dans des proportions différentes.

Enfin, l'hydrogène et le carbone de l'essence de térébenthine,

L'oxygène, l'hydrogène et le carbone des acides tartrique et paratartrique,

Associés dans les mêmes rapports, sont diversement groupés; puisque leurs propriétés différentes font de ces corps autant d'espèces distinctes.

Le chimiste dirait qu'ils sont isomères de ισος, semblable, et μερος, proportion, c'est-à-dire formés des mêmes éléments, unis en mêmes proportions.

Parmi les principes qui prennent naissance au sein des végétaux sous l'influence de la vie, il en est que l'on rencontre à peu près dans tous, que l'on peut jusqu'à un certain point, considérer comme des produits constants de l'organisme: tels sont plus particulièrement le ligneux, les principes gommeux, résineux, huileux fixes, les principes colorants, l'albumine végétale.

Il en est d'autres qu'on ne rencontre que dans quelques espèces; de même que le blanc de baleine n'existe que dans quelques mammifères cétacés, l'urée que dans l'urine des carnivores : tel est le gluten de l'avoine, du seigle, de l'orge, du blé; des semences de *jatropha curcas ;*

Telle est aussi :

La mannite du polypode, du céleri, de l'écorce de racine de grenadier, des arbres à manne, des fucus des bords de la mer;

L'inuline des racines d'aunée, d'angélique, de pyrèthre, de *calamus aromaticus,* des bulbes de colchique;

L'asparagine des tiges d'asperges, des racines de consoude, de réglisse, de guimauve, des pommes de terre.

D'autres encore, qui ne se rencontrent que dans une seule espèce, et qui, par cela même, pourraient la caractériser ; ainsi qu'à la rigueur, la castorine pourrait servir de signalement, de cachet au castoreum, et l'ambréine à l'ambre gris. Jusqu'à présent, la glycyrrhizine n'a été trouvée que dans la racine de réglisse ou du *glycyrrhiza glabra,* et la picrotoxine que dans la coque du Levant.

Nous allons successivement les passer en revue.

Du ligneux. Le ligneux est solide, sans odeur, sans saveur, infusible, fixe, insoluble dans l'eau, l'alcool, l'éther, les huiles fixes et volatiles; c'est lui qui forme la base, le squelette des végétaux. Il existe dans tous, et dans tous leurs organes, mais en proportions fort différentes, puisqu'il constitue environ les $\frac{96}{100}$ du poids des écorces, le centième seulement du poids des fruits charnus et des pommes de terre.

Bien que désigné sous les noms de ligneux dans les bois et les écorces, de fibre ligneuse dans les plantes herbacées et les feuilles, de tissu cellulaire dans les fruits et les racines charnues, de médulline dans la moelle des arbres, sauf des différences physiques, il est identique dans toutes ces parties, et l'on pourrait ajouter dans tous les végétaux, si le squelette du liége, de la couche épidermique du bouleau, du merisier, du cerisier, celui des champignons, ne se distinguaient de leurs analogues, en ce que le premier, traité par l'acide azotique, se convertit partiellement en un acide particulier, l'acide subérique; tandis que le ligneux, proprement dit, est converti en acide oxalique; le second, en ce qu'il contient de l'azote que le véritable ligneux ne contient pas.

De là, le nom spécifique de subérine donné à la substance ligneuse du liége (de *suber*, liége), celui de fungine donné à celle des champignons (de *fungus*, champignon).

Des acides végétaux. Les principes immédiats végétaux acides, abstraction faite de leur composition, et de celles de leurs propriétés, qui en font autant d'espèces distinctes, sont ceux dans lesquels se rencontrent certaines propriétés génériques que nous ferons connaître plus tard.

Les acides acétique,	Les acides malique,	Les acides oxalique,
— benzoïque,	— maléique,	— phocénique,
— caincique,	— paramaléique,	— succinique,
— cinnamique,	— méconique,	— tartrique,
— gallique,	— myronique,	— valérianique,
— kinique,		

préexistent dans les végétaux; l'acide acétique et l'acide malique dans presque tous; au contraire, l'on n'a encore trouvé

L'acide phocénique, que dans l'orcanette et le *viburnum opulus*;
— caincique, — la racine de cainça;

L'acide méconique,	que dans	les capsules de pavots;
— valérianique,	—	la racine de valériane;
— maléique,	—	l'*equisetum fluviatile;*
— para maléique,	—	la fumeterre;
— myronique,	—	les semences de moutarde noire.

Une fois produits d'ailleurs, ces acides restent libres ou forment des sels, ou, tout à la fois, en partie restent libres, en partie se combinent.

L'acide acétique	est libre dans	les amandes, le bois de Campêche.
— benzoïque	—	le benjoin.
— cinnamique	—	le baume de tolu, la canelle.
— citrique	—	les citrons, les oranges.
— malique	—	les pommes, les fruits de berberis.
— succinique	—	les pins, les sapins, les mélèzes.

Les acides delphinique, maléique, paramaléique, valérianique, sont libres dans les matières précédemment nommées qui les fournissent.

L'acide acétique	est combiné avec	la potasse,	dans l'asperge.
— —	—	la chaux,	— le bois de Campêche.
— —	—	l'alumine,	— le hêtre.
— —	—	l'ammoniaque,	— la vulvaire.
— benzoïque	—	la potasse et la chaux,	— la myrrhe.
— citrique	—	la potasse et la chaux,	— la pomme de terre.
— malique	—	la potasse et la chaux,	— le tabac.
— —	—	la magnésie et la soude	— quelques plantes marines.
— —	—	les oxydes de fer et de manganèse,	— les betteraves et le *solanum pseudokina.*
— myronique	—	la potasse,	— la semence de moutarde noire.
— oxalique	—	la potasse,	— l'oseille.
— —	—	la chaux,	— la rhubarbe.
— tartrique	—	la potasse et la chaux,	— les raisins.
— kinique	—	la potasse et la chaux,	— les écorces de quinquina.
— méconique	—	la potasse et la chaux,	— les pavots.
— caincique	—	la chaux,	— la racine de cainça.

Les acides méconique et kinique, en même temps qu'ils y sont combinés avec la potasse et la chaux, le sont, dans les pavots et dans les quinquina, avec des bases d'origine organique, et il en est de même de quelques autres, ainsi que nous aurons tout à l'heure l'occasion de le faire voir en traitant des bases salifiables organiques.

Parmi les propriétés de ces acides supposés libres, et celles de leurs sels, il nous suffira de signaler les suivantes :

Les acides acétique, phocénique, valérianique, voire les acides benzoïque et cinnamique, sont susceptibles de distiller avec l'eau, même avec l'alcool.

Le contraire a lieu pour les autres.

Tous sont solubles dans l'alcool, quoique à des degrés différents ; tous sont solubles dans l'eau, le delphinique excepté. Le benzoïque, le cinnamique, le delphinique et le valérianique sont les seuls qui se dissolvent dans l'éther, les huiles fixes et volatiles. Un seul de leurs sels naturels est susceptible de passer à la distillation avec l'eau, et peut-être avec l'alcool, c'est l'acétate d'ammoniaque.

Tous leurs sels à base de potasse, de soude et d'ammoniaque, et aussi à base organique, sont plus ou moins solubles dans l'eau.

Quant aux autres, ceux-ci sont solubles, ceux-là insolubles. Cependant, comme les sels insolubles deviennent presque tous solubles à la faveur d'un excès d'acide, et comme en général les sels préexistants dans les plantes sont accompagnés d'acides libres, il est à présumer qu'ils y seront solubles.

Tous ceux de ces sels dont la base est organique, et quelques-uns de ceux dont la base est inorganique, se dissolvent dans l'alcool. Aucun d'eux ne se dissout soit dans l'éther, soit dans les huiles fixes, soit dans les huiles volatiles.

Des bases salifiables végétales.

De même que les principes immédiats acides, sont caractérisés par un certain nombre de propriétés communes aux acides minéraux, de même les principes immédiats basiques, le sont par les propriétés diamétralement opposées des bases minérales.

Leur nombre est assez restreint, car la majorité des chimistes, conservant quelques doutes relativement à :

L'alcalinité de	la nicotine	des feuilles de tabac,
—	l'hyoscyamine	des semences de jusquiame noire,
—	la daturine	des semences de *datura stramonium*,
—	la colchicine	des bulbes de colchique d'automne,
—	l'aconitine	des feuilles d'aconit napel,
—	l'aricine	de l'écorce du faux quinquina dit d'Arica,
—	la narcotine	des pavots,
—	l'émétine	de l'ipécacuana,
—	la ménispermine	de la coque du Levant,

n'admet guère comme incontestable que l'existence :

de la morphine
et de la codéine, } dans les pavots;

e la quinine t de la cinchonine,	dans les écorces de vrai quinquina;
e la strychnine t de la brucine,	dans la noix vomique, l'upas tieuté, le bois de couleuvre, la fève Saint-Ignace, l'écorce de fausse angusture;
e la vératrine t de la sabadilline,	dans le colchique, l'ellébore blanc, la cévadille;
e la delphine,	dans la staphisaigre;
e la solanine,	dans les baies de morelle, les feuilles et les tiges de douce-amère;
e l'atropine,	dans la belladone;
e la cicutine,	dans la ciguë.

Contrairement aux acides organiques, ces bases salifiables ne tent jamais libres : toujours elles existent à l'état de sursels nbinés à des acides, et l'on pourrait ajouter à des acides organiques, car la morphine et la codéine sont les seules que l'on ait contrées partiellement combinées avec un acide minéral, le furique.

La morphine et la codéine sont unies à l'acide		méconique.
La quinine et le cinchonine,	—	kinique.
La strychnine et la brucine,	—	igasurique.
La vératrine, la sabadilline, la delphine,	—	gallique.

Les autres sont unies à des acides indéterminés.

Relativement à leur présence ou à leur absence possible, au n des médicaments à la préparation desquels, on aurait fait ser- les végétaux qui les renferment, les propriétés de ces bases ont donc moins à considérer que celles de leurs sels : nous ons précédemment fait connaître les propriétés de ceux-ci.

Du tannin ou acide tannique.

Dans quelques racines vivaces, dans l'écorce de la plupart des ›res, les feuilles de quelques plantes herbacées, des arbres et s arbrisseaux, dans les fruits verts, etc., etc., existe un prin- e immédiat particulier, connu sous le nom de *tannin* ou d'*a- le tannique*.

Ce principe est solide, sans odeur, d'une saveur extrêmement ringente, fusible, fixe; soluble dans l'eau, l'alcool, l'éther; soluble dans les huiles fixes et volatiles; sa solution aqueuse est précipitée, ni par les acides minéraux, ni par les acides vétaux; elle l'est par les bases organiques, par la chaux, la bate, la plupart des oxydes métalliques, lesquels forment avec i des composés insolubles; par l'albumine et la gélatine qui s'y mbinent également, pour donner naissance à des composés remarquables par leur imputrescibilité; elle l'est encore par les sels de fer au maximum, qui la colorent en bleu foncé (tannate de peroxyde insoluble); elle ne l'est au contraire pas par ceux de protoxyde, le tannate de protoxyde qui se forme alors étant incolore et soluble; elle décompose à chaud les carbonates alcalins; absorbe aisément l'oxygène de l'air, lequel en transforme le tannin en eau, en acide carbonique et en acide gallique. Cette transformation, qui se peut opérer au sein des végétaux, explique très bien comment il se fait que ceux qui renferment du tannin, renferment presque constamment aussi des traces d'acide gallique.

De la pectine. Sous le nom de pectine, dérivé du mot grec πεκτη, gelée, les chimistes désignent un principe particulier, non azoté, sans couleur, sans odeur, sans saveur, fixe, neutre aux réactifs, complétement insoluble dans l'alcool, l'éther, les huiles fixes et volatiles, insoluble dans 100 fois son poids d'eau froide dans laquelle il ne fait que se gonfler à la manière de la gomme adragante, soluble dans une plus forte proportion d'eau, dans l'ammoniaque dont les acides ne le précipitent pas; susceptible d'être transformé par l'acide azotique, en acide mucique, par les alcalis caustiques, l'ammoniaque exceptée, en acide pectique.

On le rencontre fréquemment dans les végétaux, et spécialement dans les fruits charnus, aux sucs desquels il communique la faculté de former gelée. Sa transformation en acide pectique, non-seulement sous l'influence des alcalis, mais encore sous celle de plusieurs autres corps, est cause qu'il est presque toujours accompagné d'acide pectique, parfois même remplacé par lui. Les racines charnues, les écorces ne renferment guère, en effet, que de l'acide pectique, du reste de propriétés fort analogues aux siennes.

Des principes gommeux. Les principes gommeux sont solides, sans odeur, sans saveur, ou de saveur fade, infusibles, fixes, insolubles dans l'alcool faible et concentré, l'éther, les huiles fixes et volatiles; les uns, solubles dans l'eau à froid et à chaud, d'où le genre arabine, parce que la gomme arabique est essentiellement formée par un principe de cette nature; les autres, insolubles dans l'eau à froid et à chaud, d'où le genre bassorine, parce que le principe essentiel de la gomme de Bassora est de ce nombre; les autres encore, insolubles dans l'eau froide, mais solubles dans l'eau bouillante, d'où le genre cérasine, parce que le principe le plus abondant de la gomme de cerisier présente cette dernière propriété.

Enfin, et surtout, ils sont partiellement convertis par l'acide azotique en acide mucique, propriété qu'ils ne partagent qu'avec la pectine et le sucre de lait, pour s'en distinguer, du reste, en ce que les alcalis caustiques ne les transforment pas en acide pectique, comme la première de ces substances, en ce qu'ils ne cristallisent pas comme la seconde.

Les principes sucrés ont pour caractères, d'être solides, sans odeur, d'une saveur douce, fusibles, fixes, très solubles dans l'eau, insolubles dans l'alcool concentré, l'éther, les huiles fixes et volatiles, solubles dans l'alcool faible, susceptibles, par le concours de l'eau, du ferment, et d'une certaine température, de donner naissance à de l'acide carbonique et à de l'alcool. Des principes sucrés.

Les principes sucrés de la canne, de la betterave, du melon, de l'érable à sucre, ceux aussi du raisin et des autres fruits, sont de véritables sucres.

Seulement, entre les premiers, identiques entre eux, et les derniers, également identiques entre eux, existent des différences, qui les ont fait départager par les chimistes en deux sous-genres.

Ceux-là sont plus solubles dans l'eau, moins solubles dans l'alcool, font dévier à gauche le rayon de lumière polarisé qui traverse leur dissolution aqueuse, renferment moins d'hydrogène et d'oxygène dans les proportions nécessaires pour former de l'eau; leur formule est $C^{12}H^{10}O^{5}$.

Ceux-ci sont moins solubles dans l'eau, plus solubles dans l'alcool, font dévier à droite le rayon de lumière polarisé, et constituent en quelque sorte des hydrates des précédents; leur formule est $C^{12}H^{10}O^{5}+H^{4}O^{2}$, ou $C^{12}H^{14}O^{7}$.

Au contraire, les principes de saveur sucrée de la réglisse et de la manne, de la canelle blanche, incapables d'éprouver la fermentation alcoolique, ne peuvent se placer que sous forme d'appendice à la suite des autres : ce ne sont pas de véritables sucres, chimiquement parlant.

Le principe amylacé est solide, sans odeur, sans saveur, infusible, fixe, complétement insoluble dans l'eau froide, l'alcool, Du principe amylacé.

l'éther, les huiles fixes et volatiles, très légèrement soluble dans l'eau bouillante, qui n'en dissout que $\frac{1}{100}$ environ de son poids, et le laisse précipiter dès que la température s'abaisse à 60°, d'où la faculté que possède l'amidon de former empois; il produit avec l'iode deux iodures d'une belle couleur bleue, l'un soluble, l'autre insoluble dans l'eau. A l'aide de l'eau et de la chaleur, l'acide sulfurique et beaucoup d'autres acides inorganiques et organiques, la diastase, le transforment entièrement, d'abord, en une matière gommeuse, que la propriété que possède sa dissolution aqueuse de dévier à droite le rayon de lumière polarise, a fait nommer dextrine, et bientôt après, ou peut-être en même temps, en sucre de raisin.

Il fixe les éléments de l'eau.

Rien de plus facile que de concevoir cette transformation, en faisant observer, que la fécule amylacée ne diffère du sucre de raisin, qu'en ce qu'elle renferme moins d'oxygène et d'hydrogène, dans les proportions nécessaires pour former deux atomes d'eau, et que, de son côté, la dextrine n'est que du sucre de raisin moins un atome d'eau.

La fécule commence par absorber un atome d'eau, et de là de la dextrine; puis en absorbe un second atome, et de là du sucre de raisin. Aussi, lorsqu'au moyen de l'alcool faible qui dissout le sucre de raisin, sous l'influence duquel la transformation resterait incomplète, on sépare celui-ci de la dextrine qui l'accompagne; la dextrine finit elle-même par se convertir en sucre de raisin.

Le principe amylacé, présentant à la surface de ses particules un degré de cohésion, auquel celles-ci doivent quelques légères différences de propriétés, spécialement celle de ne se dissoudre dans l'eau à aucune température, paraîtrait constituer ces globules de grosseurs et d'aspects variables, si abondants dans les semences des *dicotylédonées*, les tiges des *monocotylédonées*, les racines à tiges annuelles, les racines tubéreuses, rares au contraire dans les fruits, les tiges des *dicotylédonées*, dont se compose la matière vulgairement désignée sous le nom de fécule amylacée, d'amidon.

Cependant, il ne faut pas oublier de faire remarquer que d'après quelques chimistes, la constitution des globules amylacés rait complexe. M. Guérin-Vary, notamment, les considère mme formés :

D'un tégument (*amidin tégumentaire*);

D'un principe soluble dans l'eau à chaud et à froid (*amidine*);

D'un principe insoluble à chaud et à froid dans l'eau, toute-s y devenant soluble à la faveur du précédent (*amidin*).

Les principes résineux sont solides, d'un aspect particulier t résinoïde, secs, cassants, rudes au toucher, sans odeur, sans veur (à l'état absolu de pureté, car pour peu qu'ils retiennent l'huile volatile, ils sont sapides et odorants), fusibles, fixes, flammables, complétement insolubles dans l'eau, plus ou moins lubles dans les huiles fixes et volatiles, solubles également pour plupart dans l'alcool et l'éther, incapables de conduire la cha-ur et le fluide électrique, capables de s'électriser négativement ır le frottement. Des principes résineux.

Mais, à l'exception de ces propriétés communes, ils présentent ordinaire des différences importantes.

Par exemple, les principes résineux cristallisables des résines uphorbe et élémi, ne communiquent pas à l'alcool la faculté de ougir les couleurs bleues végétales, ne se combinent pas direc-ment avec les bases, tandis que le principe correspondant du co-ahu, les principes résineux cristallisables et incristallisables de colophane, font fonction d'acide. Aussi a-t-on depuis long-emps senti le besoin de les départager en un certain nombre de roupes ou sous-genres, de même qu'on l'a fait pour les principes ommeux, pour les principes sucrés. Unverdorben a même pro-osé pour eux une classification fondée précisément sur leurs dif-érences d'aptitude à s'unir aux bases. Nous retrouverons ces rincipes dans les matières complexes abondamment répandues lans les végétaux, que l'on désigne sous les noms de résines, de ommes-résines, de baumes.

Les principes huileux volatils sont solides ou liquides, odo-rants, sapides, rudes au toucher, fusibles quand ils sont solides, inflammables, volatils sans décomposition sensible vers 150°, sans décomposition aucune par l'intermédiaire de l'eau, légèrement solubles dans l'eau, très solubles dans les huiles fixes, dans l'al- Des principes huileux volatils.

cool anhydre, plus ou moins solubles dans l'alcool aqueux, incapables d'être convertis par les alcalis caustiques en acides.

M. Berzélius nomme stéaroptènes des mots grecs στεαρ, suif, et πτηνον, volatil, ceux qui sont solides à la température ordinaires; élaïoptènes de ἐλαιον, huile, et πτηνον, volatil, ceux qu sont liquides à cette même température.

Nous verrons les huiles volatiles être formées par quelqu'un ou par plusieurs de ces principes.

Le camphre.	du *laurus-camphora*,
Le coumarin.	du *coumarouna odorata* ou fève tonka,
L'azarine.	de l'*azarum europeum*,
L'hélénine.	de l'*inula helenium* ou aunée,
La nicotianine. . . .	du *nicotiana tabacum* ou tabac,
L'anémonine.	de l'*anemone pratensis*,
La caryophylline. . .	du gérofle,

quoique décorés de noms spéciaux, qui tendraient à les faire considérer comme des principes de nature particulière, ne sont, en réalité, que des stéaroptènes ou des hydrates d'élaïoptènes, qu'aucune propriété véritablement importante ne distingue de leurs analogues, ainsi du reste qu'à leur tour,

L'ergotine.	du seigle ergoté,
La laurine.	des baies de laurier,
La myristicine.	du macis,

sont de simples principes résineux.

Il est au contraire bon de distinguer des stéaroptènes et des élaïoptènes véritables, et les principes narcotiques de l'opium, et les principes narcotiques des solanées, et les principes aromatiques de la tubéreuse, du jasmin, de la jonquille, de la jacinthe, lesquels paraissent en différer par des propriétés assez importantes, à plus forte raison les acides valérianique et delphinique, au reste, déjà placés par nous au nombre des acides.

Il existe entre certains principes huileux volatils et certains principes résineux trouvés en même temps qu'eux dans les végétaux, ce singulier rapport, que les premiers pourraient être considérés comme les radicaux des seconds. — Ainsi, le principe huileux volatil du baume de copahu + de l'oxygène, représente la composition de son principe résineux; ainsi encore, le principe huileux volatil des térébenthines + une certaine quantité d'oxygène, représente dans sa composition, leur principe résineux ıcristallisable et soluble dans l'alcool froid, tandis qu'à son tour, lui-ci + de l'oxygène, représente leur principe résineux crisıllisable et seulement soluble dans l'alcool bouillant. Il semlerait donc, que souvent la formation au sein d'un végétal, 'un principe résineux, serait la conséquence pure et simple e l'absorption de l'oxygène, par un des principes huileux volals formés antérieurement à lui.

Des principes huileux fixes.

Les principes huileux fixes, sur lesquels nous reviendrons lus tard en étudiant d'une manière spéciale les corps gras, ınt d'origine végétale que d'origine animale, sont tantôt solies, tantôt liquides, tantôt inodores et insipides, tantôt odorants t sapides, toujours d'un éclat particulier, dit gras, onctueux u toucher, fusibles quand ils sont solides, inflammables, tantôt xes, tantôt volatils, complétement insolubles dans l'eau, très olubles dans les huiles volatiles, très diversement solubles dans 'éther et surtout dans l'alcool : ils ne présentent, par conséuent, d'autres propriétés véritablement communes, que leur clat gras, leur onctuosité au toucher, leur inflammabilité, eur insolubilité dans l'eau, leur solubilité dans les huiles volailes, leur solubilité généralement très grande dans l'éther. Ces ropriétés, jointes à celles qui nous serviront plus tard à caracériser chacun des sous-genres entre lesquels nous les départaerons, suffisent grandement pour les distinguer de tous les utres principes.

De l'albumine végétale.

L'albumine végétale, ainsi nommée, par comparaison avec 'albumine animale, avec laquelle elle présente les plus grandes ınalogies de composition et de propriétés, est azotée, contraiement aux principes précédemment étudiés, solide, sans odeur, ans saveur, infusible, fixe, soluble dans l'eau froide, insoluble lans l'eau bouillante, d'où la propriété que possède sa solution ıqueuse d'être coagulée par la chaleur, complétement insoluble ıussi dans l'alcool, l'éther, les huiles fixes et volatiles, insouble dans les carbonates alcalins, peu soluble dans l'ammoniaque liquide.

Du reste, elle présente quelques différences, suivant qu'elle provient de tel ou tel végétal; ce qui semblerait indiquer qu'il pourrait bien exister dans les végétaux, un certain nombre de principes albumineux, non moins distincts entre eux que ne le sont les principes huileux volatils et résineux. L'albumine des amandes et des semences de ricin se coagule à +70°, et n'est pas précipitée de sa dissolution aqueuse par l'acide acétique; celle des pommes de terre et des topinambours ne se coagule qu'à + 100°, est précipitée par l'acide acétique.

Quelques chimistes ont assimilé ce principe au caseum, et par suite l'ont appelé caseum végétal; mais la faculté que possède sa dissolution aqueuse de se coaguler par la chaleur, son insolubilité dans les solutions de carbonate alcalin, son peu de solubilité dans l'ammoniaque caustique, la nature des produits de sa décomposition putride, le rapprochent infiniment plus de l'albumine que du caseum. (Soubeiran.)

Des principes colorants.

Les principes colorants se distinguent de tous les autres, par cela même qu'ils sont colorés, ceux-ci, à l'état absolu de pureté, étant complétement incolores.

Ils sont solides, sans odeur, sans saveur, très altérables par le chlore et par l'air humide, sous l'influence des rayons solaires et d'une température de +150 à +200°, très aptes à s'unir aux oxydes métalliques pour donner naissance à des composés particuliers nommés laques; mais ces propriétés secondaires, qui même ne se retrouvent pas nettement prononcées dans tous, sont à peu près les seules qui leur soient communes.

En effet, on en trouve qui jouissent de propriétés acides, d'autres qui se rapprochent davantage des principes résineux, des principes gras, etc., etc.

Non-seulement les végétaux, sans exception aucune, renferment au moins un principe colorant, celui de leurs feuilles et de leurs autres parties vertes, la chlorophyle (de χλωρος vert et φυλλον feuille); mais encore il s'y en produit d'ordinaire plusieurs, témoin les colorations si diverses de leurs fleurs, de leurs fruits, etc. Ajoutons, qu'en outre des principes colorants, préexistant dans les végétaux, on y rencontre parfois des principes incolores susceptibles, sous certaines influences, de se transformer en de véritables principes colorants, de telle sorte qu'il se pourrait, qu'en traitant d'une certaine manière des plantes chargées d'un principe incolore de cette nature, les produits continssent un principe coloré.

Dans le *variolaria-dealbata*, l'une des plantes avec lesquelles se prépare l'orseille, M. Robiquet a découvert un principe de saveur sucrée, cristallisable en beaux prismes à quatre pans, et complétement incolore, que la double influence de l'air et du gaz ammoniac convertit en une nouvelle substance d'un violet magnifique.

Dans les feuilles des indigofères existe un principe analogue, incolore, d'un éclat soyeux, d'une apparence cristalline, que l'air humide bleuit et convertit en un autre principe d'un beau bleu (l'indigotine), soit que l'oxygène ne fasse que se porter sur lui, soit qu'il brûle une portion de son hydrogène, car, parmi les chimistes, il en est qui regardent l'indigo bleu comme de l'indigo incolore oxygéné, les autres, comme ce même indigo incolore en partie déshydrogéné.

Le gluten, la mannite, l'asparagine, l'inuline, la glycyrrhizine et la picrotoxine qui ne constituent pas de simples espèces d'un même genre, qui même ne présentent aucune propriété commune qui les puisse faire grouper les unes à côté des autres, à l'exemple des principes colorants, ne pourraient non plus que ceux-ci, sans nous entraîner au delà des limites que le but spécial de ce cours nous prescrit de ne pas dépasser, devenir de notre part l'objet d'indications propres à les caractériser. Aussi, renvoyant pour ce qui les concerne aux Traités de Chimie, me contenterai-je d'énumérer à la suite de ceux que déjà nous connaissons, quelques principes analogues dont il est bon que le pharmacien connaisse au moins de nom l'existence.

L'amygdaline. . . .	des amandes amères (*amygdalus communis*),
La bryonine.	de la bryone (*bryonia alba* et *dioica*),
La cathartine. . . .	du séné,
La colombine. . . .	de la racine de columbo,
La cissampeline. . .	du *pareira brava* ou *cissampelos pareira*,
Le cubebin.	du poivre cubèbe,
La daphnine. . . .	du garou (*daphne gnidium* et *mezereum*),
L'émétine.	de l'ipécacuana,
Le gentianin. . . .	de la gentiane,
L'hesperidine. . . .	des écorces d'oranges,
L'impératrine. . . .	de la racine d'impératoire,
La lupuline.	du houblon (*humulus lupulus*),
La phlorizine. . . .	des racines du poirier et du pommier,
Le piperin.	du poivre (*piper nigrum*),

La pollenine. . . . . du pollen des fleurs,
Le plombagin. . . . . de la dentelaire (*plumbago europæa*),
La quassine. . . . . de l'écorce du *quassia amara*,
Le rhabarbarin. . . . de la rhubarbe,
La santonine. . . . du semen-contra,
La saponine. . . . . de la saponaire,
La senegine. . . . . de la racine du *polygala seneca*,
La salicine et la populine du saule et du peuplier (*salix alba et populus alba*),
La violine. . . . . des fleurs de violettes.

En résumé, en dehors des matières minérales qu'ils auraient puisées dans le sol, et parmi lesquelles nous citerons :

L'alumine, la silice, les oxydes de fer et de manganèse, les phosphates de potasse, de chaux, de magnésie, très répandus ;
Les sulfates de potasse, de chaux, de soude très répandus, la dernière toutefois, dans les plantes marines seulement ;
Les azotates de potasse, de chaux, de magnésie, — de la bourrache, de la pariétaire, des orties, de la betterave ;
Le carbonate d'ammoniaque, — de la vulvaire et de la violette, s'il n'est pas le produit de la décomposition putride de quelqu'un de leurs principes azotés ;
Le chlorure de potassium, très fréquent ;
— de sodium, *id.* dans les plantes marines ;
— de calcium et de magnesium, assez rares ;
L'iodure de potassium, assez commun dans les plantes marines.

Les végétaux renferment : *toujours* du ligneux ou ses analogues, la subérine et la fungine,

Un ou plusieurs principes immédiats acides,
— — gommeux,
— — résineux,
— — huileux fixes,
— — colorants,
De l'albumine végétale ;

presque toujours

Des principes immédiats huileux volatils,
— sucrés,
De l'amidon,
Du tannin,
De la pectine ou son analogue, l'acide pectique,
Quelque principe immédiat plus ou moins spécial tels que le gluten, la mannite, la glycyrrhizine ;

souvent, une ou plusieurs bases salifiables organiques.

Nous n'avons, bien entendu, pas à parler de ces matières complexes que l'on voit figurer dans les analyses de plantes, sous les noms de matières extractives, azotées, végéto-animales, etc., etc., et dont une étude incomplète n'a pas permis d'isoler les principes constituants.

Des analogies — Linnée avait admis que les plantes qui se ressemblent par botaniques et chimiques.

leurs caractères extérieurs, se ressemblent aussi par leurs propriétés, que celles qui se réunissent en une même famille naturelle, se rapprochent également par leurs vertus, conséquemment, offrent des compositions analogues.

L'expérience semble confirmer ces prévisions, quand on consulte les analyses de végétaux, de parties ou de produits de végétaux, appartenant à certaines familles naturelles.

Non-seulement les espèces de chacune de ces familles, mais encore la plupart des organes différents de ces mêmes espèces, paraissent offrir l'analogie de composition que comportent leurs organisations variables et leurs conditions variables d'existence. Ainsi, l'on rencontre en proportions assez considérables, assez uniformément répandus dans sa masse pour que le végétal tout entier en reçoive ses propriétés médicales :

Dans les *Colchicacées*,	de la vératrine et très probablement de la sabadilline, toutes deux à l'état de sels.	
— *Amomées*,	des principes huileux volatils.	Par exception, la racine du *curcuma angustifolia* est employée pour sa matière amylacée, l'arrow-root.
— *Aristolochiées*,	des principes huileux volatils, associés à des principes âcres fixes, plus ou moins imparfaitement connus.	
— *Conifères*,	des principes huileux, et des principes résineux.	Par exception, la sabine possède des propriétés spéciales qu'elle semble devoir à la présence de principes indépendants de sa résine et de son huile volatile.
— *Pipcracées*,	des matières particulières plus ou moins imparfaitement connues, que l'on n'a pu jusqu'ici séparer des huiles fixes qui les accompagnent; leurs huiles volatiles, leur principe cristallisable (*piperin*), n'y semblent jouer que des rôles secondaires.	
— *Laurinées*,	des principes huileux volatils.	
— *Thymelées*,	des matières âcres plus ou moins vésicantes, sur la nature desquelles les chimistes sont loin d'être d'accord.	
— *Labiées*,	des principes huileux volatils, et des matières amères L'huile volatile domine dans la menthe, la lavande; le contraire a lieu dans l'hysope, le lierre terrestre, etc.	
— *Borraginées*,	des principes gommeux ou plutôt mucilagineux.	
— *Convolvulacées*,	des principes résineux, les uns solubles, les autres insolubles dans l'éther, suivant Planche.	
— *Gentianées*,	des principes amers indéterminés qu'il ne faut toutefois pas confondre avec le gentianin à peu près inerte, de MM. Caventou et Henry père.	

Dans les *Strychnées*,	de la strychnine et de la brucine à l'état d'igasurates acides.	
— *Ombellifères*,	des principes huileux volatils, et des principes résineux.	Çà et là se rencontrent, dans cette famille, des espèces, même des genres dans lesquels existent des principes qu'on ne rencontre pas ailleurs : la ciguë et le genre cicuta.
— *Renonculacées*,	des principes actifs très volatils et seulement entrevus, s'accompagnant de principes très actifs aussi, mais fixes, par exemple, de delphine dans la staphisaigre, d'aconitine dans les aconitum napellus et lycoctonum.	
— *Magnoliacées*,	des principes huileux volatils et des matières amères fixes.	
— *Malvacées*,	des principes mucilagineux.	La semence du *theobroma cacao* nous fournit le beurre de cacao.
— *Tiliacées*,	des principes mucilagineux mélangés d'une faible proportion de principes huileux volatils.	
— *Hypéricinées*,	des principes résineux également accompagnés de quelque peu d'huile volatile.	
— *Fumariées*,	des principes amers fixes, que les expériences de MM. Peschier et Wackenroder sembleraient indiquer être de nature alcaline.	
— *Crucifères*,	un principe tout particulier, susceptible de se transformer partiellement en une huile volatile excessivement âcre, sous la double influence de l'eau et de l'albumine végétale.	Dans la semence du *sinapis alba*, existe un principe analogue, incapable de produire de l'huile volatile. (Bussy.)
— *Violariées*,	un principe vomitif fixe, que MM. Vauquelin, Barruel et Richard assimilent à l'émétine; que M. Boullay croit spécial et nomme violine.	
— *Caryophyllées*,	une matière mucilagineuse particulière étudiée par MM. Bussy, Bucholz (saponine).	

Chez les *graminées*,
— *orchidées*,
— *polygonées*,
— *valérianées*,
Chez les *guttifères*,
— *aurantiacées*,
— *myrtacées*,
et beaucoup d'autres,

L'on ne peut plus guère rencontrer de semblables analogies de composition, que dans les organes similaires des espèces d'une même famille;

Encore les exceptions à la règle commune y deviennent-elles fréquentes.

Le froment, le seigle, l'orge, l'avoine, le maïs, le riz et autres semences de *graminées*, sont presque exclusivement composées de fécule amylacée, elle fait place au sucre, dans les tiges du *saccharum officinale*.

La semence dite ivraie, contient une matière indéterminée, susceptible de stimuler puissamment le système nerveux; la tige de l'*andropogon schœnanthus* ou schenante, de l'huile volatile.

Les bulbes des divers *orchis* employés sous le nom de salep, sont presque entièrement formées d'une matière gommo-amylacée que M. Caventou compare à la bassorine, et M. Baudrimont, aux téguments de l'amidon.

Les feuilles de l'*angræcum fragrans* ou faham, sont riches en huile volatile, et les fruits du *vanilla aromatica* ou vanille, ont pour principes constituants essentiels; une huile fixe, une matière odorante qui semblerait différer des huiles essentielles ordinaires, une matière neutre cristallisable en longues aiguilles blanches, semblables à celles de l'acide benzoïque.

Les racines des divers *polygonum* usités sous le nom générique de rhubarbe, renferment du tannin qui les rend toniques, et des résines qui les rendent purgatives; les feuilles des rumex *acetosa, acetosella*, une si forte proportion d'oxalate acide de potasse, qu'elles sont acides au goût.

Les racines des *valérianées* sont chargées d'huiles volatiles que l'on ne retrouve plus dans leurs feuilles.

Dans les *guttifères*, les tiges du *guttæfera vera*, l'écorce du *canella alba* ou cannelle blanche, renferment de l'huile volatile et de la résine. Les fruits de plusieurs espèces sont remplis de sucs acides, les semences généralement astringentes et délétères.

Dans les *aurantiacées*, les fleurs et les feuilles des *citrus aurantium, vulgaris, limonium, medica, bergamia* (oranges douces et amères, citrons et limons, cédrat, bergamote), contiennent des huiles volatiles; leurs tiges, du tannin qu'accompagne encore un peu d'huile volatile; les parties parenchymateuses de leurs fruits, des sucs acides.

Dans les *myrtacées*, un mélange en proportions variables d'huile volatile et de tannin, rend plus ou moins aromatiques, plus ou moins excitantes, les feuilles du *melaleuca leucodendron*, les fleurs et les fruits du giroflier, la cannelle giroflée, le piment de la Jamaïque.

Des sucs acides et sucrés remplissent les cellules de la plupart des fruits.

Si l'on étudie

Les *palmiers*,	Les *solanées*,	Les *polygalées*,
— *asparaginées*,	— *jasminées*,	— *cucurbitacées*,
— *amentacées*,	— *composées*,	— *rosacées*,
— *euphorbiacées*,	— *rubiacées*,	— *térébinthacées*,
— *scrofulariées*,	— *rutacées*,	— *légumineuses*, etc.,

ce ne sera guère que par exception que les organes similaires eux-mêmes offriront quelque analogie de composition, dans les espèces de genres différents, même dans les espèces de même genre.

Ne voyons-nous pas :

Chez les *palmiers*, les tiges des sagus se remplir de fécule, et celles du *corypha cerifera* de résine; les fruits du *phœnix dactilifera* ou dattes, abonder en principes mucilagineux et sucrés; ceux de l'*elais guinensis*, en matières grasses; ceux du *calamus draco*, en résine?

Chez les *asparaginées*, les racines des smilax posséder des propriétés sudorifiques et dépuratives; les racines d'asperge et de petit houx, des propriétés diurétiques; celles du seau de Salomon, des propriétés émétiques?

Chez les *amentacées*, l'écorce de chêne (*quercus robur*), contenir une énorme proportion de tannin qui lui permet d'agir comme puissant stimulant; les écorces de saule, de la salicine qui les rend fébrifuges ?

Chez les *euphorbiacées* que M. Soubeiran a précisément étudiées sous le point de vue qui nous occupe; les semences de l'*euphorbia latyris* ou épurge, des *jatropha curcas* ou pignon d'Inde, et *multifida* ou noisette purgative, ne contiennent pas le principe volatil âcre des semences du *croton tiglium*.

Celles de *jatropha curcas* et *multifida*, de l'*euphorbia latyris*, ne contiennent pas les huiles fixes, exceptionnellement solubles dans l'alcool, du ricin et du *croton tiglium*. Celles de ricin et d'*omphalia triandra*, renferment une si minime proportion de la résine purgative abondante dans l'*euphorbia latyris* et dans les *jatropha*, qu'il serait possible de dire qu'elles en sont privées;

Chez les *scrofulariées*, les feuilles de la gratiole sont chargées de résine puissamment purgative, les feuilles des *veronica officinalis* et *beccabunga*, surtout de l'euphraise, sont à peu près inertes.

Contrairement, la digitale pourprée possède des propriétés toutes spéciales, annonçant, à n'en pas douter, la présence d'un principe particulier.

Comparons les *solanées* entre elles, nous trouverons un principe âcre et narcotique de nature basique, répandu dans les racines, les tiges, les feuilles, les fruits :

De l'*atropa belladona*,
— *mandragora*,
De l'*hyosciamus niger et albus*,
Du *nicotiana tabacum*,
Du *datura stramonium*,
Du *solanum nigrum*.

Les fruits du *capsicum annuum* ou poivre de Guinée et ceux du *capsicum minimum* ou piment enragé, présentent bien une saveur, surtout une odeur prononcées; mais leurs propriétés sont excitantes et non plus narcotiques; les principes résineux y ont remplacé les alcaloïdes.

Les racines, les feuilles du *verbascum thapsus* ou bouillon blanc, sont essentiellement mucilagineuses.

Les racines du *solanum tuberosum*, sous le nom de pommes de terre, sont un aliment connu de tout le monde.

Comparons également entre elles et les *jasminées* et les *composées*.

L'écorce du *fraxinus excelsior* est un fébrifuge estimé.

Les tiges des oliviers sauvages laissent naturellement exsuder une gomme-résine très improprement appelée gomme d'olivier, et celles de plusieurs *fraxinus*, de la manne.

Les feuilles d'absinthe sont très aromatiques et très amères;
— de chicorée, amères, sans être aromatiques;
— de laitue, insipides et inodores.

Les propriétés excitantes des premières, toniques des secondes, y font place à des propriétés sédatives.

Les fleurs de carthame sont recherchées pour leur principe colorant rose;

Les fleurs de semen contra, de camomille, pour leurs huiles volatiles.

La racine de bardane est inodore;

— d'aunée, très aromatique;

— d'arnica, rendue vomitive par une matière particulière peut-être alcaline.

Quels rapports existent, ou s'il en existe quelques-uns, ne sont-ils pas bien éloignés, bien secondaires,

Entre les écorces des *cinchona condaminea, cordifolia, oblongifolia*, et celles de l'*uncaria gambir* qui nous fournit le kino; entre les semences du *coffœa arabica*, et celles de notre grateron (*galium aparine*); entre les racines d'ipécacuana, de garance et de cainça;

Provenant de *rubiacées?*

Entre le bois du *guyacum officinale*, celui du *quassia amara*, et celui du *galipea officinalis* dont l'écorce est l'angusture vraie des pharmacies, tous trois de la famille des *rutacées?*

Entre la racine du *polygala* de Virginie ou *polygala senega*, et celle des *krameria ixina* et *triandra* ou ratanhia;

De la famille des *polygalées?*

Entre les fruits du *cucumis sativus* ou concombre comestible, ceux du *momordica elaterium* ou concombre sauvage, du *cucumis colocinthis* ou coloquinte;

De la famille des *cucurbitacées?*

Entre la racine astringente de la tormentille et la racine émétique du *spiræa trifoliata?*

Entre les feuilles astringentes de l'aigremoine et les feuilles chargées de principe cyanique du laurier cerise?

Entre les écorces astringentes du *prunus virginia* mucilagineuses du *quillaia smegadermos?*

Entre les semences de l'*amygdalus communis varietas dul-*

cis ou amandes douces, et les semences de l'*amygdalus communis* ou amandes amères, auxquelles l'amygdaline communique la propriété si remarquable de fournir de l'huile volatile d'amandes amères, au contact de l'eau et de l'albumine végétale,

De la famille des *rosacées*?

Les *térébinthacées* offrent cela de commun à plusieurs de leurs espèces, que des principes résineux exsudent naturellement des tiges :

Le baume de la Mecque,	des balsamodendron, *gileadense* et *opobalsamum* ;
Le mastic,	des *pistacia lentiscus* et *atlantica* ;
La résine élémi,	de l'*amyris plumerii* ;
L'encens de l'Inde,	du *boswelia serrata* ;
La myrrhe,	du *balsamodendron myrrha*.

Mais les tiges et surtout les écorces du *rhus coriaria* ou sumac commun, sont astringentes et non pas résineuses ; mais les mangues ou fruits du *mangifera indica* sont comestibles, tandis que ceux de l'*anacardium occidentale* ou noix d'acajou, du *semecarpus anacardium* ou noix d'anacarde sont astringents et âcres.

Le genre rhus, de cette même famille, contient des principes singulièrement altérables et fugaces, qui communiquent à la plupart de ses espèces, des propriétés délétères.

Enfin la famille, pourtant si naturelle, des *légumineuses*, est une de celles dont les produits sont le moins en harmonie avec l'idée des analogies botaniques et chimiques.

On en jugera par l'exposé suivant :

Des propriétés physiologiques énergiques, et trop différentes pour qu'on les puisse attribuer à des principes identiques, analogues même, s'observent dans les racines, les feuilles, les fruits, tous les organes enfin d'un grand nombre de légumineuses, notamment, dans les feuilles et les fruits des *cassia elongat alanceolata*, *obovata*, employés en médecine sous les noms de séné et de follicules.

Le *poincinia pulcherrima* est l'un des emménagogues les plus puissants que l'on connaisse.

Le *moringa pterigosperma*, un puissant vésicant.

Rien de semblable n'a lieu pour les légumineuses dont se composent en partie nos meilleurs fourrages artificiels.

La plupart des feuilles des individus de cette famille ne renferment d'autre principe susceptible de jouer le rôle de matière colorante, que la chlorophyle; dans celles des indigofères nous trouvons l'indigo, ou le corps susceptible de le produire.

Les fruits du *cassia fistula* ou casse, ceux du *tamarindus indica* ou tamarin renferment une pulpe acide et sucrée, ceux des *acacia vera* et *arabica* ou babela sont chargés de tannin.

Les semences de l'*abrus precatorius*, du *cassia fistula*, du *cytisus laburnum*, sont vénéneuses;
— du *moringa aptera* dont s'extrait l'huile de ben, sont riches en huile fixe sans traces de matières vénéneuses, même d'huile volatile;
— du *dipterix odorata* ou fève tonka, riches en huile fixe et en huile volatile;
— de l'*ervum lens* ou lentille, du *faba vulgaris* ou fève, du *pisum sativum* ou pois, des *phaseolus* ou haricots, servent d'aliments.

Le tronc de l'*acacia catecu*, fournit le cachou,
— du *myrospermum peruiferum*, — le baume du Pérou,
— du *copaifera officinalis*, — le copahu,
— de l'*hymænea courbaril*, — la résine animé,
— des *acacia vera* et *arabica*, etc., — les gommes arabique et sénégal,
— des *astragulus verus* gommifère, etc., — la gomme adragante,
— de l'*alhagi maurorum*, — de la manne,
— de l'*hæmatoxylum campechianum* ou bois de Campêche, — la matière colorante nommée hématine,
— des *cæsalpinia echinata* et *tinctoria* ou bois de Brésil, — une autre matière colorante.

La tige, comme la racine du *glycyrrhiza glabra*, la matière sucrée dite glycyrrhizine.

Nous conclurons de ce qui précède,

1° Que le pharmacien doit demander les produits ou les principes dont il a besoin, à certaines familles ou à certains organes plutôt qu'à d'autres, et par exemple:

Les principes gommeux,	aux borraginées, — malvacées,
— huileux volatils,	— amomées, — conifères, — laurinées, — labiées, — ombellifères, — aurantiacées, — térébinthacées,
— résineux,	— conifères, — convolvulacées, — térébinthacées,
— acides,	— fruits charnus,
— huileux fixes,	— semences,
— astringents,	— feuilles, — écorces,
— amylacés,	— semences, — racines, — tiges des monocotylédonées,
— colorants,	— fleurs;

2° Qu'il doit, ne substituer aux plantes prescrites par le Codex, d'autres plantes, que dans des cas d'absolue nécessité, et ne faire ces substitutions qu'avec une extrême réserve, alors même qu'il s'agirait de plantes de mêmes familles, d'espèces voisines, voire d'organes correspondants d'espèces voisines.

Pour peu qu'on ait l'idée des opérations qui s'exécutent dans ses laboratoires, il est facile de prévoir :

Que la dessiccation des plantes, ne les pourra guère priver que de leur eau de végétation ; tout au plus volatilisera-t-elle certains de leurs principes volatils, modifiera-t-elle certains de leurs principes altérables par la chaleur ;

Que leur division ne fera que réduire en particules plus ou moins ténues, l'ensemble des matériaux qui les constituaient avant l'opération ;

Que leur pulpation n'aura d'autre résultat, que de séparer leurs parties molles et liquides de leurs parties solides essentiellement ligneuses ;

Que leurs sucs contiendront les principes que l'eau de végétation peut dissoudre, ou du moins tenir en suspension, ou ceux encore, qui, semblables aux élaïoptènes, à certains principes huileux fixes, y préexistent naturellement liquides, et peuvent secondairement liquéfier les résines, les principes huileux fixes solides et leurs analogues.

L'eau, l'alcool, l'éther, les huiles fixes et volatiles que l'on ferait agir sur les plantes, devront dissoudre les principes que nous savons être solubles dans ces véhicules, à l'exclusion des autres, à moins que des réactions particulières ne rendent ceux-ci solubles, et contrairement ceux-là insolubles ;

Les eaux distillées ou les alcoolats seront chargés des principes assez volatils pour que les vapeurs d'eau et d'alcool les puissent entraîner avec elles ;

Les extraits, suivant qu'ils seront obtenus par l'évaporation de sucs aqueux, ou par celle de solutés résultants de l'action dissolvante de véhicules appropriés, représenteront à très peu près ces sucs ou ces solutés, moins le véhicule.

Quant aux principes immédiats, tels que l'acide citrique du citron, l'acide tartrique du verjus, le sucre de la betterave ou de la canne, la morphine de l'opium, ils seront obtenus à l'état de pureté, par des procédés qui se rapprocheront plus ou moins de ceux que les chimistes mettent en pratique dans leurs recherches analytiques.

On sent, d'ailleurs, que la dessiccation aura surtout besoin d'être opérée à une basse température, alors qu'il s'agira de végétaux dans lesquels les principes actifs seront : ou des huiles volatiles comme dans les laurinées, les ombellifères, ou des principes particuliers également volatils comme dans certaines renonculacées. Plusieurs de ces dernières ne pourront même être desséchées, sans perdre tout ou partie de leurs propriétés.

Les végétaux chargés de principes volatils, ou de principes aptes à se transformer partiellement en produits volatils, à l'exemple de ceux des crucifères, seront très propres à la préparation des eaux distillées, par contre, peu propres à celle des extraits, attendu que l'évaporation ne peut que tendre à la déperdition des corps volatils.

Enfin, dans le cas si fréquent de la présence simultanée de principes volatils et de principes fixes, les solutions dans l'eau, l'alcool, l'éther, les huiles, ou dans tout autre véhicule susceptible de dissoudre, et les uns et les autres pourront offrir des avantages que ne présenteraient, ni les eaux distillées, ni les extraits.

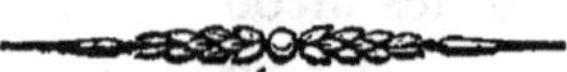

Ve ET VIe LEÇONS.

Des Opérations

LE PLUS FRÉQUEMMENT PRATIQUÉES EN PHARMACIE.

L'extraction, la préparation, la disposition, l'essai et la conservation des médicaments; exigent l'emploi de procédés tellement variables, qu'on ne les peut étudier d'une manière satisfaisante qu'en passant en revue les très nombreux corps qu'ils servent à extraire, à préparer, à disposer, à essayer, à conserver. Mais comme en définitive, quelque dissemblables qu'ils soient, ces procédés se composent d'un assez petit nombre d'opérations analogues, et parfois même identiques, se succédant dans un ordre différent, il est du moins possible de faire connaître le but, la marche et le résultat, des opérations le plus fréquemment pratiquées dans nos laboratoires. Ces leçons et quelques-unes de celles qui les suivront, seront consacrées à leur étude.

Il y sera successivement traité :

1° de la Division.

Nous comprendrons sous cette désignation: la pulvérisation, laquelle n'est, à vrai dire, que la division poussée très loin;

La section, ainsi nommée du verbe latin *secare*, couper, inciser, parce qu'elle s'exécute à l'aide de couteaux, de ciseaux et autres instruments tranchants;

La ration, du verbe latin *radere*, ratisser, parce qu'elle s'exécute à l'aide de râpes, de limes;

L'épistation, des mots grecs επι στειβω, je foule dessus, parce qu'on l'exécute au moyen de mortiers et de pilons.

Voire les manipulations complémentaires, appelées porphyrisation, cribration, tamisation, dans lesquelles les poudres sont portées sur le porphyre, afin d'en augmenter la ténuité, ou passées au travers de cribles et de tamis, afin de séparer leurs particules les plus ténues, de celles qui le sont moins.

2° de la pulpation,
3° de la solution,
4° de la dépuration,
5° de l'expression,
6° de la liquéfaction et de la fusion,
7° de la torréfaction,
8° de la calcination et de l'incinération,
9° de la vaporisation,
10° de l'évaporation,
11° de la distillation et de la sublimation.

DE LA DIVISION,

et comme appendice, de la préparation des poudres simples.

Les matières médicamenteuses solides sont assez rarement employées entières ; plus souvent on les divise, ou pour les rendre plus faciles à administrer, plus actives même, ou pour les mélanger plus intimement les unes avec les autres, dissoudre plus aisément, à l'aide de véhicules appropriés, les principes solubles qu'elles renferment, extraire plus complétement, au moyen de la pression, les sucs qui les imprégnent, etc., etc.

Pour peu que l'on réfléchisse à leurs propriétés physiques essentiellement différentes, au degré si variable de dureté, d'élasticité, de malléabilité qu'elles présentent, aux réactions que certaines d'entre elles sont susceptibles d'exercer sur un grand nombre de corps, on voit que les mêmes moyens ne sauraient être applicables à la division de toutes.

Aussi les procédés qui la doivent produire sont-ils très nombreux.

Nous parlerons d'abord de ceux, qui, ne nécessitant l'emploi d'aucun instrument tranchant ou contondant, peuvent être considérés comme chimiques, par rapport aux autres, que l'on peut à leur tour considérer comme mécaniques.

Des procédés chimiques de division.

Division des pierres siliceuses, par extinction.

Un procédé de division, très rarement employé, aujourd'hui que l'on a cessé de faire entrer les pierres siliceuses dans la thériaque, la confection d'hyacinthe, etc., etc., est celui qui consistait à chauffer au rouge le quartz hyacinthe et ses analogues, puis à répéter un certain nombre de fois ces opérations.

Par l'effet de la chaleur, les molécules de la masse siliceuse s'écartaient les unes des autres, sans toutefois sortir de leur sphère d'attraction, et quand elles se trouvaient au contact de l'eau, les molécules extérieures recouvrant leur force première d'attraction, plus complétement que ne le faisaient les molécules centrales, il en résultait que la somme des forces qui tendaient au approchement des molécules moyennes et des molécules extéieures, se trouvant plus forte que la somme des forces qui endaient à rapprocher ces mêmes molécules moyennes et les moécules centrales, amenait la disgrégation de la masse.

C'est à ce mode de division, que l'on ne saurait évidemment ppliquer aux corps altérables par la chaleur, ou bons conduceurs du calorique, que les anciens pharmacologistes avaient lonné le nom de procédé par extinction, en raison du rapport xistant, entre le refroidissement instantané des pierres siliceuses ouges de feu, et l'extinction ordinaire des corps enflammés.

Division du zinc, de l'étain et du phosphore, par granulation.

Le zinc, l'étain et quelques autres métaux, lorsqu'on ne tient as à les obtenir en particules extrêmement ténues, car alors il audrait employer d'autres modes de division indiqués plus loin, ont divisés, en les faisant fondre et les versant dans des vases emplis d'eau, avec le soin de se mettre à l'abri de la projection le celle-ci, au moment où le contact du métal en fusion produit intantannément une grande quantité de vapeur, de verser le métal outte à goutte et non pas au filet, de lui faire traverser une couche l'eau assez épaisse pour produire le refroidissement complet du nétal; autrement, il n'y aurait pas de solution de continuité, et es particules divisées s'accolant, reproduiraient une masse.

Le procédé que l'on suit dans les fabriques de plomb de hasse, en versant le plomb fondu allié à quelque peu d'arsenic, lestiné à lui communiquer de la dureté, sur des plaques en fonte percées de trous, qu'il traverse avant de tomber d'une grande hauteur dans l'eau, en produit la granulation.

Le phosphore se divise également au moyen d'une opération qui fournit une matière granulée; mais son inflammabilité oblige à le tenir constamment à l'abri de l'air.

On l'introduit dans un flacon aux deux tiers rempli d'eau à 50 degrés environ; quand il est en fusion complète, on imprime au flacon, que l'on a fermé très hermétiquement, un mouvement rapide et saccadé, qui, interposant entre les molécules de phosphore des molécules d'eau, les isole, et l'on continue jusqu'à refroidissement complet.

Suivant M. Casaseca, en remplaçant l'eau par l'alcool, on obtiendrait une division plus parfaite.

Division du soufre et du protochlorure de mercure par distillation.

En fabrique, la division du soufre se fait par distillation, en conduisant l'opération de telle sorte, que les vapeurs passent immédiatement de l'état gazeux à l'état solide. Le produit est vulgairement connu sous le nom de fleurs de soufre.

Dans une vaste chaudière en fonte, surmontée d'un massif en maçonnerie, qui la fait communiquer avec un récipient construit également en maçonnerie, on introduit du soufre brut au moyen d'une ouverture latérale, que ferme hermétiquement une plaque en fonte, puis l'on chauffe.

Si la quantité de soufre que l'on vaporise, est calculée de manière à ce que les parois du récipient, auquel les vapeurs transmettent le calorique latent qui les constituait à l'état gazeux, ne puissent s'échauffer sensiblement, ces vapeurs se condensent sous forme de poudre excessivement ténue, qui vient, partie s'attacher sur les parois du récipient, partie tomber sur le sol, et qu'on enlève au moyen de balais.

Le procédé de Josias Jevel, ingénieusement modifié par M. Ossian Henry, et tel qu'on le pratique pour obtenir du protochlorure de mercure, dans le plus grand état possible de division, consiste dans une véritable distillation; seulement, les vapeurs de chlorure, au lieu de se rendre seules dans le récipient, s'y rendent en même temps que de la vapeur d'eau.

L'appareil se compose :

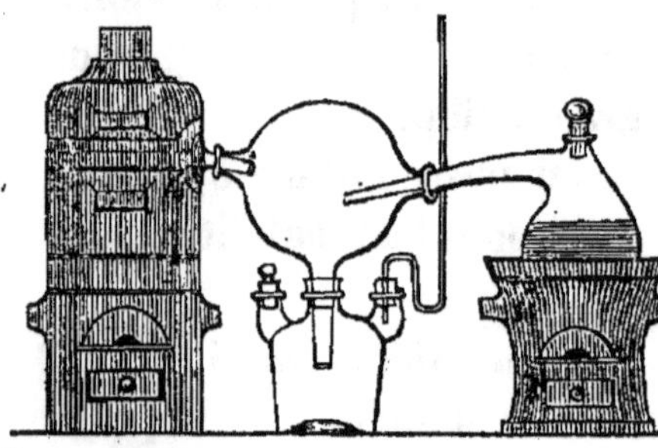

1° D'un ballon à trois tubulures, dont deux latérales reçoivent les cols de deux cornues, l'une en verre, contenant de l'eau, l'autre en grès, contenant le protochlorure ou le mélange propre à le produire.

2° D'un flacon à deux tubulures, dont l'une reçoit un tube destiné à livrer passage à l'air de l'appareil, et l'autre, la tubulure inférieure du ballon.

Quand les jointures sont parfaitement lutées, on porte l'eau à l'ébullition, et aussitôt que sa vapeur remplit le ballon, on y ait arriver de l'autre côté la vapeur mercurielle, de telle sorte ue les deux vapeurs, après s'être mêlées, se condensent et etombent sous forme de pluie, ou plutôt de neige, au fond du acon. On laisse déposer, on décante le liquide surnageant, on ave à plusieurs reprises le dépôt, afin d'entraîner la petite quanité de deutochlorure qu'il contient, on remet le protochlorure n suspension dans l'eau, on jette le tout sur un filtre, si besoin n est; on broie le protochlorure humide sur un porphyre, on fait rapidement sécher au bain-marie dans un vase en porcelaine, et finalement on le conserve à l'abri de la lumière. Nous urons occasion de revenir sur cette opération en traitant du rotochlorure de mercure à la vapeur.

Division du sulfate de soude par fusion, puis évaporation.

Un autre procédé de division, principalement applicable aux els renfermant une grande proportion d'eau de cristallisation sulfate, phosphate, carbonate de soude), est celui-ci : on place le el dans une bassine, on l'y fait fondre dans son eau de cristallisation, puis on le maintient sur le feu sans cesser de l'agiter, usqu'à ce que toute l'eau se soit dissipée.

On pourrait, jusqu'à un certain point, considérer comme des moyens chimiques de division les opérations suivantes et leurs nalogues, qui fournissent dans un grand état de division, certaines matières médicamenteuses.

Par le mélange de deux dissolutions aqueuses, l'une de sel marin, l'autre de protoazotate de mercure, on produit du rotochlorure de mercure pulvérulent.

Par l'addition, à un volume considérable d'eau, d'une soluon à peu près neutre de chlorure d'antimoine ou d'azotate de ismuth, on détermine la précipitation à l'état de poudre, d'un ous-chlorure ou d'un oxychlorure d'antimoine, d'un souszotate de bismuth.

Par l'addition à une solution de chlorure d'or, du protosulate de fer ou du protoazotate de mercure, on précipite en parcules singulièrement ténues, de l'or métallique.

En maintenant plongée dans une dissolution d'argent, une ame de cuivre, dans une dissolution de cuivre, une lame de fer, n en précipite tout l'argent, tout le cuivre, sous forme d'éponges composées d'une multitude de petites lamelles,

Des procédés mécaniques de division

Les procédés ci-dessus décrits, presque exclusivement applicables aux matières minérales, à la division desquelles nous venons de voir qu'on les fait servir, sont rarement employés, comparativement à ceux qui nous restent à décrire : la cause en est, que ceux-ci peuvent produire tout aussi bien la division des matières organiques, que celles des matières inorganiques. Ils consistent dans l'emploi convenablement dirigé, suivant l'état physique, les propriétés chimiques des matières premières, et aussi le résultat qu'on se propose d'obtenir, d'instruments plus ou moins propres à rompre la cohésion des solides. Ces instruments, les plus usités en pharmacie, sont :

Des instruments de division employés en pharmacie.

Les *râpes;*

Les *limes;*

Les *ciseaux;* (au besoin on recouvre de peau leurs anneaux, afin qu'une pression prolongée ne puisse blesser les doigts de l'opérateur.)

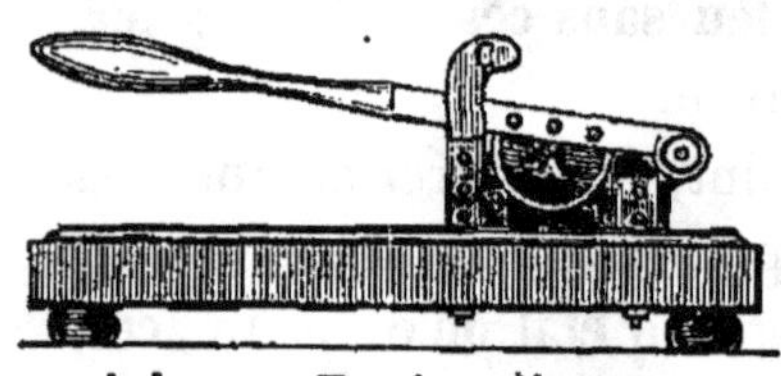

Les *couteaux;* il en existe de plusieurs sortes, mais l'un des plus commodes, est celui imaginé par MM. Arnheiter et Petit, mécaniciens à Paris; il se compose essentiellement d'un tranchant circulaire A, qui s'abaisse à frottement sur l'arête d'un plan d'acier échancré circulairement en BB, et le dépasse ; de sorte que les matières que l'on pousse au delà de ce plan, sont tranchées très nettement, par l'abaissement du levier qu'une bande en fer C empêche de dévier de sa direction, et maintient pour ainsi dire accolé au plan.

Les *pilons* et les *mortiers.* Ceux-ci en fonte, en marbre, en verre, en porcelaine, ceux-là en agate, en bois.

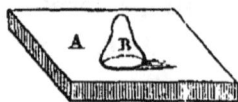

Les *molettes* et les *porphyres.* Le porphyre se compose d'un fragment de roche porphyrique A parfaitement plane, parfaitement poli sur l'une de ses faces ; la molette B, d'une masse également porphyrique, de grosseur telle, qu'elle puisse être facilement embrassée entre les mains, de forme conique, parfaitement polie à sa base, légèrement convexe toutefois, afin de prévenir adhérence, que tendent à contracter deux surfaces planes qu'on it glisser l'une sur l'autre, et surtout de permettre à la matière ulvérulente de s'engager entre elles. A défaut de roche porphyque, on pourrait employer le marbre, le verre ou le grès, mais vec moins d'avantage, en raison de ce qu'ils se laissent plus cilement entamer par les matières dures, et ne sont pas tous usceptibles d'un très beau poli.

Les *tamis*. Ceux qu'on destine à cet usage, doivent être à ompartiment simple, et d'un tissu assez résistant pour que l'on uisse exercer à leur surface une certaine pression.

Les *moulins*, plus ou moins semblables à ceux qui, dans les ménages, servent à moudre le café, le poivre; comme eux, ils ortent une noix cannelée qui déchire ou brise les matières ontre les parois de l'espèce d'entonnoir, dans la douille duquel n axe central la fait tourner sur elle-même.

Des opérations que l'on fait subir à certaines matières avant de les diviser mécaniquement.

L'action de ces instruments de division s'exerce sur les maières médicamenteuses, tantôt telles qu'on les récolte ou qu'on les achète dans le commerce, tantôt après qu'on leur a ait subir certaines opérations, destinées à les priver des parties usceptibles, soit d'altérer la beauté du produit, soit de modiier défavorablement ses propriétés thérapeutiques, etc., etc. Nous verrons en parlant de l'extraction des sucs, ou de la préparation des bouillons, que l'on prive :

Les coings, du duvet qui les recouvre, en les frottant dans un inge rude;

Les carottes, les betteraves, les racines de raifort, de leurs collets, de leurs radicules, de leurs parties entamées ou meurtries ;

Les limons, les citrons, les oranges, de leurs enveloppes extérieures jaunes chargées d'huile volatile, de la partie blanche sous-jacente exclusivement mucilagineuse;

Les plantes herbacées, des feuilles mortes;

Les groseilles, de leurs rafles;

Les cerises et les merises, de leurs queues;

Les grenouilles, des parties antérieures, afin de ne conserver que les cuisses;

Les colimaçons, de la partie postérieure noirâtre dans laquelle sont renfermés les intestins;

Les poumons de veau, au moyen de lavages à l'eau tiède, du sang et des mucosités.

Quand on les veut réduire en poudre,

Le salep doit être mis à tremper pendant douze heures dans l'eau froide, afin de pouvoir, en le frottant dans un linge rude, détacher sa pellicule presque toujours salie par de la terre.

Les racines de réglisse, de guimauve, d'arrête-bœuf, de parcirabrava et autres, essentiellement fibreuses, sont mondées de leur épiderme en les ratissant légèrement avec un couteau.

Les racines d'angélique, de valériane, d'asarum et autres plus ou moins menues, plus ou moins réunies en faisceaux, que la terre salit presque toujours, sont frappées légèrement dans un mortier avec un pilon en bois, puis frottées sur un crible.

La racine de fougère mâle, après avoir été coupée transversalement en tranches minces, est séparée en la vannant, de ses écailles foliacées.

Les écorces d'angusture, de cascarille, de quinquina, sont grattées avec un couteau, afin d'enlever les cryptogames qui les recouvrent, parfois même leur épiderme.

Les feuilles, en général, sont mondées de leurs pétioles très riches en fibres, très pauvres en principes actifs;

Certaines fleurs, et notamment les roses de Provins et les œillets rouges, de leurs onglets incolores;

Toutes les semences recouvertes d'une enveloppe ligneuse, comme les amandes, les pignons d'Inde, le *croton tiglium*, en sont privées. Quelquefois aussi on enléve leur pellicule plus centrale, en les immergeant pendant quelques instants dans l'eau bouillante, destinée, en ramollissant le mucus qui lui faisait contracter de l'adhérence avec la semence proprement dite, à permettre à cette pellicule épispermique de se détacher, alors que l'on fait glisser, entre le pouce et l'index, la semence sur laquelle on exerce en même temps une légère pression; la semence, privée d'épisperme, est d'ailleurs ensuite projetée dans l'eau froide afin qu'elle s'y raffermisse.

Les semences d'anis verts, de fenouil, les poivres noir et

blanc, les cubèbes, sont vannés pour enlever la poussière, les pédoncules brisés, les grains rongés par les insectes, et séparés ensuite à la main, des débris de pierre qu'on y rencontre presque toujours.

On sépare les semences contenues dans les capsules de pavots, celles engagées dans la pulpe des coloquintes, les noyaux osseux des myrobolans.

On rejette le péricarpe scarieux de l'amome en grappe et du cardamome.

Le riz est lavé à l'eau froide, jusqu'à ce que celle-ci sorte limpide, jeté sur une toile, et de temps à autre arrosé avec de l'eau, jusqu'à ce qu'il soit devenu opaque et friable.

La mousse de Corse, toujours mélangée de graviers et de coquillages, en est séparée à la main après qu'on l'a battue sur une table avec des baguettes en bois.

La gomme arabique et la gomme adragante, sont mondées avec un canif, des débris ligneux et autres corps étrangers adhérents à leur surface.

Les cantharides sont criblées, pour en séparer la poussière et les mites.

Les poches de castoreum et de musc sont déchirées, et l'on en rejette les enveloppes, ainsi que les membranes intérieures.

Le corail, les pierres d'écrevisses, les coquilles d'œufs, les écailles d'huîtres, sont concassés et débarrassés par des lavages, à l'eau froide d'abord, à l'eau bouillante ensuite, des matières animales qui les imprègnent et qui plus tard faciliteraient leur altération.

La corne de cerf calcinée est grattée avec un couteau, et séparée de toutes les parties vitrifiées à la surface, incomplétement calcinées, ou noircies par la présence du charbon.

Les os de sèche sont nettoyés avec un couteau, de tous les corps qui salissent leur surface, l'on rejette en outre les parties dures ou la couche supérieure.

La limaille de fer est triturée avec la main, à la surface d'un tamis à tissu en fil de fer très serré, afin d'en détacher les parties oxydées.

Si, par suite de leur exposition à l'air, ou des lavages qu'on leur aurait fait subir, les matières organiques sèches avaient perdu leur rigidité, et repris une élasticité essentiellement défavorable à la division, avant d'y procéder, on commencerait par compléter leur dessiccation.

Nous supposerons qu'il s'agit d'abord, de la division des matières organiques fraîches, ensuite de la division des matières minérales et de celle des matières organiques sèches.

Dans ce dernier cas, en outre, qu'il faut, ou seulement les réduire en particules grossières, ou les amener à l'état de ténuité, qui constitue les poudres.

De la division des matières organiques fraîches.

En pharmacie la division des matières organiques fraîches, s'exécute au moyen de râpes, de ciseaux, de couteaux, de pilons et de mortiers, parfois même au moyen des mains seulement.

On râpe les coings, les carottes, les betteraves.

On incise avec des ciseaux les colimaçons, les grenouilles et les poumons de veau.

On incise avec des couteaux, la racine de raifort.

On pile les plantes herbacées dans des mortiers en marbre, si elles ne sont pas chargées de sels acides comme l'est l'oseille; en bois, dans le cas contraire.

On déchire avec les mains les limons, les citrons, les oranges, afin de ne pas entamer leurs semences chargées de principe amer.

On écrase entre les mains, les groseilles, les cerises et les merises, afin d'éviter de briser les semences des groseilles chargées de mucilage, celles des cerises et des merises, plus tard capables de communiquer aux sucs, une saveur d'huile volatile d'amandes amères.

On ne saurait songer à pulvériser les matières de ce groupe.

De la division grossière des matières inorganiques et des matières organiques sèches.

La division tant des matières inorganiques que des matières organiques sèches qu'on ne veut que réduire en particules grossières, se fait à l'aide :

De ciseaux,
De couteaux,
De pilons et de mortiers,
De moulins.

Opère-t-on sur des feuilles, des fleurs, des sommités fleuries, des écorces ou des racines minces flexibles et peu résistantes, telles que les écorces d'orme pyramidal et de sureau, les racines de chiendent et d'aristoloche serpentaire; on se sert de ciseaux.

Opère-t-on sur des tiges de douce-amère, sur des racines de squine, de guimauve, ou sur toute autre substance organique trop dure ou trop volumineuse pour qu'on la puisse diviser avec des ciseaux, trop peu cassante pour que le pilon la brise aisément, on se sert de couteaux à racines.

Opère-t-on sur des écorces de quinquina, de cannelle, ou sur toute autre substance trop dure ou trop volumineuse pour que des ciseaux, trop cassante pour que des couteaux, puissent la diviser; on se sert de mortiers ordinairement en fonte ou en bronze.

Opère-t-on sur les semences coriaces de la noix vomique et de la fève Saint-Ignace, sur les amandes, sur les semences de ricin, de croton tiglium ou d'épurge, qui ne doivent pas être réduites en poudre quand on veut en extraire l'huile, sur les semences de lin, de moutarde noire, qu'on veut amener à l'état de farine; on se sert de moulins.

Enfin, opère-t-on sur des matières minérales; on se sert de pilons et de mortiers, de nature telle, qu'ils ne puissent donner lieu à des réactions; en verre ou en porcelaine pour le deutochlorure de mercure; en cuivre pour le sulfate de cuivre, etc., etc.

Quel que soit l'instrument employé, on s'attache à produire des fragments aussi réguliers que possible, tout à la fois, afin de donner une idée meilleure des soins apportés par l'opérateur, et de faire qu'à volumes égaux, des portions différentes de matière divisée, en renferment des poids à peu près égaux aussi.

Pour concourir à ce but, on passe à deux fois au tamis ou au crible, l'un à tissu très serré ou à trous de petits diamètres, l'autre à tissu très lâche ou à trous de grands diamètres, les matières préalablement divisées, afin de séparer les particules trop ténues des particules trop grossières, dont la division, au mortier surtout, ne permet pas d'éviter le mélange.

Par exception, les bois néphrétiques de gaïac et d'aloès, la racine de sassafras, sont réduits en petites bûchettes, en poudre grossière, ou rubanés, au moyen de planes, de tours, de rabots.

De la pulvérisation des matières inorganiques et des matières organiques sèches.

La pulvérisation, c'est-à-dire la réduction en particules ténues, des matières solides, s'opère au moyen

De limes, De pilons et de mortiers,
De tamis, De molettes et de porphyres.

Après, bien entendu, que celles de ces matières qui présentaient un volume considérable, ont préalablement été grossièrement divisées.

La lime ne sert pour ainsi dire qu'à diviser le fer;

Le tamis qu'à pulvériser les carbonates de magnésie et de plomb qui se tassent sous le pilon.

Les mortiers servent à pulvériser toutes les autres, et les porphyres à compléter la pulvérisation de certaines, de celles surtout qui sont friables.

Le mieux est de pousser la pulvérisation jusqu'à ses dernières limites; cependant on doit parfois éviter de la pousser trop loin.

En poudres trop tenues, les cantharides pourraient déterminer l'inflammation des membranes sur lesquelles on les appliquerait, la racine d'asarum et des autres sternutatoires, de véritables céphalites.

De l'emploi des intermédiaires

Le plus ordinairement, l'action des instruments de pulvérisation s'exerce directement sur les matières médicamenteuses; quelquefois cependant elle ne s'exerce que par l'intermédiaire de certains corps destinés à la rendre plus facile et plus complète, en annihilant celles des propriétés de ces matières qui gêneraient l'opération, et spécialement leur élasticité et leur malléabilité.

Les semences de noix vomiques, de fève Saint-Ignace, le riz, le camphre, repoussent le pilon; on remédie à cet inconvénient, en exposant les semences à l'action de la vapeur d'eau, en humectant légèrement le riz avec de l'eau, le camphre avec de l'alcool; ce dernier liquide, dissolvant çà et là une partie du camphre, le convertit en une masse spongieuse, que la plus légère pression divise.

La vanille, le macis, les semences émulsives se tassent sous le pilon : en les triturant avec du sucre, les particules de sucre s'interposent entre leurs propres particules et les empêchent de se réunir.

L'or, l'argent s'étendent sous le pilon ou sous la molette : cet effet n'a plus lieu quand on triture avec du sulfate, du bitartrate de potasse, ou toute autre substance dure, les feuilles de ces métaux préparées par les batteurs d'or.

Les résines, les gommes-résines, les baumes adhèrent aux parois des mortiers et des pilons ; l'adhérence ne se produit plus en enduisant les parois de ces instruments d'une légère couche d'huile. Cette addition, sans inconvénient quand on opère sur de la résine d'euphorbe, exclusivement employée à l'extérieur, ne saurait toutefois se faire quand on opère sur des résines destinées à l'usage interne, attendu que l'huile, en rancissant, altérerait les poudres; aussi vaut-il mieux, pour la rendre inutile, faire choix des résines, des gommes-résines, des baumes en larmes, et les pulvériser par des temps secs et froids.

La coloquinte, l'agaric blanc se pulvérisent très aisément, lorsqu'au lieu de les contuser seuls dans un mortier en fonte, on commence par les y battre avec un mucilage de gomme adragante, de manière à former une pâte que l'on dessèche à l'étuve et que l'on pulvérise; ou bien encore, suivant la judicieuse observation de M. Boullay, alors que pour éviter d'introduire dans le produit les parties fibreuses, on n'opère, comme il vient d'être dit, que sur la pâte formée avec les parties parenchymateuses préalablement séparées des parties fibreuses, en frottant la coloquinte ou l'agaric à la surface d'un tamis. Le Codex cependant, prescrivant de pulvériser ces mêmes substances sans intermédiaire, il faut se conformer à son indication.

Les matières que l'on porphyrise fuient plus sous la molette à l'état sec que lorsqu'on les humecte.

Il y aura donc avantage à les humecter, et parfois à les convertir en une sorte de pâte, toutes les fois que, semblables

Au sulfure de mercure,
Au protochlorure de mercure,
A la corne de cerf calcinée,
Aux pierres d'écrevisses,
Aux os de sèche,
Aux coraux,
A la pierre ponce,

elles ne seront ni solubles dans l'eau, comme le deutochlorure de mercure, ni décomposables par elle, comme l'azotate de bismuth, ni altérables par l'air humide, comme la limaille de fer.

C'est encore une sorte de pulvérisation par intermédiaire, que celle du phosphore au moyen de l'eau.

Toutes les fois qu'il est possible de le faire, le mieux est d'opérer la pulvérisation directement, mais quand il est indispensable d'avoir recours à un intermédiaire, outre qu'il faut rejeter tous ceux qui pourraient réagir sur la matière première, ou modifier ses propriétés thérapeutiques, il faut, s'il est possible, faire choix d'une substance capable d'être ultérieurement enlevée, ce qui a lieu pour le sulfate et le bitartrate de potasse par rapport à l'or et à l'argent, parce que alors le produit n'est pas mélangé d'une matière secondaire, au détriment de l'efficacité du médicament.

De la manière de diriger l'emploi des instruments de pulvérisation.

Quant à la manière d'employer les instruments de pulvérisation, évidemment on ne peut agir que par frottement, alors qu'on fait usage de limes, de tamis ou de porphyres.

Pulvérisation par frottement.

On fait glisser à la surface du tamis à tissu de crin le carbonate de magnésie ou le carbonate de plomb, que l'on a saisi de la main droite et sur lequel on exerce une légère pression; le carbonate divisé traverse le tissu, et vient tomber en dessous dans une boîte ou sur une feuille de papier disposée pour le recevoir.

On place à la surface du porphyre la matière, soit sèche, soit humide; puis, embrassant entre les deux mains la molette, on lui imprime un mouvement circulaire du centre vers la circonférence, et de la circonférence vers le centre, en même temps que, de temps à autre, on l'incline tant soit peu de gauche à droite et de droite à gauche, afin de permettre l'introduction de la poudre entre les deux surfaces en rapport, de temps à autre, aussi, à l'aide d'un couteau à lame flexible, ou d'une feuille en corne, on ramène vers le centre du porphyre la poudre que la marche de la molette tend sans cesse à repousser vers les bords.

L'on continue jusqu'à ce que la poudre frottée entre les ongles, ne laisse apercevoir aucun indice de rugosité.

Lorsqu'au lieu de se servir de limes, de tamis et de porphyres, on se sert de mortiers, on peut agir, ou par contusion, ou par trituration.

Pulvérisation par contusion.

Les matières semblables à la plupart des racines, des bois, des uilles, des écorces, sont-elles dures, peu friables, incapables de ramollir, de s'agglomérer par l'effet de la chaleur que déve-oppe une pression considérable ; on les frappe fortement et à oups redoublés, en ayant soin chaque fois de faire tomber le pilon erpendiculairement, là où ses surfaces et celles du mortier of-ant à leur accolement une plus grande étendue, exercent leur ction sur une masse plus considérable, et de temps à autre, ar un mouvement de progression circulaire imprimé au pilon, e détacher les matières qui se seraient attachées aux parois du ortier, afin de prévenir la formation d'une couche, dont l'élas-cité gênerait singulièrement la pulvérisation.

Pulvérisation par trituration.

Les matières sont-elles friables, comme le sulfure d'antimoine, u susceptibles d'être ramollies par la chaleur, comme les ré-ines, les gommes-résines, les baumes ; on promènera circulai-ement le pilon autour du mortier, de manière à les comprimer ntre les parois internes de celui-ci et les parois externes du pi-on, légèrement et lentement.

Dans tous les cas, il ne faudra placer dans le mortier qu'une etite quantité de matière, afin de ne pas amortir le choc ou frottement du pilon, car la matière est nécessairement plus acile à pulvériser, quand elle est placée sous forme de couche ans épaisseur, entre les parois du pilon et celles du mortier, ue quand la couche épaisse qu'elle produit, constitue en uelque sorte une couche moyenne, que les couches supérieures t inférieures, plus ou moins élastiques, défendent de l'action u pilon.

Des précautions à prendre pour diminuer la perte, et se soustraire aux émanations délétères.

Que si l'on opère sur des matières dont les émanations, ou lutôt la poussière portée dans l'air par le mouvement même du ilon, offriraient des dangers pour l'opérateur, tels sont :

Les sels de mercure,
— de cuivre,
— de plomb,
La scille,
Les racines de jalap,
— d'asarum,
— d'ipécacuanha,

La racine de bétoine,
L'écorce de garou,
La fleur d'arnica,
La coloquinte,
L'euphorbe,
La scammonée,
Les cantharides,

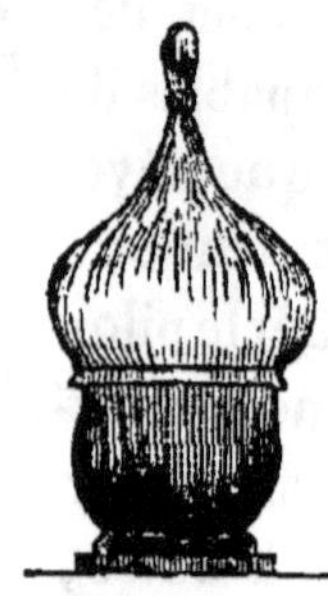

On recouvre le mortier, d'un sac en peau de forme conique et percé à ses deux extrémités, que l'on fixe au moyen de courroies, d'une part, à la partie moyenne du pilon dont la partie supérieure le traverse, d'autre part, au mortier que sa base vient embrasser, et par surcroît de précaution, on se couvre la bouche et le nez d'un linge que l'on a fortement tordu après l'avoir plongé dans l'eau.

Le linge, tout en laissant tamiser l'air nécessaire à la respiration, retient les particules solides, que l'enveloppe aurait laissé échapper; celle-ci, outre qu'elle préserve du contact des particules délétères, diminue la perte que produirait l'entraînement la poudre.

D'après M. Henri, en opérant dans un mortier découvert, le déchet aurait été de :

2	pour 100	de sel ammoniac,	6,5	pour 100	de gomme arabique,
3	—	de crème de tartre,	7,3	—	de cantharides,
5	—	de scammonée,	8	—	de jalap,
6,2	—	de rhubarbe,	12,5	—	de scille,
6,3	—	de quinquina,	13	—	d'ipécacuanha.
6,4	—	de cannelle ou de gomme adragante,			

Mais on sent qu'il doit varier pour une même substance, suivant une foule de circonstances, parmi lesquelles la ténuité plus ou moins grande du produit, la forme du mortier, le mode de pulvérisation, etc., sont surtout à considérer.

De la pulvérisation avec ou sans résidu.

Si les matières sur lesquelles on opère sont formées de particules homogènes, ou ce qui revient au même, de particules hétérogènes qui toutes doivent faire partie de la poudre, ou, ce qui revient encore au même, de parties hétérogènes à peu près également aptes à se diviser, d'où l'impossibilité de séparer les uns des autres à certaines époques de l'opération, leurs différents produits; la pulvérisation devra se faire sans résidu. C'est le cas le plus ordinaire.

Au contraire, si les matières mises en expérience, sont formées de parties hétérogènes se divisant très inégalement, et les unes beaucoup plus riches en principes actifs que les autres, la pulvérisation devra se faire avec résidu.

En rejetant le premier produit, s'il est inférieur aux autres; c'est le cas de la gomme adragante, dont la première poudre est presque toujours colorée ;

En rejetant le second produit, s'il le cède en qualités aux précédents; c'est le cas de grand nombre d'écorces, de feuilles, de sommités fleuries, de racines fibreuses dont les derniers produits sont presque exclusivement composés de débris de fibre végétale, et surtout celui de la racine d'ipécacuanha, dont le meditullium ligneux est bien moins friable, que ne l'est l'enveloppe riche en principes actifs.

Le tableau suivant fera connaître le *modus faciendi*, qu'il convient d'appliquer à l'obtention des poudres simples dont il est parlé dans le Codex.

On pulvérise sans opération préalable, sans intermédiaire et sans résidu :

L'azotate de potasse, L'acétate de plomb, Le bicarbonate de soude, Le tartrate de potasse neutre,	Dont la pulvérisation se fait d'ailleurs au moyen de mortiers en marbre et de pilons en bois.
L'acétate de cuivre neutre, L'alun, La chaux, Le charbon, Le bitartrate de potasse, La litharge, Le peroxyde de manganèse, Le sulfate de fer, — de potasse, — de zinc,	Dont la pulvérisation s'effectue au moyen de mortiers et de pilons en bronze.
Le suroxalate de potasse, L'acide tartrique, — citrique, La crème de tartre soluble, L'émétique, Le mercure doux, Le sublimé corrosif,	Dont la pulvérisation a lieu au moyen de mortiers et de pilons en porcelaine ou en verre.

La racine :

d'ache, d'acorus, d'aunée, d'aristoloche longue, — ronde, d'arum, de bardane, de bryone, de columbo, de curcuma, d'ellébore blanc, de gentiane, de gingembre,	de galanga, d'iris, de jalap, de patience, de pivoine, de pyrèthre, de rhubarbe, de tormentille, de zédoaire, de ratanhia, de salsepareille, de sassafras,	Et en général les racines succulentes et charnues à l'état frais, compactes et peu fibreuses, après dessiccation.

La scille,
Les feuilles de sabine,
— de dictame de Crète,
— de thé,
— d'uva ursi,

Le bois de gaïac,
— d'aloès,
— de santal rouge,
— — citrin,
— de quassia amara;

Les pétales de violettes,
Les stigmates de safran,
Les fleurs de camomille,
— d'arnica,
— de semen contra.
} Et en général les fleurs isolées;

L'ammi,
La cévadille,
La graine de lin,

La moutarde noire et blanche,
Le lichen d'Islande,
La plupart des semences d'ombellifères;

Le seigle ergoté,
L'agaric,
L'opium,
L'aloès,

Le cachou,
Le suc de réglisse,
Le kino;

La colophane,
Le benjoin,
Le baume de tolu,

La résine gaïac,
— de jalap,
— mastic,
— sang dragon,
} Et autres résines;

La gomme ammoniaque,
L'assa fœtida,
Le galbananum,

L'opopanax,
L'oliban,
} Et autres gommes-résines;

Les cloportes,
Les cochenilles,

Le kermès animal.

On pulvérise après opération préalable, sans intermédiaire et sans résidu : (*Voir*, pag. 74, l'indication de ces opérations.)

La limaille de fer,
La racine d'angélique,
— d'arnica,
— d'asarum,
— d'asclœpias,
— de contra-yerva,
La racine d'ellébore noir,
— de serpentaire de Virginie,
— de valériane,
— de fougère mâle,
} Et généralement les racines menues, peu ligneuses, et réunies en faisceaux;

Le salep,
Les écorces de quinquina gris,
— — rouge,
— — jaune avec épiderme,

L'écorce de cascarille,
— d'angusture vraie,
— — fausse;

Les cardamomes *minor*, *major* et moyen,
L'amome en grappes,
Les pétales de roses de Provins et d'œillets rouges,
Les fruits de coloquinte,

Les capsules de pavots,
L'anis vert,
Le fenouil,
Les cubèbes,
Les poivres noir, blanc et long;

La mousse de Corse,
La gomme arabique,
Les cantharides,
Le castoreum,
Le musc,

Le corail rouge,
Les pierres d'écrevisses,
Les os de sèche,
La corne de cerf calcinée.

On pulvérise sans opération préalable, sans intermédiaire, mais avec résidu :

La racine d'ipécacuanha, } On arrête l'opération lorsqu'elle est aux 3/4 terminée, et l'on rejette le méditullium ligneux;

L'écorce de garou, — d'orme, — de simarouba, L'écorce de saule, — de sureau,	Généralement toutes les écorces fibreuses; on rejette le dernier produit sous forme de duvet volumineux;
Les feuilles : de digitale, de belladone, de jusquiame, d'oranger, d'aconit, de séné,	Et plus généralement toutes les feuilles; On arrête l'opération aux 3/4 et l'on rejette le dernier produit essentiellement fibreux;
Les sommités fleuries,	Comme pour les feuilles, on rejette le dernier quart.

On pulvérise après opération préalable, sans intermédiaire et avec résidu :

La racine de réglisse, — de guimauve, — d'arrête-bœuf, — de pareirabrava, Et autres racines fibreuses;	On rejette le résidu aussitôt que devenu essentiellement fibreux, il cesse d'être sapide ou mucilagineux;
La gomme adragante,	On rejette le 1er produit d'ordinaire moins blanc que les suivants.

De l'emploi de tamis, des cribles, etc

De quelque manière que l'on ait opéré, comme il est impossible d'amener à la fois, la totalité de la masse au même état de division, comme de plus, la présence des parties réduites en poudre ralentirait la division de celles restées en masses, il est nécessaire, pour accélérer l'opération, de séparer de temps à autre les parties pulvérulentes, de celles qui ne le sont pas. De là, l'emploi des tamis, et celui des cribles que l'on peut en quelque sorte considérer comme des tamis à tissus extrêmement lâches.

Les tamis sont des boîtes à trois compartiments; le premier, fermé par une peau, fait fonction de couvercle et s'appelle de ce nom; le troisième, également fermé par une peau, mais beaucoup plus profond que le précédent, sert de réservoir à la poudre qui a tamisé et s'appelle tambour; l'intermédiaire, qui s'engage à recouvrement entre les deux autres, et que garnit un tissu plus ou moins lâche, plus ou moins serré, en crin, en soie, en fil, en fer, en laiton, s'appelle plus spécialement du nom de tamis. C'est lui qui reçoit les matières au sortir du mortier, et qui les départage en une portion ténue, qui traverse les mailles du tissu, tombe dans le tambour, et en une portion grossière, qui reste à sa surface, et s'il en est besoin, est plus tard reportée dans le mortier.

En remplaçant les tamis ordinaires par des tamis à plusieurs compartiments intermédiaires, et garnissant chaque compartiment d'un tissu de plus en plus fin, à partir de celui placé immédiatement après le couvercle, on pourrait, par une seule opération, obtenir des poudres à des degrés variables de ténuité, la poudre la plus ténue se trouvant dans le tambour, et la plus grossière dans le compartiment qui suit le couvercle.

La manière de faire mouvoir le tamis, n'est pas d'ailleurs, tant s'en faut, sans influence sur la beauté, sur la qualité même du produit. Ainsi, le produit de la pulvérisation de la racine de réglisse, étant formé de particules actives, compactes, plus ou moins sphériques, et de particules fibreuses, inertes, sous forme de filaments, imprime-t-on au tamis un simple mouvement de rotation dans la direction horizontale ? chaque particule sphérique venant successivement se placer sur les vides formés par l'entrecroisement des fils du tissu, traverse le tamis pour peu que sa ténuité le permette, tandis que la particule fibreuse trop longue, ne le peut traverser. Lui imprime-t-on un mouvement irrégulier qui, dans certains moments, permette aux fibres de prendre une position verticale? ces fibres pourront s'engager entre les mailles du tissu, le traverser, et la poudre au lieu de ne renfermer que des particules sphériques à peu près de même volume, de même nature, renfermera des particules filiformes de nature toute différente. D'un autre côté, un choc violent permettrait de traverser le tissu à des particules trop grossières pour le traverser si le choc n'avait pas eu lieu.

En le nettoyant chaque fois, au moyen d'une brosse, un même tamis peut servir à passer des poudres différentes; mais quand celles-ci sont dangereuses, ou susceptibles de communiquer aux parois du tamis et au tissu, de l'odeur ou de la couleur, il faut le consacrer exclusivement à l'une d'elles.

La totalité de la matière mise en expérience, étant réduite en poudre d'une ténuité convenable, il ne reste pour compléter l'opération, qu'à réunir les produits, qu'à les mélanger très exactement, soit en les triturant dans un mortier, soit en les retournant en tous sens sur des feuilles de papier à l'aide de cartes, qu'à passer le mélange au travers d'un tamis à tissu plus lâche que celui primitivement employé, qu'à l'exposer pendant quelques heures à l'étuve, qu'à l'enfermer dans des flacons en verre, eux-mêmes parfaitement secs, et susceptibles d'être hermétiquement bouchés, finalement qu'à placer les flacons qui renferment la poudre, dans des magasins secs.

La précaution recommandée par quelques praticiens, de ne préparer à l'avance que la plus petite quantité possible de poudre, celle aussi d'entourer le flacon d'un papier noir, ou d'une boîte en fer-blanc, mérite d'être prise en sérieuse considération, alors surtout, que semblables aux poudres de seigle ergoté et de digitale, elles sont très altérables.

De la dilution.

Lorsque les matières analogues à la terre sigillée, au bol d'Arménie, à la craie, etc., peuvent sans inconvénient aucun, être mises en contact avec l'eau; dans le but de les obtenir en particules plus ténues; après qu'on les a réduites en poudre, on les délaie dans l'eau, on laisse déposer pendant un temps suffisant, pour que leurs molécules les plus grossières se soient seules déposées, on décante le liquide encore chargé des molécules plus fines restées en suspension, on laisse de nouveau déposer, de nouveau l'on décante, après qu'un second départ s'est effectué, de telle sorte, qu'en définitive, on départage la masse pulvérulente en une série de produits formés de particules d'autant plus ténues, qu'elles ont mis plus de temps à se précipiter, et qu'on dessèche après coup.

Cette opération a reçu le nom de dilution du verbe latin *diluere*, qui signifie délayer.

Des poudres trochisquées

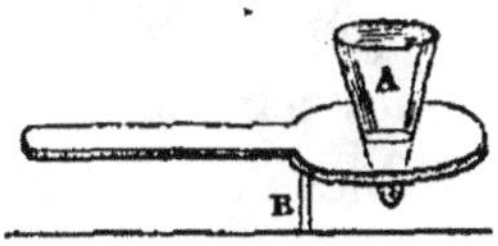

D'un autre côté, afin de faciliter la dessiccation des poudres obtenues par la voie humide, il arrive qu'on en forme des masses coniques, que la faible adhérence de leurs particules, permet au besoin de ramener à l'état de poudre par la plus légère pression.

L'opération consiste à introduire dans un entonnoir de fer-blanc A, dont la douille traverse une petite planchette portant un rebord B, une pâte de consistance molle, faite avec la poudre et de l'eau, puis à frapper contre une table la courbure de la planchette. Chaque secousse imprimée à l'entonnoir en détache une petite masse pâteuse, laquelle est reçue à la surface d'une feuille de papier non collé, à côté de celles qui l'ont précédée, s'y dessèche et constitue une sorte de trochisque.

Les véritables trochisques, qu'il ne faut pas confondre avec les poudres trochisquées, et dont le nom dérive du mot grec τρoχος, roue, parce qu'ils offraient en général une forme arrondie, se préparaient en formant en boules, plus rarement en cônes, des mélanges en consistance de pâte ferme, de poudres et de mucilages, ou de toutes autres matières capables de les agglomérer, telles que les sirops. Les trochisques escarotiques, destinés à maintenir béantes certaines plaies, et composés de minium, de deutochlorure de mercure, de mie de pain et d'eau distillée, dont le mélange pâteux reçoit la forme de grain d'avoine en le roulant par petites portions dans le creux de la main gauche, avec le doigt medius de la main droite, sont à peu près les seules médicaments de ce genre, que l'on continue de préparer en pharmacie.

Des résultats de la pulvérisation.

Quel que soit le degré de ténuité des particules, la pulvérisation ne fait éprouver aux solides d'autres changements que ceux qui résultent de la séparation de leurs molécules intégrantes. Chaque particule du corps divisé peut être considérée comme un diminutif de la masse entière, comme sa fidèle représentation sous un plus petit volume.

Elle n'a point en réalité d'autre résultat, quand on opère sur des corps simples ou sur des corps composés de particules homogènes; ainsi, chaque parcelle de poudre d'antimoine représente une petite masse d'antimoine, chaque parcelle de deutochlorure de mercure, contient du mercure et du chlore, dans les mêmes proportions relatives, que le pain de deutochlorure dont elle provient.

Les résultats ne sont pas identiquement les mêmes, quand on agit sur des plantes formées de particules hétérogènes très diversement friables. L'analyse démontrerait entre les particules des poudres fournies par elles, des différences sensibles de composition; mais, dans ce cas encore, lorsque l'on a pris le soin précédemment recommandé, de mélanger parfaitement les produits obtenus aux époques diverses de l'opération, une portion notable de poudre représente à peu près exactement un poids égal de la masse première.

Des moyens de pulvérisation employés en grand.

Après avoir décrit avec les détails qu'ils comportent, les procédés de division pratiqués dans les officines, il ne sera pas hors de propos de dire quelques mots, de ceux plus ou moins analogues, qu'on emploie dans certains grands établissements, tels que la Pharmacie centrale des hôpitaux civils de Paris et l'usine modèle fondée à Noisielles près Paris, par M. Meniers.

Dans ces établissements, les appareils de pulvérisation sont mis en mouvement ou par un manége, ou par un cours d'eau, ou par une machine à vapeur. Ils y sont disposés de telle sorte, qu'en éloignant du moteur principal les roues d'engrenage, qui communiquent à chacun d'eux le mouvement qui lui est propre, on peut, au besoin, mettre l'un au repos, sans arrêter la marche des autres.

Les matières qui se pulvérisent mieux au mortier que de toute autre manière, ou qui ne se pulvérisent qu'en petites quantités, y sont broyées dans des mortiers généralement semblables à ceux des pharmaciens, mais par des pilons de formes variables que fait marcher un appareil particulier. Pulvérisation au mortier.

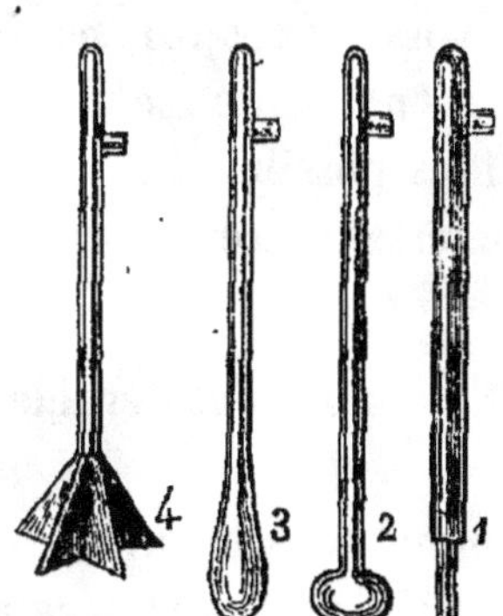

Ces pilons du poids de 15 à 18 kilog., et portant sur leur tiges un renflement, sont terminés inférieurement :

Les uns en boule, à la manière des lances de jouteurs, ainsi fait-on pour la cannelle, la rhubarbe (*fig.* 2);

Les autres, en poire, ainsi fait-on pour la gentiane (*fig.* 3);

Ceux-ci par un cylindre de petit diamètre et légèrement convexe à sa base, ainsi fait-on pour les cubèbes, les semences émulsives (*fig.* 1);

Ceux-là par des lames tranchantes, ainsi fait-on pour les racines fibreuses de réglisse, de guimauve, etc. (*fig.* 4).

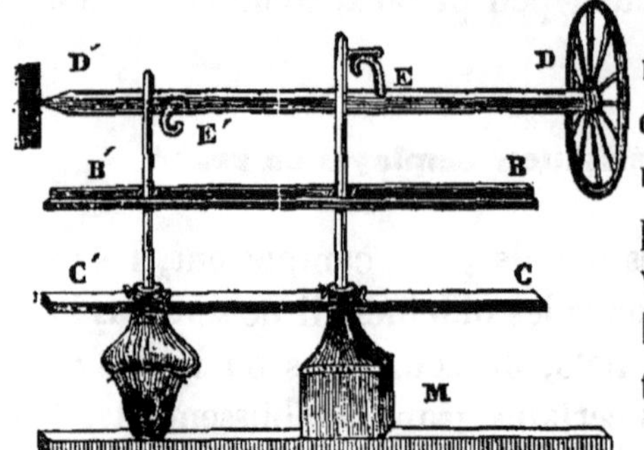

Dans ce dernier cas, les mortiers sont nécessairement en bois et à fond plat M. On maintient les pilons dans une position verticale par des traverses en bois BB'CC', entre lesquelles ils glissent à frottement.

Quand l'axe horizontal DD' animé d'un mouvement de rotation sur lui-même, vient engager sous le renflement de la tige du pilon la naissance du segment de cercle E qu'il supporte, ce segment soulève le pilon, jusqu'à ce que celui-ci parvenu à son extrémité, retombe, pour être de nouveau soulevé, quand l'axe recommence sa révolution.

Plus la rotation de l'axe est rapide, plus les pilons battent de coups dans un temps donné, plus la portion d'arc décrite par le segment de cercle est grande, plus ils retombent de haut. D'ordinaire, ils battent de 35 à 70 coups par minute et retombent d'une hauteur de 45 à 60 centimètres. Comme, d'ailleurs, la peau dont on garnit les mortiers, dans le but de prévenir la déperdition d'une partie de la poudre, fixée qu'elle serait au pilon par sa partie supérieure si l'on agissait suivant les errements des laboratoires, se trouvant soulevée, puis abaissée avec lui, ferait en quelque sorte fonction de soufflet, et par suite ne fonctionnerait pas dans les meilleures conditions possibles, au lieu de l'attacher au pilon, on l'attache aux traverses entre lesquelles celui-ci glisse.

Pulvérisation au moyen de meules et de laminoirs.

Les matières dont on pulvérise des masses considérables sont divisées :

Soit au moyen de meules disposées comme dans les moulins à moudre le blé, c'est-à-dire horizontalement et de manière à ce que l'on puisse les éloigner ou les rapprocher à volonté ;

Soit au moyen de meules verticales BB, qu'un axe horizontal AA', fait circuler à la surface d'un bassin C, en même temps qu'elles décrivent autour de lui, un mouvement de ro-

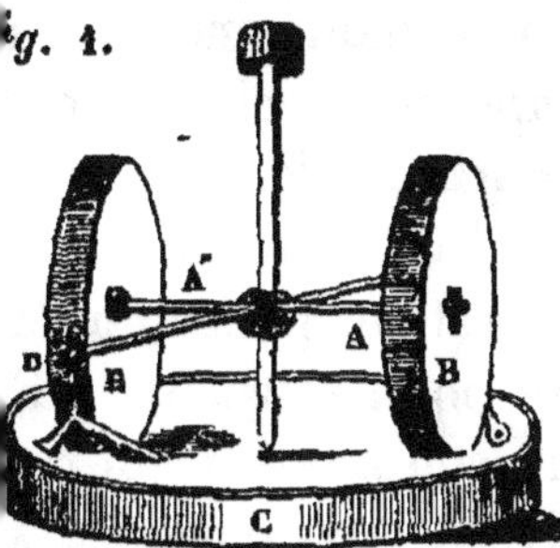

fig. 1.

tation sur elles-mêmes; derrière chacune d'elles se trouve une espèce de râteau D, destiné à reporter sur la place que doit occuper la meule qui le suit, la matière que la pression de la meule qui le précède a rejetée sur les bords;

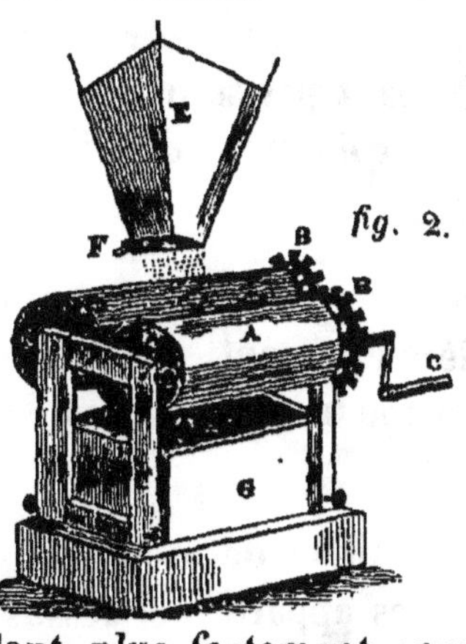

fig. 2.

Soit au moyen de laminoirs essentiellement composés de deux cylindres en fonte parfaitement polis AA', qu'une manivelle C, au moyen de roues d'engrenage BB', fait marcher en sens inverse, l'un de gauche à droite, l'autre de droite à gauche, de telle sorte que les matières placées dans l'espèce de sillon que forment les surfaces supérieures en regard, sont obligées de s'engager entre elles, et s'y trouvent d'autant plus fortement comprimées, que des vis de pression ont davantage rapproché les cylindres.

Les matières à broyer sont placées dans une trémie ayant la forme d'une pyramide quadrangulaire renversée E, présentant à sa base une ouverture qu'une planchette mobile F peut fermer en totalité ou en partie. Elles tombent entières sur les cylindres, puis broyées dans une boîte G disposée en dessous.

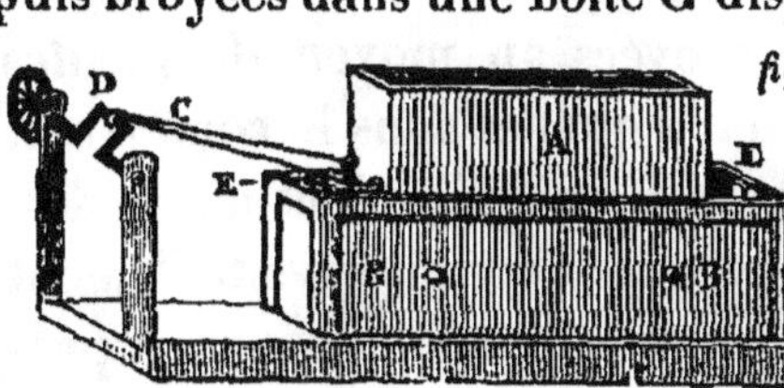

fig. 3.

Dans ces mêmes établissements, les cribles A de formes variables, allongés comme dans la *fig.* 3, arrondis comme dans la *fig.* 4, reposent sur des châssis en bois BB', et sont fixés par des tiges rigides C à des axes coudés D, lesquels se meuvent, les uns horizontalement, comme dans la *fig.* 3, les autres verticalement, comme dans la *fig.* 4. De la cribration.

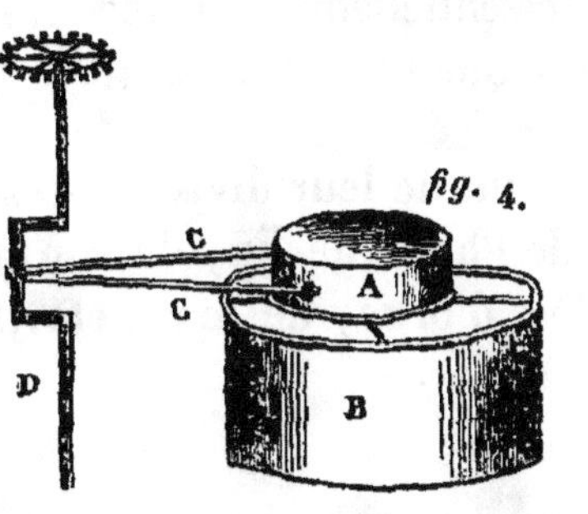

fig. 4.

L'axe est-il horizontal ; communiquant le mouvement à la tige rigide et par suite au crible ; il rapproche celui-ci du point central hypothétique, quand sa courbure le tire vers la gauche, l'en éloigne au contraire, quand cette même courbure le rejette vers la droite ; et de là cribration, pourvu qu'à la fin de sa course, ce crible frappant un point résistant E E (*fig.* 3), éprouve un choc ; car, autrement, son mouvement régulier pourrait laisser les particules pulvérulentes dans leurs positions premières par rapport les unes aux autres, par rapport aussi aux mailles du tissu. Dès lors, ne venant pas se placer au-dessus des ouvertures formées par l'entrecroisement des fibres de ce tissu, elles ne le traverseraient pas.

L'axe est-il vertical ; sa courbure fait alternativement marcher le crible d'avant en arrière, d'arrière en avant, de droite à gauche, de gauche à droite, il lui imprime un mouvement de rotation, d'où résulte encore la cribration.

De la préparation en grand des farines de lin et de moutarde.

La préparation en grand des farines de lin et de moutarde, se fait notamment à l'aide de plusieurs des appareils ci-dessus décrits. A la Pharmacie centrale, les semences de lin sont broyées au moyen du laminoir représenté *fig.* 2, puis repassées sous les meules verticales représentées *fig.* 1, afin d'y compléter la division des enveloppes lamellaires que les cylindres n'ont guère fait que laminer, tandis qu'ils ont réduit en farine les parties parenchymateuses d'une texture toute différente.

Ailleurs, ces semences sont broyées au moyen de meules horizontales, criblées et versées telles quelles dans le commerce. Ailleurs encore, elles sont broyées ainsi qu'il vient d'être dit, puis criblées ; mais on sépare le premier produit essentiellement formé des débris du parenchyme, pour en composer une première sorte de farine, du second, essentiellement formé des débris d'enveloppes, pour en composer une deuxième sorte.

Enfin, les fraudeurs ajoutent au produit de leur division, des tourteaux provenant de l'extraction de l'huile de lin, du son, de la sciure de bois, des farines avariées d'orge, de maïs, etc., et passent le tout sous les meules verticales, afin que les matières additionnelles s'imprègnent d'huile, et que le mélange en devienne plus intime, plus homogène. Les différences que présentent les farines de lin du commerce, proviennent précisément, de ce qu'elles ont été obtenues dans ces conditions différentes.

Les unes s'agglomèrent par la pression de la main, tachent à la manière des corps gras, les sacs qui les enveloppent, cèdent à l'éther par lixiviation une forte proportion d'huile fixe (de 32 à 36 pour 100), forment émulsion lorsqu'on les délaie dans 8 à 10 fois leur poids d'eau, produisent par leur cuisson avec 4 parties d'eau, un cataplasme blanchâtre de bonne consistance, laissent apercevoir à l'œil nu des particules distinctes, celles-ci lamellaires et de couleur grisâtre, celles-là non lamellaires et de couleur jaunâtre ; elles sont formées de la totalité des produits de la division des semences, renferment, et les débris de l'épisperme dans lequel abondent les principes muqueux essentiellement capables de rendre les cataplasmes épais et liants, et les débris de l'amande dans laquelle abonde au contraire l'huile fixe, à son tour capable de les rendre adoucissants, d'en retarder le refroidissement.

Ce sont les meilleures.

Les autres, presque dépourvues de particules lamellaires, ou contrairement en renfermant une trop forte proportion, suivant qu'elles sont, de préférence, composées des produits de la division de l'épisperme ou des produits de la division des amandes, bien que n'étant pas fraudées, sont inférieures en qualité aux précédentes, parce qu'elles ne jouissent pas de toutes les propriétés que l'on y doit rencontrer.

Les dernières enfin, de couleurs et d'aspect singulièrement variables, parfois blanchâtres et tout à fait sèches, d'autres fois grises et tout aussi grasses que les farines de bonne qualité, ce qui arrive notamment quand elles ont été additionnées de sciure de bois, que les épureurs d'huile à brûler avaient fait servir à la filtration de leurs produits, doivent être rejetées. Ces dernières, chargées d'huile étrangère plus ou moins rance, produiraient la rubéfaction des parties sur lesquelles les cataplasmes seraient appliqués, ainsi du reste que le pourraient faire les farines de lin très anciennes.

De l'examen des farines de lin.

Pour constater la fraude, on devra tenter les essais suivants :

Examiner la farine à la loupe; la texture éminemment fibreuse de la sciure de bois en pourra trahir la présence;

En traiter 50 grammes par 200 grammes d'éther, dans un appareil à déplacement, et voir s'ils fournissent de 16 à 18 grammes d'huile fixe;

En délayer 15 grammes dans 60 grammes d'eau froide, verser sur le tout 10 grammes de teinture alcoolique, contenant $\frac{1}{50}$ d'iode et bien mélanger (Auzou).

La farine de lin pure, exempte qu'elle est d'amidon, prend au contact de l'iode une teinte jaunâtre, celle qui renferme une proportion considérable de matières amylacées, devient bleue, et celle qui n'en renferme que peu, verdâtre, par le mélange du jaune et du bleu.

Quant à la farine de moutarde noire ou grise, provenant du *sinapis nigra*, et à celle de moutarde jaune ou blanche, provenant du *sinapis alba;* en grand, elles sont l'une et l'autre obtenues au moyen du laminoir représenté *fig.* 2, page 91, seulement, tandis que la première est versée dans le commerce après avoir été simplement criblée, la seconde est ultérieurement pilée et passée au tamis. On ne les y fraude pas moins que la farine de lin : la noire, avec la moutardelle ou semence du *sinapis arvensis*, les tourteaux provenant de l'extraction des huiles de colza et de navette; la jaune, avec l'ocre jaune, et le curcuma destiné à la rendre d'une plus belle couleur.

De l'examen des farines de moutarde.

Ces dernières fraudes seraient faciles à constater, car l'ocre resterait pour résidu après l'incinération du produit de la calcination de la farine qui en contiendrait; car le curcuma communiquerait au mélange son odeur caractéristique, et surtout la propriété d'acquérir une coloration rougeâtre au contact des alcalis caustiques; mais il n'en est plus de même des autres, elles ne peuvent guère être reconnues que par des personnes exercées, en tenant compte de l'odeur, de la saveur que les farines développent au contact de l'eau. Les différences d'aspect que présentent les produits de la division des moutardes d'Alsace, de Picardie et de Flandre, par elles-mêmes très diversement colorées, enveloppées de couches épispermiques plus ou moins épaisses; l'impossibilité absolue dans laquelle on est de déterminer la proportion des principes actifs qui les font employer en médecine, contribuent à rendre fort difficile la solution du problème. Il importe d'autant plus que le pharmacien prépare lui-même ses farines de moutarde, que de leur bonne qualité peut dépendre la vie des individus, alors notamment qu'elles doivent servir à empêcher le sang d'affluer vers le cerveau, en l'appelant, par la rubéfaction que produisent les sinapismes, vers les extrémités inférieures.

DE LA PULPATION

Et des Pulpes.

La pulpation, est aux matières médicamenteuses organiques, composées d'un tissu lâche, peu résistant et gorgé d'eau de végétation, telles que les feuilles, les racines charnues, les fruits charnus; ou susceptibles d'être ramollies par le contact d'un liquide ou de la vapeur d'eau, telles que les dattes, la racine de guimauve; ce que la pulvérisation avec résidu, est à la racine d'ipécacuanha, à l'écorce de garou, etc. Elle a pour résultat, de séparer plus ou moins complétement les parties parenchymateuses des parties fibreuses ou membraneuses.

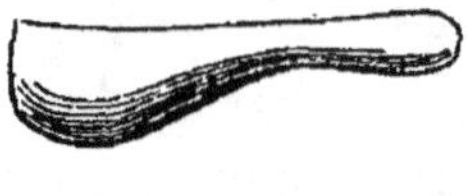

Elle s'opère en comprimant à la surface d'un tamis de crin, à l'aide d'un instrument particulier appelé pulpoir, les matières mises en expérience, et recevant en dessous, dans des assiettes disposées à cet effet, la pulpe qui traverse le tissu. S'il est nécessaire, on la repasse au travers d'un tamis plus serré, et par conséquent capable de retenir des particules, que le premier aurait laissé passer.

Il faut que les substances mises en expérience, soient préalablement divisées, et parfois même ramollies;

Les feuilles de grande ciguë, de cochléaria, de cresson, d'avance mondées des parties altérées;

Les pétales de roses rouges en boutons, et plus généralement, toutes les feuilles, toutes les fleurs fraîches, sont simplement broyées dans un mortier en marbre.

Les pommes de terre,

Les racines de carotte et de patience,

Les bulbes d'ail, sont simplement râpées.

Mais les tamarins, les parties intérieures détachées des gousses de casse, en appuyant l'une des sutures longitudinales de ces fruits sur un point résistant, puis frappant sur l'autre des coups secs jusqu'à ce qu'ils s'ouvrent, sont placés dans des pots en faïence avec quelque peu d'eau, et mis en digestion sur des cendres chaudes jusqu'à ramollissement parfait.

Les cynorrhodons récoltés un peu avant leur parfaite maturité, sont privés, tant du limbe du calice et de l'extrémité renflée du pédoncule, que des grains osseux (akènes) et des poils intérieurs; fendus par la moitié, arrosés avec du vin blanc, maintenus dans un lieu frais, avec le soin de les remuer de temps à autre, encore jusqu'à ce qu'ils soient convenablement ramollis, et finalement broyés dans un mortier en marbre.

Les pruneaux, les dattes et les jujubes, privés de noyaux, les oignons de lis et de scille, les oignons communs, les espèces émollientes, les racines d'aunée et de guimauve, sont exposées au-dessus d'un diaphragme percé de trous, après les avoir recouverts d'un linge épais qui prévient la déperdition des principes volatils et concentre la chaleur, à l'action de la vapeur d'eau, finalement aussi broyés dans un mortier.

La décoction au milieu de l'eau, recommandée par quelques pharmacologistes, pourrait ne pas produire les mêmes résultats que l'exposition à la vapeur; témoin la différence de saveur très grande, qu'on observe entre les pommes de terre cuites dans l'eau, et celles cuites à la vapeur; celles-ci ont une âcreté que les autres n'offrent pas, privées qu'elles sont, sans doute, de quelque principe âcre, soluble dans l'eau.

Si par une cause quelconque, il arrivait que les pulpes fussent trop liquides, on les pourrait chauffer au bain-marie. En agissant ainsi, on observe qu'elles acquièrent du liant, parce que l'albumine végétale en se coagulant, les principes amylacés en formant empois, les débris des tissus vasculaire et cellulaire, en se ramollissant, empâtent davantage la masse, mais il ne faudrait pas perdre de vue, que la coction, sans inconvénient aucun pour les pulpes préparées avec des matières qui déjà ont subi l'action de la chaleur, avantageuse même aux pulpes d'oignon commun et de scille qu'elle prive d'une partie de leur âcreté, pourrait nuire à d'autres. Les pulpes de carotte et de patience, destinées au traitément externe des maladies cancéreuses, perdraient notamment alors de leurs propriétés; et il en serait de même de celles de cochléaria et de cresson, parcé que leur huile essentielle toute formée serait volatilisée, parce que l'action de la matière albumineuse, sous l'influence de laquelle il s'en pourrait développer une nouvelle quantité, serait annihilée.

Les pulpes, et de préférence celles qu'on obtient sans l'intervention de la chaleur, qui les rend plus liées, plus homogènes, moins disposées à se liquifier, qui de plus fait perdre aux ferments tout ou partie de leurs propriétés, et modifie en la coagulant l'albumine végétale, sont des médicaments d'une très facile altération. La nature de leurs principes constituants, presque tous gommeux, amylacés ou sucrés, la présence d'une forte proportion d'eau, l'état en quelque sorte spongieux de la masse, l'interposition forcée de l'air, pendant la pulpation, en rendent parfaitement raison.

Quoi que l'on fasse, on ne peut guère les conserver, aussi ne doit-on les préparer qu'au moment de les administrer, ou de les faire entrer dans d'autres médicaments, comme les électuaires, les conserves, etc.

VIIe LEÇON.

De la Solution ou Dissolution.

Conditions de solubilité des liquides.

Lorsque des liquides mis en contact ont de l'affinité les uns pour les autres, leur union s'opère avec dégagement de calorique, si leur affinité est grande; c'est le cas de l'eau et de l'acide sulfurique concentré : sans dégagement de calorique, si leur affinité est faible; c'est le cas de l'alcool et de l'huile volatile de térébenthine.

La cohésion, la force essentiellement opposée à l'affinité, puisqu'elle tend à maintenir réunies des molécules, qui ne peuvent s'associer à d'autres qu'en se dissociant elles-mêmes, ne saurait faire obstacle à leur combinaison, car elle est nulle dans les liquides; d'où la faculté qu'ils possèdent, de se mouler dans l'intérieur des vases sans en conserver la forme, de s'étendre en couches à la surface des plans, de se diviser sans efforts, de se transvaser. Pour que la combinaison n'eût pas lieu entre des liquides, il faudrait qu'ils fussent dépourvus d'affinité et présentassent de grandes différences de densité, ainsi que cela s'observe entre l'eau et le mercure, l'eau et les huiles fixes.

Conditions de solubilité des gaz.

Lorsque des liquides et des gaz mis en contact ont les uns pour les autres de l'affinité, ils se combinent avec ou sans dégagement de chaleur, suivant leurs degrés variables d'affinité. Le gaz chlorhydrique, le gaz ammoniac, développent de la chaleur en s'unissant à l'eau; le gaz sulfhydrique, le gaz carbonique, n'en développent sensiblement pas; la cohésion gênerait encore moins pour eux que pour les liquides l'association; puisque les gaz, loin d'offrir de la cohésion, possèdent une expansibilité qui n'a d'autres limites que celles de l'espace qui les renferme; ce serait au contraire cette expansibilité qui deviendrait une gêne, surtout dans le cas d'une faible affinité.

Conditions de solubilité des solides.

Enfin, lorsque l'on met en contact des liquides et des solides dont l'affinité réciproque est plus forte que ne l'est la cohésion de ces derniers, l'union s'opère encore, et le produit affecte l'état liquide, quand la proportion du véhicule est suffisante. Que la cohésion soit grande, dès que l'affinité est plus grande; que l'affinité soit faible, dès que la cohésion est plus faible; la combinaison a lieu. Seulement, dans le premier cas, il se manifeste des phénomènes qui ne se produisent pas dans le second; la température du mélange s'élève, parce que l'abaissement de température, nécessairement produit par le changement d'état du solide, est plus que compensé par le développement de calorique, résultant d'une combinaison intime; en outre, le liquide chargé de solide devient susceptible de n'entrer en ébullition, qu'à une température supérieure à celle à laquelle il bout lorsqu'il est pur. Par exemple, l'eau dans laquelle on dissout du chlorure de calcium fondu, s'échauffe et n'entre en ébullition qu'à plusieurs degrés au-dessus de 0.

Au contraire, dans le second cas, la température du mélange ne s'élève pas; souvent même l'abaissement de température que nous avons vu résulter du changement d'état du solide, se fait seul apercevoir, et le point d'ébullition du liquide ne change pas.

En mélangeant 3 kil. 375 gr. de sulfate de soude non effleuri et pulvérisé avec 2 kil. 250 gr. d'acide sulfurique à 45°, on produit un abaissement de température tel, que d'après M. Malapert, un pareil mélange pourrait servir à faire passer à l'état de glace 1 kil. 250 gr. d'eau supposée prise à 15°, dans l'espace de quelques minutes.

D'un autre côté, l'eau chargée d'acétate de plomb neutre, continue de bouillir très sensiblement à $+100°$.

L'affinité d'un solide pour un liquide ou réciproquement, aurait donc pour mesure, le point d'ébullition du liquide qui en contiendrait un poids donné, plutôt que la quantité de solide capable de s'y dissoudre; attendu qu'un solide A, ayant pour un liquide quelconque, plus d'affinité qu'un autre solide B, pourrait cependant s'y dissoudre en plus faible proportion, si sa cohésion était plus grande que celle de ce solide B, dans un certain rapport.

Voilà pourquoi le sel marin, quoiqu'il ait plus d'affinité pour l'eau que n'en ont les sels efflorescents, puisque sous un même poids il en élève davantage le point d'ébullition, puisque partant il faut un effort plus grand pour opérer la dissociation des molécules combinées, s'y dissout cependant en plus faible proportion que ces sels.

L'on donne le nom de *solution* ou de *dissolution* à l'opération qui a pour but la disparition dans un liquide quelconque, d'un autre liquide, d'un gaz ou d'un solide.

Des résultats de la solution.

Tantôt, de ce passage à l'état liquide d'un solide ou d'un gaz, par l'intermédiaire d'un liquide, ou de l'union de deux liquides, conservant après coup leur état primitif, ne résulte autre chose que l'interposition des molécules mises en rapport.

L'on peut alors, en volatilisant le corps dissous, s'il est volatil et le dissolvant fixe ou moins volatil, ou contrairement, en volatilisant le dissolvant, s'il est volatil et le corps dissous fixe ou moins volatil, plus généralement, en séparant d'une manière quelconque le dissolvant du corps dissous, reproduire isolément les corps tels qu'ils étaient avant l'expérience.

Que l'on chauffe doucement de l'ammoniaque liquide, l'on en dégagera le gaz ammoniac ; que l'on chauffe de l'eau chargée de sulfate de soude, l'eau se vaporisant laissera le sel pour résidu.

Tantôt, au contraire, il se produit entre les corps de véritables réactions; le corps dissous ne se trouve plus dans le liquide à l'état de simple division; il y est remplacé par un autre corps, produit de l'altération mutuelle du dissolvant et du corps dissous, en sorte que leur séparation fournit une matière toute différente de celle que l'on avait primitivement employée.

Met-on du mercure en contact avec l'acide azotique; cet acide réagit sur le métal, lui cède de l'oxygène, et l'oxyde produit se combine avec une portion d'acide non décomposé, pour donner naissance à de l'azotate de mercure, qu'une portion d'acide dissout. Si l'on chauffe la liqueur pour volatiliser l'acide, au lieu de mercure métallique, on obtient de l'azotate de mercure.

Fait-on passer du deutoxyde d'azote au travers de l'acide azotique concentré; le deutoxyde enlevant à l'acide une portion d'oxygne, leramène à l'état d'acide hypo-azotique, lequel reste en dissolution dans la portion d'acide azotique indécomposée; et le deutoxyde qui n'était que de l'acide hypo-azotique moins de l'oxygène, devient à son tour acide hypo-azotique.

Pour distinguer des résultats si différents, d'opérations en apparence semblables, quelques auteurs ont proposé d'appeler du nom de solution la disparition mécanique, s'il est permis de s'exprimer ainsi, la disparition pure et simple d'un corps solide, liquide ou gazeux, dans un véhicule quelconque, et du nom de dissolution, sa disparition chimique, sa disparition accompagnée de réactions. Ils diraient conséquemment : « Une solution de sulfate de soude cristallisé; une solution de gaz ammoniac dans l'eau; une dissolution de mercure ou de deutoxyde d'azote dans l'acide azotique. »

Une pareille distinction, s'il était toujours possible de la faire, aurait le grand avantage d'indiquer de suite, que, dans un cas donné, il y a eu réaction entre les corps mis en présence; que, dans un autre, rien de semblable n'a eu lieu; mais comme très souvent on s'est contenté de constater le fait matériel de la disparition des corps dans les liquides, sans étudier plus à fond le phénomène; comme les curieuses observations faites sur les semences de moutarde noire et d'amandes amères, prouvent que souvent il y a véritablement dissolution là où l'on n'avait jusqu'alors supposé se produire qu'une solution; comme par suite, vouloir donner aux expressions de solution et de dissolution plus de signification qu'elles n'en comportent d'ordinaire, serait s'exposer à les mal appliquer, le mieux est, ce me semble, de les employer comme synonymes l'une de l'autre.

Des liquides employés en pharmacie comme dissolvants.

L'eau, l'alcool, l'éther, le vin, la bière, le vinaigre, les huiles fixes, les huiles volatiles, plus rarement les acides, sont à peu près les seuls liquides employés en pharmacie comme dissolvants. D'ordinaire, on les emploie isolément; ainsi les teintures éthérées, les huiles médicamenteuses, les tisanes, ont pour véhicules, les premières, l'éther; les deuxièmes, une huile fixe; les dernières, l'eau. Par exception cependant, les teintures alcooliques sont préparées avec des mélanges d'alcool et d'eau qui constituent l'alcool à différents degrés; ce n'est aussi que par exception, qu'à l'action de l'un de ces dissolvants, le pharmacien fait succéder celle d'un autre, tandis que le chimiste, presque toujours épuise les matières complexes de leurs principes solubles, par différents véhicules. Cependant, l'écorce de quinquina est mise en macération d'abord dans l'alcool, ensuite dans le vin pour la préparation du vin de quinquina.

D'un autre côté, le pharmacien peut ne pas tenir compte de la difficulté que pourrait présenter la séparation du dissolvant, à l'encontre encore de ce que fait habituellement le chimiste, quand la solution elle-même sert de médicament; mais il n'en est pas ainsi alors que cette dissolution doit servir à la préparation d'un extrait, etc., etc.

Comparaison des pouvoirs dissolvants des liquides précités.

Les véhicules précités ne possèdent pas à beaucoup près un égal pouvoir dissolvant.

L'eau, que les anciens avaient surnommée le grand dissolvant de la nature, est de tous, celui dont l'action dissolvante offre le plus d'étendue. Elle dissout un nombre considérable de corps, quoique dans des proportions fort différentes; puisqu'à la température de +15°, par exemple, l'azotate d'argent fondu se dissout dans environ son poids d'eau, tandis que la strychnine en exige 2,500 fois et la magnésie 5,142 fois son poids.

Elle dissout, en outre, parmi les matières inorganiques,

Le chlore,
L'iode,
L'acide arsénieux,
— arsénique,
— borique,
— carbonique,
— chlorhydrique,
— phosphorique,
— sulfhydrique,
La potasse,
La chaux,
L'ammoniaque,
Les sulfures et les polysulfures de calcium,
— — de potassium,
— — de sodium,
Le bromure de potassium,
L'iodure de potassium,
— de fer,
— de plomb,
Le chlorure de potassium,
— de sodium,
Le chlorure de barium,
— de calcium,
— de fer,
— de zinc,
— de mercure (*deuto*),
— d'or,
— de sodium et d'or,
Le cyanure de potassium,
— de mercure,
— de potassium et de fer,
Le chlorure de soude,
— de chaux,
Les sels de potasse, } quel qu'en soit l'acide.
— de soude,
— d'ammoniaque,
Les azotates, quelle qu'en soit la base;
Le sulfate de magnésie,
— de fer,
— de zinc,
— de cuivre,
— double d'alumine et de potasse (alun).

Parmi les matières organiques :

L'acide benzoïque,
— citrique,
— malique,

L'acide oxalique,
— succinique,
— tartrique,

Tous les sels à base organique, quel qu'en soit l'acide,

Tous les acétates, quelle qu'en soit la base,

La plupart des principes immédiats, et notamment :

Le tannin,
Le sucre,
La gomme,
L'albumine végétale,

La mannite,
L'urée,
Le sucre de lait.

Par l'intermédiaire de certaines matières, l'eau peut même opérer la dissolution de celles qu'à l'état de pureté, elle ne dissoudrait pas. La preuve en est, que la silice existe en dissolution dans un grand nombre d'eaux minérales ; que le phosphate de chaux, naturellement contenu dans le riz, fait partie du décocté de riz ; que la matière extractive du terreau possède au plus haut degré la faculté de déterminer la solution dans l'eau, des matières insolubles du sol, et par suite leur passage dans les plantes.

Cet effet, qui se reproduit avec tous les liquides, fait voir, que la solubilité ou l'insolubilité, dans un liquide quelconque, d'un solide quelconque, telle que l'indiquent les traités de chimie, ne doit s'entendre que de ce corps à l'état de pureté, supposé traité par ce même véhicule, à l'état aussi de pureté.

L'alcool possède un pouvoir dissolvant infiniment plus restreint ; cependant il dissout, entre autres,

L'iode,
Le chlorure de calcium,
— de fer (*per*),
— de mercure (*deuto*),
— d'or,
L'iodure de potassium,
— de fer,
— de mercure (*deuto*),
L'acide borique,
— phosphorique,
La potasse,
La soude,
Le chlorhydrate d'ammoniaque,
L'azotate d'argent (neutre),
La plupart des acides d'origine organique,

Toutes les bases salifiables organiques,
L'acétate de chaux,
— de potasse,
— de plomb (neutre),
— de mercure (*deuto*),
Tous les sels à base d'origine organique,
Le tannin,
Les huiles volatiles,
Quelques huiles fixes (celle de ricin),
— résines (la colophane),
La narcotine,
La méconine,
La narcéine,
L'urée.
La mannite.

En général, les corps très solubles dans l'eau le sont aussi dans l'alcool; cependant il existe à cet égard de très nombreuses exceptions : nous nous contenterons de faire remarquer, que le carbonate de potasse, le carbonate, le phosphate et le sulfate de soude ne s'y peuvent dissoudre. Il faut, d'ailleurs, ne pas oublier, que l'alcool aqueux dissout certains corps que l'alcool anhydre ne dissout pas (le sucre, la strychnine, etc.); contrairement, que l'alcool anhydre et l'alcool concentré en dissolvent d'autres sur lesquels l'alcool faible est sans action (les huiles volatiles, l'huile de ricin, la colophane, etc.).

Dans divers ouvrages, et spécialement dans la *Pharmacopée* de M. Guibourt, on trouve une table fort bien faite des solubilités dans l'eau et dans l'alcool, des corps les plus connus.

Le pouvoir dissolvant de l'éther est encore plus restreint que ne l'est celui de l'alcool; ce liquide ne dissout guère d'autres matières minérales que le bichlorure de mercure, le chlorure d'or; parmi les acides et les bases salifiables organiques, que l'acide benzoïque et que la quinine; parmi les principes immédiats neutres et les produits immédiats végétaux ou animaux, que

La narcotine,
Le tannin,
Les huiles fixes,
— volatiles,
Les graisses,
Quelques résines,
— principes colorants.

Les corps très solubles dans l'alcool, le sont assez souvent aussi dans l'éther; sans toutefois qu'il existe à cet égard moins d'exceptions qu'à l'égard des solubilités dans l'eau et dans l'alcool : témoin les résines de jalap et de turbith complétement insolubles dans l'éther, bien que très solubles dans l'alcool.

Considérées sous le point de vue qui nous occupe, les huiles fixes et volatiles viennent se placer après l'éther. Sauf de très rares exceptions; parmi lesquelles on doit citer le soufre et le phosphore, les substances minérales ne s'y dissolvent pas.

La plupart des principes et des produits immédiats organiques, y sont également insolubles. Cependant la chlorophyle, les principes colorants de l'orcanette et du curcuma, la cantharidine, les graisses, sont solubles dans les unes et dans les autres; et d'un autre côté, les principes résineux et certaines bases salifiables, telles que la quinine et la cinchonine, se dissolvent bien dans les huiles volatiles, et mal dans les huiles fixes.

Quant au vin, à la bière, leur pouvoir dissolvant, tient tout à la fois de celui de l'alcool, de celui de l'eau, et varie nécessairement avec les proportions de chacun de ces composants ; de telle sorte qu'une substance soluble dans l'alcool et dans l'eau, sera soluble dans un vin quel qu'il soit ; mais qu'une autre substance soluble dans l'alcool et insoluble dans l'eau, ne pourra se dissoudre que dans un vin très alcoolique.

Observons que ces derniers liquides renferment, en outre de l'alcool et de l'eau qui les constituent essentiellement, des substances en quelque sorte accidentelles, dont la présence peut ne pas être sans influence. Nous aurons occasion de revenir sur cette question, en traitant de la préparation des vins médicinaux et des bières médicamenteuses.

Des moyens d'augmenter la solubilité des gaz et celle des solides.

Lorsqu'il s'agit de la solution des gaz, plus la température du liquide est basse, sans que toutefois elle s'abaisse assez pour qu'il se solidifie, s'il est congelable, et plus la proportion de gaz dissoute est considérable.

Voilà pourquoi, lorsqu'on prépare l'acide chlorhydrique, l'ammoniaque liquide, on refroidit l'eau au travers de laquelle le gaz doit passer.

Plus aussi la pression à laquelle les gaz sont soumis est forte, et plus leur dissolution est abondante ; parce que la pression diminue leur élasticité.

Voilà pourquoi les eaux minérales gazeuses sont saturées de gaz acide carbonique, au moyen d'appareils dans lesquels la pression est considérable, et aussi pourquoi ces mêmes eaux laissent échapper une multitude de bulles de gaz simulant une véritable ébullition, quand, débouchant les bouteilles qui les renferment, on fait cesser la pression qu'exerçait sur la dissolution saturée, le gaz comprimé dans l'espace resté vide de liquide.

Au contraire, à l'exception de l'acétate d'alumine, de la chaux, du saccharate de chaux, du citrate de chaux, du tartrate double de potasse et de chaux, et l'on pourrait dire de la plupart des composés de chaux, à l'exception encore du sulfate de soude qui se dissout en plus grande proportion à + 33° qu'à + 100°, la solubilité des solides croît avec la température, sans doute parce qu'alors leur cohésion décroît dans un rapport plus grand que leur affinité. Par exemple, le phosphate de soude et le sulfate de cuivre sont plus solubles de moitié, et l'alun est 19 fois plus soluble, à + 100° qu'à + 15°.

Si on les met dans le cas d'acquérir des températures supérieures à celle qu'ils atteignent dans les conditions ordinaires, les liquides deviennent même susceptibles de dissoudre des corps, qu'ils ne dissolvent pas à des températures plus basses.

Dans tous les cas, on remarque que les liquides chargés à chaud d'une proportion de solide plus considérable, que celle qu'ils peuvent retenir à la température ordinaire, laissent déposer cet excédant en se refroidissant; alors, les molécules solides qui se séparent à mesure que le liquide se refroidit, donnent naissance, par l'accolement de leurs surfaces, à des polyèdres ou cristaux d'autant plus réguliers, que le refroidissement a été plus lent et la solution maintenue plus tranquille. Autrement les molécules solides s'accolant par leurs angles, ou par leurs arêtes, formeraient des cristaux irréguliers.

Quant aux liquides, privés qu'ils sont de la cohésion des solides, de l'élasticité des gaz, ceux qui le peuvent faire, se mélangent entre eux, à très peu près, aussi bien à froid qu'à chaud, sous la pression ordinaire, aussi bien que sous une plus forte pression.

De ce que nous venons de dire, de l'influence généralement favorable à la dissolution des solides, qu'exerce la chaleur, il ne faudrait toutefois pas conclure, qu'il est toujours avantageux de porter le liquide au maximum de température.

En ce qui concerne les véhicules, beaucoup ne pourraient impunément supporter une température élevée.

L'alcool aqueux ne peut être porté à l'ébullition, sans qu'il se vaporise proportionnellement plus d'alcool que d'eau, sans par conséquent, que son degré et avec lui son pouvoir dissolvant, changent.

Le même effet aurait lieu pour le vin et pour la bière.

En bouillant, le vinaigre perd proportionnellement moins

d'acide que d'eau ; dès lors augmentant de force, il change aussi de pouvoir dissolvant.

Tandis, en outre, que le vin et la bière deviennent de plus en plus aqueux, le vinaigre de plus en plus acide, la proportion des matières étrangères que les uns et les autres renferment va toujours en augmentant.

Les huiles volatiles, n'étant pas volatiles à la manière de l'alcool anhydre, de l'éther, de l'eau, mais seulement par comparaison avec les huiles fixes, s'altèrent alors qu'on les fait bouillir.

Les huiles fixes s'altèrent profondément avant d'avoir atteint la température de 300°, température à laquelle elles se distillent ou plutôt se convertissent en produits volatils.

L'eau, l'alcool anhydre, l'éther sont en réalité les seuls liquides que l'on puisse, sans les altérer, porter au maximum de température qu'ils sont susceptibles d'atteindre sous la pression ordinaire.

Enfin, l'eau que la chaleur ne décompose pas, quelque forte qu'elle soit, est la seule que l'on puisse faire réagir à toute température.

En ce qui concerne les corps à dissoudre, non-seulement il en est de plus solubles à froid qu'à chaud, suivant ce qui a été dit précédemment : mais encore il en est que les vapeurs entraînent aisément, tels que l'iode, le carbonate d'ammoniaque, l'acide benzoïque, le camphre ; d'autres que la chaleur altère, tels que les bicarbonates de potasse et de soude, qui perdent à la température de l'ébullition de l'eau, une portion de leur acide.

D'un autre côté, si les corps à particules homogènes ne peuvent qu'être solubles ou insolubles dans tel ou tel véhicule, il n'en est plus de même des corps à particules hétérogènes. Ceux-ci, par cela même que leurs particules dissemblables possèdent des propriétés différentes peuvent contenir,

1° Des principes solubles dans les véhicules, à des températures différentes ;

Exemple : Les racines à la fois chargées de principes sucrés et gommeux solubles dans l'eau froide, et de fécule soluble seulement dans l'eau bouillante ;

2° Des principes qu'une température élevée dissipe ou modifie, en même temps que des principes fixes et inaltérables par la chaleur,

Exemples : Les plantes aromatiques chargées d'huiles volatiles et de principes amylacés ou gommeux ; la rhubarbe, la casse, dont les principes laxatifs, que le contact prolongé de l'eau bouillante rend astringents, sont accompagnés de sucre et de principes gommeux ;

3° Des principes solubles à froid et à chaud, en même temps que des principes solubles à froid seulement,

Exemple : La plupart des plantes chargées d'albumine végétale et de matières gommeuses ;

4° Des principes qui, bien que solubles dans le véhicule mis en expérience, contractent, sous l'influence prolongée de la chaleur, des combinaisons qui les y rendent insolubles,

Exemple : Le tannin, qu'accompagne l'amidon ;

5° Et enfin, des principes qui, d'insolubles qu'ils sont à l'état libre, sont rendus solubles à la faveur de quelque autre principe, encore sous l'influence prolongée de la chaleur,

Exemples : Les résines de jalap et de gaïac à la faveur des matières gommeuses ou amylacées, de la racine de jalap et du bois de gaïac.

Or, comme on peut avoir intérêt, en traitant par un véhicule donné, une matière complexe de composition connue, à diriger l'action du véhicule de telle sorte qu'il se charge de quelques-uns des principes que cette matière renferme, de préférence à d'autres, on voit qu'il n'est pas indifférent d'agir à telle ou telle température, de prolonger le contact de la chaleur ou de ne le rendre qu'instantané.

La Macération, L'Infusion,
La Digestion, Et la Décoction,

ont précisément pour objet de produire ces différents résultats.

De la Macération.

La *Macération* consiste à laisser à la température ordinaire, pendant un temps plus ou moins long, les matières en contact avec le liquide, soit que l'on veuille seulement les en imprégner, soit que l'on veuille dissoudre certains de leurs principes.

Envisagée par rapport aux véhicules, elle ne change en rien la proportion des principes constituants de l'alcool aqueux, du vin, de la bière, du vinaigre;

Elle n'altère en rien les huiles fixes et volatiles, que la chaleur altère plus ou moins;

Elle ne facilite pas la vaporisation de ceux d'entre eux qui sont volatils, à l'exemple de l'éther, de l'alcool, de l'eau;

Elle ne facilite pas davantage l'altération de ceux sur lesquels l'air réagit défavorablement, comme l'éther, le vin, la bière, les huiles fixes.

Envisagée par rapport aux matières, elle n'expose point

A volatiser leurs principes volatils;

A entraîner à la faveur des vapeurs, l'acide benzoïque et ses analogues;

A coaguler l'albumine;

A modifier les principes laxatifs de la rhubarbe, de la casse, etc., etc.

A déterminer la précipitation partielle des principes moins solubles à chaud qu'à froid (malate acide de chaux);

A produire l'insolubilité de ceux que le contact prolongé du liquide bouillant fait entrer dans des combinaisons insolubles (tannin et amidon);

A produire la solubilité de ceux que le contact encore du liquide bouillant, fait entrer dans des combinaisons solubles (résines de gaïac et de jalap);

A dissoudre des corps qui ne sont solubles qu'à chaud (amidon).

Par conséquent, elle peut être employée avec avantage toutes les fois qu'il s'agit de ne pas élever la température.

Toutefois, comme les principes immédiats, engagés dans les bois, les écorces, les racines, etc., etc., se dissolvent très lentement à la température ordinaire, dans les liquides capables de les dissoudre, défendus qu'ils sont de leur action, par les principes plus ou moins insolubles qui les accompagnent, de telle sorte qu'une macération suffisamment prolongée pour produire leur solution, pourrait donner lieu à un commencement de fermentation, la macération n'est guère employée, que comme opération transitoire, pour rendre aux cellules, aux vaisseaux des matières organiques sèches, leur souplesse primitive.

On lui substitue presque constamment la *Digestion*.

De la Disgestion. Celle-ci offre presque tous les avantages de la macération, sans en offrir les inconvénients; elle consiste à laisser, pendant un temps plus ou moins long, les matières en contact avec les véhicules portés à des températures supérieures à celle de l'atmosphère et de beaucoup inférieures à celles de leur ébullition; l'eau à + 45°, l'alcool à + 25, l'éther à + 15, environ.

De l'Infusion. L'*Infusion*, ainsi nommée du verbe latin *infundere*, verser dessus, est une opération qui consiste à verser un liquide en ébullition sous la pression ordinaire, et par conséquent porté au maximum de température qu'il peut atteindre sous cette pression, sur les matières médicamenteuses;

Tantôt, d'ailleurs, en opérant de manière à ce qu'il ne fasse que les traverser; c'est le cas où de l'eau bouillante est versée sur des fleurs placées à la surface d'un tissu; tantôt en opérant de manière à ce que le contact se prolonge plus longtemps; c'est le cas où, de la rhubarbe destinée à la confection du sirop de chicorée, étant placée au fond d'un vase, on verse dessus l'eau bouillante.

Dans l'un et dans l'autre cas, le liquide exerce une action fort analogue à celle qu'il exerce dans la digestion, attendu que le contact des matières et des vases, en abaissant sa température, rendent, pour ainsi dire, instantané son contact à la température réelle de l'ébullition.

L'eau est le seul des liquides précités que le pharmacien puisse faire servir à cette opération.

L'éther est trop volatil; l'alcool aqueux, le vin, la bière, le vinaigre seraient dénaturés, par suite de la vaporisation inégale de leurs constituants.

Les huiles volatiles, à plus forte raison les huiles fixes, seraient altérées.

Certaines huiles médicamenteuses, telles que le baume tranquille, sont, il est vrai, dans les pharmacopées désignées comme devant être préparées par infusion; mais il faut remarquer que les huiles ne sont pas versées sur les plantes à la température de leur ébullition, qu'elles ne le sont qu'à une température de 100° environ, puisqu'elles sont chauffées avec les plantes narcotiques imprégnées d'eau de végétation, retirées du feu aussitôt que celle-ci est presque entièrement dissipée, et que partant elles ne peuvent acquérir une chaleur supérieure à celle de l'eau bouillante.

Toutes circonstances égales d'ailleurs, les matières dont la texture sera délicate, dont les surfaces seront très étendues; les feuilles, les fleurs, les sommités fleuries, se prêteront mieux à l'infusion que celles à tissu compacte, mieux par conséquent que les bois, les écorces, les racines, etc., etc.

Dans la *Décoction*, les matières sont soumises à l'action plus ou moins prolongée du liquide bouillant. De la Décoction.

On l'emploie de préférence dans les circonstances opposées à celles qui feraient choisir la macération ou la digestion,

Lorsque l'on veut volatiliser ou entraîner, à la faveur des vapeurs produites certains principes volatils, certains principes que les vapeurs entraînent; coaguler, modifier certains principes coagulables ou altérables par la chaleur; dissoudre certains principes insolubles à froid et solubles à chaud; produire des combinaisons qui rendent solubles certains principes insolubles, ou contrairement insolubles certains principes solubles.

Veut-on, avec l'absinthe, préparer une solution aqueuse amère et tonique; on opère par décoction, afin de volatiliser la majeure partie de l'huile volatile, qui lui communiquerait des propriétés excitantes, tandis que l'on éviterait de la traiter de cette manière, si l'on voulait que la solution possédât ces dernières propriétés.

Veut-on, avec la rhubarbe, la casse, préparer des solutions plutôt astringentes que laxatives; on opère par décoction, afin de modifier les principes naturellement laxatifs de ces substances.

Veut-on convertir la matière animale du tissu cellulaire et des os, en gélatine, ou profiter de la coagulabilité de l'albumine pour produire la clarification d'un bouillon médicinal; on opère par décoction.

Veut-on, avec le gruau, l'orge mondée, préparer des tisanes

qui retiennent après refroidissement une partie des principes amyloïdes de ces substances ; on opère par décoction, afin que l'enveloppe des grains d'amidon, venant à se briser, permette au contact de s'établir entre le véhicule et les matières centrales, les seules qui soient solubles dans l'eau.

Veut-on introduire dans une solution aqueuse les principes résinoïdes du jalap ou du bois de gaïac ; on opère par décoction, afin que ces résines deviennent solubles dans l'eau, à la faveur des matières gommeuses ou amylacées qui les accompagnent et les empâtent.

Dans les conditions ordinaires, l'eau, que nous savons être exclusivement employée à la préparation des infusions, l'est à plus forte raison encore, et pour les mêmes motifs, à la préparation des décoctions. D'un autre côté, les matières très denses que l'eau pénètre difficilement, les bois, les écorces, les racines, toutes circonstances égales d'ailleurs, sont celles que l'on traite de préférence par décoction.

On a longtemps pensé que les matières organiques complexes étaient plus complétement épuisées par cette opération, de leurs principes solubles, qu'elles ne l'étaient par la macération, la digestion, l'infusion; mais les expériences de MM. Carpentier, Guibourg et Henry, ont démontré que le contraire a fréquemment lieu.

Ils ont, par exemple, obtenu :

de 500 grammes de racine de patience,

88 gr. d'extrait,	au moyen	de la décoction,
96 —	—	de l'infusion;

de 500 grammes de racine de gentiane,

155 gr. d'extrait,	au moyen	de la décoction,
166 —	—	de l'infusion,
171 —	—	de la macération.

Ces résultats s'expliquent naturellement en considérant, qu'une ébullition prolongée, outre qu'elle amène la volatilisation des principes volatils, la coagulation de l'albumine végétale, l'altération de certaines matières que l'oxygène de l'air convertit en de nouveaux corps insolubles, lesquels avec l'albumine coagulée, contribuent ultérieurement à défendre les principes solubles du contact immédiat du véhicule, détermine entre la fibre végétale et les principes colorants, des combinaisons essentiellement insolubles.

L'on a nommé :

Solution,	Infusion,
Macération,	Décoction ;
Digestion,	

Et aussi :

Solutum,	*Infusum*,
Maceratum,	*Decoctum;*
Digestum,	

Et encore :

Soluté,	Infusé[1],
Macéré,	Décocté,
Digesté,	

les produits des opérations qui viennent de nous occuper.

Il serait à désirer que l'on adoptât exclusivement ces dernières dénominations, puisque les premières auraient l'inconvénient d'exposer à confondre les résultats des opérations, avec les opérations elles-mêmes, les secondes, celui d'introduire sans nécessité dans notre langue, des noms empruntés à la langue latine.

VIIIe LEÇON.

SUITE DE LA PRÉCÉDENTE.

Des moyens de pratiquer la solution, la macération, la digestion, l'infusion, la décoction.

La solution, que caractérise essentiellement la disparition complète du corps mis en expérience, dans une proportion suffisante de dissolvant, tandis que la macération, la digestion, l'infusion et la décoction, exclusivement appliquées au traitement des matières formées de principes les uns solubles, les autres insolubles, ne produisent jamais que leur disparition partielle, s'opère en mettant le corps à dissoudre et le dissolvant en contact, dans des proportions, dans des conditions de température et parfois de pression, convenables.

Par conséquent on opérera :

Sur des quantités de matière assez considérables, pour que le dissolvant en puisse être saturé à une température donnée, s'il doit l'être, et moindres dans le cas contraire. En outre :

A une basse température pour tous les gaz, et, s'il en est besoin, sous une pression plus forte que celle de l'atmosphère, pour ceux d'entre eux dont l'affinité pour le liquide serait faible ;

A la température, et sous la pression de l'atmosphère, pour les liquides dont l'élévation de température et la pression n'augmentent pas sensiblement la solubilité ;

Tantôt à une basse, tantôt à une haute température, tantôt sous la pression ordinaire, tantôt sous une pression plus forte, pour les solides, suivant que l'élévation de température et l'augmentation de pression pourront ou non influencer favorablement les résultats.

Dans tous les cas, on multipliera les points de contact :

1° En forçant les gaz peu solubles à traverser lentement le plus grand nombre possible de couches de liquide. De là, pour obtenir des solutions saturées de chlore, l'emploi de gouttières renversées, sous lesquelles le gaz vient se rendre au sortir de l'appareil qui le produit, et qui l'obligent à traverser les couches d'eau étendues et nombreuses, au milieu desquelles on les a contournées sur elles-mêmes, à la manière du tube en spirale des réfrigérants à distillation. Delà encore, pour le carbonate saturé de potasse, la superposition au sein de la dissolution saline, de diaphragmes échancrés ou percés de trous sur des points opposés de leurs surfaces, afin que le gaz carbonique ne se puisse échapper, qu'après avoir successivement parcouru la série d'échelons, et par suite d'obstacles, que présentent ces diaphragmes;

2° En agitant le mélange des liquides que leurs densités différentes tendent à séparer ;

3° En divisant les solides, puis en agitant fréquemment leurs mélanges avec les liquides, afin de remplacer les couches de liqueur les plus rapprochées de la masse, et par cela même les plus chargées de solide, par des couches moins chargées.

Si l'on plaçait les solides à la surface des véhicules, au-dessus de diaphragmes percés de trous,

On hâterait davantage encore la solution.

Tandis, en effet, qu'en se contentant d'agiter un liquide, au fond duquel un solide soluble s'est déposé, on ne fait que remplacer les couches de liquide plus ou moins complétement saturées, par des couches plus ou moins incomplétement saturées, mais toutes déjà chargées; en opérant, comme il vient d'être dit, les couches de liquide, au fur et à mesure qu'elles dissolvent le solide, devenant plus denses, gagnent le fond du vase sous formes de stries souvent visibles à l'œil, et laissent ainsi le solide constamment enveloppé de liquide pur, tant que la saturation complète ou partielle ne s'est pas étendue jusqu'à la surface du liquide.

Tout vase incapable d'être altéré par les matières qu'on y devra renfermer, sera propre à produire la solution; dans l'occasion cependant, on devra préférer ceux qui conduiront et supporteront le mieux sans se briser, la chaleur, ceux qui résisteront le mieux à la pression, ceux qui préviendront le mieux la déperdition des vapeurs ou l'accès de l'air.

A leur tour, la macération et la digestion pourront être faites dans toute espèce de vase, incapable de réagir sur les matières premières, et au besoin capable d'être hermétiquement fermé.

L'infusion pourra se faire dans toute espèce de vase inattaquable par les matières qu'on y devra placer, et capable de supporter, sans se briser, le contact instantané de l'eau bouillante; d'ou vient que les vases en verre sont rarement employés à cet usage. Et, si la matière doit rester longtemps en contact avec le liquide chaud, ou peut perdre par la vaporisation; on opérera dans des vases en terre ou en faïence, de préférence aux vases en métal, qui se refroidissent plus vite; dans des vases fermés, de préférence aux vases ouverts.

La décoction enfin, se pourra faire dans tout vase que le véhicule, non plus que les matières premières, ne saurait altérer; mais ceux qui conduiront le mieux le calorique, à l'exemple des vases en métal, comparés aux vases en porcelaine ou en terre, ceux qui, semblables au matras à long col, favoriseront le moins la déperdition des substances volatiles, ou l'altération des substances altérables par l'air, devront obtenir la préférence : il en sera de même de ceux qui présenteront un grand pouvoir absorbant, pour les rayons calorifiques, à l'exemple des vases métalliques dépolis, comparés aux vases correspondants très polis.

Que s'il était nécessaire de traiter les matières premières par l'alcool, par l'éther, ou par tout autre liquide très volatil et très inflammable à la température de l'ébullition, et aussi de faire réagir sur elles, et ces liquides et l'eau, à des températures supérieures à celles qu'ils sont susceptibles d'acquérir sous la pression de l'atmosphère, on aurait recours :

Dans le premier cas, à une cornue munie d'une allonge à laquelle viendrait s'adapter un ballon à long col et à tubulure surmontée d'un tube droit, afin que les vapeurs d'alcool ou d'éther condensées dans ce ballon, pussent au besoin, étant reversées dans la cornue, ne pas changer les proportions premières de véhicule et de matière, ou mieux encore à l'appareil de MM. Berthemot et Corriol ;

Dans le second, soit à la marmite de Papin, soit au digesteur à soupape de M. Chevreul.

Appareil de MM. Coriol et Berthemot.

L'appareil de MM. Berthemot et Corriol, se compose :

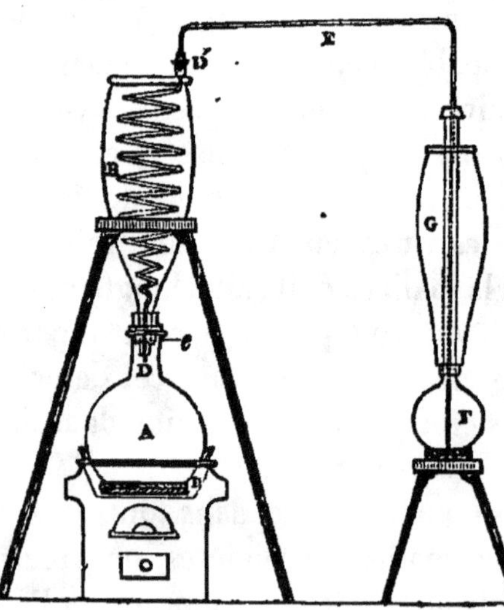

1° D'un matras en verre à fond plat A ;

2° D'une allonge en verre B, garnie à l'extrémité de sa douille d'un bouchon en liége, qu'elle traverse de part en part, et qui sert à fermer le col du matras ;

3° D'un tube roulé en spirale DD', dont la partie inférieure prolongée en ligne droite, traverse un second bouchon en liége placé à l'intérieur de l'allonge. Il communique avec le matras à fond plat, tandis que son extrémité supérieure reçoit un tube E doublement courbé à angle droit;

4° D'un ballon F, dont le col, long et de petit diamètre, traverse dans toute sa longueur une espèce de manchon en verre G, et reçoit la seconde branche d'un tube recourbé, laquelle pénètre jusqu'au fond.

Après avoir placé, dans le matras à fond plat, la matière médicamenteuse, l'alcool ou l'éther, on monte l'appareil, on remplit d'eau l'allonge, le manchon, et l'on chauffe.

Les vapeurs gagnent la spirale, s'y condensent et retombent dans le matras; ou si l'ébullition est trop vive, se rendent en partie dans le tube recourbé, puis dans le ballon, où leur condensation s'achève. Alors, soit qu'après avoir laissé refroidir l'appareil, on réunisse au produit resté dans le matras celui condensé dans le ballon, soit qu'on applique sur les parois encore chaudes de ce matras, un linge humecté d'eau froide, de manière à produire par la condensation des vapeurs, un vide qui détermine l'ascension du liquide condensé dans le ballon, sur lequel l'air extérieur agit de tout son poids, l'on ne change rien aux proportions premières des dissolvants.

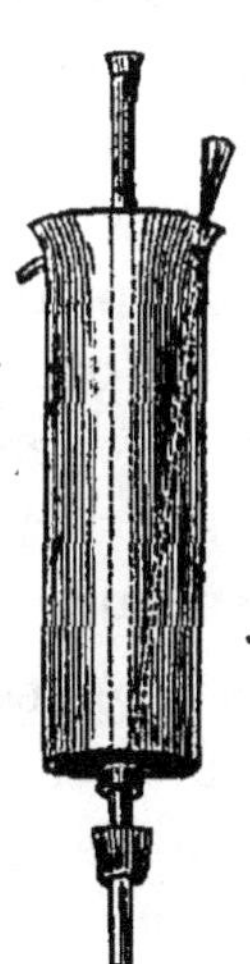

On remplacerait avantageusement le manchon en verre de cet appareil, par un manchon en ferblanc, que traverserait de part en part un tube droit à son tour destiné à remplacer le tube en spirale; et dans lequel un autre tube droit, surmonté d'un entonnoir, entretiendrait un courant d'eau froide dont l'excédant s'écoulerait par un trop-plein.

On remplacerait plus avantageusement encore tout l'appareil par un matras ordinaire, au col duquel s'adapterait, au moyen d'un bouchon percé, un tube recourbé en communication avec le serpentin d'un petit alambic; les vapeurs seraient immanquablement condensées dans le serpentin, et retomberaient dans le matras, pourvu qu'on eût ménagé au tube recourbé un degré convenable d'inclinaison. (Soubeiran.)

Machine de Papin. Dans la machine ou marmite de Papin, un liquide indécomposable par la chaleur, tel que l'eau, peut être élevé à une température qui n'a d'autres limites que la résistance des parois du vase, et qui, d'après Dulong, serait pour l'eau :

de 122°	sous une pression de	2	atmosphères,
— 145	—	—	4	—
— 173	—	—	8	—
— 300	—	—	45	—

L'appareil se composa d'abord d'un cylindre creux en cuivre, attendu que la fonte offre presque inévitablement des fissures, fermé d'un côté, ouvert de l'autre, susceptible d'être fermé au moyen d'un couvercle de même matière, que maintenaient des vis de pression, et sous lequel on plaçait entre les parties qui se devaient trouver juxtaposées, une rondelle en carton, en cuir, et mieux en feutre, destinée à rendre la fermeture plus parfaite. Mais, comme la tension du liquide placé dans l'appareil, croissant sans cesse avec sa température, devait finir par produire la rupture du cylindre, au grand danger de l'opérateur, puisqu'il était impossible de prévoir le moment où la rupture allait avoir lieu, plus tard on eut la pensée de pratiquer sur le couvercle de la marmite plusieurs ouvertures, et de garnir les unes de soupapes chargées de poids, les autres de rondelles formées d'un alliage de bismuth, d'étain et de plomb, fusible à une température supérieure de quelques degrés seulement, à celle que l'on voudrait communiquer au liquide intérieur. De cette manière, l'alliage entrant en fusion, au cas où, par une cause quelconque, les soupapes chargées de poids viendraient à ne pas fonctionner, à demeurer fermées, les secondes ouvertures devenues libres, livreraient passage à la vapeur.

Digesteur à soupape de M. Chevreul. Le digesteur à soupape de M. Chevreul, très ingénieuse modification de la marmite à Papin, permet non-seulement de faire agir les liquides sur les matières premières à une température supérieure à celle qu'ils pourraient acquérir sous la pression ordinaire, mais encore de recueillir les vapeurs qui se forment dès que la pression de dedans en dehors devient capable de vaincre la résistance qui s'opposait à leur expansion.

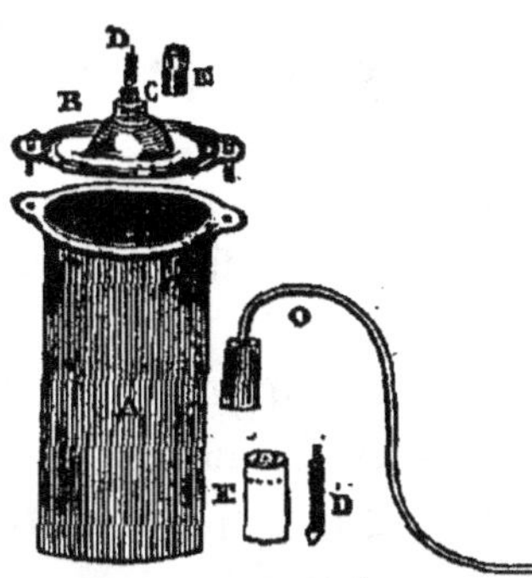

On peut se le représenter comme un cylindre creux en cuivre A, auquel vient s'ajuster d'une manière quelconque un couvercle de même métal B, présentant à sa partie supérieure une ouverture conique C, recevant un bouchon également conique D, que surmonte une tige autour de laquelle s'enroule un fil métallique contourné en spirale. Un second couvercle E, percé supérieurement d'une ouverture destinée à livrer passage à l'extrémité de la tige et latéralement de petites ouvertures destinées à l'écoulement des vapeurs, est adapté au moyen d'un pas de vis sur le premier couvercle, de telle sorte, que la spirale s'appuie, d'une part, contre la paroi externe du bouchon D, d'autre part, sur la paroi interne du couvercle cylindrique E; ce second couvercle est à son tour surmonté d'un troisième couvercle plein O, portant un tube recourbé susceptible d'être mis en communication avec un condensateur.

Lorsque la tension des vapeurs formées dans le cylindre, est capable de refouler sur elle-même la spirale qui maintient le bouchon sur l'ouverture conique, le bouchon se soulève, les vapeurs pénètrent sous le second couvercle, s'échappent par les ouvertures ménagées à sa partie supérieure, et gagnent le troisième couvercle qui les conduit dans le condensateur.

Plus la spirale offre de résistance, plus l'effort nécessaire pour soulever le bouchon conique doit être considérable, et par suite, la température du liquide élevée; si l'on craignait le contact du cuivre, on ferait recouvrir d'une mince couche d'argent, les parois de l'appareil avec lesquelles les vapeurs doivent se trouver en contact.

Quel que soit l'appareil employé,

De la proportion de dissolvant qu'il convient d'employer au traitement des matières complexes.

Lorsqu'au moyen de la macération, de la digestion, de l'infusion ou de la décoction, on se propose d'obtenir une solution aussi chargée que possible de principes solubles, sans du reste tenir compte de l'état d'épuisement du résidu, on traite la matière première par une petite quantité de liquide, afin que celui-ci ne puisse manquer de rencontrer une proportion de principes solubles capable de le saturer.

Quand, au contraire, on se propose d'épuiser la matière première de ses principes solubles, sans du reste tenir compte de l'état de saturation des liqueurs, on la traite par une forte proportion de liquide, afin que les matiéres solubles ne manquent pas de rencontrer une quantité de liquide capable de les dissoudre en totalité, afin de plus, que leur solution soit rendue plus facile dans un liquide restant plus éloigné de son point de saturation;

Mais, quand on veut tout à la fois obtenir des solutions aussi chargées que possible, et priver la matière de principes solubles, on traite à plusieurs reprises celle-ci, par des quantités de liquide isolément incapables de l'épuiser, afin qu'au dernier traitement, quand les dernières portions de principes solubles ont été enlevées, la portion de liquide qui s'en est chargée, se trouve en définitive la seule qui puisse ne pas être saturée.

Dans tous les cas, afin de ne pas laisser dans le résidu une portion de liqueur au même état de saturation, que celle qui s'en est écoulée en dernier lieu, non plus qu'avec elle, une portion des principes dont on avait l'intention d'épuiser la matière première, on soumet le résidu à l'action de la presse; et comme les matières solides, surtout celles d'origine organique, sont plus ou moins élastiques, et par cela même retiennent toujours une partie de la solution qui les imprégnait, quelque forte, pour ainsi dire, que soit la pression, lorsqu'on tient à n'y en point laisser, on reverse sur le résidu une certaine quantité de véhicule pur, on exprime et l'on recommence à plusieurs reprises ces deux opérations.

Supposons que l'on ait employé au traitement d'une quantité indéterminée de quinquina, une quantité également indéterminée d'eau, et que le résidu exprimé retienne 1000 grammes d'eau chargée de 100 grammes de matières extractives;

Evidemment, en versant sur ce résidu 1000 grammes d'eau pure, ceux-ci se mêleront aux 1000 grammes d'eau de la solution, pour former un mélange liquide homogène, dont une nouvelle pression chassera 1000 grammes d'eau et 50 grammes d'extrait, tandis que le nouveau résidu retiendra avec les 1000 autres grammes d'eau, les autres 50 grammes d'extrait. De nouvelles affusions d'eau ajoutée 1000 grammes par 1000 grammes, et suivies chaque fois d'une expression, amèneront des résultats analogues, de telle sorte que le résidu se trouvera ne plus contenir,

Après la	2e	série d'opérations,	que	25	grammes d'extrait,
—	3	—	—	12,5	—
—	4	—	—	6,25	—
—	5	—	—	3,175	—

Et ainsi de suite jusqu'à ce qu'il en soit entièrement privé.

Suivant d'ailleurs, que l'on voudrait priver rapidement le résidu de la solution qu'il retient à la manière d'une éponge, ou, ce qui est tout différent, extraire cette dissolution en l'étendant le moins possible, on verserait à chaque fois sur le résidu des quantités différentes d'eau :

De grandes	quantités	pour obtenir	le premier résultat,
De petites	—	—	le second —

En effet, si, au lieu de ne verser sur le résidu de la première opération que 1000 grammes d'eau de lavage à chaque fois, l'on en eût versé le double, les 2000 grammes d'eau additionnelle se mélangeant aux 1000 grammes d'eau de la solution, eussent fourni 3000 grammes de liquide, que la pression eût partagés en deux portions inégales, l'une de 2000 grammes, retenant en nombre rond 66 grammes de matières extractives, l'autre de 1000 grammes, n'en retenant que 33 grammes; celle-là eût été chassée par la pression, celle-ci fût restée dans le résidu susceptible de retenir une quantité constante de liquide, et les 100 grammes de matières extractives de ce même résidu, se fussent ainsi trouvés réduits,

A	gr. 33,3	après la 1re	pression,
—	11,1	— la 2e	—
—	3,7	— la 3e	—

Au contraire, en ne versant à chaque fois sur le résidu, au lieu de 1000 grammes que 500 grammes d'eau pure ; les 500 grammes ajoutés, plus les 1000 grammes de liquide retenus par le résidu, eussent produit 1500 grammes de mélange dont la pression aurait chassé 500 grammes représentant 33 grammes d'extrait, laissant dans le résidu 1000 grammes représentant 66 grammes d'extrait; et par suite, les 100 grammes d'extrait du premier résidu n'eussent été réduits,

Qu'à 66 gr. 65 après la 1re pression,
— 44 4 — la 2e —
— 14 8 — la 3e —

Par conséquent, chaque affusion d'eau, suivie de l'expression, eût entraîné :

Dans la 1re expérience la moitié,
— 2e — les deux tiers,
— 3e — le tiers.

Des matières laissées dans le résidu à l'état de solution, par les opérations antérieures. Nous avons donc pu établir à *priori*, que leur expulsion se fait d'autant plus vite, que la proportion d'eau additionnelle est plus considérable.

D'un autre côté, les quantités variables de matières extractives restées en solution dans les quantités constantes d'eau retenues par le résidu, s'étant trouvées dans les rapports successifs

De 50
— 25
— 12,5
} à 1000 dans la 1re série d'expériences;

De 33,3
— 11,1
— 3,7
} à 1000 dans la 2e série d'expériences;

De 66,05
— 44,5
— 14,8
} à 1000 dans la 3e série d'expériences.

Nous avons également eu raison de poser en principe, que les solutions retenues par les résidus se maintiennent d'autant plus chargées, que la proportion d'eau employée aux lavages est plus faible.

On voit, d'après ce qui vient d'être dit, que la macération, la digestion, l'infusion et la décoction, suivies et complétées par des lavages et des expressions, peuvent produire l'épuisement complet des matières formées de parties, les unes solubles, les autres insolubles, dans un véhicule donné.

Mais, parmi ces matières, il s'en rencontre dans lesquelles la proportion des parties insolubles est tellement forte, relativement à celle des parties solubles, qu'elle rend fort difficile l'application des méthodes d'épuisement précitées, attendu que, traitées par des quantités d'eau assez grandes pour que la masse ne retienne qu'une petite proportion du liquide employé, elles fournissent des solutions très étendues, et que, traitées par des quantités d'eau capables de produire des solutions concentrées, elles en retiennent la majeure partie, qu'on n'en peut extraire qu'au moyen de lavages multipliés, partant, qu'en les étendant beaucoup. Pour obvier à ces inconvénients, l'idée s'est présentée, de substituer aux opérations précédemment décrites un mode de traitement tout particulier, qui consiste essentiellement à placer les matières premières, préalablement divisées, dans un vase percé à son fond, à les arroser d'un volume de liquide capable d'en imprégner toute la masse, puis, après un contact suffisamment prolongé, à reverser sur la masse humide une nouvelle quantité de liquide, et finalement à continuer ces additions jusqu'à ce que l'eau de lavage, qui s'échappe par l'ouverture inférieure du vase, sorte privée de parties solubles.

En vertu de la propriété que possède une couche de liquide superposée à une autre couche, de chasser celle-ci devant elle à la manière d'un piston, suivant l'ingénieuse et très juste comparaison de MM. Robiquet et Boutron, la première couche de liquide qui n'a pu manquer de se saturer en traversant toute la masse, est chassée de haut en bas par la seconde, remplacée par celle-ci, laquelle, à son tour, après s'être saturée, l'est par la troisième, et ainsi de suite, jusqu'à ce qu'enfin arrive le moment où la couche de liquide ne rencontrant plus assez de parties solubles pour se saturer, ou même n'en rencontrant pas du tout, gagne, telle quelle, l'ouverture du vase, laissant le résidu imprégné de liquide pur.

Telle est, du moins, l'indication théorique du fait; car l'expérience prouve qu'il s'en faut de beaucoup, que les choses se passent en réalité d'une manière aussi tranchée. Les matières mises en traitement retiennent encore des particules solubles, alors que cependant les couches de liquide qui les ont traversées n'étaient pas saturées. Souvent aussi, dès le début, celles-ci ne se saturent qu'incomplétement. C'est qu'il se forme des fausses voies, des espèces de fissures au travers desquelles les molécules liquides s'infiltrent, sans avoir eu le contact des molécules pulvérulentes; c'est aussi que le passage du liquide est parfois trop rapide pour qu'il ait le temps de se saturer.

De la lixiviation.

Cette opération, depuis longtemps connue dans les arts sous le nom de lixiviation, se pratique au moyen de l'eau froide pour les matériaux salpêtrés dont on veut extraire les azotates de potasse, de chaux et de magnésie; pour les soudes artificielles dont on veut extraire le carbonate de soude, sans attaquer le sulfure de calcium que l'eau chaude dissoudrait; au moyen de l'eau chaude pour les produits de l'incinération des plantes qu'on veut priver de carbonate de potasse. Elle se fait dans des tonneaux placés sur leur fond et percés à la partie inférieure de leurs parois latérales, d'une ouverture qu'une bonde en bois permet d'ouvrir ou de fermer, en même temps qu'une claie en osier, ou plus simplement une masse de paille, empêche les matières solides de s'y engager.

En pharmacie, on la pratique d'ordinaire avec l'eau, l'alcool, ou l'éther, dans l'un des appareils suivants :

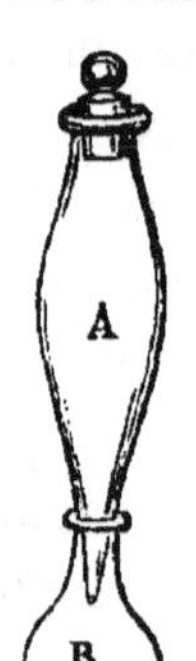

L'appareil de MM. Robiquet et Boutron, très propre aux traitements par l'éther, parce qu'il peut être très hermétiquement fermé, se compose :

1° D'une allonge en verre de forme conique A, portant un bouchon usé à l'émeri;

2° D'une carafe B dans le col de laquelle s'engage à frottement la douille de l'allonge.

On introduit la poudre dans l'allonge, après avoir pris le soin de placer dans sa douille une masse de coton, et l'on verse l'éther sur la poudre. Il la pénètre, et tend à s'écouler par en bas, pour peu qu'on en ait mis plus que la matière pulvérulente n'en peut absorber; mais, comme l'air contenu dans la carafe ne peut s'échapper ni entre les parois intérieures de la carafe et les parois extérieures de l'allonge, lesquelles sont juxtaposées, ni par la douille qu'obstrue la poudre, il prévient ou du moins retarde singulièrement la chute du liquide, à moins que, soulevant l'allonge, on ne livre passage à l'air que le liquide déplace alors sans obstacle, après l'avoir simplement refoulé sur lui-même. Aussi, quand on juge que la macération est suffisamment prolongée, on place entre le col de la carafe et la douille de l'allonge, une carte, afin précisément que l'écoulement de l'éther se fasse naturellement.

L'appareil de MM. Boullay, dont une foule d'appareils à lixiviation ne sont guère que des modifications plus ou moins ingénieuses, tel est notamment celui que M. Bussy a fait servir au traitement des semences de moutarde noire, et qui ne différait de celui que nous allons décrire, que par l'existence d'une seconde enveloppe destinée à permettre d'échauffer la première, au moyen de l'eau chaude ou d'un courant de vapeur d'eau;

L'appareil, de MM. Boullay, se compose :

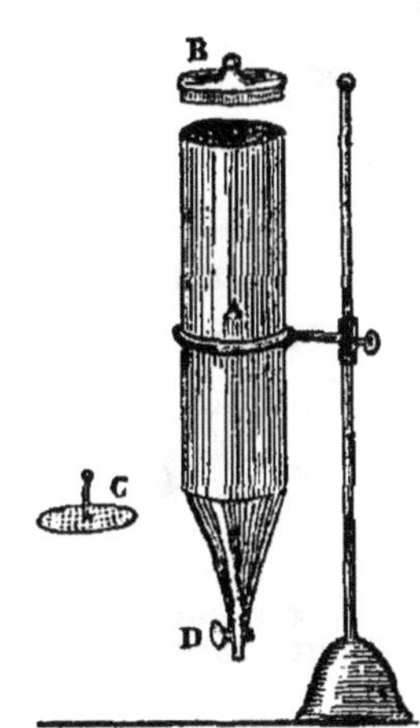

1° D'un cylindre creux en fer-blanc ou en étain, quatre fois environ plus long que large A, conique vers le bas et terminé par un robinet;

2° D'un couvercle de même matière B;

3° De deux diaphragmes C percés de trous, et portant au centre une tige destinée à les manœuvrer.

On place le cylindre dans une position verticale au-dessus d'un vase convenablement disposé; on y engage l'un des deux diaphragmes à la surface duquel on étend une couche mince de coton cardé; on recouvre celle-ci de la poudre que l'on maintient au moyen du second diaphragme; on ferme le robinet; on verse le liquide sur la poudre; on adapte le couvercle, et lorsque le contact de la poudre et du dissolvant s'est assez prolongé, ouvrant le robinet et livrant passage au liquide, on procède à la lixiviation.

Les appareils de MM. Payen, Béral, Zenneck, Romershausen et autres, ne diffèrent essentiellement des précédents, qu'en ce que les uns permettent, au moyen d'une pompe foulante dont le piston s'engage dans le cylindre à lixiviation, d'exercer à la surface du liquide une pression plus ou moins forte; les autres, au moyen d'une pompe aspirante adaptée au récipient, lequel alors doit être très exactement soudé au cylindre à lixiviation, d'y produire un vide plus ou moins parfait. Ils ont pour avantages principaux de rendre plus rapide l'écoulement du liquide; mais comme une pression trop forte, en tassant la poudre, peut arrêter le passage de celui-ci, comme surtout la grande rapidité de son écoulement est défavorable à la solution, on leur préfère généralement les appareils ordinaires.

Le succès de l'opération dépend d'ailleurs de diverses précautions parmi lesquelles les suivantes ne sauraient, entre autres, être négligées, quand surtout le véhicule employé est l'eau, car, l'emploi de l'alcool et de l'éther n'offre pas les mêmes inconvénients, ou ne les offre pas au même degré.

Préparer une poudre convenablement fine, moins fine notamment pour les matières muqueuses, que l'eau gonfle, que pour les autres;

L'introduire à plusieurs fois dans l'appareil, chaque fois en le frappant légèrement, afin qu'elle s'y dispose en couches aussi régulièrement épaisses que possible, et n'y laisse aucun espace libre,

Tasser fortement,

Les poudres d'arnica,
— de camomille,
— de houblon,
Les poudres de *cassia amara*,
— de *pareirabrava*;

et plus généralement toutes autres substances très volumineuses ou très ligneuses.

Tasser assez fortement :

Les poudres de bistorte,
— de cainça,
— d'ipécacuanha,
Les poudres de quinquina,
— ratanhia tarté.

et en général les substances à texture ligneuse;

Tasser modérément :

Les poudres d'absinthe,
— de belladone,
Les poudres de ciguë,
— de saponaire;

Tasser peu

Les poudres de polygala et de racine de saponaire;

Ne pas tasser du tout,

Les poudres de coquelicot,
— de roses rouges,

La poudre de safran;

Humecter à l'avance, avec le quart de son poids d'eau,

La poudre de noix de galle;

Humecter à l'avance avec la moitié environ de leur poids d'eau:

Les poudres de gentiane,
— de bardane,
— d'aunée,

Les poudres de rhubarbe,
— de scille,

plus généralement, toutes les poudres susceptibles, au contact de l'eau, de se gonfler, et ne les introduire dans le cylindre qu'après qu'elles ont atteint leur maximum de dilatation. Autrement, leur augmentation de volume, au sein même du cylindre, ou bien y donnerait naissance à des fausses voies, ou bien arrêterait l'écoulement du liquide.

Certaines substances et spécialement les capsules de pavots, quoi que l'on fasse, ne peuvent être traitées par lixiviation.

MM. Boullay père et fils, auxquels les pharmaciens sont redevables, sous le nom de méthode de déplacement, de l'heureuse application aux opérations de leurs laboratoires, de la lixiviation, jusque-là confinée dans les ateliers, avaient pensé que les liquides, de quelque nature qu'ils fussent, se déplaçaient mutuellement sans se mêler; mais des expériences ultérieures, celles surtout de M. Guillermond, ont prouvé que les choses se passent autrement.

Quand on superpose des liquides non miscibles entre eux, comme l'éther et l'eau, leurs molécules glissent à la surface les unes des autres, et la matière pulvérulente retient encore une portion de celui qui l'avait tout d'abord imprégnée, quand une partie de celui qui devait le déplacer s'est écoulée.

Quand on superpose des liquides miscibles entre eux, comme l'alcool et l'eau, le mélange s'en fait presque dès le début.

Que l'on introduise, par exemple, dans un appareil à déplacement, de la sciure de bois, à l'avance épuisée de toute matière soluble, afin qu'elle ne puisse céder aux liquides, des principes capables de troubler les résultats; qu'on l'imprègne d'alcool à un degré connu, puis qu'on essaie de déplacer celui-ci au moyen de l'eau; l'alcool qui s'en écoulera ne tardera pas à perdre du degré, partant à s'affaiblir.

Il ne faudrait donc pas que le pharmacien songeât à déplacer, au moyen de liquides sans valeur, les liquides d'un prix élevé qu'auraient retenus des matières en lixiviation, toutes les fois que le mélange qui s'en pourrait produire offrirait quelque inconvénient.

Le terrage du sucre, tel qu'il s'opère en plaçant à la surface des pains de sucre, dont la cristallisation s'est produite dans des vases appelés formes, une certaine quantité d'argile humide que l'eau abandonne peu à peu, chassant devant elle la mélasse disséminée entre les particules cristallines.

La préparation du café, telle qu'elle se fait dans les ménages, au moyen de la cafetière à la Dubelloy, en versant l'eau bouillante sur la poudre de café, préalablement disposée en couches à la surface d'un diaphragme percé de trous, au fond d'un cylindre porté par un vase destiné à recevoir le liquide;

L'expérience, à l'aide de laquelle M. Vauquelin a prouvé, contrairement à l'opinion émise par un auteur inexpérimenté, que le sable ne possédait nullement la faculté de dessaler l'eau de la mer, laquelle expérience consistait à placer dans un tube en verre effilé à sa partie inférieure, une certaine quantité de sable, à l'imprégner d'abord d'eau pure, ensuite d'eau salée, de telle sorte que les portions d'eau pure, abandonnées tout d'abord par le sable, se trouvaient bientôt remplacées par de l'eau salée,

Sont autant d'applications de la propriété remarquable, que possèdent les liquides superposés, de se déplacer couches par couches.

IXe LEÇON.

De la dépuration des liquides troubles;

DE L'EXPRESSION; — DE LA LIQUÉFACTION ET DE LA FUSION; — DE LA TORRÉFACTION; — DE LA CALCINATION ET DE L'INCINÉRATION.

De la Dépuration des liquides troubles.

Même en supposant que l'on opère sur des substances complétement solubles, il est rare que l'on obtienne de prime abord des solutions d'une transparence parfaite; à plus forte raison sont-elles troubles, alors qu'on met en expérience, des substances solubles en partie seulement.

Pour en séparer les particules en suspension, l'on a recours, soit à la décantation précédée du repos, soit à la filtration, soit à la clarification.

La décantation, peut s'opérer en inclinant le vase au fond duquel le repos a déterminé la précipitation des particules indissoutes, de manière à produire l'écoulement du liquide qui les surnage. De la décantation.

Mais, quand le dépôt très léger, est susceptible d'être remis en suspension par l'agitation, mieux vaut faire écouler le liquide par une ouverture ménagée à cette intention sur la paroi latérale du vase, au-dessus du point que peut affleurer le dépôt, et que l'on tient d'abord fermée; ou bien le soutirer à l'aide de siphons.

A

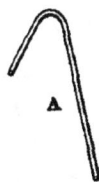

Le plus simple de tous, est un tube en verre A, représentant à peu près un V renversé, dont l'un des jambages serait plus long que l'autre. On plonge la branche la plus courte dans la liqueur, et l'on aspire par l'extrémité opposée, de manière à déterminer l'ascension du liquide.

La pression de l'air qui s'exerce à l'extrémité de la longue branche, contre-balancée qu'elle est par celle qui s'exerce à la surface du liquide, ne peut soutenir l'excédant de poids que présente le liquide dans cette plus longue branche; et l'écoulement, commencé à la faveur de l'aspiration, se continue de lui-même quand elle a cessé, tant que la branche la plus courte plonge dans la liqueur, le vide que tend à produire la chute du liquide étant immédiatement comblé par celui que contient le vase.

Si l'on voulait éviter d'introduire la liqueur dans la bouche, ou d'en aspirer les émanations, on retournerait le siphon, au moyen d'un entonnoir, on le remplirait entièrement du liquide qu'il s'agirait de soutirer, ou de tout autre de nature à s'y mélanger sans inconvénient; on fermerait avec l'index l'extrémité de la plus longue branche, on retournerait de nouveau le tube, on en plongerait la branche la plus courte dans le liquide, et, retirant le doigt, on laisserait l'écoulement se produire. A ces mêmes fins on se sert avec succès du siphon de Bunten B, lequel ne diffère du précédent qu'en ce qu'il porte une boule vers le haut de sa plus longue branche. On remplit de liquide cette branche et la boule, on ferme l'extrémité C avec le doigt, puis retournant le siphon, on en plonge la branche BD dans le liquide à décanter. Le doigt étant retiré, le liquide de la longue branche s'écoule, celui de la boule lui succède, et le vide qui tend à se produire dans celle-ci au fur et à mesure que le liquide s'en échappe, fait monter par la petite branche celui du vase; de telle sorte, que, pénétrant à son tour dans la boule avant qu'elle se soit entièrement vidée, il continue l'écoulement.

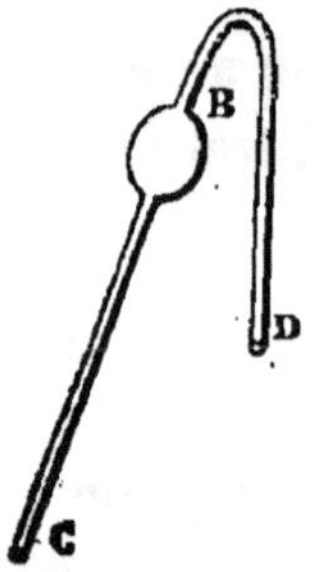

B
D
C

De la filtration. Quand les matières tenues en suspension refusent de se déposer, ou ne se déposent qu'avec une extrême lenteur, pour se suspendre de nouveau à la plus légère agitation, on peut avoir recours aux filtres, c'est-à-dire à des corps capables de retenir les particules indissoutes et de livrer passage au liquide; ainsi, dans les ménages, l'eau se filtre, soit au travers de pierres poreuses dont on brosse fréquemment les surfaces, afin de détacher le dépôt qui tend à les pénétrer, soit au travers de couches superposées de sable et de charbon : celui là fait uniquement fonction de filtre; celui-ci, agissant tout à la fois comme filtre et comme agent de dépuration, absorbe les gaz fétides que les substances organiques auraient pu produire.

Chez les épureurs, l'huile de colza, dépurée au moyen de l'acide sulfurique concentré, et que plus tard des lavages à l'eau ont débarrassée de l'excès d'acide, est filtrée au travers de mèches en coton, ou, pour plus d'économie, au travers de sciure de bois convenablement tassée.

Dans les laboratoires de chimie, le sable, le grès, et surtout le verre en poudre, lequel n'a pas, comme le sable et le grès, l'inconvénient de pouvoir renfermer du carbonate de chaux, servent à filtrer les acides sulfurique, chlorhydrique, etc.

En pharmacie, presque toujours on filtre les liquides troubles, soit au travers de feuilles en papier non collé, qu'on dispose d'une manière toute particulière dans des vases coniques appelés entonnoirs, soit au travers d'étoffes en fil ou en coton, qu'au besoin on recouvre de feuilles de papier, ou de quelque substance capable de former à leur surface une sorte de feutre : leur nature variable, la manière différente de les disposer, ont fait appeler ces filtres du nom d'étamines, de blanchets, de chausses, de filtre Taylor, etc., etc.

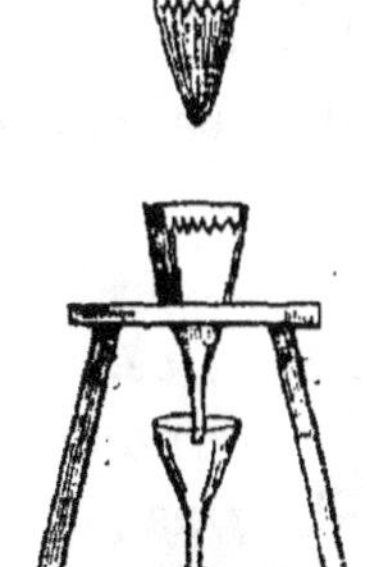

Dans le premier cas, la feuille de papier, que l'on a pris soin de choisir blanc, si l'on craint que le papier gris ne cède à la liqueur le carbonate de chaux, l'oxyde de fer ou la matière colorante qu'il renferme, est d'abord formée en cône présentant sur toute sa longueur des plis destinés à prévenir, entre elle et les parois intérieures de l'entonnoir, une adhérence essentiellement défavorable au passage du liquide. Cela fait, on engage le filtre dans l'entonnoir, en ayant le soin de l'y enfoncer assez peu pour qu'il n'en obstrue pas la douille, assez cependant pour que son extrémité inférieure ne puisse, en s'arrondissant, produire une surface plus ou moins etendue, que le poids du liquide ne manquerait guère de défoncer. Quant aux entonnoirs, presque toujours en verre, rarement en grès, en faïence, en étain, ils sont d'ordinaire laissés ouverts. Cependant lorsqu'on veut prévenir la déperdition des liquides volatils, ou l'altération de ceux que l'air pourrait altérer, on les munit de couvercles, et mieux encore on leur substitue l'appareil de M. Riouffe.

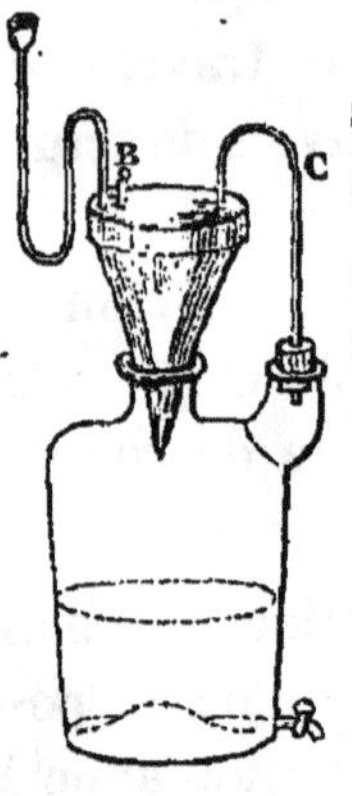

C'est un entonnoir couvert, dont la douille s'engage dans l'une des tubulures d'un flacon à double tubulure au col duquel il est en quelque sorte soudé. Il porte sur son couvercle un tube en S destiné à l'introduction du liquide, et une ouverture fermée d'un bouchon B, par laquelle doit s'échapper l'air que celui-ci déplace en y pénétrant; de la deuxième tubulure du flacon part un tube recourbé C, qui met en communication les deux parties de l'appareil.

Au moyen de cette ingénieuse disposition, quand on a soulevé le bouchon qui fermait l'ouverture B, rempli le filtre de liquide et replacé le bouchon, le liquide, au fur et à mesure qu'il filtre, tombe de l'entonnoir dans le flacon, y déplace un volume d'air égal au sien, lequel remontant par le tube C dans l'entonnoir, l'y remplace, et ainsi de suite, sans que jamais l'air extérieur puisse intervenir, et sans que l'opération s'interrompe, pour peu que, de temps à autre, l'on introduise par le tube en S une nouvelle quantité de liquide, en même temps que l'on soulève le bouchon B.

Les dissolutions d'alcalis caustiques, les huiles volatiles, les solutions alcooliques et éthérées, les vins médicinaux, certains sirops, tels que ceux de quinquina au vin, de sulfure de potasse, pourraient notamment être filtrés dans cet appareil. Une petite masse de coton que l'on introduit dans la douille de l'entonnoir, remplace parfois le filtre en papier, parfois aussi, l'entonnoir en étain est doublé à l'intérieur d'un entonnoir en verre.

Les carrés en toile, les étamines, qui ne sont que des carrés en laine claire; les blanchets, qui ne sont, à leur tour, que des carrés en molleton de laine, lorsqu'on les fait servir à la filtration, sont maintenus modérément tendus et dans une position horizontale,

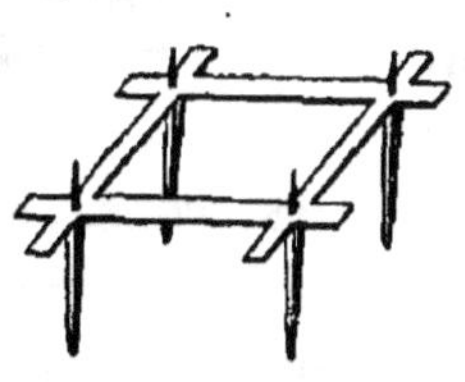

par des châssis en bois garnis de pointes en fer. L'épaisseur du tissu qui constitue les blanchets, permet presque constamment d'obtenir dans un état de limpidité parfaite les liquides qui les traversent, sinon dès le début, au moins en reversant sur eux les premiers produits; mais il n'en est pas de même des toiles et des étamines dont la trame est moins serrée ou moins épaisse, surtout quand les liquides ne laissent pas à leur surface un dépôt considérable qui puisse compléter la dépuration.

Aussi, a-t-on souvent recours au mode de filtration recommandé par M. Desmaret, précisément pour obtenir l'effet que produirait un abondant dépôt, et plus avantageusement, en ce sens que celui-ci, obstruerait les pores du filtre, formé qu'il pourrait être de matières plus ou moins visqueuses, plus ou moins grasses.

On prend du papier blanc non collé, on le bat dans l'eau chaude avec un balai en osier, et l'on jette sur un linge l'espèce de bouillie qui en résulte. Le papier, dans un état de division très grand, est lavé à deux ou trois reprises, exprimé fortement entre les mains, délayé dans le liquide qu'il s'agit de dépurer, pour le tout être jeté sur un linge ou sur une étamine.

Le filtre Souchon, que le pharmacien pourrait, sans aucun doute, faire servir à une foule d'usages, n'est en quelque sorte **Filtre Souchon.** qu'une application très heureuse du procédé ci-dessus. Le papier en pâte y est remplacé par de la laine provenant de la tonte des étoffes, et nommée laine tontis : après l'avoir parfaitement dégraissée au moyen d'une macération préalable dans l'eau chargée de carbonate de soude en solution, et d'argile en suspension, puis lavée, on l'étend en couches d'épaisseur parfaitement égale, que maintiennent les unes au-dessus des autres, des treillages en fil de fer galvanisé, sur un châssis garni d'une flanelle. La couche supérieure, sur laquelle se dépose la presque totalité des matières en suspension, est enlevée de temps à autre, sans que les couches inférieures aient besoin d'être changées.

La même laine, en la lavant, peut servir indéfiniment. En général, les solutions salines, les décoctions, les solutions alcalines qui attaquent aisément la laine sont de préférence filtrées au travers de toiles nues ou recouvertes de feuilles de papier ; les sirops, au travers de blanchets; et, pour que ces derniers liquides, d'une grande viscosité, pénètrent plus facilement dans le tissu, parfois on commence par plonger le blanchet dans l'eau, puis, après l'avoir retiré et fortement tordu, on l'étend sur le carré. L'eau, qu'il ne contient qu'en très petite quantité, ne peut décuire le sirop, et cependant rend le tissu infiniment plus perméable.

Dans quelques circonstances, par exemple, lorsque les liquides à filtrer sont abondants, épais, chargés de matières en suspension; au lieu de laisser au tissu en laine la forme d'un carré, on lui donne celle d'un cône, que l'on suspend renversé, et à la pointe duquel on coud un ruban, afin, en relevant cette pointe en dedans, de pouvoir soulever les dernières portions de liquide que l'accumulation du dépôt vers l'extrémité du cône, empêcherait de passer, et par suite de les placer au contact de surfaces plus ou moins nettes. Les filtres de ce genre son nommés chausses d'Hypocrate, ou plus simplement chausses. Comme l'évaporation, en concentrant les solutions, le refroidissement, en les rendant plus denses, deviennent autant d'obstacles à une prompte filtration, il est souvent bon d'envelopper la chausse d'un cône en bois, percé inférieurement d'un trou assez large pour qu'il suffise à l'écoulement du liquide, et muni d'un couvercle.

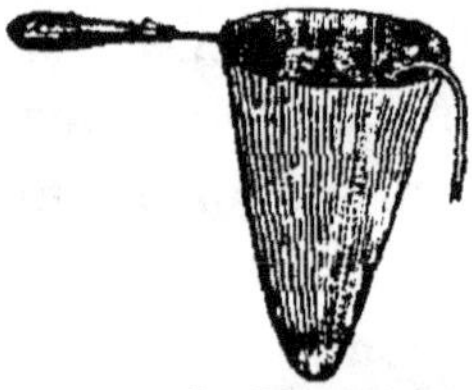

Filtre Taylor. D'autres fois, aux étamines, aux blanchets, aux chausses on substitue le filtre Taylor, véritable sac en laine, en coutil, ou en coton serré, ouvert par l'une de ses extrémités, fermé par l'autre, que l'on introduit, par son extrémité fermée, dans un cylindre en cuivre plus étroit et moins haut que lui, de telle sorte qu'il est forcément obligé de se replier sur lui-même. Son ouverture, d'ailleurs, est fixée à la paroi supérieure du cylindre, et celui-ci est fermé par un couvercle garni d'un entonnoir.

Dans ce filtre, l'évaporation est rendue impossible, le refroidissement très lent, si le cylindre en cuivre est enveloppé d'un autre cylindre en bois. En outre, l'étendue des surfaces filtrantes, la multiplicité des plis sur lesquels le dépôt se répartit, la hauteur de la colonne du liquide, par suite, la pression considérable exercée sur ses couches inférieures, y favorisent la filtration.

De la clarification.

Il est enfin un assez grand nombre de liquides que l'on peut dépurer autrement qu'en les faisant passer au-travers de corps poreux, de substances pulvérulentes, de tissus; par l'addition de matières susceptibles, celles-ci par suite de combinaisons qu'elles contractent avec certains des principes des liquides à dépurer; celles-là, par suite de modifications que leur fait éprouver le contact de ces mêmes principes, ou l'intervention de la chaleur, de déterminer la séparation des particules en suspension.

Les vins rouges, par exemple, se dépurent en leur ajoutant, par chaque 300 bouteilles, 4 à 5 blancs d'œufs préalablement battus, d'abord avec un peu d'eau, puis avec 2 à 3 litres de vin, mélangeant le tout, abondonnant au repos pendant 8 à 10 jours et tirant à clair.

Les vins blancs, en remplaçant le blanc d'œufs, qui pourrait leur laisser une apparence nébuleuse, par de la colle de poisson que l'on a coupée par morceaux, fait macérer pendant 12 à 15 heures dans de l'eau tiède, de manière à la convertir en gelée, et définitivement délayée dans une certaine quantité de vin.

L'albumine et la gélatine se combinent avec les principes astringents des vins, et les composés insolubles qui se forment, se déposent, entraînant avec eux les corps en suspension.

Les fabricants de liqueurs de table les dépurent quelquefois en leur ajoutant du lait. Le principe caséeux insoluble dans l'alcool, est par lui précipité.

Nous verrons plus tard la plupart des décoctions et des sirops être clarifiés par l'addition du blanc d'œuf et par l'ébullition. L'albumine, susceptible de rester dissoute à des températures basses dans tous les liquides qui ne renferment aucune substance capable de réagir sur elle, perd, à une température voisine de 90°, sa solubilité, et se coagule. Le plus ordinairement, ses molécules se disposent en réseau que sa légèreté spécifique appelle à la surface du liquide et dont les mailles serrées enveloppent les particules en suspension. Dans ce cas, il faut laisser le réseau se former, en évitant de le déchirer par l'agitation, puis enlever l'écume au moyen d'écumoirs. Mais d'autres fois, le réseau ne se produirait pas ou se produirait mal. L'albumine coagulée nagerait sous forme de flocons dans le liquide, sans pouvoir se rassembler à sa surface. Alors, il convient, suivant le conseil de M. Salles, de prévenir la formation d'un réseau incomplet ; à cet effet, l'on agite, et aussitôt que les flocons albumineux isolés, nagent dans un milieu transparent, on enlève le vase renfermant le liquide, de dessus le feu, on le couvre, on le laisse refroidir dans un repos parfait, afin que les flocons se déposent, et finalement on décante.

La filtration, à laquelle il faut presque toujours, en définitive, avoir recours en suivant ces derniers procédés de dépuration, ne fût-ce que pour obtenir claires les portions de liquide que les dépôts albumineux et autres auraient retenues à la manière d'éponges, ou pour séparer les quelques flocons qui ne se seraient pas réunis aux écumes, devient alors une opération tout à fait secondaire.

De l'Expression.

L'expression, est une opération toute mécanique destinée à séparer, au moyen de la pression, les liquides des solides qu'ils imprègnent.

Lorsque la pression doit être modérée, on exprime les matières préalablement divisées entre les mains, ou mieux encore, dans un carré de toile. A cet effet, on rapproche parallèlement deux des bords du carré, on les roule l'un sur l'autre, afin de former une sorte de sac ouvert par ses extrémités, ou plutôt de cylindre creux, on tord en sens contraire, afin de fermer les ouvertures et de diminuer l'espace occupé par la matière. Les parties liquides sont forcées d'abandonner les parties solides et de traverser le tissu.

Lorsque la pression doit être plus considérable, on a recours aux presses. Les traités de technologie renferment la description d'une foule d'appareils en ce genre : presses hydrauliques, presses à leviers, à cylindres, à vis, etc.; mais les pharmaciens n'emploient guère que ces dernières.

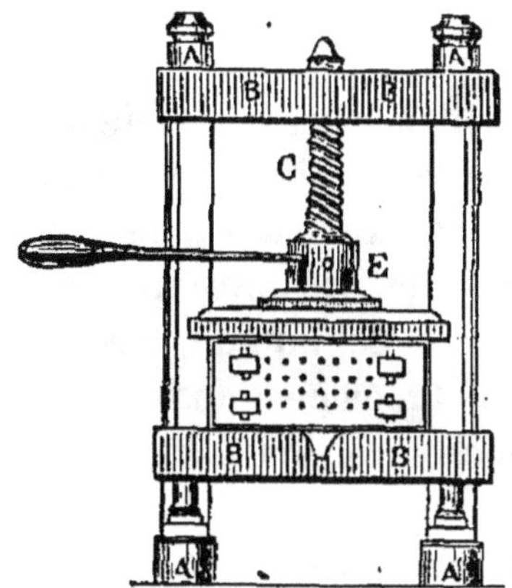

Peu coûteuses, faciles à manœuvrer et d'une puissance suffisante pour les usages auxquels on les destine, elles présentent d'ordinaire deux montants verticaux en bois A A réunis horizontalement, tant par leurs extrémités supérieures que par leurs extrémités inférieures au moyen de traverses fixes B B appelées celle d'en haut, chapeau; celle d'en bas, semelle; sur celle-ci, ou plutôt sur la tablette qui la recouvre, afin d'en élargir la surface, est creusée une rigole destinée à conduire le liquide dans des vases disposés pour le recevoir. Le chapeau est traversé par une vis C, en fer ou en bois, que fait mouvoir un levier, et dont la tête, renflée en E, abaisse, lorsqu'on la déroule jusqu'au contact de la semelle, une tablette correspondant à celle de cette semelle.

Ainsi abaissée, la vis comprime entre les surfaces en rapport les matières que l'on a placées sur la semelle, on les enveloppe d'un carré en toile ou en crin replié sur lui-même, d'un sac quelconque, ou simplement d'un sceau en bois à parois percées de trous, et dans lequel descend, au fur et à mesure que la vis s'abaisse, un morceau de bois qui s'y engage exactement, quoique sans frottement.

Les précautions à prendre pour que l'opération ait tout le succès désirable, sont celles-ci :

1° Eviter de comprimer les matières mises en expérience entre des tablettes formées de corps susceptibles de réagir sur elles ou de s'en imprégner, de manière à n'en pouvoir être débarrassés. Par exemple, le cuivre réagirait sur les matières grasses; l'oxyde qui se formerait au contact de l'air, s'y dissoudrait, et les colorerait en vert : d'un autre côté, le bois absorberait ces mêmes matières; les portions absorbées en pure perte ranciraient, et plus tard, se mêlant aux produits de nouvelles opérations, les altéreraient. De là vient, qu'en pharmacie, les presses sont munies d'une double paire de plaques ; l'une en cuivre, l'autre en étain ;

2° Etendre la matière en couches d'épaisseur parfaitement égale dans toute leur étendue, afin que la pression s'exerce également sur tous les points de la masse. Autrement, tandis que les parties les plus épaisses, et, par suite, les plus fortement comprimées, seraient entièrement privées de liquide, les plus minces pourraient en retenir, pourraient même en absorber une nouvelle quantité aux dépens des couches voisines, au cas où elles n'en seraient pas saturées ;

3° Placer la matière au centre du plateau inférieur, dans la direction de la vis ; parce que la pression s'exerce là, plus forte que sur tout autre point; parce que la vis, si la pression ne s'exercait pas constamment dans le sens de son axe, serait bientôt faussée et mise hors de service ;

4° Graduer la pression convenablement. S'il est possible, en effet, de comprimer sans grande précaution le produit de la division des fruits charnus et des plantes herbacées dont les sucs aqueux, très fluides, traversent facilement la toile, le coutil, etc., il n'en saurait être de même du produit de la division des semences de ricin. L'huile visqueuse qui l'imprègne, traverse les tissus avec trop de difficulté :

Or, comme les liquides ne sont, à vrai dire, pas compressibles, comme leur sortie du tissu ne peut se faire que couche par couche, il y a déchirure, quand on n'attend pas, pour produire la pression nécessaire à l'écoulement d'une couche plus centrale, que la couche plus extérieure ait traversé le tissu ;

5° Enfin, lorsqu'on agit sur des matières en partie solides, en partie liquides, dont la portion liquide doit sa liquidité à l'intervention de la chaleur, afin de prévenir le refroidissement de celles-ci, il faut échauffer les plaques métalliques. D'ordinaire, il suffit de les exposer pendant quelques instants à l'action de la vapeur d'eau, leur température devient alors égale à celle de l'eau bouillante, c'est-à-dire à + 100°. Mais, évidemment, on pourrait les porter à des températures plus élevées, si l'on ne craignait quelque altération de la part d'une chaleur plus forte.

De la Liquéfaction et de la Fusion.

La liquéfaction, a pour but d'éloigner assez, au moyen du calorique, les molécules de certains solides, pour qu'ils affectent l'état liquide. On l'emploie, par exemple, alors qu'il s'agit d'extraire par la pression, l'axonge engagée dans le tissu adipeux du porc, de faciliter la combinaison du soufre avec le mercure, de dépurer par le filtre l'huile concrète de muscade.

Elle constitue une opération des plus simples, qui ne demande guère d'autre soin que de ne point placer les matières à liquéfier dans des vases susceptibles de réagir sur elles, que de ne pas les exposer à des températures capables de les altérer, de les volatiliser, au cas où elles seraient altérables par la chaleur ou volatiles.

Le soufre ne saurait donc être liquéfié dans des vases en cuivre, en argent, en fer : il se combinerait avec le métal et formerait un sulfure tellement fusible, que le vase serait presque inévitablement percé.

Les graisses ne doivent être liquéfiées qu'à des températures voisines de 100°; tandis que le sel de nitre, pour être amené à à l'état de cristal minéral, peut, sans inconvénient aucun, être exposé à des températures de beaucoup supérieures, bien qu'au rouge, il se décompose à son tour.

La térébenthine liquéfiée à une trop forte chaleur, perdrait une partie de son huile volatile.

Dans le langage habituel, il arrive que l'on confond avec la liquéfaction une autre opération que nous appellerons fusion, et qui consiste à chauffer des substances renfermant de l'eau en combinaison, telles que le sulfate et le carbonate de soude, les acides tartrique et citrique cristallisés, de manière également à leur communiquer l'état liquide : mais il existe entre cette opération et la précédente, cette différence, savoir, que dans la liquéfaction proprement dite, le passage à l'état liquide résulte de ce que le calorique seul a porté les molécules solides hors de leur sphère d'attraction; tandis que dans la fusion, le pouvoir dissolvant de l'eau, augmenté par l'élévation de température, a produit une sorte de solution du solide dans l'eau de cristallisation.

Quelques auteurs nomment fusion ignée, la liquéfaction par le feu; fusion aqueuse, la liquéfaction par l'intermédiaire de l'eau.

De la Torréfaction.

Lorsque l'on expose les matières organiques sèches à l'action d'une chaleur capable seulement de leur faire prendre du retrait, de volatiliser certains de leurs principes volatils, ou tout au plus d'en modifier légèrement la constitution, on opère leur torréfaction.

On torréfie les semences de cacao, afin tout à la fois de rendre leurs enveloppes friables, partant plus faciles à séparer, et de leur faire perdre l'odeur de moisi que présente toujours le cacao terré, souvent même le cacao non terré. Dans les arts on torréfie les semences de lin afin de favoriser l'extraction de l'huile en contractant le parenchyme qui l'enveloppe.

La fécule de pommes de terre, pour la convertir en une matière gommeuse soluble dans l'eau, que, depuis quelques années, on substitue avec avantage, dans une foule d'industries, à la gomme arabique.

Dans les ménages, on torréfie le café pour y développer l'huile aromatique amère, excitante, que jusqu'à présent l'on n'a pu séparer du café vert, ce qui semble indiquer qu'elle n'y préexiste pas. En pharmacie, on torréfie les glands pour les rendre amers, astringents, et par suite aptes à servir au traitement des dyarrhées chroniques; la rhubarbe, pour la rendre astringente de laxative qu'elle était; l'opium pour en dissiper le principe vireux.

La torréfaction de la fécule, des glands, de la rhubarbe, de l'opium se fait très bien en chauffant au bain de sable, dans des capsules en porcelaine, les matières réduites en poudre. Quant à celle du café et du cacao, on la pratique habituellement au moyen de cylindres en tôle, munis d'un axe horizontal qui permet de leur imprimer, au-dessus d'un foyer, un mouvement de rotation, et sur leurs parois, d'une porte par laquelle les semences sont introduites, et les phases diverses de l'opération surveillées.

En Espagne, on préfère torréfier le cacao dans des bassins en cuivre au milieu du sable fin qui répartit très également la chaleur.

De la Calcination et de l'Incinération.

Au lieu de les exposer à l'action d'une chaleur seulement capable d'en modifier quelque peu les propriétés physiques et la constitution, expose-t-on les matières organiques à l'action d'une chaleur capable de les détruire ? ou bien encore, expose-t-on à des températures capables de les altérer profondément, certaines matières inorganiques? on produit des calcinations. Ainsi nous verrons plus tard que l'on calcine :

Les carbonates de magnésie et de chaux, pour en dégager l'acide carbonique, et les convertir en magnésie caustique ou en chaux vive;

L'alun cristallisé, pour dissiper l'eau de cristallisation qu'il renferme, et pour l'amener à l'état d'alun calciné;

Le sulfure d'antimoine, pour brûler une partie de son soufre, oxyder une partie de son métal et produire un oxysulfure;

La corne de cerf, pour obtenir la corne de cerf dite calcinée, ou plutôt les sels calcaires qui constituent la base de cette production osseuse.

L'opération se fait à l'air libre quand son intervention est nécessaire. C'est le cas de la calcination du sulfure d'antimoine. Ce genre de calcination, porte alors de préférence, le nom de grillage.

Dans des creusets couverts, quand l'intermédiaire de l'air est au moins inutile, et que l'on ne tient pas à recueillir les produits volatils qui se pourraient dégager; c'est le cas de la calcination des carbonates calcaire et magnésique.

Dans des cornues ou dans tous autres appareils distillatoires, quand on tient à recueillir les produits volatils. Ainsi fait-on pour les os, pour la corne de cerf, quand on veut utiliser les produits ammoniacaux provenant de la décomposition de leurs principes organiques. Il est à remarquer que la calcination au sein d'appareils distillatoires, prend d'ordinaire le nom de distillation.

L'on donne enfin le nom d'incinération, des mots latins, *in cinerem vertere* (convertir en cendres) à l'opération qui consiste essentiellement, dans la destruction au moyen de l'action simultanée de la chaleur et de l'air, des parties charbonneuses que laissent, après leur calcination, la plupart des matières organiques, de manière à n'obtenir en définitive pour résidu, que des matières minérales fixes.

Grand nombre de plantes marines sont calcinées, puis incinérées, pour en retirer les sels, au nombre desquels se trouve l'iodure de potassium.

Les végétaux herbacés sont calcinés, puis incinérés pour obtenir la potasse ;

Les os, préalablement calcinés, sont incinérés, pour brûler l'excès de carbone qui les colore, et par suite, sous le nom d'os calcinés à blanc, obtenir le phosphate calcaire nécessaire à la préparation du phosphore.

L'incinération, par cela même qu'elle exige l'intervention de l'air nécessaire à la conversion en acide carbonique ou en oxyde de carbone, du carbone que l'oxygène et l'hydrogène des matières organiques n'ont pu brûler pendant l'acte de la calcination, se doit faire à vase ouvert, ou du moins dans des appareils que l'air puisse traverser.

Cependant il arrive, et nous en fournirons un exemple en traitant de l'essai des vins supposés contenir du plomb, que l'on agisse autrement, l'excès de carbone est alors brûlé par l'intermédiaire du chlorate ou de l'azotate de potasse. Les acides de ces sels, décomposables par la chaleur, fournissent l'oxygène nécessaire à la destruction du carbone.

L'azotate d'ammoniaque, qui n'a pas, comme les sels à base de potasse, l'inconvénient de fournir un résidu fixe, pourrait quelquefois lui être avantageusement substitué.

Xe LEÇON.

De la Vaporisation,

DE L'ÉVAPORATION ET DE LA DISTILLATION COMPARÉES ENTRE ELLES.

La vaporisation, l'évaporation et la distillation, sont des opérations qui ne diffèrent en réalité les unes des autres, qu'en ce qu'elles ont des buts différents.

Toutes trois, en effet, consistent essentiellement dans la réduction en vapeurs de corps volatils : mais dans la vaporisation, ce sont les vapeurs elles-mêmes; dans l'évaporation, le résidu qu'elles fournissent; dans la distillation, le produit de leur condensation que l'on utilise.

Dans les arts :

L'on vaporise l'eau pour que ses vapeurs servent de force motrice dans les machines à vapeur, échauffent de leur calorique latent les bains de teinture des indienneurs, ou les eaux de lessive des blanchisseurs.

L'on évapore les décoctions de bois d'Inde ou de bois de Brésil, afin d'obtenir, à l'état d'extrait, leurs matières colorantes; l'acide sulfurique, au sortir des chambres en plomb dans lesquelles on l'a fabriqué, afin de le concentrer.

L'on distille les produits de la fermentation des liqueurs sucrées pour en retirer l'alcool.

En pharmacie, la vaporisation ne se pratique guère que pour exposer certains malades à l'action de la vapeur de l'eau ou de décoctions médicamenteuses. Le malade est placé dans des appareils particuliers, de formes extrêmement variables, que l'on désigne sous le nom commun d'appareils fumigatoires, et les vapeurs convenablement dirigées, viennent lui laver tout le corps, ou seulement toucher quelqu'une de ses parties.

Au contraire, l'évaporation et la distillation, dans des conditions d'ailleurs différentes, y sont fréquemment employées; elles exigent, par conséquent de notre part, une étude plus approfondie.

De l'Evaporation.

L'évaporation, peut être définie l'opération destinée à produire la séparation à l'état de vapeurs, des liquides volatils associés à des matières fixes ou moins volatiles.

La description des procédés à l'aide desquels on l'exécute, exige, pour être bien comprise, pour que leurs avantages ou leurs inconvénients puissent être convenablement appréciés, que l'on commence par préciser les conditions dans lesquelles les liquides volatils se vaporisent.

Conditions de la vaporisation des liquides à des températures inférieures à celles de leur ébullition.

A cet égard, voici ce que l'on observe : si l'on abandonne de l'eau distillée à la température de + 15°, soit à l'air libre, et partant dans un espace illimité, soit sous une cloche disposée de manière à ce que l'air extérieur, s'y renouvelant indéfiniment, y renouvelle indéfiniment l'espace, et le rende en quelque sorte illimité; quelle qu'en soit la quantité, cette eau finit par disparaître à l'état de vapeur. Ce ne serait qu'autant que l'air serait complétement saturé d'humidité, que la vaporisation n'aurait pas lieu, parce qu'alors l'espace destiné à loger les molécules de vapeur que le liquide devrait produire, se trouverait à l'avance contenir toute la vapeur d'eau capable de s'y répandre.

Si, à cette même température, on introduit de l'eau dans un ballon susceptible d'être hermétiquement fermé, l'eau s'y vaporise en totalité ou en partie, suivant la capacité du ballon : de telle sorte qu'un ballon de 1 mètre cube de capacité suffirait à la complète vaporisation de 13 gr. 028 d'eau, et ne suffirait plus à celle d'une quantité plus considérable.

Si, à la même température encore, on place des quantités égales d'eau, dans deux ballons de même capacités et tous deux hermétiquement fermés, mais l'un plein d'air et l'autre privé d'air, pourvu que leurs capacités soient suffisantes, l'eau tout entière se vaporisera dans les deux ballons. Seulement, on observera que sa réduction en vapeur sera plus rapide dans le second que dans le premier, quoique, en dernier résultat, la proportion de vapeur n'y soit pas plus considérable : l'absence des molécules d'air aura facilité la dissémination des molécules de vapeur.

Si l'on place, toujours à la température de $+15°$, au-dessus de capsules remplies d'acide sulfurique concentré, de chlorure de calcium, de chaux vive, etc., etc., dans deux vases parfaitement clos et de capacités semblables, mais trop petits pour que la vaporisation s'y puisse compléter sans le secours des corps absorbants, des quantités égales d'eau distillée; si de plus, on fait le vide dans l'un des deux vases;

Dans l'un et dans l'autre, la totalité de l'eau finira par se va poriser, pourvu que la masse de matière absorbante soit suffisante.

La vapeur formée dès le début de l'expérience, ainsi qu'elle l'eût fait en l'absence des corps absorbants, sera condensée par l'acide, par la chaux ou par le chlorure, remplacée par de nouvelle vapeur, laquelle à son tour disparaîtra de même que la précédente, et ainsi de suite, tant qu'il restera de l'eau liquide.

Comme dans les expériences précitées, on observera toutefois que la vaporisation se fera plus rapidement dans le vide que dans l'air, et pour le même motif.

Enfin, si l'on place dans les mêmes conditions de température, et d'espace, dans le vide ou dans l'air, deux quantités égales d'eau, l'une enfermée dans un vase à ouverture étroite, l'autre étendue en couche à la surface d'une assiette, la quantité de vapeur produite par la première, bien que cependant elle ne dût pas être moindre que celle de la seconde, en prolongeant suffisamment l'opération, atteindra plus lentement son maximum.

Ces diverses expériences répétées sur l'eau, soit à des températures inférieures à $+15°$, soit à des températures comprises entre 15° et 100°, amèneraient des résultats analogues, sauf que la quantité de vapeur susceptible de se produire dans un espace déterminé, serait plus petite quand on agirait à des températures inférieures à $+15°$, et contrairement plus grande quand on agirait à des températures supérieures.

Un vase d'un mètre cube de capacité, renfermerait :

7 gr.	174 de vapeur	à	+ 5°
13	028 —	à	+ 15
22	630 —	à	+ 25
38	290 —	à	+ 35

Toutes ces expériences répétées, sur tous les liquides volatils autres que l'eau, seraient suivies de résultats semblables, à cela près, que la tendance à la vaporisation étant plus grande dans quelques-uns, et plus faible dans d'autres, ils produiraient des quantités de vapeurs différentes ; en sorte que, tel espace qui ne suffirait pas à l'entière vaporisation d'un poids donné d'eau, pourrait suffire à celle d'un poids égal d'alcool, à plus forte raison d'éther.

Conditions de la vaporisation des liquides aux températures de leur ébullition.

Au lieu de laisser les liquides à des températures inférieures, portons-les à la température de l'ébullition, en d'autres termes, échauffons-les de telle sorte, que leur tension faisant équilibre au poids de la colonne d'air qui les presse, ils se transforment dans les parties les plus rapprochées du foyer, en vapeurs dont le passage au travers des couches restées liquides, produise le phénomène connu sous le nom d'ébullition. La vapeur qu'ils formeront, ne sera limitée dans la rapidité de sa production, que par le temps nécessaire à l'absorption du calorique capable de la produire; dans sa quantité, que par celle du calorique fourni.

Les physiciens ont nommé *latent*, le calorique employé au passage des liquides à l'état de vapeur, aussi bien que celui nécessaire à la fusion des solides ; parce qu'il est insensible aux instruments à l'aide desquels se mesurent les différences de température (thermomètres). On le rend appréciable, en déterminant la quantité de calorique que les vapeurs abandonnent, que les solides absorbent, pour, les unes et les autres, devenir liquides ; par exemple, en déterminant le poids de l'eau à 0°, qu'un kilo de vapeur d'eau produite sous la pression de $0^{m}76$, peut élever à la température de 100, en la traversant et s'y condensant tout entière ; ou le poids de l'eau à 75° qu'un kilo de glace en poudre à 0°, peut ramener à 0° en s'y fondant. On trouverait, que dans l'acte de sa vaporisation, l'eau rend latent 5 fois 1/2 autant de calorique qu'elle en exige pour passer de 0° à 100°.

Plus un liquide quelconque est volatil, et plus basse est la température à laquelle se détermine son ébullition.

Sous la pression atmosphérique de 0m,76 de mercure, sous celle, par conséquent, qui s'exerce d'ordinaire au niveau de la mer, pour diminuer au fur et à mesure qu'on s'élève sur les montagnes, augmenter au fur et à mesure qu'on s'enfonce dans les entrailles de la terre :

L'éther chorhydrique bout	à + 12°	L'eau bout		à + 100°
L'acide cyanhydrique —	à + 26,5	L'acide sulfurique marquant		
L'éther hydratique —	à + 35	66°		à + 310
L'alcool anhydre —	à + 78	Le mercure		à + 360

Toutefois, des circonstances accidentelles pourraient faire varier ces points d'ébullition. Nous savons déjà, que l'addition à l'eau de certains corps solubles produit cet effet, et d'un autre côté, M. Bostock a vu l'eau ne bouillir qu'à + 102; l'éther, qu'à + 38; l'alcool, qu'à + 85, dans des vases en verre parfaitement polis; le liquide et la surface du verre, contractent sans doute de l'adhérence. L'addition de quelques fragments de bois ou de sable, détermine alors immédiatement l'ébullition.

Plus la pression à laquelle un liquide quelconque se trouve soumis, est faible, et plus son ébullition est facile, se détermine à une basse température. Que l'on place sous le récipient de la machine pneumatique. de l'eau à + 40°, et que l'on fasse jouer les pistons, bientôt on la voit entrer en ébullition, tandis que sous la pression atmosphérique ordinaire, chacun sait qu'elle ne pourrait le faire qu'à + 100°. Elle y entrerait à des températures fort inférieures encore à 40°, si, le vide étant parfait, l'on absorbait la vapeur, au moyen de l'acide sulfurique concentré, de telle sorte que celle produite ne pût exercer à la surface du liquide une pression capable d'en contre-balancer la tension. Mais, dans ces nouvelles conditions, comme la quantité de vapeur produite serait bientôt considérable, par cela même qu'on l'absorberait au fur et à mesure de sa formation, comme partant, la masse de calorique qu'elle enlèverait à l'eau restée liquide, pour se constituer à l'état de fluide aériforme, serait elle-même considérable; ainsi que l'a fait voir Leslie, il arriverait un moment, où le liquide après avoir bouilli, finirait par se congeler.

Au contraire, et nécessairement, d'après ce qui vient d'être dit, quand on augmente d'une manière quelconque la pression, le point d'ébullition des liquides s'élève. C'est pour cette raison que, dans la machine à Papin, précédemment décrite en parlant de la solution, l'eau peut être portée à des températures de beaucoup supérieures à 100°, sans bouillir. Mais, vient-on à faire disparaître la pression, ou la force élastique de la vapeur vient-elle à la vaincre; l'excès de calorique que le liquide avait absorbé devient instantanément latent, est instantanément employé à produire de la vapeur, et dès lors il se dégage une masse énorme de vapeur, à + 100° de température, parce qu'elle est produite sous la simple pression de l'atmosphère, du moment où le liquide a cessé d'obéir à la pression qu'il supportait d'abord.

Enfin, les autres circonstances restant les mêmes, l'ébullition d'un liquide est d'autant plus rapide :

Que ses couches ont moins d'épaisseur, attendu que la couche inférieure à laquelle se communique la chaleur du foyer, supporte alors la pression d'une masse moindre de liquide;

Que le vase renfermant le liquide s'échauffe plus vite, et en raison de son pouvoir conducteur, et en raison de son absence de poli. Les vases en métal conduisent infiniment mieux la chaleur que ne le font les vases en porcelaine, en grès, en terre, etc.; ceux d'entre eux qui sont polis, pourvus d'un pouvoir réfléchissant considérable, d'un pouvoir absorbant faible, s'échauffent plus lentement que ceux qui sont dépolis; de là vient, que leur exposition au-dessus d'un fourneau en activité, en les recouvrant d'une couche de noir de fumée qui leur fait perdre leur poli, augmente leur pouvoir absorbant, diminue leur pouvoir réfléchissant, par suite les rend susceptibles de s'échauffer plus vite qu'ils ne le faisaient primitivement;

Que ce même vase, présentant de plus larges surfaces, gêne moins l'expansion des vapeurs, et reçoit du foyer, dans un temps donné, une masse plus considérable de calorique.

De ce qui précède, dérivent les conséquences suivantes, qu'il faut sans cesse avoir en vue, quand on pratique l'évaporation.

En ce qui concerne la vaporisation des liquides volatils, à des températures inférieures à celles de leur ébullition : à l'air libre, et dans un espace borné, tous produisent de la vapeur. La quantité de vapeur qu'ils produisent est illimitée à l'air libre, limitée dans un espace borné, et, dans ce cas, d'autant plus considérable, que l'espace est plus étendu, la température plus élevée, la volatilité du liquide plus grande.

Elle croît proportionnellement à l'espace et dans d'autres rapports que la température, ce qui revient à dire qu'un espace double, triple, ou quadruple d'un autre, à la même température, renfermerait une fois, deux fois, trois fois plus de vapeur que celui-ci; mais que dans un même espace supposé passer de 10° à 20°, à 30°, la quantité de vapeur, bien qu'y augmentant encore, ne deviendrait pas double ou triple de ce qu'elle était d'abord. L'indication donnée, page 146, des quantités de vapeurs d'eau contenues dans un espace fixe, mais à des températures variables, en est la preuve.

A la faveur des corps absorbants employés en proportions convenables, quels que soit l'espace et la température, on peut vaporiser une quantité indéterminée de liquide volatil.

L'air, lorsqu'il intervient pour renouveler l'espace, produit d'autant plus vite la vaporisation, qu'il arrive au contact du liquide moins chargé de sa propre vapeur, qu'il se renouvelle plus rapidement à sa surface. Il cesse de la produire, quand il est saturé de la vapeur dont il a mission de se charger.

Dans le vide, la vaporisation est, non pas plus abondante, mais plus rapide que dans l'air.

Enfin l'étendue des surfaces du liquide mis en expérience, la favorise.

En ce qui concerne leur vaporisation aux températures de leur lition :

Les liquides volatils fournissent des quantités de vapeur qui ne sont limitées que par la quantité de calorique qui leur arrive du foyer, et leur formation est d'autant plus rapide que l'absorption du calorique l'est elle-même davantage;

L'ébullition se détermine à des températures d'autant plus basses que les liquides sont plus volatils, que la pression à laquelle ils sont soumis est plus faible.

La formation des vapeurs est favorisée, et par le peu d'épaisseur des couches du liquide, et par la conductibilité pour le calorique, et par la puissance absorbante, et par l'étendue, tant des surfaces absorbantes que des surfaces vaporisantes des vases qui le renferment.

Des procédés généraux d'évaporation.

On peut rapporter à trois principaux, les procédés d'évaporation habituellement usités.

Le premier constitue l'évaporation dans le vide à la température de l'atmosphère;

Le second, l'évaporation au sein de l'air à la même température; celle-ci se nomme évaporation spontanée, parce qu'elle se fait en vertu de la propriété que possèdent les liquides volatils, de former naturellement (*suâ sponte*) une certaine quantité de vapeur;

Le troisième constitue l'évaporation par l'intermédiaire de la chaleur, parfois sous une pression inférieure, plus communément sous la pression atmosphérique.

De l'évaporation dans le vide.

L'évaporation par le premier procédé se fait en plaçant le liquide à évaporer dans des capsules larges et peu profondes, au-dessus de vases remplis d'acide sulfurique concentré, ou de quelque autre substance absorbante, sous la cloche de la machine pneumatique, et faisant le vide.

De la machine pneumatique.

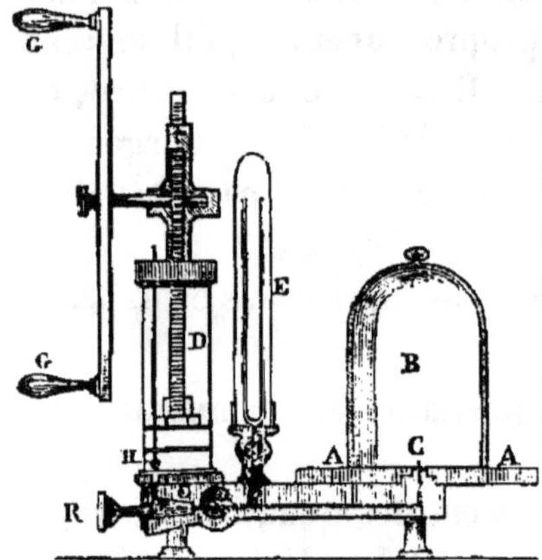

Cette machine, dont la coupe est figurée ci-contre, se compose essentiellement d'un plateau AA, sur lequel s'adapte très exactement, au moyen d'un corps gras dont on enduit ses bords, une cloche B qu'un tube CC met en communication avec deux corps de pompe (la disposition de la figure n'a permis d'en représenter qu'un), et avec une éprouvette E, au centre de laquelle existe un manomètre formé d'un tube courbé en fer à cheval, ouvert par une extrémité, fermé par l'autre, et constituant un véritable baromètre tronqué.

Une manivelle GG, mue à bras, fait jouer dans chaque corps de pompe D, un piston, lequel à son tour met en jeu deux soupapes disposées de telle sorte que l'une, de forme conique, placée en H, se relève et s'abaisse avec lui, tandis que l'autre, placée dans l'intérieur du piston, s'abaisse quand il se relève, se relève quand il s'abaisse. Au moyen de cette disposition, lorsque le piston se relève, la soupape inférieure se relevant aussi, laisse pénétrer dans le corps de pompe, une partie de l'air tant de la cloche que de l'éprouvette, pour peu que celui qui s'y trouve, offre plus de tension que n'en offre l'air contenu dans le corps de pompe, à plus forte raison quand le vide existe dans celui-ci; puis, lorsque le piston redescend, cette soupape, qui tout à l'heure s'était ouverte, se ferme, intercepte ainsi toute communication entre le corps de pompe, l'éprouvette et la cloche, en même temps la soupape supérieure s'ouvre, et l'air du corps de pompe s'échappe dans l'atmosphère, attendu que la marche descendante du piston tend à le comprimer.

Le vide n'est complet, et plus tard ne s'est maintenu, qu'autant que le mercure s'est placé de niveau dans les deux branches du manomètre, la soustraction de l'air faisant nécessairement retomber celui que sa pression tendait d'abord à élever à 28 pouces dans le tube barométrique.

Pendant l'opération, l'on s'assure de temps à autre de la persistance du vide, afin de le compléter au besoin, et de temps à autre aussi, quand l'acide sulfurique est le corps absorbant mis en expérience, on imprime à tout le système un mouvement de nature à mélanger les couches d'acide dont la vapeur d'eau n'avait affaibli que les supérieures. Quand elle est terminée, l'on ouvre le robinet R, que l'on avait jusque-là tenu fermé, l'air rentre sous la cloche, et dès lors on peut l'enlever.

Ce mode d'évaporation serait préférable à tous les autres, puisqu'il mettrait à l'abri de toutes les altérations que pourraient déterminer le contact de l'air et celui de la chaleur. Malheureusement, l'impossibilité presque absolue de l'appliquer à la vaporisation d'une masse considérable de liquide, en raison surtout du prix élevé de l'appareil, du prix aussi des corps absorbants, etc., oblige à le réserver pour des expériences de recherches.

Peut-être n'est-il pas inutile de faire remarquer, que l'évaporation ne peut se faire sous la machine pneumatique, alors que semblables à celles de l'éther, les vapeurs ne peuvent guère être absorbées au fur et à mesure de leur production; à moins que l'on ne fasse jouer constamment les pistons, au grand détriment de l'appareil, afin que ces vapeurs cheminant comme l'eût fait l'air à travers les soupapes, soient incessamment rejetées dans l'atmosphère.

De l'évaporation spontanée. L'évaporation spontanée s'exécute, en exposant les liquides étendus en couches minces et recouverts de toiles métalliques ou de feuilles de papier percées de trous, afin de les préserver du contact des corps étrangers que transportent les vents, sans gêner l'action mécanique de l'air ; soit à l'air libre, soit et mieux encore dans des appareils particuliers appelés séchoirs. Nous étudierons leur mode de construction en traitant de la dessiccation des plantes, qu'il nous suffise, pour le moment, de savoir qu'ils sont disposés de telle sorte, que l'air extérieur s'y renouvelle.

En opérant d'après cette méthode, les altérations que pourrait déterminer l'élévation de température, ne sont nullement à craindre, seulement on reste exposé à toutes celles qui pourraient résulter du contact d'une masse d'air considérable.

Plus l'air extérieur se montre sec aux hygromètres, et chaud aux thermomètres, plus le mouvement de rotation qu'il imprime aux ailes d'un petit moulin, ou à tout autre instrument propre à mesurer sa vitesse, est rapide; et plus l'opération marche vite.

De l'évaporation à l'aide de la chaleur. Dans l'évaporation par l'intermédiaire de la chaleur, quelquefois on place les liquides étendus en couches minces, au milieu de séchoirs que traverse de l'air à 40° environ, voire au milieu d'étuves, bien que ces derniers appareils que nous verrons plus tard différer notablement des séchoirs à air chaud, offrent le grave inconvénient de ne permettre à l'évaporation de se faire, qu'autant que leur espace limité, n'est pas saturé de vapeur; mais plus ordinairement on les chauffe, tantôt à feu nu ou au bain de sable, tantôt au moyen de la vapeur d'eau, dans des capsules, des bassines, des cornues, des alambics, ou dans quelqu'un des appareils qui vont être décrits.

Les bassines destinées à produire l'évaporation à la température de l'eau bouillante, sont en cuivre, étamées en dessus, et s'adaptent très exactement sur d'autres bassines de plus grands diamètres, dont les parois latérales sont percées de douilles, par lesquelles s'échappe la vapeur de l'eau qu'elles renferment.

De l'appareil de Henry.

L'appareil de Henry est composé d'une chaudière propre à produire de la vapeur d'eau, et d'une série de capsules en cuivre à double fond, que mettent en communication des tubes également en cuivre. Les capsules supérieures sont étamées en dessus, les autres sont munies, dans leurs parties les plus déclives, de robinets qui s'ouvrent pour laisser écouler l'eau condensée.

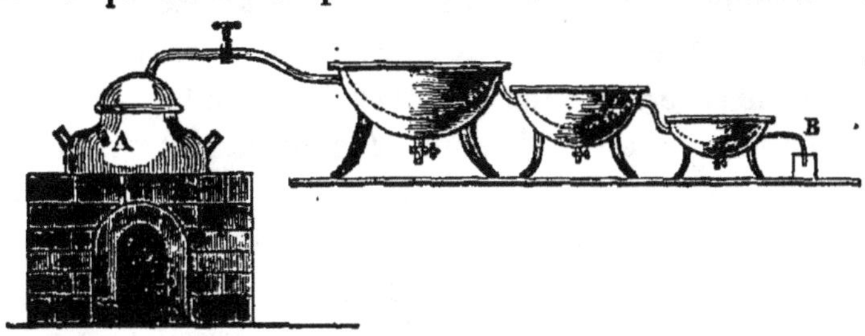

La vapeur formée dans la chaudière A circule librement entre les capsules qu'elle échauffe de son calorique latent, se condense en partie, s'échappe en partie par l'extrémité B (elle peut être utilisée d'une manière quelconque), et si on la fait rendre, au moyen d'un tube recourbé, au fond d'un vase contenant de l'eau, la pression qu'elle y supporte, en gênant sa sortie, la force de prolonger davantage son contact avec les capsules.

De l'appareil de Derosne.

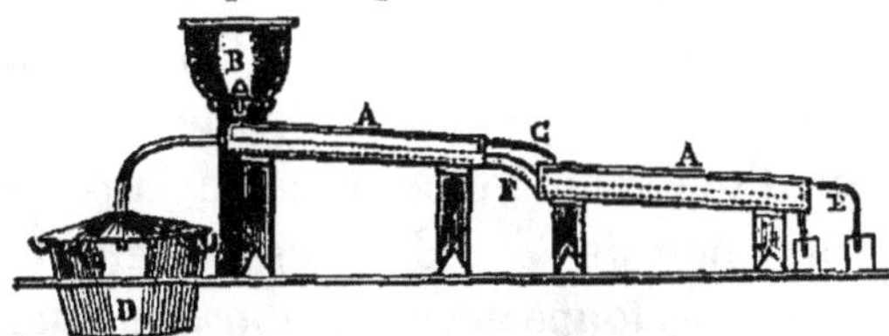

Dans l'appareil de M. Derosne, les capsules en cuivre de l'appareil précédent, sont remplacées par des tables à double fond AA, à parois. inférieures et latérales en bois, qu'au besoin l'on recouvre de laine, afin de les rendre moins perméables encore à la chaleur; à parois supérieures en cuivre étamé, et à bords relevés, de manière à ce qu'ils forment, de ce côté, des espèces de bassins au fond desquels sont soudées des languettes en cuivre également étamé.

La figure 2 représente une table vue de face. On dispose, à la suite l'une de l'autre, deux de ces tables ou davantage, en leur ménageant un degré convenable d'inclinaison, et plaçant la première plus haut que la seconde, au-dessous au contraire du réservoir B dans lequel est contenu le liquide à évaporer.

Aussitôt que la vapeur d'eau produite dans la chaudière D et circulant entre leur double fond, les a suffisamment échauffées, on ouvre le robinet du réservoir. Le liquide tombe sur l'extrémité la plus relevée de la première table, en gagne l'extrémité la plus basse après avoir suivi la route tortueuse que les lames interrompues lui ont faite, pénètre dans le tuyau C qui le verse sur la suivante, circule de nouveau à la surface de celle-ci, et définitivement s'écoule par le tube E, dans un vase d'où l'on peut, au besoin, le reverser dans le réservoir. Quant à la vapeur, elle pénètre de la première table dans celle qui la suit, par le tube F, et s'échappe en dessous de celle-ci, par un tube droit dont l'extrémité plonge dans l'eau.

De l'appareil de Dausse.

L'appareil de M. Dausse, est une heureuse application aux usages pharmaceutiques, du très ingénieux régulateur du feu de M. Sorel. L'eau qui doit échauffer les vases évaporatoires, est elle-même échauffée, au moyen d'un fourneau disposé de telle sorte, que la combustion s'y maintient à peu près régulière. Il présente le grand avantage de ménager le combustible. En effet, le peu de conductibilité pour la chaleur, de la plupart des liquides, ne permet pas à la vapeur d'eau qui les doit échauffer, de leur céder instantanément tout son calorique latent. Une portion de cette même vapeur, d'autant plus considérable que l'ébullition est plus vive, se produit donc et s'échappe en pure perte, tandis qu'en activant et ralentissant d'une manière convenable la combustion et par suite la vaporisation de l'eau du bain-marie, l'on peut faire que tout le calorique, développé par la combustion d'un poids donné de charbon, passe, pour ainsi dire, dans le liquide en évaporation, après avoir seulement traversé l'eau placée entre le foyer et lui.

On doit se représenter cet appareil comme formé :

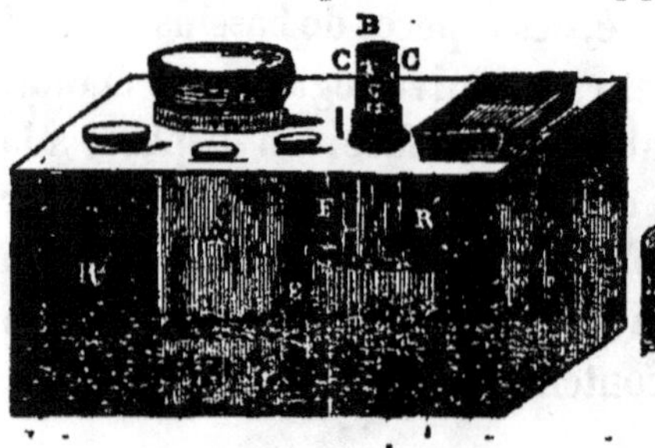

1o D'un réservoir RR contenant l'eau ;

2o D'un cylindre creux A, ouvert par la partie supérieure, en communication par la partie inférieure et latérale, avec un autre cylindre de plus petit diamètre B fermé par en haut, mais percé sur le côté, en CC, d'un certain nombre de trous.

Ces deux cylindres sont placés dans le réservoir, et par conséquent au milieu de l'eau. (L'enlèvement de la paroi antérieure du réservoir permet de les y apercevoir.)

3° D'une cloche dont la douille ouverte par les deux bouts, peut envelopper, à la manière d'un manchon, le cylindre B sur lequel elle glisse.

Sous la lettre D, on a représenté cette cloche isolée, et l'on en a enlevé la paroi postérieure en la retournant; ce qui en fait voir la disposition intérieure.

Le tube étroit F qui l'accompagne, et que l'on peut à volonté ouvrir ou fermer au moyen d'un bouchon, a pour objet, lorsque la cloche est placée autour du cylindre, de l'empêcher de fonctionner si on le juge convenable, puisqu'il suffit alors de déboucher le tube et par là, de livrer passage à la vapeur, et aussi au début, de lui permettre de s'enfoncer dans l'eau, en donnant issue à l'air.

La cloche étant dans sa position, c'est-à-dire enveloppant le cylindre B, l'ouverture du cylindre A étant plus ou moins complétement fermée par un vase susceptible d'être chauffé à feu nu, tandis qu'au contraire les vases destinés à être chauffés au bain-marie, posent sur les ouvertures ménagées à cette intention à la surface du réservoir, la combustion du charbon que porte la grille GG dans le cylindre A, s'entretient au moyen de l'air neuf que laissent pénétrer les ouvertures supérieures et latérales du cylindre B, attendu que le courant d'air s'y établit de haut en bas.

S'active-t-elle; une grande quantité de vapeur est produite, une portion s'en engage sous la cloche, la soulève, la douille de celle-ci vient se placer au devant des ouvertures du cylindre B, et les ferme; dès lors la combustion s'arrête, la vapeur se condense ou plutôt se produit en moindre quantité, la cloche retombe, de nouveau rend libres les ouvertures qu'elle avait précédemment bouchées, pour de nouveau s'abaisser, se relever, ralentir, activer la combustion, par suite de la connexion que présentent le jeu de la cloche et la circulation de l'air.

On sent que cet appareil, outre qu'il économise le combustible, permet d'abandonner l'opération à elle-même, sans qu'il soit nécessaire d'augmenter ou de diminuer sans cesse la masse de charbon, suivant qu'il se forme trop de vapeur d'eau, ou qu'il ne s'en forme pas assez.

De l'appareil de Pelletier.

L'appareil de M. Pelletier ne diffère de celui de M. Henry, qu'en ce que la vapeur d'eau, au lieu de se produire sous la pression de l'atmosphère, auquel cas sa température égale à celle de l'eau bouillante est de $+100°$, se produit sous une pression plus forte, conserve dans tout son trajet, la température supérieure à $+100°$ qu'elle avait primitivement acquise, et par suite, la communique aux capsules évaporatoires dont elle lèche les parois.

De même que dans la machine de Papin, elle ne s'échappe qu'après avoir soulevé des soupapes chargées de poids, ou, de même que dans le digesteur à soupape de M. Chevreul, qu'après avoir refoulé des spirales métalliques plus ou moins résistantes.

Parmi les appareils que nous venons de voir servir à l'évaporation, par l'intermédiaire de la chaleur, les cornues et les alambics ont sur tous les autres, l'avantage de soustraire les matières en expérience à l'action de l'air, dès le moment où l'appareil est rempli de vapeur, et tant que l'opération ne languit pas, ce que les capsules et les bassines ne peuvent faire d'une manière aussi complète, quoique l'atmosphère de vapeur qui les entoure, tende à produire un effet semblable; mais, par contre, ils offrent l'inçonvénient non moins grand, de gêner l'expansion des vapeurs, et en raison de leurs formes, et en raison de ce que la condensation n'est point instantanée.

Cependant si, comme je l'ai vu pratiquer dans plusieurs laboratoires, notamment dans celui de M. Laffecteur, le tuyau d'écoulement de la cornue ou de l'alambic était mis en communication avec la cheminée d'un fourneau en activité, le courant d'air entraînerait dans cette cheminée la vapeur aqueuse avec une telle rapidité, que ce moyen d'évaporation pourrait être pratiqué avec d'immenses avantages.

Est-il nécessaire de faire remarquer, qu'il ne faudrait pas conduire dans la cheminée des vapeurs inflammables, telles que celles de l'éther ou de l'alcool?

Quels qu'ils soient, les appareils que l'on chauffe à feu nu, même au bain de sable, exposent les matières à des altérations que ne peut toujours prévenir l'opérateur.

Telle solution, dont l'ébullition s'était déterminée à une température incapable d'altérer les principes dissous, plus tard se concentrant, pourra ne bouillir qu'à une température supérieure, capable de les altérer;

Telle autre, dans laquelle la proportion de liquide suffisait d'abord à la dissolution complète des matières, par le fait même de l'évaporation, laissera celles-ci se précipiter.

Dans telle autre encore, des réactions produites sous la double influence de l'air et de la chaleur, produiront des combinaisons insolubles.

Les dépôts, pour peu qu'ils s'attachent au fond des vases, étant en général mauvais conducteurs du calorique, ne se maintiendront pas en équilibre de température avec le liquide, et pourront s'altérer.

A plus forte raison, en serait-il de même des enduits qui se formeraient contre les parois des vases évaporatoires, alors que son niveau baissant, le liquide cesserait de les mouiller.

Dans les vases évaporatoires qu'échauffe la vapeur d'eau produite sous la pression de l'atmosphère, les liquides ne peuvent atteindre une température supérieure à 100°. (Ils s'y maintiennent nécessairement à des températures inférieures, si leur propre ébullition a lieu au-dessous de 100°, pour la raison déjà dite que leur point d'ébullition une fois atteint, leur température reste stationnaire, le calorique qui leur arrive se trouvant dès lors exclusivement employé à produire de la vapeur.) Mais, dans aucun cas, je le répète, ils n'y pourront dépasser 100°, puisque la vapeur d'eau qui tend à les mettre en équilibre de température avec elle, ne peut leur en transmettre une supérieure à la sienne propre.

C'est précisément parce que certains liquides ne peuvent bouillir qu'au-dessus de 100°, parce que la plupart des dissolutions aqueuses cessent de bouillir à cette température quand les matières fixes s'y accumulent, que l'appareil de Pelletier, dans lequel la température peut, au gré de l'opérateur, être portée à

120, 130, 150° et plus, est quelquefois substitué avec infiniment d'avantage à l'appareil de Henry et à ses analogues.

A son défaut, on pourrait plonger le vase évaporatoire dans une huile fixe, dans l'acide sulfurique concentré, dans le mercure, ou dans tout autre liquide susceptible de ne bouillir qu'au-dessus de 100°.

Comme d'ailleurs, l'agitation favorise l'évaporation, surtout alors qu'il se forme à la surface des liquides une pellicule susceptible de gêner l'expansion des vapeurs, ce sera chose utile, que d'agiter constamment le liquide à la main, ou pour plus de commodité, de munir l'appareil d'un mécanisme accessoire, propre à produire le même effet.

Un mécanisme plus ou moins semblable à celui si connu sous le nom de tourne-broche, un ventilateur que ferait marcher le courant d'air déterminé par la combustion, une roue à auge, sur les augets de laquelle serait dirigé le jet de vapeur produite par l'eau du bain-marie, pourraient notamment y faire mouvoir des espèces de spatules; peut-être aussi que l'on pourrait substituer à la table de Derosne une table plane en dessus, à laquelle on imprimerait un mouvement de bascule qui rejetterait de gauche à droite, puis de droite à gauche, le liquide à évaporer.

Ajoutons, qu'il serait sans doute possible aux pharmaciens, d'approprier à leurs besoins les appareils plus ou moins différents de ceux qu'ils emploient d'ordinaire, que les arts font servir à l'évaporation de masses considérables de liquides.

Ceux-là sont disposés de telle sorte, qu'au sein du liquide chaud, tourne constamment et lentement un cylindre de grand diamètre, destiné à l'exposer, par couches minces, à l'action d'un courant d'air.

D'autres fois, le liquide chaud tombe lentement et en nappes, à la surface de semblables cylindres, ou sur des tissus métalliques.

Dans ceux-ci, des soufflets insufflent au travers du liquide, un courant d'air chaud, lequel les traverse et s'échappe plus au moins saturé de vapeur.

Dans ceux-ci encore, le vide produit, soit au moyen de machines pneumatiques, soit et plus économiquement au moyen de la vapeur d'eau, permet de porter le liquide à l'ébullition, à de très basses températures.

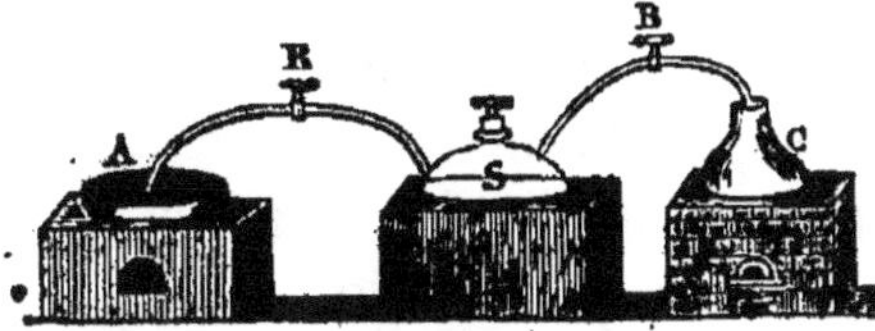

Le Dr Ure a, par exemple, décrit, d'après Barry, un appareil de ce genre fort bien imaginé.

C'est un vase évaporatoire A, de forme hémisphérique, peu profond et muni d'un couvercle plat, qu'un tuyau à robinet R met en communication avec une sphère creuse S à robinet aussi, d'une capacité trois ou quatre fois plus grande que celle de la bassine, plongeant dans une cuve, et qu'à son tour, un autre tuyau, également à robinet B, fait communiquer avec un générateur de vapeur.

Le veut-on faire fonctionner ;

On ferme le robinet du vase évaporatoire, on ouvre les deux autres, on dégage de la vapeur. Elle chasse tout l'air de l'appareil et le remplit; on ferme les robinets, l'on refroidit la sphère au moyen d'un courant d'eau froide, il s'y produit un vide. Alors si l'on ouvre le robinet du vase évaporatoire, l'air qui en occupait la partie supérieure se répand dans tout l'espace ouvert devant lui, occupe dès lors beaucoup plus de volume qu'il n'en occupait d'abord, partant diminue proportionnellement de tension. Que de nouveau, l'on ferme le robinet R, que de nouveau aussi, après avoir ouvert les autres robinets, dégagé de la vapeur, puis fermé ces mêmes robinets, on opère la condensation; on aura chassé une seconde fois tout l'air dilaté qui s'était répandu du vase évaporatoire dans la sphère, ainsi de suite, en sorte que l'on finira, sinon par produire un vide parfait, du moins par diminuer tellement la quantité de l'air contenu dans l'appareil, qu'il n'y exercera pour ainsi dire aucune pression. A ce moment, on chauffera le vase évaporatoire, et l'on entretiendra constamment la sphère à une basse température, afin que les vapeurs qui s'y rendront, s'y condensent au fur et à mesure.

Dans cet appareil, il est facile de faire descendre la pression de l'air de $0^m,76$ à $0^m,0475$, par suite, de faire bouillir l'eau à $+ 38^o$ environ.

Outre, par conséquent, que les réactions de l'air n'y sont nullement à craindre, celles que pourrait produire l'élévation de température, y sont à très peu près sans danger. Il semblerait même, que sous le point de vue de l'économie du combustible, il dût être avantageux, puisqu'il semble falloir moins de combustible pour vaporiser une même quantité de liquide à $+ 38°$, qu'il n'en faudrait à $+ 100°$. Mais l'expérience fait voir qu'il n'en est point ainsi; elle prouve, que la quantité de chaleur abandonnée par la liquéfaction d'un poids donné de vapeur d'eau, est constante, quelles que soient sa température et sa tension, ou en d'autres termes, qu'un kilogramme de vapeur, à toutes sortes de pressions, élève toujours d'un même nombre de degrés la même masse d'eau froide. (Desormes et Clément.)

XIe LEÇON.

De la Distillation.

La distillation a pour but la réduction en vapeurs des corps volatils, dans des appareils disposés de manière à pouvoir recueillir les vapeurs après les avoir condensées.

On confond souvent avec cette opération, celle, du reste fort analogue, qui consiste dans la décomposition par la chaleur, dans des appareils distillatoires, de matières susceptibles de donner naissance à des produits volatils que l'on utilise, telles que le bois, le succin, la corne de cerf; mais on donne alors à l'expression de distillation, une extension qu'elle ne devrait pas avoir, rigoureusement parlant.

Des conditions dans lesquelles on opère la distillation.

Que les corps soient solides ou liquides, dès qu'ils sont volatils, ils sont par cela même susceptibles d'être distillés. On distille l'arsenic et le zinc, aussi bien que l'alcool et que l'eau; seulement, entre les uns et les autres existe cette notable différence, que les solides volatils ne peuvent être réduits en vapeurs et par conséquent distillés, qu'à des températures plus ou moins élevées, parce qu'il est indispensable que le calorique porte leurs molécules hors de leur sphère d'attraction; tandis que les liquides volatils peuvent être distillés à toute température, attendu qu'à toute température, nous l'avons prouvé en traitant de l'évaporation, ils fournissent des quantités de vapeur qui croissent avec elle et l'espace qui les renferme.

Il suffirait, en effet, de diminuer d'une manière quelconque, l'espace dans lequel un certain volume de vapeur se serait produit, ou, pour plus de facilité, de le refroidir, pour que, dans l'un et dans l'autre cas, une portion de cette vapeur se trouvât condensée.

L'une des expériences à l'aide desquelles M. Gay-Lussac a démontré, contrairement à l'opinion de Fabroni, la préexistence de l'alcool dans le vin, suffirait pour prouver la possibilité d'opérer la distillation des liquides volatils, à des températures de beaucoup inférieures à celles de leur ébullition.

M. Gay-Lussac introduisit une quantité indéterminée de vin dans une cornue en verre, au col de laquelle s'adaptait très exactement un ballon dont la tubulure, au moyen d'un tube flexible en caoutchouc, garni d'un robinet, était mise en communication avec une machine pneumatique; il fit le vide, ferma le robinet afin d'intercepter toute communication entre l'extérieur et l'intérieur de l'appareil, puis plongea la cornue dans de l'eau à + 15°, et le ballon dans un mélange réfrigérant.

Une portion de l'alcool du vin réduit en vapeur, se répandit dans l'espace ouvert devant lui, se condensa dans le ballon, fut remplacée par de nouvelle vapeur, laquelle à son tour se condensa, et définitivement l'alcool passa de la cornue dans le ballon.

Dans cette opération, le vide n'avait servi qu'à rendre la vaporisation plus rapide.

Quoique la distillation des liquides volatils puisse s'opérer à toutes températures, la quantité de vapeur qu'ils fournissent, alors qu'on ne les porte pas à l'ébullition, comparée à celle qu'ils fournissent dans un même temps, alors qu'on les y porte, est toutefois si faible, que pour rendre leur vaporisation, et avec elle leur distillation, plus rapides, presque toujours on les porte à l'ébullition.

Au contraire, quoiqu'on pût retirer de grands avantages de la soustraction de l'air, parce qu'il ne peut réagir là où il n'intervient pas, parce que les vapeurs se forment plus rapidement dans le vide que sous la pression atmosphérique, parce que surtout l'ébullition se détermine à des températures d'autant plus basses, que la pression à laquelle le liquide reste soumis est plus faible : on n'opère presque jamais la distillation dans le vide.

Les causes principales en sont, que les appareils dans lesquels on fait le vide offrent une construction difficile, et par conséquent dispendieuse; qu'il les faut renouveler fréquemment, attendu que la soustraction de l'air à l'intérieur, les expose à des déformations à peu près inévitables, en leur faisant supporter, de dehors en dedans, au moins au début et à la fin de l'opération, (car tant que l'appareil est rempli de vapeur celle-ci fait équilibre à la pression de l'air), un poids égal à celui d'une colonne de mercure qui aurait vingt-huit pouces de hauteur, et pour base, toute l'étendue des surfaces que l'air touche.

On peut dire que c'est toujours à la température de leur ébullition, et presque toujours sous la pression atmosphérique, que s'opère la distillation des liquides volatils.

Distillation à la cornue.

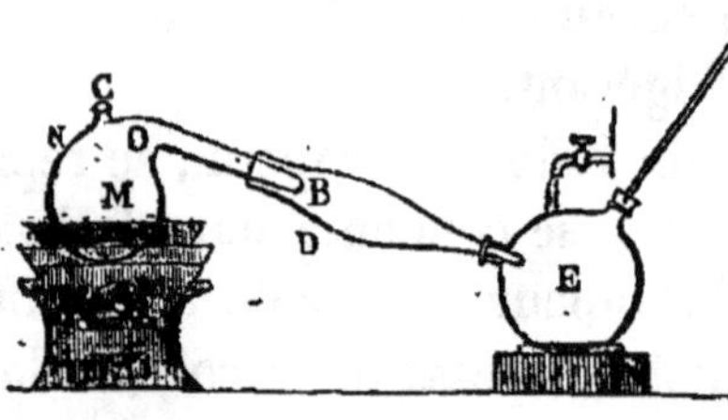

Quand on agit sur des masses peu considérables, on se sert de cornues, les unes en verre, les autres en grès, en porcelaine, en métal, etc., etc., celles-ci n'ayant qu'une ouverture en B, celles-là en ayant une seconde en C, qu'un bouchon permet de fermer : on y distingue la partie inférieure M ou panse, la partie supérieure ou voûte N, et la partie latérale ou col O.

Parfois on recouvre leur panse d'une couche de terre à four, destinée à les rendre moins fragiles et moins fusibles, et toujours on les met en communication, soit directement, soit par l'intermédiaire d'une allonge D, qui les en éloigne davantage, avec des ballons E destinés à servir de condensateurs récipients. Ils portent à leurs tubulures, au moyen de bouchons en liége que ceux-ci traversent, de longs tubes droits dans le trajet desquels les vapeurs achèveraient au besoin de se condenser, tandis qu'ils livrent passage à l'air de l'appareil que la chaleur dilate, et aux gaz qui s'y pourraient développer. Si l'appareil était fermé, ces fluides élastiques refoulés qu'ils seraient sur eux-mêmes, produiraient à l'intérieur une pression parfois capable d'en déterminer la rupture.

Tantôt d'ailleurs le col de la cornue et la douille de l'allonge, afin d'éviter toute déperdition, traversent des bouchons en liége que des bandes en papier collé, ou des couches de lut composé de farine de lin et de colle d'amidon, rendent imperméables aux gaz et aux vapeurs; tantôt, au contraire, on évite soigneusement l'emploi du liége et de toute autre substance organique, que les vapeurs ou les gaz pourraient altérer; l'on choisit alors les pièces susceptibles de s'adapter les unes aux autres aussi exactement que possible.

Dans tous les cas, le ballon est placé dans un vase contenant de l'eau, sur une espèce de couronne en paille tressée, ou en corde roulée autour d'un cercle en fer, et on le maintient à une basse température au moyen d'un courant d'eau. Sans cette précaution, le calorique latent que lui abandonnent les vapeurs en repassant de l'état gazeux à l'état liquide, le pourrait assez échauffer, pour qu'au lieu de produire la condensation, il pût au contraire servir en quelque sorte à la distillation des portions de liquide, qui s'y seraient tout d'abord condensées.

Aux allonges qui viennent d'être décrites, on substituerait avantageusement l'appareil représenté ci-contre, de M. Liebig, il consiste :

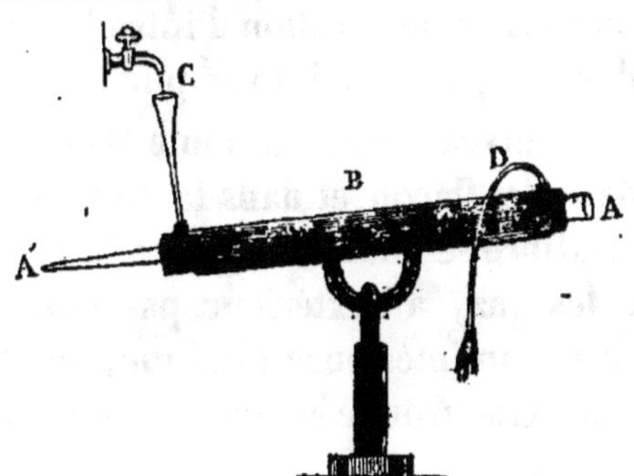

1° Dans un tube droit AA' assez large à son extrémité supérieure pour recevoir le col de la cornue, assez étroit à son extrémité inférieure, effilée, pour pénétrer dans le col du ballon.

2° Dans un cylindre creux

en fer-blanc B, servant d'enveloppe au tube en verre, et portant deux ouvertures, l'une pour le passage de l'eau froide qu'y conduit un tube C, l'autre pour la sortie de l'eau chaude que déverse un siphon D, après que la chaleur, en la dilatant, par suite en la rendant moins dense, lui a fait gagner les parties supérieures du cylindre.

Si par la tubulure du ballon destiné à servir de récipient, se devaient dégager des gaz qu'il fallût ou brûler ou conduire dans des liquides destinés à les dissoudre, ou recueillir à l'état gazeux, on remplacerait le tube droit dont il a été question précédemment, par des tubes appropriés à ces nouvelles destinations.

Dans le premier cas, par un tube à double courbure que l'on ferait rendre sous le foyer d'un fourneau à main, dont on aurait commencé par fermer les ouvertures latérales, afin d'obliger les gaz à traverser le foyer;

Des tubes de sûreté.

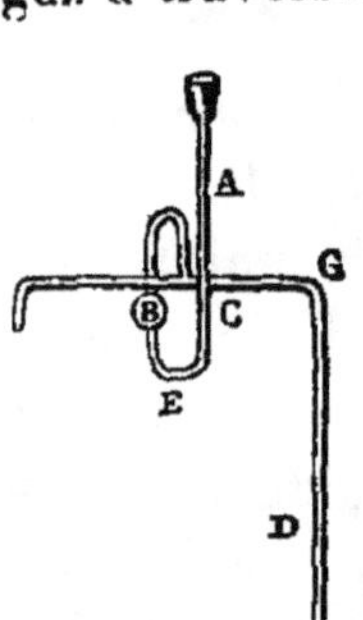

Dans le second, par un tube de Welter, dont la branche la plus longue plongerait dans le liquide;

Dans le troisième, par un tube semblable au précédent, sauf que sa plus longue branche serait recourbée, afin qu'elle pût s'engager sous les cloches ou sous les flacons destinés à recueillir les gaz.

En faisant usage de ces tubes, nommés tubes de sûreté, même en supposant que le vide vînt à se produire au sein de l'appareil, les liquides extérieurs ne pourraient s'y introduire, quoiqu'alors la pression extérieure agissant seule, tendît à les y faire rentrer, pourvu que l'on eût pris la précaution d'introduire dans les boules, une quantité d'eau capable de les remplir à moitié.

Le liquide se conserve de niveau dans la boule B et dans la branche C d'une part, dans le flacon et dans la branche D, d'autre part, tant que l'équilibre se maintient entre la pression exercée à l'intérieur par les gaz, à l'extérieur par l'air. Au contraire, aussitôt que la pression intérieure diminue, en même temps que l'eau de la branche C se trouve refoulée dans la boule par la pression extérieure devenue plus forte, il en est de même de celle du flacon dans la branche D; mais comme la colonne d'eau refoulée dans la branche C, pour permettre à l'air de rentrer dans l'appareil, n'a besoin que d'être refoulée jusqu'en E, parce qu'alors l'air, en raison de sa plus grande légèreté spécifique, la traverse et rentre dans l'appareil, l'eau ne peut s'élever au-dessus de la surface du liquide du flacon, dans la branche D, que jusqu'à une hauteur correspondante; par conséquent, l'air rentre par la boule, quand la branche D plonge profondément dans le liquide; par l'extrémité de cette branche, quand celle-ci y plonge peu, sans que jamais le liquide puisse, en s'élevant jusqu'à la naissance de la courbure de cette branche, en G, s'introduire dans le ballon.

Quelles que soient les parties accessoires de l'appareil, le liquide à distiller est introduit dans la cornue, ou par la tubulure ou par le col, en ayant alors le soin de le faire parvenir jusque dans la panse au moyen d'un tube, et, dans tous les cas, de ne pas en remplir assez le vase distillatoire, pour qu'au moment de la dilatation produite par la chaleur, le liquide qu'il contient puisse couler dans le récipient sans avoir distillé. Et comme durant l'opération, la couche inférieure de liquide, par suite de l'adhérence qu'elle contracterait avec la surface polie du vase, pourrait être instantanément réduite en vapeur, aussitôt que cette adhérence viendrait à se détruire; comme dès lors les couches de liquide superposées pourraient être entraînées dans le récipient; afin de prévenir cet inconvenient, on introduit à l'avance dans l'appareil distillatoire, trois ou quatre petits fragments de verre, de fer ou de platine. Ces corps partagent avec tous les corps pointus, la propriété de conduire le calorique beaucoup mieux que ne le font les corps sphériques; le platine toutefois est préférable aux deux autres, parce que, conduisant le calorique aussi bien que le fer, il est inaltérable par la pluspart des liquides comme le verre. Les molécules liquides placées au voisinage des fragments pointus se réduisent en vapeur de préférence aux autres, et de là, des petites colonnes de vapeur qui traversent toute la masse liquide, sans l'agiter tumultueusement.

Le calorique nécessaire à la vaporisation des liquides en expérience, est fourni en chauffant la cornue, tantôt à feu nu, tantôt au bain de sable, tantôt au bain-marie.

Du chauffage à feu nu.

Le chauffage à feu nu, s'exécute en plaçant la cornue au-dessus du foyer d'un fourneau à réverbère, et convenablement inclinée, sur des barres ou sur un triangle en fer. On l'enveloppe, s'il y a lieu, du laboratoire ou partie centrale, et du dôme ou partie supérieure, afin, d'y concentrer davantage la chaleur et d'empêcher les courants d'air froid de labriser. (La figure de la page 70 représente une cornue placée dans un fourneau à reverbère.)

Ce moyen de chauffage est plus économique, plus prompt dans ses résultats que les autres, parce que le calorique, développé par le combustible, n'a besoin d'échauffer aucun vase intermédiaire ; mais il offre entre autres inconvénients les suivants :

Les parois de la cornue que ne baigne pas le liquide, peuvent atteindre une température supérieure à celle de celui-ci, parce que ces parois et le liquide, mauvais conducteurs du calorique qu'ils sont tous deux, se mettent difficilement en équilibre de température; dès lors, les portions de liquide qu'une cause quelconque met en contact avec eux, peuvent déterminer la rupture du vase, même s'altérer, pour peu que ce liquide soit altérable ou chargé de matières altérables.

La voûte de la cornue, au moins quand on ne fait usage ni du laboratoire, ni du dôme, peut se maintenir à une basse température, et dès lors, en condensant les vapeurs avant qu'elles se soient engagées dans le col, elle les fait retomber dans la panse, d'où perte de temps, perte de combustible, puisqu'il faut de nouveau réduire le liquide en vapeur; souvent aussi, altération du produit, car toutes les matières ne peuvent impunément supporter le contact prolongé de la chaleur.

En évitant l'emploi du bois, éminemment susceptible de produire une flamme qui, léchant les parois extérieures de la cornue, les pourrait échauffer outre mesure; celui du charbon de bois incomplétement calciné, qui produirait le même effet; celui encore du charbon humide, qui, laissant dégager de la vapeur d'eau que les parois de la cornue condenseraient, pourrait la briser ; en remplaçant ces combustibles, par du charbon incandescent; accumulant ce charbon sous la panse sans qu'il la touche, enlevant et replaçant alternativement le dôme du fourneau ; l'on diminue les inconvénients inhérents à ce mode de chauffage, mais sans jamais les prévenir.

Du chauffage au bain de sable.

L'emploi du bain de sable, composé d'un vase ordinairement en fonte, contenant du grès sec en poudre fine, de la cendre ou toute autre matière pulvérulente, infusible, fixe, et non décomposable par la chaleur, dans laquelle on enfonce plus ou moins la cornue, sans offrir les avantages du chauffage à feu nu, en offre presque tous les inconvénients.

Il permet notamment aux parois supérieures de la cornue, de s'échauffer trop, si, lorsque le sable les recouvre, l'on n'a pas le soin de le faire retomber au fur et à mesure que le niveau du liquide s'abaisse.

Mais il a pour avantages spéciaux : de maintenir la cornue dans une position à peu près fixe ; de lui permettre de retomber sur des matières élastiques quand des soubresauts l'ont soulevée ; d'entretenir autour d'elle une chaleur à peu près uniforme, parce que les variations de température se font lentement sentir à des matières qui conduisent aussi mal le calorique, que le sable et la cendre ; de retenir le liquide, au cas où la cornue viendrait à se briser, et par suite de mettre l'opérateur à l'abri des dangers que pourrait entraîner le contact immédiat de ce liquide avec les matières en ignition.

Du chauffage au bain marie.

Le chauffage au bain-marie, ainsi appelé des mots latins *balneum maris*, parce qu'autrefois on faisait usage d'eau de mer, consiste à chauffer la cornue au milieu de l'eau, dans un vase quelconque, au fond duquel elle repose sur une couronne en paille ; après l'avoir assujettie de manière à ce que l'eau ne la puisse soulever, et quand les vapeurs se forment au-dessous d'elle, et quand, à la fin de l'opération, la sous-action du liquide qu'elle renfermait la rend spécifiquement plus légère que celui qui l'enveloppe.

Ici, tous les inconvénients résultant d'une trop forte chaleur se trouvent prévenus.

En effet, les liquides en distillation ne peuvent s'échauffer au delà de 100°, puisque l'eau du bain-marie, qui leur communique sa propre chaleur, ne peut s'échauffer davantage; celle-ci même ne pourrait atteindre 100°, si les liquides à distiller entraient en ébullition à des températures plus basses. Nous savons que le point d'ébullition d'un liquide volatil quelconque, étant une fois atteint, toute la chaleur additionnelle qu'il reçoit du foyer, est employée à former de la vapeur, devient latente; par conséquent, l'eau qui enveloppe un liquide plus volatil qu'elle, se maintient à son tour en équilibre de température avec lui. C'est pour cela qu'en distillant de l'alcool au bain-marie, l'eau du bain-marie ne bout pas, ne forme que peu de vapeur, tant que la partie alcoolique de l'alcool distille, mais forme beaucoup de vapeur, bout quand tout l'alcool a disparu.

Comme les liquides susceptibles de n'entrer en ébullition qu'au-dessus de 100°, ne peuvent qu'être lentement distillés au milieu de l'eau; comme l'eau elle-même, placée dans un vase quelconque, n'entrerait pas en ébullition si on l'enveloppait d'eau bouillante, parce quelle a besoin, pour que son ébullition se détermine, qu'une certaine quantité de calorique s'ajoute à celle qui lui permet de marquer 100° au thermomètre;

Si le liquide à distiller est de l'eau, à plus forte raison s'il ne bout qu'au-dessus de 100°, on remplace l'eau du bain-marie

par une dissolution saturée	d'acétate de plomb. . . .	laquelle	bout à	+ 102°
—	de carbonate de soude. .	—	—	104
—	de chlorure de sodium. .	—	—	108
—	de sel ammoniac.	—	—	114
—	d'azotate de soude.	—	—	121
—	de carbonate de potasse.	—	—	135
—	d'azotate de chaux. . . .	—	—	151
—	de chlorure de calcium. .	—	—	179
Ou bien encore, par une	huile fixe qui bout vers	—	—	300
—	de l'acide sulfurique. . .	—	—	310
—	du mercure.	—	—	360

Ces derniers liquides ne doivent pas être portés à l'ébullition, parce que leurs vapeurs sont dangereuses à respirer.

Outre les moyens de chauffage qui viennent d'être énumérés, dans les arts on emploie le chauffage à la vapeur. A cet effet, on expose les appareils distillatoires à l'action de la vapeur d'eau, à peu près ainsi que le sont les capsules, dans l'appareil évaporatoire de Henry; ou bien on fait passer au travers des liquides à distiller, une certaine quantité de leur propre vapeur, afin que celle-ci les échauffe du calorique latent qu'elle abandonne en se condensant. C'est ainsi que, dans certains appareils employés à l'extraction de l'alcool, l'alcool dégagé du vin dans un premier appareil, est conduit par des tuyaux dans un second vase contenant d'autre vin que sa vapeur échauffe, en sorte, que les vapeurs qui continuent de se dégager du premier vase, plus celles qui se produisent dans le second, peuvent être conduites ensemble dans un troisième vase, pour y être condensées.

A la fin des distillations, le résidu, lorsqu'il est liquide, est aisément extrait des cornues en inclinant celles-ci; mais lorsqu'il est solide, on ne l'en détache que difficilement, à moins qu'il ne soit soluble dans l'eau; car alors, en remplissant d'eau la cornue, puis la renversant dans un vase également plein d'eau, il s'établit entre la dissolution qui se forme dans la cornue, et l'eau moins dense contenue dans le vase, des courants descendants et ascendants, qui finissent par produire l'entière dissolution de la masse.

Distillation à l'alambic.

Lorsque, au lieu d'agir sur de petites quantités de liquide, on agit sur de grandes, on remplace les cornues par des alambics. Parmi ceux-ci, les uns sont très compliqués; tel est notamment l'alambic de Derosne, employé avec tant de succès à la rectification des esprits : les autres sont au contraire assez simples; tel est celui que nous avons à décrire, et que l'on trouve dans tous les laboratoires de pharmaciens. Il se compose essentiellement de 4 pièces, à savoir :

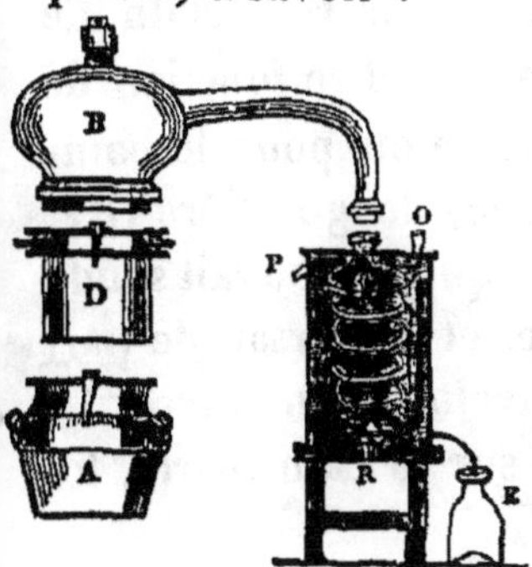

La cucurbite ou chaudière A.
Le chapiteau B.
Le réfrigérant ou serpentin C.
Et le bain-marie D.

De la cucurbite.

La cucurbite remplace en quelque sorte la panse d'une cornue; c'est elle qui reçoit l'action de la chaleur, elle, qui renferme les matières à distiller quand on opère à feu nu ; l'eau, quand on distille au bain-marie.

Elle est en cuivre, étamée intérieurement, afin de prévenir le contact du cuivre ; très évasée, afin que, présentant à l'action de la flamme une surface plus étendue, elle s'échauffe plus rapidement ; peu profonde, afin que la couche inférieure de liquide qui doit nécessairement se vaporiser la première, ayant à supporter une moindre pression, entre plus aisément en ébullition ; renflée vers le haut, afin qu'elle puisse s'appuyer sur le fourneau sans s'y enfoncer, et que de plus le liquide dilaté par la chaleur, trouve à s'y loger.

En outre, à ses parois latérales et supérieures sont soudées, sur deux points diamétralement opposés, deux anses destinées à la manœuvrer, et entre elles, une douille susceptible d'être, à volonté, ouverte ou fermée : fermée lorsqu'on distille à feu nu, sans quoi elle livrerait passage en pure perte à une partie des vapeurs ; ouverte quand on distille au bain-marie, sans quoi les vapeurs, privées d'issue, seraient obligées de s'en frayer une, soit en brisant l'appareil, soit, et plus aisément, en soulevant le bain-marie.

Du chapiteau. Le chapiteau joue le rôle que jouent dans les cornues la voûte et le col. Par son rebord inférieur, légèrement renflé, il s'appuie très exactement sur le rebord supérieur, également renflé, de la cucurbite ou sur celui du bain-marie.

Du reste, sa forme varie :

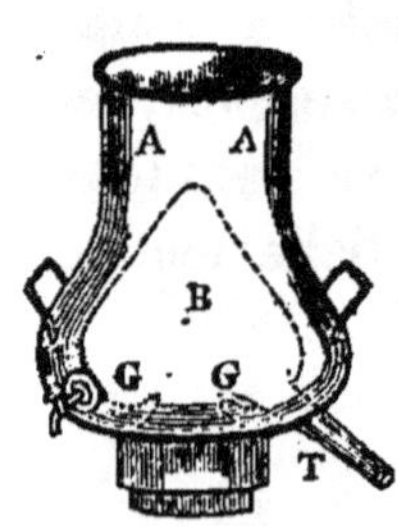

Dans les anciens alambics, on y distinguait deux parties : l'une AA extérieure, en cuivre, sans communication avec la cucurbite, ne servait que d'enveloppe à l'autre, à laquelle elle était soudée par la base ; celle-ci B en étain, de forme conique, faisant à vrai dire fonction de couvercle pour la cucurbite ou pour le bain-marie, présentait inférieurement une espèce de gouttière GG, et latéralement un tuyau d'écoulement T, qui se trouvait soudé à la partie la plus déclive de la gouttière, et traversait de part en part le cône en étain, ainsi que son enveloppe en cuivre. Le chapiteau étant posé sur la cucurbite ou sur le bain-marie, les jointures étant recouvertes de bandes de papier, ou mieux encore de toile enduite de colle, l'on remplissait l'enveloppe AA, d'eau que l'on renouvelait le plus possible, et l'on procédait à la distillation.

Les vapeurs formées dans la cucurbite venant toucher les parois intérieures du cône, se condensaient, et le produit de leur condensation coulait dans la gouttière, pour de là gagner le tube d'écoulement qui le portait au dehors; toutefois, il pouvait arriver qu'une portion retombât dans la cucurbite, ou par suite d'une mauvaise inclinaison donnée aux parois du cône, ou par suite d'une condensation à distance, c'est-à-dire, avant que les vapeurs eussent touché le métal. Si, de plus, le cône n'était pas complétement refroidi, une partie des vapeurs s'échappait et se trouvait perdue, à moins qu'on n'adaptât à l'extrémité du tube d'écoulement, un appareil accessoire propre à compléter la condensation.

Pour obvier à ces inconvénients, on a substitué à l'ancien chapiteau, le chapiteau de forme toute différente, vulgairement dit en tête de more (voyez la figure représentée page 169, sous la lettre B); c'est une espèce de calotte en étain, hémisphérique, portant à son sommet une ouverture qui permet, durant l'opération, d'introduire de nouveau liquide sans démonter l'appareil, et sur le côté un large tuyau d'écoulement; les vapeurs s'échappent par ce tuyau, sans pouvoir se condenser à l'intérieur de l'appareil, si ce n'est au début de l'opération, avant que le chapiteau ait été échauffé par le calorique latent des premières vapeurs produites.

Du serpentin ou réfrigérant.

Leur condensation est opérée à l'extérieur, à l'aide d'un appareil vulgairement appelé serpentin, en raison de la disposition ordinaire de sa partie essentielle. Il est figuré page 169.

Celle-ci, est un tube roulé en spirale et renfermé dans une enveloppe en cuivre ou seau, qu'il traverse par l'une et par l'autre de ses extrémités; la supérieure reçoit le tube d'écoulement du chapiteau, dont la spirale devient ainsi un prolongement; l'inférieure s'abouche avec le flacon E destiné à recueillir le liquide, qu'y conduisent forcément les circonvolutions de l'hélice. On remplit le seau d'eau froide, puis, au moyen d'un tube droit surmonté d'un entonnoir O, et venant s'ouvrir inférieurement au fond du seau, on y entretient un courant d'eau qui s'échappe par un trop-plein P ménagé à la partie supérieure, après avoir exercé son action réfrigérante sur la spirale qu'elle enveloppe.

Si le tube droit ne portait pas l'eau froide directement au fond du seau, le trop-plein, au lieu de ne servir qu'au déversement de la portion de liquide la plus chaude, et par conséquent la moins dense, servirait au déversement du mélange d'eau chaude et d'eau froide qui se produirait, et celle-ci s'échapperait sans avoir produit tout l'effet qu'elle était appelée à produire.

Un robinet R, soudé à la paroi inférieure du réfrigérant, permet de le vider.

Ce réfrigérant, de l'invention de Glauber, offrant l'inconvénient grave de ne pouvoir se nettoyer qu'en le faisant traverser par un courant de vapeur d'eau, dispendieux à produire, et souvent insuffisant, on s'est beaucoup occupé d'en imaginer un, qui pût occuper aussi peu de place, être d'un aussi facile usage, mais plus commode à nettoyer.

Pour le remplacer :

Ceux-ci emploient des tubes droits qu'ils disposent à la suite les uns des autres de manière à représenter assez bien une succession de Z, les mettent en communication au moyen de tubes coudés, et engagent tout le système sous un degré d'inclinaison convenable, dans une cuve en bois remplie d'eau dont ses extrémités traversent les parois.

Ceux-là emploient encore des tubes droits disposés à la suite les uns des autres en zigzag, mais au lieu de les plonger dans une cuve remplie d'eau, ils les enveloppent de tubes de plus grands diamètres, et entretiennent entre les surfaces mises en regard, un courant d'eau froide, qu'ils font arriver par la partie inférieure, ainsi que cela se fait dans le réfrigérant de Glauber, et pour les mêmes motifs.

Schrader à décrit un appareil que l'on peut se représenter comme formé de plusieurs tubes droits, dont l'un A, placé dans une position presque horizontale, quoique cependant un peu in-

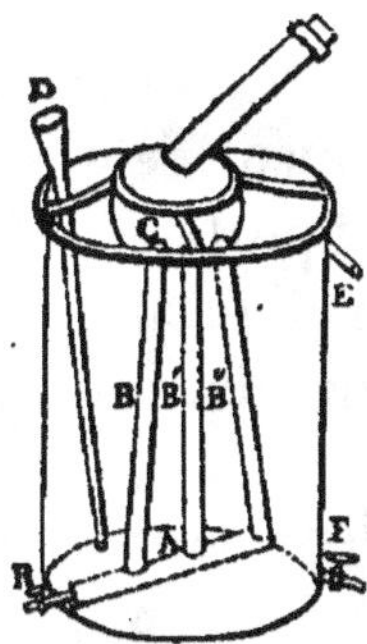

clinée, et traversant par son extrémité inférieure les parois de l'enveloppe destinée à renfermer de l'eau froide, recevrait les extrémités inférieures de tous les autres BB'B'' placés verticalement. Les extrémités supérieures de ceux-ci, iraient au contraire s'ouvrir dans une sphère creuse C, que fermerait un couvercle susceptible d'être mis en communication avec le chapiteau de l'alambic.

On peut nettoyer à fond de semblables réfrigérants, en introduisant dans les tubes droits qui les composent, et qu'au besoin ferment des tampons mobiles, des tiges rigides garnies de linge, ou de simples goupillons.

Le bain-marie figuré sous la lettre D (figure de la page 169), est un cylindre en étain, ouvert supérieurement, fermé inférieurement, moins profond et moins large que la cucurbite dans laquelle il doit s'engager. Sur sa paroi latérale sont soudées vers le haut, deux anses pour le manœuvrer, et une douille par laquelle de nouveau liquide peut être introduit sans arrêter la marche de l'opération. Quand on a placé dans la cucurbite une quantité d'eau telle, que l'introduction du bain-marie ne la puisse faire déborder, même au moment de sa plus grande dilatation, on y engage celui-ci, dont les bords renversés s'accolent contre ses propres rebords renflés, et l'on recouvre le tout du chapiteau. Du bain-marie.

Pendant longtemps, les alambics employés en pharmacie, ne se sont composés que des pièces que je viens de décrire; seulement, quand, pour prévenir leur altération, on désirait empêcher les matières organiques solides, placées dans la cucurbite, d'en toucher les parois, celles-ci formées d'un métal très bon conducteur du calorique, pouvant atteindre une température supérieure à celle du liquide plus ou moins mauvais conducteur, qu'elles enveloppent; on plaçait au fond de cette cucurbite, soit un diaphragme percé de trous, soit une claie en osier, voire de la paille. Des pièces accessoires.

Quelques années plus tard, on eut l'heureuse idée de substituer au diaphragme une espèce de panier en tissu métallique, lequel permettait à l'eau liquide d'agir directement sur les matières premières qu'on y plaçait, ou seulement à sa vapeur de les traverser, suivant que le seau à claire-voie s'enfonçait plus ou moins; et dans les deux cas éloignait les matières organiques, non-seulement du fond, mais encore des parois latérales de la cucurbite. Mais cet appareil présentait le grave inconvénient, de ne pas mettre à l'abri des altérations que la chaleur leur pouvait faire éprouver, les matières extractives que l'action directe de l'eau bouillante avait enlevées aux plantes, ou qui, se trouvant dissoutes par l'eau de condensation des vapeurs, retombaient avec elle dans la cucurbite. En effet, quand le niveau du liquide, s'abaissant par suite même de la marche de l'opération, laissait ses parois latérales enduites d'une couche d'extrait, celui-ci pouvait évidemment brûler tout aussi bien que l'eussent fait les plantes elles-mêmes.

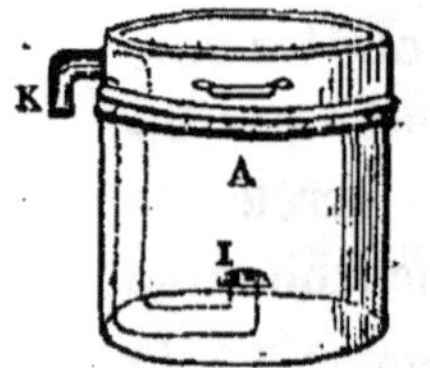

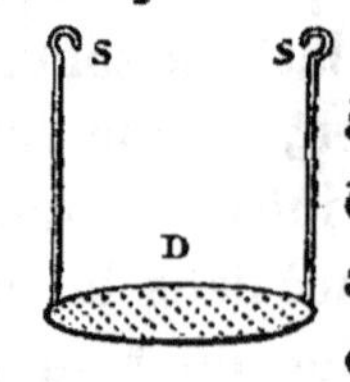

Enfin, dans ces derniers temps, à l'imitation de ce qui se pratiquait en Allemagne, M. Soubeiran a proposé de munir les appareils distillatoires d'un second bain-marie en cuivre A, portant soudé contre sa paroi interne, un tube creux dont l'extrémité inférieure I se recourbe, et vient s'ouvrir à son fond en pomme d'arrosoir, tandis que son extrémité supérieure K, traversant sa paroi, s'abouche avec la douille de la cucurbite, pour recevoir la vapeur d'eau qui s'en échappe.

Un diaphragme D, percé de trous et muni de deux lames en cuivre SS qui permettent de le descendre au fond du bain-marie, à un pouce environ au-dessus de la pomme d'arrosoir, et de l'en retirer, reçoit les matières sur lesquelles on veut expérimenter. A l'aide de cette modification, on se met à l'abri de toutes les altérations qui pourraient résulter d'une grande élévation de température, car les matières premières ne sont exposées qu'à l'action de la vapeur, et l'espèce de décoction que forment au fond du bain-marie, les vapeurs qui s'y condensent, entraînant une partie des principes fixes, s'y trouve elle-même constamment enveloppée par l'eau de la cucurbite.

Nous aurons plus tard l'occasion de faire l'application de cet appareil, à la préparation d'un assez grand nombre d'eaux distillées médicamenteuses.

De la sublimation.

La sublimation n'est, à vrai dire, qu'un mode particulier de distillation applicable à certains solides, tels que les chlorures de mercure, le chlorhydrate d'ammoniaque, le camphre, etc.

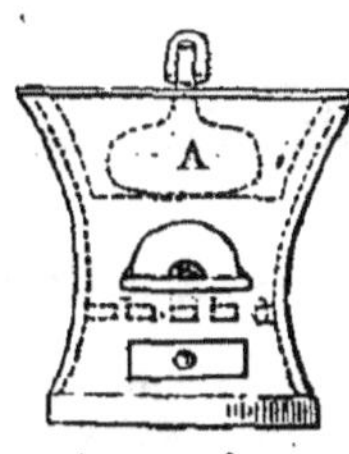

Elle consiste à introduire ces corps ou leurs analogues dans des matras à fond plat et à voûte surbaissée A, et à les y chauffer au bain de sable afin de mieux graduer la chaleur, de refroidir ou de maintenir échauffées les parties supérieures du matras en les découvrant et les recouvrant de sable à volonté. Pour prévenir la déperdition des vapeurs, on tient d'ailleurs le col du matras fermé par un têt, ou par une fiole renversée, et d'un autre côté, afin qu'il ne s'obstrue pas complétement, auquel cas la dilatation de l'air intérieur ou des vapeurs, pourrait amener la rupture du vase, de temps à autre l'on y enfonce une tige rigide.

Il arrive quelquefois que, pour communiquer à la masse solide, résultant de la condensation des vapeurs sur les parois intérieures de la voûte, une compacité qu'elle ne présente pas tout d'abord, on lui fait éprouver en dernier lieu un commencement de fusion qui en agglomère les particules solides, sans cependant la faire couler dans le fond du vase à sublimation, ou la volatiliser.

Les produits de l'opération se détachent en brisant les matras. Ils se présentent sous forme de pains convexes en dessus, concaves en dessous, et percés au centre, d'un trou qui correspond à l'ouverture des matras sur les parois supérieures desquels ils se sont moulés.

XIIe LEÇON.

Des Sucs en général,

ET DES SUCS AQUEUX EN PARTICULIER.

On donne le nom de sucs aux produits liquides naturellement renfermés dans les végétaux.

L'étude de ces très nombreux produits comprend celle :

De leur composition,
De leurs procédés d'extraction,
De leurs procédés de dépuration,
— — de conservation.

De leur composition.

Pour en bien connaître la composition, il faudrait pouvoir étudier comparativement, dans tous les végétaux, la sève, espèce de chyme végétal que les plantes tirent du sol; la sève élaborée, espèce de sang artériel, qu'elles produisent en modifiant la sève primitive; chacun des liquides que leurs organes sécréteurs séparent du précédent, ou pour les rejeter au dehors comme inutiles ou dangereux, à l'exemple de la sueur, et de l'urine chez les animaux, ou pour les tenir en réserve pour des usages encore peu connus, à l'exemple de la bile, et des fluides prostatiques et pancréatiques, chez ces mêmes animaux.

Malheureusement, il n'en est pas des végétaux comme des animaux, dont on peut se procurer isolément et le sang veineux et le sang artériel, par la saignée d'une veine ou d'une artère; la bile par l'ablation de la vésicule biliaire après l'autopsie.

L'anatomie des végétaux est encore trop imparfaite, les vaisseaux qui livrent passage à leurs sucs, les réservoirs qui les conservent en dépôt, trop petits ou trop peu connus dans leurs situations respectives. A l'exception de la sève que l'on se procure à peu près pure, en pratiquant à la tige d'un arbre dycotylédoné en pleine végétation, une incision qui pénètre jusqu'aux vaisseaux séveux accumulés aux environs de l'étui médullaire, puis faisant écouler au dehors, au moyen d'un tube, le liquide qui les parcourt, les sucs végétaux ne peuvent guère s'obtenir qu'à l'état de mélanges, plus purs nécessairement, quand ils proviennent de certaines parties dans lesquelles des organes analogues se trouvent réunis, de l'enveloppe ou du parenchyme du citron, par exemple, que lorsqu'ils proviennent de plantes herbacées entières ; mais, dans ce cas encore, très probablement mélangés, attendu que l'enveloppe et le parenchyme des citrons, doivent être traversés par des vaisseaux d'ordres différents, gorgés de sucs de compositions différentes.

Aussi, n'étudierons-nous en particulier que la sève, et quant aux sucs qui en dérivent, sans nous occuper de leurs destinations diverses, des parties dont ils proviennent, des mélanges qu'ils peuvent constituer, nous les confondrons sous le nom commun de sucs propres.

A ne consulter que les résultats analytiques de Vauquelin, de MM. Boussingault et Regimbeau, la sève paraîtrait constituer un liquide de composition plus ou moins complexe, et variable dans les différents végétaux. Ces chimistes ont en effet rencontré dans la sève d'orme, l'une des plus simples, abstraction faite des $\frac{988}{1000}$ de son poids d'eau : De la sève.

De l'acétate de potasse, du carbonate de chaux, quelques matières extractives.

et dans la sève de hêtre, l'une des plus complexes :

Des acétates de chaux, de potasse, d'alumine, du tannin, des matières gommeuses, colorantes, extractives; des acides acétique et gallique libres.

Mais si l'on réfléchit, que le sol ne contient aucune substance organique, que la terre végétale se compose de matières toutes différentes de celles qui viennent d'être signalées, que d'après MM. Knigth et Biot la sève est d'autant plus dense, d'autant plus chargée de principes solubles, qu'elle est prise plus loin du point de jonction de la racine avec la tige, on est conduit à se demander, si les acides acétique et gallique, le tannin, etc.; de la sève du hêtre et de ses analogues, ne proviendraient pas d'un commencement d'élaboration, ou plutôt de l'adjonction d'une certaine quantité de sucs propres, dont on aurait déchiré les conduits particuliers.

De cette nouvelle manière d'envisager les faits, résulterait cette autre conséquence, savoir :

Que la sève pure, consiste en une simple dissolution aqueuse des matières existantes tant dans le sol que dans la terre végétale ; qu'elle est essentiellement identique dans tous les végétaux ; ou du moins n'y diffère, que parce que le sol ne renferme pas toujours les mêmes éléments, que parce que les plantes n'absorbent pas également bien tous les éléments qui s'y trouvent.

Des sucs propres.

On ne saurait, au contraire, admettre l'identité, voire l'analogie de composition, entre les sucs propres. Ceux-ci diffèrent, non-seulement d'un végétal à un autre, mais encore dans les diverses parties d'un même végétal. L'on conçoit qu'il n'en saurait être autrement, puisque des appareils élaborateurs différents, fonctionnant dans des conditions différentes, doivent modifier diversement, quel qu'il soit, le liquide soumis à leur action.

Transparents, sans couleur, sans odeur, sans saveur dans la tige du marronnier ; ces sucs sont épais, blancs, d'aspect laiteux dans l'euphorbe, la grande chélidoine ; aromatiques et résineux dans les pins, les sapins, les mélèzes ; aqueux et sucrés dans la betterave, le melon ; acides dans le verjus, les groseilles ; amers dans la gentiane ; astringents dans l'écorce, acides dans le parenchyme de la grenade ; huileux dans le zeste, acides encore dans le parenchyme du citron.

Il existe, à vrai dire, un nombre indéfini de sucs propres ; cependant, si pour en faciliter l'étude, on fait abstraction par la pensée, des principes que ces sucs ne renferment qu'en très minimes proportions, pour ne considérer que ceux qu'ils renferment en proportions telles, qu'ils impriment à toute la masse dont ils font partie, l'ensemble de leurs propriétés, on voit que ces très nombreux produits peuvent se rattacher à l'un des sept groupes suivants :

Sucs gommeux.	ou plus brièvement		gommes,
— résineux.	—	—	résines,
— gommo-résineux.	—	—	gommes-résines,
— balsamiques. . . .	—	—	baumes,
— huileux volatils. .	—	—	huiles volatiles,
— — fixes.	—	—	— fixes,
— aqueux.			

Les sucs gommeux auxquels appartiennent : Des sucs gommeux, ou gommes.

La gomme arabique et son analogue la gomme du Sénégal,
— de bassora,
— adragante,

les gommes du prunier, du cerisier, de l'abricotier ou gommes de pays, sont ceux dans lesquels dominent les principes gommeux. L'eau de végétation leur communiquait, au sein même de la plante, l'état liquide ou demi-liquide ;

Dans la gomme arabique, on trouve le principe gommeux qui sert de type au genre arabine;

Dans la gomme de Bassora, celui qui sert de type au genre bassorine;

Dans les gommes de pays, celui qui sert de type au genre cérasine;

Dans la gomme adragante, un principe du genre arabine, en accompagne un autre du genre bassorine, d'où la propriété qu'elle possède, de n'être qu'en partie soluble dans l'eau, et de s'y gonfler considérablement.

Les sucs de ce groupe sont presque exclusivement formés par le principe ou par les principes gommeux que nous venons de voir y dominer; du moins, Vauquelin n'a rencontré dans plusieurs échantillons de gomme arabique et de gomme adragante, que des traces :

De phosphates à base de chaux et de fer,
D'acétate et de malate —
De matières azotées,
— extractives.

Les sucs résineux auxquels se rattachent : Des sucs résineux, ou résines.

La résine élémi,
— animée,
— gaïac,
— lierre,
La sandaraque,
Le sang-de-dragon,
Les térébenthines,

et aussi les résines fluides appelées *baumes de la Mecque, baume de copahu*, mais très improprement, puisqu'elles ne renferment pas le principe que nous verrons tout à l'heure caractériser les véritables baumes sont ceux dans lesquels prédominent les principes résineux. Ils y sont associés plusieurs ensemble, et d'ordinaire, sont susceptibles d'être isolés les uns des autres, au moyen de l'alcool employé à des températures différentes, et dans des états de concentration différents.

Ces sucs renferment tous une proportion notable d'huile volatile, et c'est à la présence de celle-ci qu'était due leur fluidité dans les végétaux, comme plus tard, ils se maintiennent d'autant plus liquides, qu'ils en ont retenu davantage.

La plupart, en outre, contiennent des traces :

De cire,
De matières gommeuses,
— extractives,
De sels,
D'acides organiques libres.
(BRACONNOT ET PELLETIER.)

Des sucs gommo résineux, ou gommes résines.

Les sucs gommo-résineux résultent essentiellement du mélange naturel des principes résineux et des principes gommeux; aussi, possèdent-ils des propriétés en quelque sorte intermédiaires entre celles que possèdent les gommes et les résines. L'eau qui dissout les gommes, celles au moins du genre arabine, et gonfle les autres; qui ne dissout pas les résines et les laisse rapidement se précipiter quand on les y délaie, peut, sans les dissoudre, retenir en suspension les gommes-résines. L'alcool faible, qui ne dissout ni les gommes ni les résines, dissout les gommes-résines. La solubilité naturelle des gommes dans l'eau, des résines dans l'alcool concentré, amènent un résultat mixte.

L'assa fœtida,
La gomme ammoniaque,
Le bdellium,
L'euphorbe,
Le galbanum,
La gomme gutte,
La scammonée,
Etc., etc.

Sont autant de sucs gommo-résineux.

On y rencontre, d'après MM. Braconnot et Pelletier, toujours une certaine quantité d'huile volatile, presque toujours des traces :

De chaux,
De principe amylacé,
De matières extractives,
D'acide malique libre,
De malate de potasse et de chaux.

Ces dernières matières, tout à fait secondaires, de même que celles analogues que présentent les résines, proviennent, à n'en guère douter, de l'adjonction au suc résineux ou gommo-résineux de quelque autre suc.

Ce sont en général les sucs gommo-résineux, qui, tenus en suspension dans l'eau de végétation des plantes, produisent les liquides d'aspect laiteux, que l'euphorbe, la chélidoine et leurs nombreux analogues laissent écouler lorsqu'on déchire leur tissu, et que plusieurs auteurs nomment sucs laiteux. La lactescence des sucs ne dépend toutefois pas constamment de la présence d'une gomme-résine à l'état d'émulsion ; car le suc laiteux de l'*hevea guianensis* la doit à l'existence du principe particulier si connu sous lè nom de caoutchouc, et celui de l'arbre de la vache, à la présence d'une matière céracée.

Des sucs balsamiques ou baumes.

Le benjoin,
Les baumes du Pérou solide et liquide,
Le baume de Tolu,
Le storax,
Le styrax liquide,

qui composent le genre baume, ont pour principes prédominants, un ou plusieurs principes résineux, essentiellement identiques à ceux qui font partie des résines et des gommes-résines ; plus, un acide organique qui se trouve être tantôt le benzoïque, tantôt le cinnamique. Le benjoin contient de l'acide benzoïque; les baumes du Pérou et de Tolu contiennent de l'acide cinnamique.

D'après les récentes et curieuses expériences de M. Fremy, le seul de ces baumes que l'on ait bien étudié (le baume du Pérou liquide) renfermerait, en dehors du principe résineux et de l'acide cinnamique qui le font placer parmi les baumes :

1° Une matière liquide présentant de nombreuses analogies avec les huiles fixes (la cinnaméine), susceptible, sous l'influence de l'acide sulfurique concentré, d'absorber les éléments de l'eau et de se convertir en une résine que rien ne distingue de la résine du baume du Pérou.

2° Une matière solide (l'hydrure de cinnamyle), susceptible à son tour, sous l'influence de l'oxygène et de l'air, de produire de l'eau et de l'acide cinnamique ; de même que l'hydrure de benzoïle ou essence d'amande amère, dans les mêmes conditions, produit de l'eau et de l'acide benzoïque. L'hydrogène qui la constitue hydrure, se trouve brûlé, en même temps que son radical cinnamyle, en s'oxygénant, se convertit en acide. Il est donc probable que, dans les végétaux qui fournissent les baumes, la formation du principe résineux et celle de l'acide benzoïque ou de l'acide cinnamique, est précédée de la formation de principes susceptibles, de les engendrer secondairement, sous l'influence de l'eau que l'un d'eux absorbe, ou de l'oxygène qui modifie l'autre.

Des sucs huileux volatils ou huiles volatiles

Les sucs huileux volatils, au nombre desquels se trouvent :

L'huile volatile d'anis,
— — de bergamotte,
L'huile volatile de rose,

et leurs très nombreux analogues, ont pour principes prédominants, on pourrait dire pour principes exclusifs, les principes huileux volatils.

Les seuls principes accessoires qu'on y rencontre, encore n'est-ce qu'accidentellement, se réduisent à quelques principes résineux entraînés ou dissous.

Des sucs huileux fixes ou huiles fixes.

Dans les sucs huileux fixes, prédominent les principes huileux fixes.

Les huiles liquides d'amande douce,
— — d'olive,
— — de ricin,
Les huiles concrètes de muscade et de cacao,

appartiennent à ce groupe dont les espèces ne renferment guère, en dehors des principes essentiels à leur constitution, que des traces de matières gommeuses et colorantes.

Nous reviendrons sur ces sucs huileux volatils et fixes.

Des sucs aqueux.

Les sucs aqueux, véritables dissolutions des principes immédiats des plantes dans leur eau de végétation, sont caractérisés, tout à la fois par la prédominance de l'eau et par la complète solution des principes qu'ils renferment. Ce dernier caractère les distingue des sucs laiteux, dans lesquels, à la prédominance de l'eau, se joint l'état simplement émulsif de certains principes.

La plupart des auteurs les départagent

En acides,
— sucrés,
— mucilagineux,
antiscorbutiques,
et aqueux proprement dits.

Des sucs aqueux acides.

Nous appellerons avec eux du nom de sucs aqueux, ceux de ces sucs qui doivent à la présence d'acides libres ou de sels avec excès d'acide, une saveur acide prononcée et la propriété de rougir fortement les couleurs bleues végétales.

L'acidité est due,

Dans le suc de pomme à l'acide malique,
— — de nerprun — acétique.

Dans les sucs de citron, de groseilles, de berberi, de framboise, tout à la fois aux acides citrique et malique, avec cette différence, que le citrique domine dans les sucs de citron et de groseille, le malique dans le suc de berberis, et que le suc de framboise les contient l'un et l'autre en proportions à peu près égales

Dans le verjus au bitartrate de potasse,
— l'oseille aux oxalates acides de la même base.

Indépendamment des acides ou des sels acides, on trouve dans ceux de ces sucs qui proviennent des fruits, et ce sont de beaucoup les plus nombreux (ceux des plantes herbacées telles que l'oseille et la joubarbe offrant du reste la même composition que les sucs non acides des autres plantes) :

Des sels,
Du sucre (lequel est toujours analogue à celui de raisin, pour le motif que le sucre de canne que les acides végétaux et les acides minéraux affaiblis transforment en sucre de raisin; ne pourrait s'y conserver, en supposant même qu'il s'y produisît tout d'abord).
De la pectine en forte proportion,
De l'acide pectique en petite proportion,
Des matières azotées } indéterminées,
— extractives }
— gommeuses,
— colorantes,
— aromatiques,
Du tannin (au moins lorsque les fruits sont verts),
De l'acide gallique,
De l'albumine végétale,
Un ou plusieurs principes particuliers.

On trouve. par exemple, dans le suc de baies de sureau, un principe colorant rouge, que les alcalis étendus font passer au bleu et les alcalis concentrés au vert; dans le suc de baies de nerprun, avant leur maturité, un principe colorant vert, après leur maturité, un principe colorant rouge. Celui-ci n'est autre que le précédent, devenu vert sous l'influence de l'acide qu'a développé la marche progressive de la végétation, de telle sorte que l'addition au suc coloré en rouge d'un alcali en excès, le fait redevenir vert.

On trouve aussi :

Dans la cerise, le cassis, suivant M. Berzélius, des principes colorants rouges, dont la teinte est tout à fait indépendante de la présence des acides. car leurs solutions aqueuses et alcooliques restent rouges sous l'influence des alcalis.

Dans les sucs de groseille, de framboise, de pomme, des principes aromatiques, sans doute identiques aux huiles volatiles.

Dans les sucs de pomme, de poire non mûre, du tannin et de l'acide gallique.

Dans les sucs de framboise, de raisin, de pomme, de poire, suivant Scheele et M. Bérard, de l'albumine végétale que M. Braconnot n'a plus retrouvée dans le suc de groseille.

Enfin Scheele a découvert dans le suc des baies de sureau, une matière particulière, possédant des propriétés sudorifiques prononcées, et l'on sait que dans le suc de nerprun en existe une autre, puissamment laxative.

Des sucs aqueux sucrés.

Nous appellerons du nom de sucs sucrés, ceux des sucs aqueux, qui doivent à la présence d'une forte proportion de matière sucrée, de présenter une saveur sucrée prononcée.

Que d'ailleurs cette matière soit un véritable sucre, comme dans la canne, le melon, la betterave, ou soit incapable d'éprouver la fermentation alcoolique, comme dans la racine de réglisse, dont le principe sucré *glycyrrhizine*, possède en outre les propriétés d'être incristallisable, soluble dans l'eau et l'alcool, susceptible de former avec les acides les bases et la plupart des sels, des composés peu ou point solubles dans l'eau; comme dans les *fraxinus ornus et rotundifolia*, dont le principe sucré ou *mannite*, diffère du précédent, en ce qu'il est facilement cristallisable en longues aiguilles, bien plus soluble dans l'eau que dans l'alcool, incapable d'être précipité de sa dissolution aqueuse par les acides.

Tandis que nous venons de voir les sucs acides provenir presque tous des fruits, ceux-ci proviennent généralement des racines; par exception, toutefois, les tiges de maïs, de la canne à sucre, des arbres à manne, le melon en fournissent.

On rencontre dans les sucs sucrés de la betterave, de la carotte, du panais, du navet,

Du sucre,	Des principes colorants,
De la pectine en petite proportion,	Des matières aromatiques,
De l'acide pectique en grande proportion,	— extractives,
	— azotées,
De l'albumine,	Des sels,

Dans le suc de la canne à sucre :

Du sucre,	Des matières extractives,
D'albumine végétale,	Du chlorure de potassium,
De la gomme,	Du sulfate de potasse et d'alumine (alun).
Une matière céracée particulière,	(AVEQUIN.)

Dans le suc de betterave :

Du sucre,	Du phosphate de magnésie et de chaux,
De l'albumine végétale,	Du l'oxalate / Du malate } de potasse et de chaux,
De la pectine,	
De l'acide pectique,	Du chlorure de potassium,
Des matières mucilagineuses,	Du sulfate / De l'azotate } de potasse.
— grasses,	
— céracées,	Un sel indéterminé à base d'ammoniaque,
— animalisées solubles dans l'eau,	De l'oxyde de fer.
— odorantes et âcres	(BRACONNOT.)

Il est digne de remarque, que le sucre contenu dans les sucs sucrés, contrairement à ce qui arrive pour les sucs acides, est toujours identique à celui de la canne; l'absence des acides libres explique cette différence, et aussi, que ce même sucre ne s'y trouve pas accompagné, comme on l'avait cru jusqu'à ces dernières années, de sucre incristallisable. Celui-ci est le résultat d'une altération, en sorte qu'il est à croire, que les procédés d'extraction du sucre de canne ou de betterave, en se perfectionnant, finiront par extraire de ces matières à l'état de sucre cristallisable, la totalité de celui qu'elles renferment.

Les sucs mucilagineux sont ceux dans lesquels des principes plus ou moins analogues aux principes gommeux, se rencontrent en proportions suffisantes pour communiquer au liquide une notable viscosité. Des sucs mucilagineux.

Le peu d'examen qu'on en a fait ne permet toutefois pas de les leur assimiler complétement, peut-être même ne partagent-ils avec eux que les propriétés tout à fait secondaires de se dissoudre dans l'eau, de l'épaissir et d'en être précipités par l'alcool.

Les sucs de feuilles de bourrache et de buglosse, de racines d'aunée et de grande consoude, sont essentiellement mucilagineux, surtout quand l'année est sèche et chaude.

Les sucs antiscorbutiques doivent à la présence de matières encore peu connues, mais très probablement analogues à celles que renferme la semence de moutarde noire, et comme elles Des sucs antiscorbutiques.

susceptibles, au contact de l'eau, de donner naissance à une huile volatile particulière, riche en soufre et très odorante, de saveur âcre et caustique; d'exhaler l'odeur vive et pénétrante, de présenter la saveur âcre, que l'on remarque dans les sucs de feuilles de cresson et de cochléaria, de racine de raifort, et plus généralement dans les sucs des plantes crucifères.

Des sucs purement aqueux.

Nous confondrons enfin sous la dénomination de sucs aqueux, ceux des sucs ayant l'eau pour principe prédominant, et contenant en solution complète les différents principes immédiats qui les composent, qui ne renferment ni acides libres, ni sels acides, ni principe sucré, ni principe mucilagineux, ni principe antiscorbutique, ou qui ne renferment pas une proportion suffisante de ces différents principes, pour pouvoir être rangés dans un des groupes précédemment étudiés.

Ces sucs auxquels on pourrait, sous ce point de vue, assimiler les sucs antiscorbutiques et mucilagineux, voire les sucs acides provenant de plantes herbacées, si l'on faisait abstraction des principes antiscorbutiques mucilagineux et acides qui nous les ont fait grouper à part, n'offrent souvent entre eux aucune analogie de composition.

On en trouve la preuve en comparant les analyses de l'opium, de l'aloès succotrin, de la thridace, etc., cependant ils contiennent presque tous :

De l'albumine végétale,
Des principes gommeux ou mucilagineux,
Des principes colorants,
Un ou plusieurs acides libres,
Des sels.

Quant à la chlorophyle, que la plupart des pharmacologistes admettent au nombre de leurs principes constituants, bien qu'elle existe dans les sucs de plantes herbacées obtenus par expression, je ne la considère pas comme en faisant réellement partie essentielle, attendu qu'elle ne s'y trouve qu'en suspension; aussi, le filtre par son action toute mécanique, l'en sépare-t-il complétement, et par suite, fait-il disparaître, en même temps que leur opacité, la teinte verte que ces sucs présentaient d'abord.

De l'extraction des sucs.

Les sucs gommeux,
— résineux,
Les sucs gommo-résineux,
Les baumes.

et aussi quelques sucs aqueux, spécialement ceux des arbres

à manne, des capsules vertes de pavots (opium par incision), des tiges de laitue montée et prête à fleurir (thridace), sont obtenus en pratiquant des incisions au tronc des arbres, aux capsules, aux tiges qui les fournissent, et recueillant à l'extérieur, dans des vases, dans des trous pratiqués en terre, ou de toute autre manière, les produits liquides.

Il ne saurait être avantageux de chercher à les extraire des végétaux privés de vie, car la quantité de suc qui s'y rencontrerait alors, serait limitée, tandis qu'en opérant ainsi qu'il vient d'être dit, on obtient celui que forme le travail de l'organisme pendant un temps souvent considérable. Les pins, les sapins, les mélèzes, sont notamment exploités, pour leurs très nombreux produits résineux, pendant 50 à 60 ans.

Les sucs huileux volatils sont obtenus, tantôt par expression, tantôt par distillation; les sucs huileux fixes, presque exclusivement par expression; quelques-uns cependant au moyen de dissolvants; les uns et les autres dans des conditions que nous aurons soin de préciser lorsque nous en traiterons d'une manière spéciale.

Quant aux sucs aqueux, sauf les rares exceptions précédemment relatées, que présentent ceux des capsules de pavots et des tiges de laitue, ils sont obtenus par expression, en ayant égard aux différences d'état physique des tissus, aux proportions relatives des sucs et des parties solides; à la fluidité et à quelques autres propriétés chimiques des sucs eux-mêmes.

Extraction des sucs des plantes herbacées ou Sucs d'herbes.

Opère-t-on sur des feuilles, sur de jeunes tiges de laitue, de cochléaria, de cresson, de cerfeuil, de fumeterre, ou de toute autre plante herbacée d'un tissu facile à déchirer, très riche en suc fluide et très sensiblement neutre?

Ces matières étant supposées mondées de leurs parties altérées, lavées afin d'en séparer la terre adhérente, puis secouées ou mieux encore pressées dans un linge, afin d'absorber l'eau dont le lavage les imprégne; il suffira de les broyer dans un mortier en marbre au moyen d'un pilon en bois, d'enfermer l'espèce de pulpe obtenue, après quelques minutes de macération, dans un sac en toile ou en crin, et de soumettre à la presse.

Opère-t-on sur des carottes, des racines de raifort, ou sur toute autre racine charnue que son élasticité empêcherait de broyer dans un mortier ;

Sur des borraginées, en général gorgées d'un suc extrêmement épais ;

Sur des labiées, d'ordinaire peu riches en suc, surtout dans les années de sécheresse et vers l'arrière-saison ;

Sur l'oseille, dont le suc acide pourrait réagir sur la matière calcaire ;

Dans le premier cas, on substituera aux mortiers, des râpes ou tout autre instrument plus propre à la division ;

Dans le second ou dans le troisième, on ajoutera au produit de la division, 1/8 environ de son poids d'eau, et l'on exprimera après 12 à 15 minutes de contact, alors que l'eau additionnelle aura exercé toute son action dissolvante, sans cependant avoir pu amener un commencement de fermentation.

Pareille addition, toutefois, ne sera nécessaire, qu'autant que parmi les plantes mises en expérience, il ne s'en trouverait aucune assez riche en suc très aqueux, pour la rendre inutile.

Dans le dernier cas, on remplacera les mortiers en marbre par des mortiers en bois.

Extraction des sucs de fruits.

L'extraction des sucs de fruits réclame des précautions spéciales.

Les coings, récoltés avant leur parfaite maturité, à la suite de laquelle s'y seraient développés en abondance, des principes muqueux, et auraient presque entièrement disparu les principes acides, sont frottés dans un linge rude afin d'enlever leur duvet extérieur, capable d'absorber en pure perte une portion du suc, divisés au moyen d'une râpe en évitant d'entamer les cloisons membraneuses très chargées de principes muqueux, et les semences, elles-mêmes très riches en principes analogues. On interpose dans la pulpe une certaine quantité de paille préalablement hachée et lavée, afin de faciliter l'exsudation du liquide en multipliant les points résistants, on enveloppe le tout d'un tissu et l'on exprime.

Les citrons et les oranges en pleine maturité, parce qu'alors les principes acides et sucrés s'y trouvent en aussi grandes proportions que possible, sont privés, à l'aide d'un couteau, de leur pellicule extérieure ou zeste, remplie de vésicules gorgées d'huile volatile, et de l'enveloppe blanche sous-jacente, à la fois très élastique et très chargée de principes muqueux, en ayant le soin de ne pas entamer la partie parenchymateuse, afin de ne pas produire, par le contact des acides libres et de la lame du couteau, du citrate et du malate de fer, susceptibles de colorer le suc et de le rendre astringent. Cela fait, on déchire le parenchyme entre les mains, pour ne pas briser les semences dans lesquelles existe un principe amer très soluble; puis on exprime entre les mains encore, à la surface d'un tamis.

On pourrait aussi comprimer à la presse, leur pulpe préalablement mélangée d'une certaine quantité de paille hachée et lavée; mais il faudrait alors enlever les semences au moyen de longues épingles en argent ou en ivoire.

Pour les sucs de groseille, de framboise, de mûre, de verjus, de cerise, de berberis, de baies de sureau, d'hièble et de nerprun,

On commence par enlever à la main, ou de toute autre manière, les rafles ou les queues de ces fruits, pour que le tannin qu'elles contiennent ne puisse, plus tard, communiquer au produit de l'astringence. Cette opération préliminaire assez longue, est toutefois souvent négligée, alors que l'on agit sur les baies de nerprun, d'hièble et de sureau, gorgées de sucs de saveur désagréable, et, pour ce motif, exclusivement employés comme médicaments. On place ensuite les fruits à la surface de tamis en crin et on les exprime entre les mains, dans le but de ne briser ni les semences très mucilagineuses des groseilles et de leurs analogues, ni les nucules des cerises dont les semences, au contact du suc, produiraient une certaine quantité d'huile volatile d'amande amère, susceptible de communiquer au produit une saveur particulière; et l'on reçoit les sucs dans des vases placés sous les tamis.

Par exceptions, les framboises et les mûres chargées de sucs extrêmement visqueux, qui se séparent difficilement du marc tant qu'il n'a pas éprouvé un commencement de fermentation, sont abandonnées à elles-mêmes pendant 2 à 3 jours dans un lieu frais.

Parfois on place ces mêmes fruits dans des bassines en argent ou en cuivre rouge parfaitement décapées, et l'on chauffe. La dilatation des sucs détermine alors la rupture des enveloppes; ils s'écoulent et sont séparés de la masse pulpeuse, en jetant le tout sur des tamis.

Ce dernier procédé fournit des sucs d'une plus belle couleur que le précédent, en raison de ce que les principes colorants résident dans les enveloppes, et sont plus facilement dissous à chaud qu'à froid; mais aussi, moins aromatiques, d'une saveur moins suave, parce que la chaleur dissipe une partie des principes aromatiques, modifie défavorablement les principes sapides; plus visqueuxet plus altérables. De là vient qu'on ne l'emploie guère que pour les sucs de nerprun, d'hièble et de sureau, destinés à être convertis en extraits ou en sirops médicamenteux.

De la dépuration des sucs aqueux.

Quel que soit le procédé d'extraction que l'on ait suivi, on n'obtient jamais de prime abord les sucs aqueux, tels qu'on les puisse employer immédiatement aux usages pharmaceutiques; ils retiennent toujours des matières en suspension qui troublent leur transparence, et parfois, en outre, des matières qui, bien que d'abord dissoutes, pourraient plus tard se déposer.

Dans les sucs des plantes herbacées, ce sont principalement les débris de fibre végétale et la chlorophyle; dans les sucs de coing et de citron, les principes azotés et muqueux, qui troublent la transparence du liquide; dans le suc de groseille, la pectine dissoute se transformerait en acide pectique insoluble.

LE REPOS et la FILTRATION,
LA COAGULATION et la FILTRATION,
LA FERMENTATION,

sont les moyens les plus habituellement employés pour leur dépuration.

Le *Repos* et la *Filtration* suffisent en général, quand on agit sur des sucs de plantes; les débris fibreux et la chlorophyle restent à la surface du filtre, que le suc traverse d'autant plus rapidement qu'il est moins dense, ou plutôt moins visqueux; car, par exemple, on sait qu'une solution saturée de chlorure de calcium, filtre infiniment plus vite qu'une solution très étendue et cependant beaucoup moins dense de gomme arabique.

Quelquefois, afin de rendre l'opération plus rapide, on profite de la présence, dans ces mêmes sucs, d'une certaine quantité d'albumine végétale pour opérer la dépuration par coagulation. On place le suc, soit dans un vase ouvert, soit dans un matras à long col, fermé supérieurement par un parchemin percé de trous, suivant qu'il est ou non chargé de principes volatils, et l'on chauffe au bain-marie. L'albumine, en se coagulant, forme une sorte de réseau dont les mailles enveloppent les matières en suspension, les agglomèrent, et dès lors la filtration au travers du papier se fait avec une rapidité égale à celle de l'eau.

Plus le suc est riche en albumine, plus ce mode de dépuration est avantageux. Ainsi le suc d'ortie-grièche, qui, d'après M. Guibourt, contient $2^{gr},6$ d'albumine par 250^{gr}; les sucs de bourrache et de saponaire, qui, pour la même quantité, en renferment le premier $1^{gr},3$, le second $1^{gr},9$, seront plus facilement dépurés par coagulation, que le suc de pulmonaire qui n'en renferme guère que $0^{gr},1$ pour 250^{gr}.

Il importe de faire remarquer au sujet de ce procédé de dépuration, que s'il peut être employé sans inconvénient aucun, alors que les sucs destinés à la préparation des extraits, des sirops, etc., doivent plus tard être portés à des températures égales à celle qui détermine la coagulation de l'albumine, il n'en est plus de même, alors qu'on prétend les administrer à l'état de sucs d'herbes.

L'albumine, susceptible, en se coagulant, de former avec les matières colorantes des espèces de laques, tend à les entraîner, et avec elles d'autres principes; de plus, la chaleur modifie la composition du suc : de là, vient que les sucs qui ont éprouvé la coagulation, présentent une couleur, une odeur, une saveur toute différente de celles des sucs simplement filtrés.

Au reste, comme d'ordinaire, les sucs de plantes herbacées sont obtenus en broyant et divisant ensemble plusieurs plantes, et que d'ordinaire, les réactions qui se déterminent au contact des principes mis en présence, produisent des résultats analogues à ceux que produirait la chaleur, de telle sorte que le suc de joubarbe chargé de malate acide de chaux, et que le suc d'oseille, à son tour chargé d'oxalate acide de potasse, déterminent par leur mélange, la formation d'un précipité d'oxalate de chaux qui entraîne la majeure partie des matières en suspension ; comme, d'un autre côté, le suc d'oseille précipite l'albumine et la matière colorante des sucs de bourrache, de fumeterre, de saponaire, etc., etc., on peut, le plus communément, opérer une prompte dépuration sans avoir recours à la coagulation.

De la dépuration des sucs acides.

La dépuration par coagulation, n'étant pas applicable aux sucs de fruits, et parce que l'albumine végétale que la plupart d'entre eux renferment s'y trouve en très minime proportion, et parce que la présence des acides qui l'y accompagnent préviendrait sa coagulation, la filtration pure et simple ne pouvant suffire, tant les matières en suspension y sont divisees, on emploie la fermentation.

Les sucs de coing, de citron, d'orange, de verjus, de berbéris, de cerise, de nerprun, dans lesquels existent en suspension des matières muqueuses, au moment où ils viennent d'être obtenus, sont dépurés en les abandonnant à eux-mêmes pendant 4 à 5 jours à une température de 18 à 20°, afin que les filaments qu'on y voyait flotter, s'agglomérant, prenant du retrait, ne puissent plus traverser les filtres.

A son tour, le suc de groseille, celui du moins qu'on ne destine pas à la préparation des gelées, car alors il y faudrait soigneusement conserver le principe auquel seul il doit de pouvoir se prendre en masse gélatinoïde, est dépuré en l'abandonnant à lui-même à une température de 15 à 20°, jusqu'à ce que sa surface se soit recouverte d'une écume épaisse et spongieuse, au-dessous de laquelle existe un liquide parfaitement limpide et transparent. On le passe sans expression au travers d'un linge, sur lequel l'écume est, en dernier résultat, mise à égoutter.

Dans cette opération, le sucre de raisin que contient naturellement le suc de groseille, se trouvant au contact de matières azotées, susceptibles de jouer le rôle de ferment, aussitôt qu'elles ont absorbé l'oxygène que l'air leur fournit ; et aussi de la pectine (car d'après M. Braconnot, la réaction cesse de se produire quand on commence par enlever ce dernier principe), se décompose en acide carbonique, en alcool, en eau. En effet, puisqu'il contient deux atomes d'eau de plus que le sucre de canne, et que celui-ci, pour se transformer en acide carbonique et en alcool, n'a besoin d'absorber qu'un atome d'eau, ainsi que le fait voir l'équation suivante :

$$\underbrace{C^{12}H^{10}O^{5}}_{\text{Sucre de canne.}} + \underbrace{H^{2}O}_{\text{Eau.}} = \underbrace{2(C^{4}H^{4} + H^{2}O)}_{\text{Alcool anhydre.}} + \underbrace{4(C,O)}_{\text{Acide carbonique.}}$$

Le sucre de raisin, dans l'acte de la fermentation alcoolique, doit évidemment mettre en liberté un atome d'eau.

En même temps, par une transformation sans doute produite sous l'influence des matières végéto-animales qui l'accompagnent, et lui communiquent la faculté de fixer les éléments d'un atome d'eau, la pectine, jusqu'alors dissoute, se transforme en acide pectique insoluble, qui se précipite.

Au besoin, on trouverait la preuve incontestable de son passage à l'état d'acide pectique, dans cette observation de M. Braconnot, que la matière gélatinoïde, telle qu'elle existe dans le suc, et que l'alcool l'en précipite, est très sensiblement soluble dans l'eau, sans action aucune sur les réactifs colorés, très soluble dans l'ammoniaque dont les acides ne la précipitent pas, tandis que son analogue, retirée du suc fermenté, est complétement insoluble dans l'eau, rougit légèrement le papier bleu de tournesol, se dissout dans l'ammoniaque, et peut en être précipitée par les acides. Au besoin aussi, l'influence précitée de la matière azotée, s'éclairait de cette autre remarque de M. Fremy, qu'une dissolution de pectine parfaitement transparente et fluide, acquiert de la viscosité, et bientôt se change en une matière gélatineuse et consistante, offrant toutes les propriétés de l'acide pectique, lorsqu'on y délaie de l'albumine végétale, précipitée au moyen de l'alcool du suc de carotte ou de fruits.

C'est au dégagement du gaz acide carbonique que sont dus, et l'odeur aigrelette qui se manifeste durant la fermentation, et l'aspect spongieux, la faible densité du coagulum, entre les particules duquel, une portion considérable de gaz se trouve retenue.

C'est à la production de l'alcool, qu'est due la saveur légèrement alcoolique qu'acquiert le suc, l'augmentation de son pouvoir dissolvant sur le principe colorant des enveloppes, d'où sa coloration plus grande à la fin qu'au début de l'opération, la diminution de son pouvoir dissolvant sur les matières azotées et muqueuses : d'où la précipitation de celles-ci.

C'est enfin la continuation de la fermentation alcoolique, jusqu'à l'entière disparition du sucre, qui communiquerait au liquide une saveur vineuse, si, pour prévenir cet effet, on n'avait le soin d'enlever le coagulum, et avec lui les matières azotées, aussitôt que le départ complet de l'acide pectique s'est opéré.

La fermentation acide pourrait même finir par succéder à la fermentation alcoolique; car, pour transformer l'alcool en acide acétique, l'absorption de l'oxygène suffit, ainsi que nous le ferons voir en traitant de la formation du vinaigre.

Or, comme la dépuration du suc de groseille abandonné à lui-même, se fait parfois avec une telle lenteur, que les fermentations alcoolique et acide y marchent en quelque sorte de concert, et comme l'observation a prouvé que l'addition d'une petite quantité de suc de cerise aigre, hâte l'opération, afin précisément d'éviter l'acétification, on est dans l'habitude d'ajouter aux groseilles un dixième environ de cerises aigres.

Comment celles-ci agissent-elles? sans doute par l'albumine qu'elles renferment, et que M. Braconnot n'a point rencontrée dans les groseilles, et aussi par leur acide; car, bien que l'on n'ait encore pu constater la transformation de la pectine en acide pectique par les acides végétaux, sa transformation par eux en acide métapectique très voisin du pectique, porte à penser que celui-ci peut également se produire dans les conditions précitées. (Fremy.)

On a proposé, pour dépurer les sucs de coing, de pomme et quelques autres, d'ajouter à la pulpe de ces fruits, avant de l'exprimer, une certaine quantité de pulpe d'amandes douces, ou bien, d'ajouter celle-ci au suc exprimé, et de filtrer après deux à trois heures de contact. Ce procédé, qui offre l'inconvénient d'introduire dans les sucs des principes étrangers à leur constitution, susceptibles même d'en changer la saveur, pour peu que les amandes employées soient mélangées d'amandes amères, qui de plus, ne produit que momentanément la clarification, ne saurait être employé par le pharmacien.

Quoi qu'il en soit de leurs procédés de dépuration, les sucs conservés au delà du temps nécessaire à leur extraction et à leur dépuration, ne tardent pas à s'altérer ; les sucs de plantes herbacées, chargés qu'ils sont de principes neutres, essentiellement disposés à céder aux influences réactionnaires, s'altèrent surtout avec une extrême facilité. Ils se troublent, se décolorent, acquièrent une odeur plus ou moins fétide, très fétide quand ils renferment des principes sulfurés analogues à ceux des crucifères, et changent entièrement de nature. Des altération des sucs aqueux et acides.

Ceux d'entre eux que l'on aurait dépurés par coagulation, s'altéreraient comparativement moins vite que les autres, attendu que le principe albumineux azoté en aurait été séparé, et que la chaleur aurait fait éprouver aux autres une sorte de coction qui les rendrait moins propres à la décomposition, cependant encore assez vite, pour qu'on dût ne les préparer que le plus près possible du moment où ils devraient être administrés, et se hâter d'évaporer ceux qui devraient servir à la préparation des extraits.

Les sucs de fruits chargés de principes acides et autres, quoique moins altérables que les précédents, le sont cependant encore assez pour, au bout de quelques jours, se troubler, changer de couleur, mousser, acquérir une saveur d'ordinaire à la fois acide et vineuse. Ces modifications sont la suite de la séparation de matières d'abord tenues en dissolution, de la transformation de principes sucrés en alcool et en acide carbonique, de la production des acides acétique et lactique, résultats à peu près constants, de tout changement apporté à l'ordre d'arrangement des éléments des matières organiques.

Il est probable toutefois que l'alcool, l'acide carbonique, les acides acétique et lactique, ne sont pas les seuls produits de ces altérations ; peut-être même que les principes qui d'ordinaire leur donnent naissance dans certaines circonstances, ne les produisent plus. En effet, le sucre, sous l'influence de ferments particuliers, se transformerait, dans le suc d'oignon, suivant Fourcroy et Vauquelin, dans le suc de carotte, suivant Laugier, en acide acétique et en mannite; et d'après M. Braconnot, dans le suc de betterave, il produirait des acides acétique et lactique sans traces d'alcool.

Des procédés de conservation des sucs acides.

Les opérations qui nous restent à décrire ont pour objet de prévenir ces altérations.

Suivant le plus ancien mode de conservation des sucs, on remplit de suc, le plus complétement possible, des bouteilles en verre; on verse à la surface une couche mince d'huile d'œillette, laquelle est préférable à l'huile d'amande douce, en ce qu'elle rancit moins vite, à l'huile d'olive, en ce que se congelant à une plus basse température, elle a moins de tendance à produire des fissures, au travers desquelles l'air pourrait pénétrer: on bouche au moyen de bouchons en liége fin, et sans renverser les bouteilles, afin de ne pas interposer l'huile dans le suc; on goudronne.

Suivant un autre procédé dû à M. Fayart, on remplit les bouteilles de suc jusqu'au haut du col; puis on applique sur leurs ouvertures des lames de caoutchouc, préalablement ramollies dans l'eau bouillante, qu'on oblige d'adhérer très exactement aux parois latérales des vases, en les serrant fortement contre ces parois au moyen de ficelles.

Dans le procédé d'Appert, on place les sucs dans des flacons en verre à parois aussi également épaisses que possible, afin que leur dilatation par la chaleur, se produisant égale aussi, leur rupture soit moins à redouter; on les en remplit, afin que l'air en soit plus entièrement expulsé, sans cependant les remplir assez pour qu'au moment de la dilatation des sucs, plus dilatables que ne l'est le verre, l'effort de dedans en dehors, fasse éclater celui-ci. On ferme l'ouverture au moyen de bouchons en liége, choisis épais, afin de compenser autant que faire se peut l'inconvénient de leur porosité; flexibles, afin qu'ils se moulent mieux contre les parois du flacon; on assujettit ces bouchons au moyen de ficelles ou de fils de fer disposés en croix, et retenus par l'espèce de bourrelet que présente le verre; on place verticalement les flacons, les uns à côté des autres, dans une bassine à fond plat au-dessus d'un lit de foin; on tasse entre chacun d'eux un peu de foin destiné à amortir le choc, même à le prévenir; on verse dans la bassine, de l'eau dont la quantité ne doit toutefois pas être telle, qu'elle puisse en se dilatant atteindre l'ouverture des flacons; on porte sur le feu; on chauffe à l'ébullition pendant 12 à 15 minutes; on enlève la bassine; et quand les flacons sont entièrement refroidis, on en goudronne les bouchons.

Finalement, les flacons sont portés dans un lieu sec et frais.

Que si l'on voulait éviter la perte qu'occasionne la rupture fréquente des bouteilles, obligées de supporter la pression considérable que produit, de dedans en dehors, la dilatation du liquide, on pourrait, ou bien porter le suc à l'ébullition dans une bassine, l'introduire aussi chaud que possible dans des bouteilles convenablement échauffées, afin que le contact du liquide chaud ne les pût briser, les en remplir, boucher promptement et mastiquer; ou bien, suivant le conseil de M. Gay, remplir les bouteilles de suc à la température ordinaire, les placer ouvertes au milieu de l'eau ainsi que cela se fait par le procédé d'Appert, chauffer, après 8 ou 10 minutes d'ébullition retirer du feu, boucher sans laisser refroidir, et mastiquer.

On pourrait aussi, soit introduire dans les bouteilles, à l'avance remplies de sucs, quelques gouttes d'acide sulfureux en dissolution, 30 à 50 centigrammes de sulfite de chaux solide, dont les acides du suc dégageraient immédiatement l'acide sulfureux; soit plonger pendant quelques secondes dans la portion du col de la bouteille que le suc ne remplirait pas, une mèche soufrée enflammée; dans tous les cas, boucher hermétiquement.

Ces divers procédés réussissent à peu près également bien à prévenir la fermentation des sucs acides; cependant, celui d'Appert en assure davantage la conservation, tandis qu'au contraire l'emploi de l'acide sulfureux tend à leur faire éprouver une altération particulière assez profonde; aussi le réserve-t-on pour les sucs de pomme ou de raisin, dont on voudrait plus tard extraire la matière sucrée pour les besoins des arts.

Les importantes observations de MM. Gay-Lussac et Collin, vont nous permettre de préciser les résultats de ces opérations.

Lorsqu'ayant plongé sous le mercure plusieurs grains de raisin, et les y ayant frottés entre les doigts de manière à détacher les bulles d'air adhérentes à leurs surfaces, on vient à les introduire sous une cloche pleine de mercure, puis à les y écraser au moyen d'un tube, le suc qui s'en écoule et que sa légèreté spécifique appelle à la surface du métal, s'y conserve fort longtemps limpide, transparent, sans fournir d'alcool, sans dégager d'acide carbonique; mais aussitôt qu'on introduit avec lui sous la cloche, quelques bulles d'oxygène ou même d'air, on le voit se troubler, et bientôt après éprouver la fermentation alcoolique.

C'est que, dans ce suc, existent naturellement à l'état de dissolution, certains principes azotés, qui, pour devenir capables de déterminer la fermentation, ont besoin, tout d'abord, d'absorber l'oxygène, et, par suite, de se transformer en ferments insolubles, plus ou moins analogues à la levure de bière. (Gay-Lussac).

Que l'on ajoute à un mélange de sucre, d'eau et de ferment, placé dans des conditions de température telles, que la fermentation alcoolique s'y développe, certaines huiles sulfurées telle que celle de moutarde noire, des acides sulfurique, acétique, sulfureux, des alcalis, des sels et spécialement des sulfites, etc., etc.;

Qu'au lieu d'exposer le mélange à la température de + 18 à + 20° seulement, on l'expose à la température de l'eau bouillante pendant quelques minutes;

Ou bien encore, qu'au lieu de faire usage de ferment frais, on se serve de ferment parfaitement desséché au bain-marie, même à une température inférieure à + 100°;

Dans ces conditions nouvelles, suivant M. Collin, la fermentation alcoolique ne se développera pas; le ferment aura perdu la faculté de la déterminer.

L'emploi d'une couche d'huile, celui d'une lame de caoutchouc, ont donc pour effet d'abriter du contact de l'air, ou plutôt de l'oxygène, les sucs végétaux; par suite, de prévenir sinon complétement, du moins en grande partie, la transformation de leurs principes azotés solubles, en véritables ferments.

A son tour, le procédé d'Appert et ses analogues agissent tout à la fois, en annihilant le pouvoir fermentescible de ceux de ces mêmes principes azotés, qui auraient absorbé l'oxygène de l'air, durant l'extraction et la dépuration du suc, et en prévenant l'oxygénation ultérieure, de ceux qui n'auraient point éprouvé tout d'abord une semblable transformation.

Enfin, l'acide sulfureux agit, moins en prévenant l'oxygénation des principes azotés, qu'en annihilant leurs propriétés fermentescibles, après qu'ils se sont oxygénés; car, tous les corps avides d'oxygène ne sauraient le remplacer.

XIIIe LEÇON.

Des Huiles végétales fixes,

ET DES CORPS GRAS D'ORIGINE ANIMALE.

Nous avons vu, lorsque nous nous sommes occupé de la composition des végétaux, que l'on y rencontre fréquemment des principes que leur aspect gras, leur onctuosité au toucher, leur fusibilité quand ils sont solides, leur inflammabilité, leur insolubilité complète dans l'eau, leur solubilité plus ou moins grande dans l'éther, distinguent de tous les autres. Des principes gras.

Ces propriétés, qui se retrouvent dans une foule de principes d'origines différentes, ont de tous temps permis de rapprocher et de confondre sous la dénomination commune de principes gras, tous ceux qui les présentent.

Et comme on a plus tard reconnu, que parmi eux, les uns

sont neutres, les autres acides; les uns fixes, les autres volatils; les uns inaltérables, les autres altérables par les alcalis : on s'est, dans ces dernières années, servi de ces différences de propriétés pour départager en cinq groupes secondaires ou sous-genres, les principes dont les anciens chimistes n'avaient formé qu'un seul groupe.

Leur classification.

On range dans un premier groupe :

Les principes gras neutres, que les alcalis caustiques convertissent, d'une part, en un acide inodore et fixe, du reste, de nature variable; d'autre part, en un nouveau corps neutre, du reste, également variable par sa nature;

A ce groupe se rattachent :

L'*oléine*, du mot latin *oleum*, huile; les alcalis la convertissent en acide oléique et en glycérine. Cette dernière substance dont le nom dérive du mot grec γλυκὺς, sucré, offre une saveur sucrée prononcée, mais diffère des véritables sucres, en ce qu'elle ne peut éprouver la fermentation alcoolique.

La *margarine*, du mot grec μαργαριτης, perle, parce que l'acide qu'elle fournit au contact des alcalis, en même temps que de la glycérine (l'acide margarique), est doué d'un éclat nacré prononcé.

La *stéarine*, de στέαρ, suif, parce qu'elle constitue la majeure partie du suif; les alcalis la transforment en acide stéarique et en glycérine.

La *palmine*, que les alcalis transforment en glycérine et en acide palmique. Son nom vient de ce qu'elle se produit en faisant réagir l'acide hypó-azotique sur l'huile de ricin ou de *palma-christi*.

L'*élaïdine*, de ἐλαὶς, ἐλαιδος, olive, olivier, parce qu'elle a été découverte en faisant réagir ce même acide hypoazotique sur l'huile d'olive. Les alcalis la transforment en glycérine et en acide élaïdique.

La *cétine*, de κῆτος baleine, parce qu'elle s'extrait du blanc de baleine. Les alcalis la convertissent en acide margarique et en un corps nouveau, l'éthal, dont le nom a été formé des deux premières syllables des mots éther et alcool, attendu que sa composition élémentaire est intermédiaire entre celles de ces liquides.

La *cérine*, de *cera*, cire, parce qu'elle tire son origine de la cire d'abeille. Les alcalis la convertissent en acide margarique, et en un corps neutre différent de la glycérine et de l'éthal, que l'on a nommé céraïne.

Le deuxième groupe, comprend les principes gras neutres, que les alcalis caustiques transforment en un acide gras odorant, volatil, du reste de nature variable, et en un corps neutre, qui jusqu'à présent s'est constamment trouvé être la glycérine.

La *butyrine* laquelle provient du beurre, *butyrum*, elle fournit de l'acide butyrique + de la glycérine ;
La *caprine*, — — du beurre de chèvre (*capra*), — de l'acide caprique + de la glycérine ;
La *caproïne*, — — du beurre de chèvre, — de l'acide caproïque + de la glycérine ;
L'*hircine*, — — de la graisse de bouc (*hircus*), et du suif de mouton, — de l'acide hircique + de la glycérine ;
La *phocénine*, — — de l'huile de marsouin (*delphinus phocœna*), — de l'acide phocénique + de la glycérine.

Ce dernier acide, on doit se le rappeler, appartient aussi au règne végétal.

Le troisième groupe, comprend les principes gras neutres, que les alcalis caustiques n'altèrent pas.

La *myricine*, de la cire, elle constitue presque en totalité celle du *myrica cerifera*,
L'*ambréïne*, de l'ambre gris,
La *castorine*, du castoreum,
La *cholestérine*, des calculs biliaires (χολή, bile, et στερεος, solide),
L'*éthal*, que nous venons de voir provenir de la cétine,
La *céraïne*, — — — de la cérine.

Le quatrième groupe comprend les principes gras acides inodores et fixes, du moins incapables de passer à la distillation avec l'eau.

L'*acide oléique*, que nous savons provenir de l'oléine,
— *margarique*, — — — de la margarine,
— *stéarique*. — — — — stéarine,
— *palmique*, — — — — palmine,
— *élaïdique*, — — — de l'élaïdine.

Et aussi les acides ricinique, oléo-ricinique et stéaro-ricinique, que fournissent au contact des alcalis, en même temps que de la glycérine, les principes particuliers de l'huile de ricin.

Enfin, le cinquième groupe comprend :

L'*acide*	*butyrique*,	produit par	la butyrine,
—	*caprique*,	— —	la caprine,
—	*caproïque*,	— —	la caproïne,
—	*hircique*,	— —	l'hircine,
—	*phocénique*,	— —	la phocénine.

Et aussi les acides cévadique, valérianique, et crotonique, que des principes analogues à la butyrine, à la caprine, préexistants dans la cévadille, la racine de valériane et les semences de *croton tiglium*, produisent dans des conditions correspondantes.

La liquidité ou la solidité, à la température ordinaire, le degré de fusibilité quand ils sont solides, le degré de solubilité dans l'éther, dans l'alcool, quand ils sont solubles dans ce dernier véhicule ; la fixité ou la volatilité, les propriétés des combinaisons qu'ils forment avec les bases, quand ils jouent le rôle d'acide, leur composition élémentaire, fournissent d'ailleurs aux chimistes les moyens de distinguer les unes des autres, les espèces dont se composent les cinq groupes dont il vient d'être fait mention.

Par exemple, l'état liquide de l'oléine au-dessus de 0°, suffit à la rigueur pour la distinguer de ses analogues du premier groupe ; et de leur côté la margarine et la stéarine, toutes deux neutres, toutes deux solides, toutes deux saponifiables, se différencient en ce que, la première fond vers 50°, se dissout dans l'éther en très grande proportion, fournit de l'acide margarique fusible à + 60°, etc., tandis que la stéarine ne fond qu'à + 62°, ne se dissout à la température de + 15° que dans 225 fois son poids d'éther, et fournit de l'acide stéarique fusible entre 66 et 70°, etc. ;

Quelques-uns de ces principes sont, jusqu'à ce jour, restés des produits exclusifs de l'art, tels sont la palmine, la céraïne, l'éthal ;

D'autres sont exclusivement produits par la nature ; l'oléine, la margarine, la stéarine, la cétine, la cérine, la butyrine, la myricine, la cholestérine, etc.;

D'autres sont tout à la fois produits par l'art et par la nature; l'élaïdine, les acides oléique, margarique, stéarique, butyrique, etc.

Ce sont ceux d'entre eux qui se rencontrent dans la nature; qui, tantôt isolés, tantôt et plus ordinairement associés plusieurs ensemble, constituent : et les huiles végétales fixes aussi appelées beurres quand elles sont solides à la température ordinaire, et les matières grasses d'origine animale, plus particulièrement appelées :

Du nom de suif, dans les différents tissus graisseux du bœuf, du veau, du mouton;
— de graisse, dans le blaireau, l'ours;
— d'axonge, dans l'espèce de tablier graisseux (épiploon) dont sont recouverts les intestins du porc, et aux environs des côtes, des reins, du même animal;
— de moelle, dans les os longs de tous les animaux;
— de beurre, dans les différentes espèces de lait;
— de blanc de baleine, dans la cavité encéphaloïde de la baleine, du cachalot;
— d'huile, dans le marsouin, le dauphin.

De la composition des huiles végétales, et de celle des corps gras d'origine animale.

Ainsi, parmi les huiles d'origine végétale, celles d'amande douce et d'olive, résultent de l'association de la margarine et de l'oléine; avec cette différence, que la proportion d'oléine étant plus considérable dans la première, elle est plus fluide, plus difficilement congelable.

Les huiles de lin, de pavot, de noix, résultent de l'association d'une margarine identique à celle des précédentes, avec une oléine distincte, en ce qu'elle contient proportionnellement moins d'hydrogène, se résinifie au contact de l'oxygène, d'où précisément la distinction des huiles en siccatives et en non siccatives, et surtout ne peut être convertie par l'acide hypoazotique en élaïdine, voire solidifiée comme elle, d'où l'emploi de cet acide, pour reconnaître la présence de l'huile de pavot dans l'huile d'olive.

Le beurre de cacao, l'huile d'illipé fournie par un arbre de la famille des sapotées, contiennent de l'oléine et de la stéarine.

L'huile de palme et le beurre de galam contiennent de l'oléine, de la margarine, des acides oléique et margarique, produits avec de la glycérine, sous l'influence d'un ferment capable de changer, à l'exemple des alcalis, l'ordre d'arrangement des principes élémentaires de cette oléine et de cette margarine.

Le beurre de coco, contient de l'élaïdine et un principe assez imparfaitement étudié, qui pourrait bien être à l'élaïdine, ce que l'oléine est à la margarine.

Dans l'huile de ricin se trouvent, à n'en pas douter, des principes gras particuliers, témoin les acides gras que cette huile fournit au contact des alcalis.

La cire enfin, qu'il faut assimiler aux matières grasses d'origine végétale, parce que tout semble indiquer qu'elle n'est autre que la matière céracée recueillie par les abeilles sur les plantes, est formée de myricine et de cérine.

Parmi les matières grasses animales : les calculs biliaires, l'ambre gris, le castoreum, ne renferment guère autre chose : les calculs, que de la cholestérine; l'ambre gris, que de l'ambréine, le castoréum, que de la castorine.

Le blanc de baleine, renferme de la cétine et un principe liquide, qui se trouve y représenter l'oléine des graisses;

L'huile de marsouin, renferme de la cétine, le principe huileux du blanc de baleine, de la phocénine et quelque peu d'acide phocénique, auquel il faut attribuer son odeur;

L'axonge, de l'oléine, de la margarine et de la stéarine;

Le suif de mouton, de l'oléine, de la margarine, de la stéarine, de l'hircine et de l'acide hircique;

Le beurre de vache, de l'oléine, de la margarine, de la stéarine, de la butyrine, de la caprine, de la caproïne, et des acides volatils odorants, correspondant à ces trois derniers corps.

Il est presque toujours facile de séparer les uns des autres, les principes gras dont se composent les huiles végétales ou les graisses animales.

Par exemple, s'agit-il de l'huile d'olive; après l'avoir exposée à un froid capable de la congeler, puis étendue entre des feuilles de papier non collé, soumettons à l'action convenablement graduée de la presse, nous ferons écouler l'oléine, tandis que la margarine restera pour résidu.

S'agit-il de l'axonge; étendons-la en couches minces à la surface d'un papier ou d'un linge, puis exprimons. L'oléine s'écoulera ; la margarine et la stéarine resteront dans le tissu, et pourront ultérieurement être séparées au moyen de l'éther bouillant, qui, dissolvant les deux, ne laissera cristalliser par le refroidissement que la stéarine.

S'agit-il du suif de mouton ; la pression fournira pour résidu la margarine et la stéarine, que l'éther isolera suivant ce qui vient d'être dit, et fera exsuder l'oléine, l'hircine et l'acide hircique ; l'ébullition avec l'eau entraînera l'acide, n'entraînera ni l'oléine ni l'hircine, qu'en séparera l'alcool faible, bien meilleur dissolvant de la seconde que de la première.

Il résulte de ce qui vient d'être dit, que les huiles végétales fixes et les graisses animales, que nous étudierons simultanément en raison même de cette analogie de composition, et par suite de propriétés, diffèrent souvent davantage les unes des autres par leur origine, que par la nature de leurs principes constituants ; si bien qu'entre les huiles d'illipé ou d'olive, l'axonge et le suif de veau, il existe infiniment plus d'analogie qu'il n'en existe entre les huiles d'olive, de lin et de ricin ; entre le blanc de baleine, le suif de mouton et le beurre. Nous allons successivement étudier ces substances dans leur contact :

Avec l'air,
— la chaleur,
— l'acide azotique,
— — hypo-azotique,
Avec l'azotate de mercure,
— la soude caustique,
Et le protoxyde de plomb.

Parce que certaines d'entre elles sont mises en contact :

Avec la chaleur et l'air,	dans la préparation	de l'onguent de la mère,
— les acides azotiques, et hypoazotiques,	— —	de la pommade oxygénée,
— l'azotate acide de mercure,	— —	de la pommade citrine,
— la soude caustique,	— —	du savon amygdalin, et du savon animal,
— le protoxyde de plomb,	— —	de l'emplâtre simple.

Toutefois, avant d'aller plus loin, nous devons faire observer, que les huiles et les graisses sont complétement insolubles dans l'eau, et peuvent tout au plus, à l'exemple des résines, y être mises en suspension à la faveur de matières intermédiaires et plus spécialement des gommes. Elles sont aussi miscibles entre elles en toutes proportions ; Leur propriétés.

Fusibles à des températures plus ou moins élevées, quand elles sont solides, ce qui permet de les unir les unes aux autres par voie de fusion;

En général fort solubles dans l'éther, et fort peu solubles dans l'alcool, quelque concentré qu'il soit, à l'exception des huiles de ricin et de *croton tiglium*.

Action de l'air.

L'air altère profondément les matières grasses, et d'autant plus rapidement, d'autant plus profondément, que leurs surfaces sont plus étendues, que la température est plus élevée, l'air plus humide; aussi, le meilleur moyen de les mettre à l'abri de cette altération, consiste-il à les placer dans des flacons parfaitement secs, que l'on en remplit le plus complétement possible, et que l'on tient hermétiquement fermés, après y avoir fait fondre ces corps, s'ils sont solides, afin qu'ils s'y prennent en masse par le refroidissement.

La réaction presque toujours rendue sensible par les changements physiques qu'éprouvent les matières premières, par leur coloration en jaune quand elles sont incolores, par leur décoloration quand elles sont colorées, par le développement d'odeurs variables constamment désagréables, donne naissance à des produits très différents.

Les huiles de lin, de noix, de pavot, et plus généralement toutes les huiles siccatives, en absorbant l'oxygène de l'air, dégagent du gaz carbonique, s'épaississent, produisent quelque peu d'acide oléique, et se transforment presque en totalité en une substance solide, inodore, jaunâtre, insoluble dans l'eau, l'alcool, l'éther, les huiles fixes et volatiles; partant fort analogues à certaines résines, et plus encore au succin. L'onguent styrax présente un phénomène de ce genre, alors que, laissé au contact de l'air, l'huile de noix qu'il contient s'épaissit, se dessèche, et finit par former à sa surface une pellicule membraneuse.

Dans ces mêmes conditions; les huiles non siccatives d'olive et d'amande douce : absorbent également l'oxygène de l'air; dégagent aussi de l'acide carbonique, s'épaississent aussi, mais sans jamais se solidifier, et paraissent alors éprouver des modifications identiques à celles qu'éprouve l'axonge;

M. Chevreul a vu que celui-ci produit :

Un acide fixe soluble dans l'eau,
Une matière extractive non acide, soluble dans l'eau,
Des acides oléique, margarique et stéarique,
— volatils odorants,
Un principe volatil odorant non acide,
— colorant orangé.

Le développement de ce dernier principe est la cause évidente de la couleur jaune que présente l'axonge rance, le développement des acides et du principe neutre odorants, la cause de l'odeur fétide qu'il exhale.

A des températures inférieures à 250°, les matières grasses n'éprouvent guère d'altération; mais vers 300° elles sont profondément modifiées. Les huiles d'olive et d'œillette, l'axonge, le suif, que l'on a plus particulièrement étudiés sous ce point de vue, deviennent bruns, exalent une odeur excessivement âcre et pénétrante, entrent en ébullition et produisent : Action de la chaleur.

De l'hydrogène carboné, de l'oxyde de carbone, de l'acide carbonique, de l'eau, de l'acide acétique;
Un acide particulier appelé sébacique, de *sebum* suif (THÉNARD);
Une huile volatile odorante non acide, formée d'après M. Fremy, de deux carbures d'hydrogène, l'oléène et l'éléène;
De l'acide oléique, margarique, stéarique (du moins s'ils renferment de la stéarine);
Un ou plusieurs acides gras volatils (du moins s'ils renferment de l'hircine ou ses analogues);
Une grande quantité d'huile empyreumatique de composition complexe, dans laquelle Reichenbach a déjà signalé la présence de la paraffine et de l'eupione;
Quelque peu d'une matière céracée rougeâtre analogue à celle que nous verrons bientôt se produire dans la distillation du succin; et que MM. Pelletier et Laurent considèrent comme un carbure d'hydrogène solide accidentellement coloré.

Les douzes premières substances, se produisent à peu près simultanément au début, l'huile empyreumatique se forme, seule plus tard, et finalement la matière jaune apparaît, quand la cornue ne renferme plus guère que du charbon.

Fait-on intervenir la chaux, la barite, la strontiane, susceptibles de donner naissance à des carbonates, qu'une très forte chaleur peut seule décomposer; alors, suivant M. Bussy, en même temps que tous les corps qui, tout à l'heure, accompagnaient les acides oléique, margarique et stéarique, continuent de se produire, il se forme aux lieu et place de ces acides, trois corps particuliers neutres, l'oléone liquide, la margarone et la stéarone, toutes deux solides, lesquelles sont représentées dans leur composition :

L'oléone,	par de l'acide	oléique	moins de l'acide	carbonique,
La margarone,	—	margarique	—	—
La stéarone,	—	stéarique	—	—

C'est à dire qu'il se passe là quelque chose d'analogue à ce qui se passe durant la distillation de l'acétate de bioxyde de cuivre, que nous verrons plus tard produire, en outre de l'acide acétique, ce liquide odorant nommé d'abord esprit pyroacétique, et plus récemment acétone, que représente dans sa composition, de l'acide acétique, moins les éléments de l'acide carbonique.

Sous l'influence de la base, les acides oléique, margarique et stéarique, aussitôt qu'ils se forment, se trouvent convertis en acide carbonique qui se combine avec l'oxyde, en oléone, en margarone ou en stéarone, qui restent libres et se volatilisent; parce qu'elles sont à la fois incapables de contracter union avec les bases, et volatiles.

De l'onguent de la mère.

L'air, la chaleur, une base salifiable énergique (le protoxyde de plomb) intervenant durant la préparation de l'onguent, dit onguent de la mère Thècle, du nom d'une religieuse de l'Hôtel-Dieu de Paris, qui la première le mit en vogue, il est probable que sa préparation donne lieu à des réactions analogues à celles que nous venons d'indiquer.

Toutefois, la facile décomposition par la chaleur du carbonate de plomb, la réductibilité de l'oxyde de plomb par l'hydrogène et le carbone des corps gras à des températures élevées, doivent modifier les résultats, et notamment semblent devoir prévenir la formation de l'oléone et de ses analogues, favoriser celle des composés oxygénés.

Pour préparer cet emplâtre, on introduit dans une bassine en cuivre ou en fonte :

Huile d'olive,	2 parties,	Suif de mouton,	1 partie,
Axonge,	1 partie,	Cire jaune,	1 —
Beurre,	1 —		

On place la bassine sur un feu doux, et lorsque des vapeurs blanches accompagnées d'une odeur fétide pénétrante, se font apercevoir, on y fait tomber par petites portions successives, au moyen d'un tamis qui permet de la répandre également à la surface de la matière, une partie de litharge en poudre fine.

On continue de chauffer, sans cesser un seul instant d'agiter, jusqu'à ce que la masse emplastique ait acquis une couleur brune foncée; on y ajoute un quart de partie de poix noire, préalablement fondue et passée au travers d'un linge; et quand celle-ci est fondue, on retire du feu, on laisse déposer, on décante; au besoin, on passe au travers d'un linge, et finalement on coule l'emplâtre, ou dans des pots ou dans des moules.

Il faut avoir soin :

1° De faire usage d'une bassine d'une grande capacité, parce que les gaz qui se développent produisent une boursouflure considérable;

2° De n'employer que de la litharge parfaitement sèche, parce que le contact de l'eau et d'une matière grasse très chaude, en produisant instantanément une quantité considérable de vapeur d'eau, pourrait amener une projection de matière dangereuse pour l'opérateur;

3° D'employer un fourneau tellement disposé, que les gaz inflammables et les vapeurs huileuses dégagés, ne puissent en pénétrant dans le foyer, s'enflammer.

L'addition de la poix noire, a pour objet de rendre plus stable la couleur du médicament, d'empêcher celui-ci de blanchir au moins à la surface. L'acétate de plomb, qui résulte de la combinaison d'une portion de l'acide acétique, produit sous l'influence de la chaleur aux dépens des éléments du corps gras, avec une portion de l'oxyde de plomb, en même temps que les acides oléique margarique et stéarique tendent de leur côté à former d'autres combinaisons plombiques, paraît être la cause principale de cette décoloration. Il vient se rassembler à l'extérieur et s'y effleurir, de même que pareil effet a lieu pour le carbonate de soude dans le savon amygdalin.

Action des acides azotique et hypoazotique. — De la pommade oxygénée.

Lorsque l'on prépare de la pommade oxygénée suivant le procédé du Codex, en ajoutant par petites portions successives 64 gr d'acide azotique marquant 32° Baumé, à 500 gr d'axonge préalablement liquéfiée, dans un vase de porcelaine ou de terre non vernissée; agitant avec une baguette en verre; chauffant le mélange jusqu'à ce que des bulles de gaz nitreux, reconnaissables à leur odeur et à la teinte rouge qu'elles présentent, en reproduisant de l'acide hypoazotique au contact de l'air, commencent à se dégager; retirant du feu; laissant refroidir sans cesser d'agiter, et définitivement coulant dans des moules en papier la matière ramenée en consistance de miel; on produit nécessairement des réactions analogues à celles qui résultent du traitement de l'oléine, de la margarine, de la stéarine ou des matières grasses complexes formées de ces principes, par l'acide azotique et par l'acide hypoazotique.

Or, les expériences de MM. Chevreul, Berzélius, etc., ont appris, que l'axonge traitée par l'acide azotique, donne naissance :

A de l'eau,	A de l'acide oxalique,
— de l'acide carbonique,	— — acétique,
— une matière colorante jaune,	— des acides oléique, margarique et stéarique.
— de l'acide malique,	

On sait de plus, que, d'après MM. Pelouze et Boudet, l'acide hypoazotique, employé en petite quantité, transforme en élaïdine : l'oléine, la margarine et la stéarine de l'axonge; en acide élaïdique : l'acide oléique, l'acide margarique et l'acide stéarique, au moins quand cette oléine, cette margarine et cette stéarine sont mélangées entre elles, et quand les acides correspondants le sont également entre eux; car à l'état de pureté absolue, il paraîtrait (chose singulière), que ces transformations cesseraient de se produire. Par conséquent, tout porte à penser que la pommade oxygénée, en outre de l'acide azotique interposé, renferme :

De l'acide malique,	De l'acide élaïdique,
— oxalique,	Et peut-être des acides oléique,
— acétique,	— — margarique,
Une matière colorante jaune,	— — stéarique.
De l'élaïdine,	

C'est à la matière jaune, qu'est due la teinte de cette pommade bien préparée; car, lorsque l'acide azotique réagit trop profondément, la teinte jaune est remplacée par une teinte brune, une matière très carbonée se trouvant produite.

C'est à la présence des acides azotique, oxalique, malique, acétique, qu'est due la saveur fortement acide de cette pommade.

C'est, surtout, à la transformation de l'oléine liquide en élaïdine solide au-dessous de $+36°$, qu'est due la consistance considérable, que présente cette même pommade comparativement à l'axonge.

Enfin, c'est à la continuation lente de la réaction, qu'est due l'augmentation croissante de la solidité de la pommade, à tel point qu'elle finit par devenir tout à fait sèche et cassante.

Contrairement, la destruction par l'air et par la lumière du principe colorant, amène avec le temps sa décoloration complète.

Action de l'azotate de mercure. — De la pommade citrine.

Pour préparer la pommade citrine :

D'une part, le Codex fait dissoudre à une très douce chaleur 32 parties de mercure dans 42 parties d'acide azotique à 32° B.

Delà, une dissolution très acide d'azotate, d'azotite de deutoxyde, et peut-être aussi de protoxyde de mercure; retenant interposée une certaine quantité d'acide hypoazotique.

D'autre part, il fait liquéfier au bain-marie, dans un vase en porcelaine, 250 parties d'axonge mélangée d'autant d'huile d'olive exempte d'huile blanche.

Les choses ainsi disposées et le mélange des corps gras étant refroidi à $+50°$, l'on y verse peu à peu la solution mercurielle; on agite avec une baguette en verre de manière à produire un mélange aussi intime que possible; et quand il est en consistance de miel, on le coule dans des moules en papier.

La composition de cette pommade, doit nécessairement offrir une grande analogie avec celle de la précédente; car les agents mis en présence sont les mêmes, sauf les sels mercuriels, lesquels isolés ou réunis n'exercent, d'après M. Félix Boudet, aucune réaction sur le corps gras : cependant il faut remarquer que l'existence des azotates et des azotites de mercure, bien que simplement interposés, de telle sorte qu'il suffirait de faire fondre le mélange au bain-marie, pour en déterminer l'entière séparation, apporte entre ces médicaments une très notable différence. Il faut ajouter que la pommade citrine contient des traces d'élaïdate de mercure. L'existence de ce sel, légèrement soluble dans l'éther, est curieuse, parce qu'elle permet d'expliquer, comment il se fait, que la pommade citrine traitée par l'éther, lui abandonne, ainsi que depuis longtemps l'avait observé M. Planche, un sel mercuriel, bien que les combinaisons mercurielles que forment la plupart des acides gras, soient complétement insolubles dans ce menstrue.

Quant au sous-azotate de mercure, auquel plusieurs pharmacologistes attribuent la teinte jaune du produit, son existence ne me semble guère compatible avec celle de l'acide azotique libre, qu'on s'accorde à reconnaître dans le médicament qui nous occupe, en sorte qu'à défaut d'expériences directes, il me semblerait plus rationnel d'admettre, que la couleur jaune de la pommade citrine, est due, comme celle de la pommade oxygénée, à la production d'une matière colorante.

Quoi qu'il en soit, sous l'influence de l'hydrogène et du carbone du corps gras, les azotates et azotites de bioxyde se trouvant peu à peu ramenés à l'état d'azotate et d'azotite de protoxyde, et plus tard, l'oxyde de mercure se trouvant complétement réduit, de jaune qu'elle était d'abord, la pommade citrine devient à peu près incolore, et en dernier résultat d'un noir gris.

Les huiles volatiles qu'on triture avec elle, produisent instantanement le même effet.

Dans l'intention de prévenir cette réaction, ou plutôt de la retarder, on a proposé d'augmenter la proportion d'acide employé à la dissolution du mercure. Resterait à savoir, s'il ne vaut pas mieux laisser le médicament changer de couleur, qu'y introduire une plus forte portion d'acide azotique.

XIVe LEÇON.

SUITE DE LA PRÉCÉDENTE.

De la Saponification, de l'extraction des huiles fixes et des graisses.

Des phénomènes tout différents de ceux précédemment étudiés et beaucoup mieux connus dans leurs résultats, se manifestent, lorsque les huiles ou les graisses sont traitées par la soude caustique ou par la litharge. De la saponification

Lorsque, par l'intermédiaire de l'eau, on fait réagir sur l'huile d'olive, sur l'huile d'amande douce, sur l'axonge ou sur leurs analogues, par conséquent sur les matières formées d'oléine, de margarine et quelques-unes en plus de stéarine, de la soude caustique ou du protoxyde de plomb; en d'autres termes, lorsqu'on les place sous l'influence de corps basiques, susceptibles, par leur tendance à s'unir aux acides, d'en solliciter puissamment la formation aux dépens des substances organiques, que l'on met en contact avec elles, la presque totalité de leur oxygène, de leur hydrogène et de leur carbone (93 pour 0/0 environ), se combine dans un ordre différent de celui dans lequel il existait primitivement, et donne naissance :

Pour l'oléine, ... à de l'acide oléique;
— la margarine, . . . — — margarique;
— la stéarine, ... — — stéarique.

Le reste des éléments de chacun de ces principes neutres, ceux qui n'ont pu faire partie des acides gras, s'unit aux éléments d'une portion de l'eau, ou peut-être à l'eau en nature, pour produire le corps particulier, que les anciens chimistes appelaient principe doux des huiles, que M. Chevreul a plus tard nommé glycérine.

Les acides gras formés se combinent immédiatement avec la soude et l'oxyde de plomb; et de là de véritables sels, vulgairement appelés savons. La glycérine, incapable de contracter union avec ces bases, reste libre, et dissoute dans l'eau, au sein de laquelle s'est opérée la saponification.

Telle est du moins l'une des théories de l'opération.

Mais si l'on considère :

Que l'oléine, la margarine et la stéarine produisent les acides qui leur correspondent, toutes les fois, pour ainsi dire, qu'on trouble d'une manière quelconque l'ordre d'arrangement de leurs éléments, notamment quand l'air, la chaleur, les alcalis, interviennent;

Que ces mêmes principes, traités par l'acide sulfurique concentré, se départagent, de même qu'au contrat des alcalis, en leurs acides correspondants et en glycérine (Frémy);

Que la glycérine, telle qu'on l'obtient dans l'acte de la saponification, c'est-à-dire hydratée, forme avec l'acide sulfurique une combinaison cristallisable et parfaitement définie, dans laquelle elle existe privée d'eau, de même que les hydrates d'oxydes perdent celle qu'ils contiennent, dans les mêmes conditions; et joue si bien, par rapport à l'acide, le rôle de base, que les propriétés de celui-ci se trouvent complétement masquées (Pelouze);

Que l'analyse de la stéarine admise par MM. Thénard et Dumas, celles de la glycérine et de l'acide stéarique données par M. Chevreul, conduisent à considérer la stéarine comme une combinaison de glycérine et d'acide stéarique tous deux anhydres;

$$\underbrace{C^{146}H^{140}O^{7}}_{\text{Stéarine.}} = \underbrace{C^{140}H^{134}O^{5}}_{\text{Acide stéarique anhydre.}} + \underbrace{C^{6}H^{6}O^{2}}_{\text{Glycérine anhydre.}}$$

Que si l'on préfère les nouvelles analyses de la glycérine par M. Pelouze, de la stéarine par le même chimiste et par M. Liébig, on peut voir dans la stéarine une combinaison analogue à la précédente, un bistéarate de glycérine bihydraté;

$$\underbrace{C^{292}H^{286}O^{17}}_{\text{Stéarine.}} = \underbrace{2(C^{140}H^{134}O^{5})}_{\text{Acide stéarique anhydre.}} + \underbrace{C^{12}H^{14}O^{5}}_{\text{Glycérine anhydre.}} + \underbrace{2H^{2}O}_{\text{Eau.}}$$

Qu'en faisant chauffer de la stéarine avec une quantité de base, seulement capable de saturer la moitié de l'acide qu'elle serait susceptible de fournir, on produit du stéarate sans mettre à nu de la glycérine (Pelouze);

Qu'à leur tour, la margarine et l'oléine pourraient à n'en guère douter, être représentées dans leur composition, ou par du margarate, ou par de l'oléate de glycérine anhydres, ou par du bimargarate, ou par du bioléate de glycérine bihydratés, quoique l'extrême difficulté qu'on éprouve à obtenir ces deux principes dans un état absolu de pureté, n'aient point encore permis d'établir nettement ces résultats.

Il est possible d'admettre : que les acides oléique, margarique et stéarique préexistent tout formés dans l'oléine, la margarine et la stéarine; qu'il en est de même de la glycérine; que chacun des composés, qui résultent de ce nouveau mode de groupement des éléments, constitue une sorte d'éther analogue à l'éther chlorhydrique (chlorhydrate de bicarbure d'hydrogène), au cas où l'on admettrait les analyses qui font considérer la stéarine comme du stéarate de glycérine anhydre; analogue au contraire à l'éther acétique (acétate de bicarbure d'hydrogène monohydraté), au cas où l'on préférerait la représenter par du bistéarate de glycérine bihydraté.

D'après cette nouvelle manière d'envisager les faits, la saponification se réduirait à l'élimination pure et simple de la glycérine, par une base plus énergique, de même que l'ammoniaque, les oxydes de cuivre, de fer, etc., sont déplacés par la potasse ou par la soude, de leurs combinaisons avec les acides.

Dans l'une et dans l'autre hypothèse, on conçoit, que la saponification ne puisse avoir lieu que par l'intermédiaire de l'eau, attendu que la glycérine libre n'existe qu'à l'état d'hydrate, de même que l'acide azotique. Dès lors, en effet, soit que cette glycérine se produise aux dépens d'une partie des éléments des principes gras, soit qu'elle ne fasse que se séparer de l'acide qui l'y saturait, il lui faut trouver l'eau nécessaire à son existence.

Quoi qu'il en soit, la saponification de l'oléine, de la margarine et de la stéarine par la soude, produira de l'oléate, du margarate, du stéarate de soude et de la glycérine;

La saponification par la même base, de la butyrine, de la

caprine, de la caproïne, de l'hircine, etc; produira du butyrate, ou du caprate, ou du caproate, ou de l'hircate de soude et de la glycérine.

Chacun de ces principes neutres, fournissant un acide qui lui est propre, et qui d'ordinaire ressemble autant à ses analogues, que se ressemblaient primitivement les principes neutres dont il provient.

Substitue-t-on à la soude, la potasse, la baryte, la chaux, la plupart des oxydes métalliques, notamment le protoxyde de plomb ; les réactions sont les mêmes, seulement les savons formés peuvent présenter des propriétés différentes.

Avec la potasse comme avec la soude, ils sont incolores, solubles dans l'eau, l'alcool, l'éther ; avec les autres bases, ils sont insolubles dans l'eau, l'alcool, l'éther, et presque toujours diversement colorés.

Voilà pourquoi l'eau de savon trouble les eaux chargées de sulfate et de carbonate de chaux, dont les sels calcaires se trouvent former, par double décomposition, un savon à base de chaux. Elle cesse de les troubler, alors qu'on en a précipité, au moyen de l'ébullition, tout le carbonate de chaux; au moyen d'un carbonate alcalin soluble, tout le sulfate de chaux.

La magnésie, au contraire, ne peut produire la saponification; aussi, s'en sert-on avec succès pour séparer les graisses acidifiées de celles qui ne le sont pas. On triture l'oxyde avec la matière graisseuse en fusion ; puis l'on traite le tout par l'éther, qui dissout la matière grasse non saponifiée, et laisse pour résidu le sel magnésique.

L'ammoniaque liquide, quelque concentrée qu'elle soit, même le gaz ammoniac, ne produisent guère mieux la saponification. Ce qui nous fait voir dès à présent, que les liniments et les pommades préparés avec des huiles ou des graisses, et de l'ammoniaque liquide, constituent de simples mélanges.

Ces notions préliminaires acquises, rien de plus facile que de se rendre compte de ce qui se passe dans la préparation du savon amygdalin, du savon animal et de l'emplâtre simple.

Préparation du savon amygdalin ; sa composition.

Le savon médicinal ou amygdalin se prépare :

D'une part, avec la lessive des savonniers (voir sa préparation à l'article soude caustique), dans laquelle on a commencé par constater l'absence de l'acide carbonique, qu'aurait pu y laisser une décomposition incomplète du carbonate de soude, y introduire le contact de l'air, en versant dans la liqueur étendue d'eau, une certaine quantité d'eau de chaux. Elle ne se trouble que lorsque la présence de l'acide carbonique permet à du carbonate de chaux de se former.

D'autre part, avec de l'huile d'amande douce récente, afin qu'elle n'ait aucune odeur, aucune saveur rance, et parfaitement débarrassée de toute matière muqueuse; afin que de son altération par l'alcali ne puisse résulter aucune coloration pour le savon.

100 parties de lessive sont ajoutées peu à peu à 210 parties d'huile; on triture dans un mortier en porcelaine ou en faïence jusqu'à ce que l'empâtement soit parfait, jusqu'à ce que l'on n'aperçoive aucune strie aqueuse dans la masse, on verse dans des moules en porcelaine dont les bords renversés permettent plus tard de retirer aisément le produit; on porte dans une étuve chauffée à 20° environ, pour que la réaction y soit favorisée, et par l'état demi-liquide qu'y conserve longtemps le mélange, et par l'élévation de température.

Au bout de huit à dix jours, pendant lesquels on a de temps en temps remué la masse avec une spatule en verre, au moins le 1er et le 2e jour, afin de prévenir le départ de la liqueur aqueuse, et par là de maintenir l'empâtement, on retire de l'étuve, puis des moules, et finalement on abandonne le savon au contact de l'air, en ayant soin de le retourner en tous sens, jusqu'à ce que toute la soude caustique qui s'y trouve interposée, ayant été complétement convertie en carbonate, il ait perdu la causticité qui ne permettait pas de le faire immédiatement servir aux usages de la médecine. D'ordinaire, cette opération dure de six semaines à deux mois.

On juge que toute la soude est carbonatée, lorsque le savon cesse de colorer le protochlorure de mercure qu'il colorait d'abord en noir, par le report du chlore sur le sodium et de l'oxygène de la soude sur le mercure, d'où résultait du protoxyde de mercure. (Planche.)

Cet essai est infiniment préférable à celui qui consistait dans la dégustation ; car, outre qu'il est fort difficile de constater de cette manière le passage complet de l'alcali caustique à l'état de carbonate, on sent qu'il devient tout à fait sans valeur, quand, ce qui arrive souvent, la salive est très acide.

Les anciens formulaires, pour la même quantité de lessive, n'employaient que 200 parties d'huile au lieu de 210 ; mais alors le grand excès d'alcali exposait le savon à se recouvrir d'une efflorescence blanche, de carbonate de soude, et nécessitait une très longue exposition à l'air.

Le savon amygdalin offre la même composition que le savon blanc du commerce, à la préparation duquel on fait servir, au lieu d'huile d'amande douce, l'huile d'olive, sauf cette très légère différence, qu'il retient interposée la glycérine, que le savon du commerce ne contient pas, parce que son procédé de fabrication, plus ou moins analogue à celui que nous décrirons en parlant du savon animal, en amène la séparation. C'est très probablement à l'interposition de la glycérine et peut-être aussi à ce que, à la température ordinaire, l'alcali réagit moins profondément sur les matières grasses, qu'il ne le fait à la température de l'ébullition, qu'il faut attribuer la tendance à jaunir, à devenir rance, que le savon amygdalin présente d'une manière prononcée.

Si l'on voulait constater qu'il est formé d'oléate, de margarate de soude et de glycérine, on s'y prendrait ainsi qu'il va être dit.

On le dissoudrait dans l'eau chaude, on verserait dans la solution un excès d'acide sulfurique faible ; on laisserait reposer afin de donner aux acides oléique et margarique mis en liberté, le temps de venir se rassembler à la surface du liquide ; puis, séparant le liquide aqueux des acides gras qui le surnagent, on le neutraliserait au moyen du carbonate de soude ; on l'évaporerait à siccité, et l'on reprendrait la masse saline par l'alcool concentré, destiné à dissoudre la glycérine à l'exclusion du sulfate formé, et de l'excès de carbonate alcalin ajouté. D'un autre côté, on comprimerait le mélange d'acide gras, entre des feuilles de papier non collé, après l'avoir préalablement congelé ;

car la présence d'une très faible proportion d'acide margarique lui fait d'ordinaire affecter l'état liquide. L'acide oléique traverserait le papier, l'acide margarique, que des dissolutions dans l'alcool bouillant et des cristallisations ultérieures purifieraient, ne le traverserait pas.

Préparation du savon animal; sa composition.

Le savon animal ne diffère en réalité du savon amygdalin, que par l'absence de la glycérine et par la présence du stéarate de soude. Il doit à ce dernier sel d'être plus solide que le précédent et préférable pour certaines préparations, notamment pour le baume oppodeldoch, parce qu'il fournit des ramifications plus étendues et plus nombreuses.

Son mode de préparation rappelle tout à fait celui du savon du commerce, dans lequel toutefois la moelle de bœuf est remplacée par l'huile d'olive.

On prend :

1000	parties	d'eau commune,
250	—	de lessive des savonniers,
500	—	de moelle de bœuf purifiée.

On fait chauffer l'eau et la graisse dans un vase de porcelaine, de faïence ou d'argent; lorsque la graisse est en fusion complète, on ajoute, par petites portions successives, et toujours en agitant, la lessive alcaline; l'on maintient le mélange en pleine ébullition sans cesser d'agiter, jusqu'à ce que la saponification soit terminée, époque à laquelle la masse qui retient interposée la presque totalité du liquide aqueux, est devenue pâteuse, translucide, filante comme du blanc d'œuf, soluble dans l'eau avec laquelle elle forme une solution à très peu près transparente.

Alors, on projette dans la bassine 100 parties de sel marin, dont l'unique objet est de déterminer la séparation de la masse savonneuse, en augmentant la densité du liquide. Le savon se rassemble à la surface de la solution saline, sous forme de grumeaux qu'on enlève, qu'on fait égoutter, qu'on fait fondre à une douce chaleur, et que définitivement on coule dans des moules, où, par le refroidissement, il se prend en masse solide parfaitement homogène, la glycérine reste dans les eaux-mères.

Préparation de l'emplâtre simple.

L'huile d'olive.	à parties égales.
L'axonge.	
Le protoxyde de plomb fondu ou litharge.	
L'eau commune.	

sont les matières que l'on fait servir à la préparation du savon à base de protoxyde de plomb. La préférence que l'on accorde à l'huile d'olive et à l'axonge, sur les autres corps gras, à la litharge sur les autres composés oxygénés de plomb, est motivée par des raisons qu'il faut tout d'abord indiquer.

On emploie l'huile d'olive de préférence à l'huile blanche, d'un prix cependant moindre, pour le motif, que celle-ci partage, avec toutes les huiles siccatives, la propriété de fournir une masse emplastique grisâtre, mollasse, susceptible de se dessécher même de s'écailler à la surface. Elle conserve en quelque sorte, après la saponification, son pouvoir siccatif.

On emploie un mélange d'huile d'olive et d'axonge, et non pas seulement l'huile ou l'axonge, parce que l'huile seule fournirait un emplâtre mou, et l'axonge seule, un emplâtre sec et dépourvu de liant. L'oleate de plomb, que l'huile presque exclusivement formée d'oléine, fournit en abondance, est demi-mou; tandis que le stéarate de plomb, qu'elle ne saurait fournir (exempte qu'elle est de stéarine), et que l'axonge fournit, est solide. Il est même plus solide que le margarate. En outre, une portion d'huile reste interposée dans la masse et ajoute à son liant.

On emploie la litharge de préférence au massicot, parce que celui-ci, bien que la fusion de la litharge en doive augmenter la cohésion, se prête infiniment moins bien à la saponification, ne la produit que dans un temps fort long.

La litharge, d'ailleurs, doit être pure de silice, qui rendrait la masse emplastique grenue, en s'y interposant; d'oxydes de cuivre et de fer, qui la coloreraient.

Nous verrons plus tard comment on l'essaie, comment aussi on constate dans l'huile d'olive la présence de l'huile blanche.

On emploie enfin le protoxyde de plomb de préférence au minium et à l'oxyde puce, parce que ces deux derniers composés plombiques, peu ou point basiques, ne peuvent produire la saponification qu'après avoir été ramenés par les éléments combustibles des corps gras, à l'état de protoxyde. La préparation de l'emplâtre de minium nous en fournira la preuve.

Quant à l'eau, non-seulement elle fait fonction de bain-marie, empêche la température de s'élever assez pour que les matières grasses puissent brûler, mais encore elle contribue à l'acte de la saponification, en permettant à la glycérine, soit de se produire, soit de s'hydrater, et par suite d'abandonner l'acide qui la neutralisait.

De la litharge et de l'huile d'olive peuvent être chauffées ensemble pendant 12 à 15 heures, à des températures de 110 à 120°, sans qu'il y ait réaction.

Les matières premières étant pesées, on les introduit dans une bassine en cuivre que l'on a choisie de grande capacité, afin que la tuméfaction que produit au début le dégagement de l'acide carbonique, presque toujours contenu dans la litharge, et durant toute l'opération, celui de la vapeur aqueuse, ne puisse faire déborder le mélange. On chauffe de manière à entretenir l'eau dans un état de bouillonnement modéré; l'on agite, afin de multiplier les points de contact entre l'eau, la graisse et la litharge, très diversement denses, et l'on continue de chauffer et d'agiter. La matière, qui, d'abord était d'aspect gras, d'une teinte rosée, par suite de la simple interposition de la litharge, susceptible d'être départagée par l'eau en graisse, plus légère qu'elle, et en litharge plus dense ; qui plus tard avait perdu l'aspect gras, la teinte rosée par suite d'un commencement de combinaison de l'oxyde, était alors devenue incapable d'être décomposée par l'eau, mais la surnageait et adhérait aux doigts, finit par devenir parfaitement homogène, d'un blanc légèrement jaunâtre, plus dense que l'eau, et susceptible de se malaxer. A cette époque, la masse emplastique est tellement épaisse, que les bulles d'air que le mouvement de la spatule continue d'y introduire, ne s'en peuvent échapper qu'en entraînant une portion de l'emplâtre. De là, comme dans la formation des bulles de savon par les enfants, une multitude de petites ampoules excessivement légères, dont les unes viennent crever à la surface de l'emplâtre, tandis que les autres s'élèvent dans l'atmosphère.

A ces caractères on reconnaît que la saponification est achevée. Il reste pour terminer l'opération, à malaxer l'emplâtre entre les mains mouillées, afin d'en faire disparaître l'eau interposée, les grumeaux; enfin à le former en magdaléons.

N'oublions pas de dire que, durant l'opération, toujours longue, quoi que l'on fasse, on doit avoir le soin de ne pas laisser évaporer toute l'eau du bain-marie. Sans cette précaution, les matières grasses pourraient s'altérer profondément, et de plus acquérir une température assez élevée, pour qu'au moment de l'addition du nouveau liquide, la production instantanée d'une masse considérable de vapeur, déterminât la projection d'une partie de la matière, à moins qu'on n'eût laissé sa température redescendre à 100° environ. Il faut ajouter de temps à autre une quantité d'eau sensiblement égale à celle que l'on juge s'être vaporisée, et l'employer bouillante, afin qu'elle ne puisse, en refroidissant l'emplâtre, retarder la combinaison et produire des grumeaux.

Que si l'on voulait en retirer la glycérine, on commencerait par faire passer au travers des eaux mères, un courant de gaz hydrosulfurique, destiné à précipiter la petite quantité de plomb qu'elles contiennent à l'état d'acétate, par suite d'une réaction à laquelle sans doute le contact prolongé de l'air contribue puissamment; on filtrerait et l'on ferait évaporer d'abord à feu nu, puis dans le vide au-dessus de l'acide sulfurique concentré, jusqu'en consistance sirupeuse.

De l'emplâtre simple par double décomposition. La propriété que possèdent les solutions aqueuses de savon à base de soude ou de potasse, d'être décomposées par tous les sels solubles à base de plomb, de manière à donner naissance à un savon plombique insoluble, avait depuis longtemps fait naître l'idée, de substituer au mode de préparation qui vient d'être décrit, un mode infiniment plus expéditif, et qui consisterait à verser une solution aqueuse de savon dans une solution également aqueuse d'acétate de plomb du commerce.

Mais, outre que la théorie indique que la composition de ce nouveau savon, différerait de celle du savon préparé par l'ancienne méthode, puisque le savon préparé par double décomposition, est un mélange de sels neutres ne contenant que de 38 à 40 parties d'oxyde plombique pour 100 parties d'acide gras, tandis que l'emplâtre simple des pharmaciens en renferme près de 50 p. % : l'expérience a démontré que, même en substituant à l'acétate de plomb neutre un acétate de plomb basique, renfermant autant d'oxyde qu'il en faut, pour produire par double décomposition, un savon plombique contenant 50° d'oxyde pour 100 de matière grasse, les deux composés ne présenteraient pas une parfaite similitude de propriétés physiques; l'emplâtre des pharmaciens serait plus liant.

La cause en est, que dans celui-ci, dont on arrête la préparation au moment où le mélange a acquis une consistance convenable, la saponification n'est pas complète malgré l'emploi d'un grand excès de litharge, qui sans doute y forme des sels avec excès de base, et aussi, que la stéarine et la margarine étant plus promptement saponifiées que l'oléine, une portion de celle-ci restée insaponifiée, s'interpose dans la masse. (Soubeiran.)

De l'extraction des huiles fixes végétales.

De même qu'en général les sucs acides existent dans les fruits; les sucs sucrés dans les racines; bien qu'on rencontre des sucs acides dans les feuilles d'oseille; des sucs sucrés dans les tiges de canne à sucre, de maïs, dans le tronc des arbres à manne; de même, les huiles fixes existent en général dans les semences, quoique les fruits de l'olivier, du cornouiller sanguin en renferment des quantités plus ou moins considérables. Les semences des légumineuses et des graminées, en sont au contraire presque entièrement dépourvues.

A l'exception de l'huile de semence de *croton tiglium*, trop peu abondante dans le tissu qui l'enveloppe, pour que la pression l'en puisse extraire, toutes les huiles végétales employées en pharmacie sont obtenues par expression; seulement l'état de fluidité ou de solidité du corps gras, oblige à modifier le mode opératoire.

Huile d'amande douce.

Pour l'huile d'amande douce, les amandes douces choisies dans un état de conservation parfait, blanches, opaques à l'intérieur, parce qu'elles deviennent jaunâtres et translucides dès que l'huile qu'elles renferment s'altère ; entières, parce que la pellicule qui les enveloppe les défend du contact de l'air, qui tend à les altérer ; débarrassées à la main ou par le van ou par le crible, des pierres et des débris de coques ligneuses, puis secouées dans un sac en toile rude, afin d'en détacher la poussière brunâtre qui les recouvre, et pourrait tout à la fois colorer le produit et en absorber une portion en pure perte ; sont broyées dans un moulin à bras. On enferme la matière divisée dans des toiles en coutil, de manière à produire des plaques carrées d'épaisseur à peu près égale dans toute leur étendue, cependant un peu plus épaisses au centre ; on empile ces plaques les unes sur les autres, et on les soumet à l'action convenablement graduée d'une forte presse ; on retire du tissu les résidus ou tourteaux, on enlève les bords de ces tourteaux, lesquels ont été moins fortement comprimés que les parties centrales ; on les broie, et de nouveau on les reporte sous la presse qui en extrait une nouvelle quantité d'huile.

100 parties d'amandes en fournissent de 40 à 50 p. %.

Le produit, que troublent des matières muqueuses en suspension, est abondonné au repos pendant 8 à 10 jours dans des vases fermés, puis filtré au papier.

Après leur épuisement complet, les tourteaux peuvent être divisés et servir de pâte d'amandes, dite bise. La pâte d'amandes blanche des parfumeurs, provient de l'expression des amandes, dont on a commencé par enlever la pellicule à l'aide d'une macération de quelques instants dans l'eau chaude, et que l'on a séchées ensuite à l'étuve.

Cette opération, qui détermine l'altération sensible de l'huile fixe sous l'influence de l'air, de la chaleur et de l'eau, ne doit pas être pratiquée par le pharmacien. La saveur âcre, l'odeur prononcée de l'huile ; obtenue des amandes mondées de leurs pellicules, comparée à la saveur douce, à l'absence d'odeur de l'huile fournie par les amandes qui les ont conservées, le prouve surabondamment.

Les amandes amères renferment une huile fixe, identique à celle des amandes douces. Toutefois, la présence d'un principe particulier (l'amygdaline), capable au contact de l'eau, de produire une huile volatile d'odeur d'acide prussique prononcée, laquelle, dissoute par l'huile fixe, lui communique sa propre odeur, empêche de substituer les amandes amères aux amandes douces, pour peu qu'elles soient humides.

Les huiles de noix,	Les huiles de lin,
— de chenevis,	— de faîne,
— de semences de concombre et de potiron (semences froides),	— de pavot,
	— d'épurge,
	— de ricin,

Huile de noix; — de chenevis; — de pavot; — de lin; — de ricin; — d'épurge, etc., etc.

toutes liquides à la température ordinaire, sont obtenues par le même procédé que l'huile d'amande douce, sauf que la remarquable viscosité de l'huile de ricin, oblige d'opérer à des températures élevées et de filtrer à l'étuve. Dans ce cas, la précaution recommandée de placer au dedans de l'étuve, l'entonnoir qui renferme le corps gras, au dehors, le vase destiné à le recevoir, la douille de l'entonnoir traversant la paroi de l'étuve, est avantageuse en ce qu'elle soustrait l'huile, aussitôt qu'elle est filtrée, au contact de la chaleur.

Beurres de cacao et de muscade.

Pour le beurre de cacao, on choisit le cacao des îles, ou cacao non terré, le cacao caraque ou terré, fournissant moins de matière grasse. On en sépare les pierres, on le torréfie légèrement dans un moulin semblable à celui qui sert dans les ménages à torréfier le café, et lorsque les enveloppes sont devenues assez friables, pour qu'elles se brisent aisément par la pression entre les doigts, on les détache, soit en passant les semences entre des cylindres cannelés, soit en les frottant à la surface de cribles en toile métallique à larges mailles, soit même en les battant à petits coups dans des mortiers en marbre avec des pilons en bois. On vanne, puis on crible pour détacher d'abord les débris de coques, ensuite les germes; en cet état, les semences privées d'enveloppes sont passées au moulin, réduites en pâte dans un mortier en fonte convenablement échauffé, et s'il en est besoin, broyées en dernier ressort sur une pierre à chocolat. La pâte est chauffée au bain-marie, dans un vase en faïence ou en porcelaine, avec un cinquième environ de son poids d'eau bouillante, et quand le mélange est bien empâté, on l'introduit dans des sacs en coutil, que l'on comprime entre des plaques en étain ou en fer, préalablement échauffées au milieu de l'eau bouillante.

Le beurre qui s'écoule, est recueilli, maintenu en fusion à la température de l'eau bouillante, jusqu'à ce que l'eau et les matières muqueuses interposées aient eu le temps de se déposer. On laisse refroidir; on enlève la masse butyreuse solidifiée; on l'abandonne quelques heures à l'air sur un papier non collé afin qu'elle se dessèche; on la brise par morceaux, enfin, on la filtre à l'étuve ou mieux encore dans un appareil semblable à celui

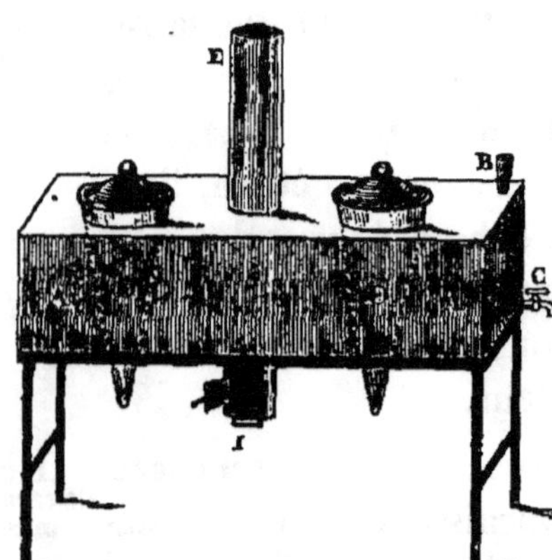

représenté ci-contre. Il se compose d'une caisse en fer-blanc AA, que l'on peut remplir d'eau par l'entonnoir B, vider par le robinet C, et que traversent de part en part deux entonnoirs DD. Un cylindre creux E ouvert par en haut, fermé par en bas, garni en I d'une grille, sert à la fois de cheminée, de fourneau, et permet d'échauffer le liquide appelé à faire fonction de bain-marie. (Cet appareil est de M. Boudet.)

De tous les moyens indiqués pour reconnaître dans cette huile concrète, la présence de l'huile d'amande douce, ou celle du suif de veau, que leur peu d'odeur et de saveur permettent d'y mélanger, sans altérer notablement ses propriétés physiques, le meilleur, jusqu'à ce jour, consiste à déterminer le point de fusion, ou plus exactement le point de solidification. Le beurre de cacao fondu se solidifie entre le 21° et le 26° du thermomètre centigrade; la présence d'une quantité notable d'huile le fait ne se solidifier qu'à des températures inférieures à 21°; celle d'une quantité notable de suif de veau, se solidifier à des températures supérieures à 26°.

Les muscades seront traitées comme le cacao, c'est-à-dire, réduites en pâte dans un mortier en fonte modérément chauffé, associées à un cinquième de leur poids d'eau bouillante; et comprimées dans des sacs.

L'extraction de l'huile concrète des baies de laurier, se fait en broyant ces baies fraîches ou sèches, de manière à les amener à l'état de pulpe ou de poudre, les exposant après division, au-dessus d'un diaphragme percé de trous, ou d'un tamis à tissu en crin, à l'action de la vapeur d'eau, jusqu'à ce qu'elles en soient bien pénétrées, les enfermant dans des sacs en coutil, comprimant rapidement entre des plaques métalliques chaudes, maintenant le produit en fusion, décantant l'huile surnageante, et s'il en est besoin filtrant. Huile de baies de laurier.

Il ne faudrait pas confondre cette huile avec la graisse nommée pommade de laurier : celle-ci, comme nous le verrons plus tard, résulte de l'action dissolvante de l'axonge, sur les baies et sur les feuilles de laurier. Les fraudeurs les remplacent l'une et l'autre, par de l'axonge qu'ils aromatisent avec l'huile volatile de baies de laurier, et colorent en vert, au moyen de l'acétate de cuivre. La calcination détruit la matière grasse, laisse pour résidu le cuivre métallique, et permet ainsi de constater la fraude.

Quant à l'huile de *croton tiglium*, pour l'obtenir, on mélange à vase clos, avec moitié de son poids d'alcool concentré, le produit de la pulvérisation de ces semences à l'avance séparées de leurs parties desséchées ou gâtées et de leurs robes. On chauffe le mélange au bain-marie, on laisse refroidir, on enveloppe d'un tissu, on exprime entre des plaques en étain, on distille pour retirer l'alcool, et de nouveau on place au bain-marie le résidu, pour en dégager les dernières portions d'humidité. L'huile est filtrée au papier après 12 à 15 jours de repos. Huile de *croton tiglium*.

Les émanations délétères qui se dégagent, tant pendant la décortication des semences, que pendant le reste de l'opération, exigent que l'opérateur ne néglige aucune des précautions qui l'en peuvent mettre à l'abri ; et que l'alcool recueilli pendant la distillation, soit mis en réserve pour ne servir qu'à un traitement de même genre.

Les huiles dont nous venons d'étudier les procédés d'extraction, indépendamment des principes gras qui les constituent essentiellement, et que nous avons précédemment fait connaître, ne renferment guère qu'une petite quantité de matière colorante, De la constitution générale des huiles fixes employées en pharmacie.

à la présence de laquelle est due la couleur jaune, ou jaune rouge du plus grand nombre; brune, de l'huile de chenevis; verte, de l'huile de laurier; rouge, du beurre de muscade; mais ces deux dernières renferment en outre une certaine quantité d'huile volatile, que l'on en peut séparer au moyen de l'alcool concentré et bouillant, lequel dissout fort bien l'huile volatile sans attaquer l'huile fixe, et qui semble ne pas être sans influence sur leurs propriétés médicales.

Il faut aussi remarquer que l'huile de *croton tiglium*, telle qu'elle s'obtient en traitant à chaud les semences par l'alcool, est formée (d'après M. Guibourt) de deux produits distincts, l'un fade, à peine soluble dans l'alcool froid, que rien ne semble distinguer des huiles fixes; l'autre très âcre, très soluble dans ce même alcool, contenant beaucoup d'acide crotonique, beaucoup de la matière neutre qui peut donner naissance à cet acide sous l'influence des alcalis; il serait donc possible que l'huile de croton n'agît pas toujours de la même manière à poids égal.

De l'extraction des corps gras d'origine animale.

A l'exemple des huiles végétales, les matières grasses d'origine animale, existent dans tous les animaux, et à très peu près dans toutes les parties d'un même animal; mais il s'en faut de beaucoup qu'elles y existent en mêmes proportions. Dans l'état d'embonpoint le plus prononcé, on en rencontre à peine sous les téguments du crâne, vers le nez, le menton, la plante des pieds, tandis que le marasme le plus complet en laisse des masses considérables dans la région thoracique, autour des mamelles et entre les muscles pectoraux; dans l'épiploon et le mésentère.

Le pharmacien n'extrait, dans son laboratoire, que l'axonge, la moelle de bœuf et l'huile d'œuf. Le suif et le beurre sont obtenus très en grand pour les besoins des arts ou de l'économie domestique : le suif, par un procédé qui consiste essentiellement à chauffer le tissu cellulaire qui le renferme, avec de l'eau chargée d'acide sulfurique, afin que celui-ci, contractant les parois membraneuses du tissu facilite l'exsudation de la matière grasse, puis à comprimer; le beurre, par un procédé tout différent, par le battage de la matière grasse vulgairement nommée crème, que le repos fait monter à la surface du lait. L'agitation prolongée détermine la séparation du liquide aqueux, que l'interposition d'une proportion notable de beurre fait appeler lait de beurre, parce qu'il offre l'aspect opalin du lait, et l'agglomération des particules graisseuses. Celles-ci toutefois retiennent un peu de caseum interposé, qu'au besoin la fusion en séparerait.

L'axonge s'extrait de la panne de porc de la manière suivante : on commence par retrancher de la panne, à l'aide d'un couteau, toutes les parties charnues et membraneuses adhérentes, par la broyer dans un mortier en fonte, afin de briser les cellules du tissu adipeux, par la malaxer dans l'eau froide entre les mains, jusqu'à ce que l'eau de lavage sorte complétement incolore et limpide.

De l'axonge et de la moelle de bœuf

Cela fait, on la chauffe dans une bassine étamée, ou mieux encore dans une capsule en porcelaine ou en faïence, sur un feu doux, et lorsque la graisse est en fusion complète, on jette le tout sur un linge à tissu serré que la matière grasse traverse, et sur lequel demeurent les débris de membranes. On entretient l'axonge en fusion pendant quelques instants, on laisse refroidir, on sépare l'eau rassemblée au fond du vase, on fond de nouveau l'axonge, on l'agite jusqu'à ce que sa consistance, devenue mielleuse, empêche le départ de s'opérer entre l'oléine, la margarine et la stéarine, d'où résulteraient des couches sans homogénéité, les unes demi-fluides, les autres très solides, et finalement on laisse le refroidissement s'opérer dans un complet repos, afin de ne pas y introduire de l'air, qui ne pourrait que hâter l'altération.

Les parties membraneuses comprimées fourniront une certaine quantité de graisse, mais moins blanche que celle obtenue sans expression, et que, pour ce motif, on ne devra pas mélanger avec elle.

Ce procédé s'applique à l'extraction de la moelle contenue dans les os longs.

L'huile de jaune d'œuf se peut obtenir de différentes manières.

Huile d'œuf.

Suivant l'une, les jaunes que l'on s'est procurés, soit en brisant les œufs frais et mettant à part le blanc, que l'on réserve pour la clarification des sirops ou pour tout autre usage, soit en séparant des œufs durcis au milieu de l'eau bouillante, le jaune et le blanc qui les composent, soit même chez les marchands de vin qui n'emploient au collage, que la portion albumineuse, sont chauffés au bain-marie, en ayant le soin de les écraser contre les parois du vase au moyen d'un pilon, jusqu'à ce que, devenus pâteux, ils laissent suinter par une légère pression entre les doigts, l'huile fixe qu'ils contiennent; alors on les introduit dans un sac en coutil, puis on les exprime entre des plaques d'étain convenablement chaudes.

Suivant un autre procédé qu'adopte le Codex, après avoir desséché les jaunes d'œufs au bain-marie ainsi qu'il vient d'être dit, on les laisse refroidir, on les met dans un flacon avec de l'éther, et après 24 heures de contact, durant lequel on a de temps à autre agité, on verse le tout dans l'allonge d'un appareil à déplacement au-dessus d'une masse de coton, on recueille la dissolution éthérée, on complète l'épuisement du résidu par l'affusion de nouvelles quantités d'éther, on déplace au moyen de l'eau, le liquide éthéré qu'il retient, on réunit les liqueurs, on les distille au bain-marie, et le produit de la distillation, complétement privé d'éther par son exposition prolongée dans une capsule chauffée au bain-marie, est filtré au papier.

Un troisième procédé, consiste à mélanger dans un flacon, parties égales en poids, d'éther et de jaunes d'œufs frais; après 48 heures de repos, on décante la dissolution éthérée, on la filtre au papier, et comme ci-dessus, on distille, on chauffe le résidu au bain-marie, finalement on le filtre au papier.

Ce dernier procédé n'expose pas la matière grasse à l'altération que lui doit faire éprouver le contact simultané de la chaleur et de l'air, il fournit un produit sans âcreté aucune, pourvu que l'éther employé soit pur.

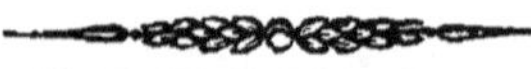

XVe LEÇON.

Des cérats, pommades, onguents, emplâtres, écussons, sparadraps, taffetas et papiers médicamenteux, toiles médicamenteuses.

L'étude des huiles fixes et des graisses nous conduit naturellement à traiter :

Des cérats,
— pommades,
Des onguents,
— emplâtres;

et, comme appendice :

Des écussons,
— sparadraps,
— taffetas médicamenteux,
Des papiers médicamenteux,
des toiles médicamenteuses.

Nous désignerons :

Sous le nom de *cerat,* ceux de ces médicaments dans lesquels prédominent l'huile et la cire;

Sous le nom de *pommade,* ceux dans lesquels la graisse prédomine, sans que d'ailleurs on y fasse entrer, au moins en proportion notable, des matières résineuses.

Sous le nom d'*onguent,* ceux dans la composition desquels entrent, avec des matières grasses, une proportion considérable de matières résineuses ou gommo-résineuses.

Enfin, sous le nom d'*emplâtre,* ceux dont le corps prédominant est un savon à base de plomb.

Dans le langage habituel, grand nombre de ces médicaments portent des noms qui ne leur conviennent pas.

Les baumes de Lucatel et de geneviève sont de véritables onguents; les onguents napolitain et populeum, de véritables pommades; les emplâtres de ciguë et de mucilage, de véritables onguents. En effet, bien que se rapprochant des emplâtres proprement dits, par leur consistance, ces derniers médicaments en diffèrent essentiellement par l'absence de savon plombique. Mais, quelque désignation que l'usage leur ait pu conserver, en se rappelant les différences de composition que nous venons de signaler entre les cérats, les pommades, les onguents et les emplâtres, il sera toujours facile de rattacher les médicaments qui vont nous occuper, à leur véritable groupe.

Des cérats.

Les cérats sont des médicaments externes de consistance variable, quoique toujours demi-solide, formés tantôt seulement d'huile et de cire, tantôt d'huile, de cire et de quelque autre substance médicamenteuse.

Le sous-acétate de plomb fait partie du cérat de Goulard,
Le carbonate d'ammoniaque, — de Rechoux,
L'extrait sec de quinquina, — au quinquina.

Préparation du cérat simple. Le cérat simple, uniquement formé de cire et d'huile, est, à vrai dire, le seul dont le mode de préparation ait besoin d'être décrit avec quelques détails.

Les qualités qu'il doit présenter sont : l'homogénéité, la blancheur et par-dessus tout l'absence de tout corps irritant, attendu que, d'ordinaire, il sert au pansement des plaies vives. Pour obtenir ce triple résultat : on donne la préférence à la cire blanche sur la jaune, en raison même de la couleur de celle-ci, et aux huiles d'olive ou d'amande douce sur l'huile de pavot, que l'air dessèche et résinifie.

On se sert d'huile et de cire dans un état de conservation parfait, parce que ces substances en rancissant se colorent et acquièrent de l'âcreté.

On emploie des vases tels que les corps gras ne puissent, aidés du contact de l'air, réagir sur eux, et l'on expose les matières grasses à l'action d'une chaleur incapable de les altérer.

Enfin on fait disparaître, à l'aide de manipulations convenables, les grumeaux qui se seraient formés dans la masse.

On chauffe au bain-marie, dans un vase en porcelaine, en faïence ou en terre, à l'exclusion de ceux en cuivre, trois parties d'huile d'amande douce et une partie de cire blanche brisée en petits morceaux, jusqu'à ce que la dissolution, que l'on facilite par l'agitation, soit complète.

La matière en pleine fusion est versée dans un mortier en marbre, que l'on a d'abord échauffé par le séjour de l'eau bouillante, afin de prévenir la solidification immédiate des couches les plus extérieures du mélange contre ses parois, puis parfaitement essuyé pour ne pas y introduire d'eau. A l'aide d'un pilon en bois on triture, en ayant le soin de détacher de temps à autre avec une lame flexible, les portions de cérat solidifiées, tant contre les parois du mortier, que contre celles du pilon, et l'on continue jusqu'à ce que la matière, complétement refroidie, ne laisse apercevoir aucun indice de grumeaux.

Quand on opère sur une masse considérable, on remplace avantageusement le mortier en marbre par une bassine en tôle parfaitement étamée et à cul de poule. La grande conductibilité du métal, permet à la chaleur du vase et du mélange de se maintenir en équilibre, et prévient, beaucoup mieux que ne le ferait un vase mauvais conducteur, l'inégal refroidissement de la masse, et par suite, un départ essentiellement défavorable à son homogénéité définitive.

Au lieu de triturer le mélange pendant son refroidissement, quelques praticiens conseillent de le couler dans un vase à large surface, de l'y laisser en repos, de racler avec un couteau à lame flexible la masse solidifiée, et de triturer dans un mortier l'espèce de pulpe qui en résulte.

D'autres, afin de ne pas interposer dans le cérat, de l'air, qui en facilite l'altération, coulent le mélange d'huile et de cire dans un pot, l'y remuent jusqu'à ce qu'il commence à se figer; puis, quand sa consistance est telle, que le départ de la cire ne s'y puisse opérer, en raison de sa plus grande densité, laissent le refroidissement s'achever dans un repos parfait.

La première de ces modifications au mode opératoire adopté par le Codex, ne change en rien les propriétés physiques du produit; mais la seconde le priverait de l'homogénéité parfaite, et surtout du moelleux, que la trituration seule lui peut communiquer.

Préparation du cérat de Galien

Le cérat de Galien qui n'est en quelque sorte, que le cérat simple additionné d'eau distillée de roses, se prépare en faisant fondre une partie de cire dans quatre parties d'huile d'amande douce, et quand le mélange est en partie refroidi, bien uni, sans grumeaux, y incorporant par trituration trois parties d'eau distillée de roses, de manière à produire une masse parfaitement unie, parfaitement homogène, dans laquelle on n'aperçoit aucune strie aqueuse.

L'addition proposée par quelques pharmacologistes anciens, d'une petite quantité d'huile de tartre, ou carbonate de potasse en déliquium, facilite singulièrement l'interposition de l'eau, mais introduit dans le cérat une substance caustique dont la saveur, les réactions alcalines, dénoteraient la présence, et qui n'en doit pas faire partie.

Préparation des cérats composés.

Ce cérat, et plus rarement le simple, servent à la préparation des cérats composés, lesquels s'obtiennent en y interposant par trituration, des quantités déterminées de matières additionnelles. Par exemple :

Pour le cérat de saturne ou de Goulard, on incorpore dans du cérat de Galien 1/16 de son poids de sous-acétate de plomb.

Pour le cérat soufré, on incorpore dans le même cérat de la fleur de soufre lavée.

Pour le cérat au quinquina, on ajoute au cérat simple, de l'extrait hydro-alcoolique de quinquina, à l'avance amené en consistance de miel, au moyen de quelques gouttes d'alcool.

De la composition des cérats.

A l'exception du cérat pour le toucher, dans lequel on fait entrer de la soude caustique, les cérats semblent devoir constituer de simples mélanges; dans celui-ci, au contraire, la soude réagit sur la cire, sur le blanc de baleine qu'on lui associe, et produit un commencement de saponification; c'est afin que ce commencement de combinaison et l'absorption de l'acide carbonique de l'air, fasse perdre au médicament une partie de sa causticité, qu'il est prescrit de n'en faire usage qu'après 12 à 15 jours d'exposition à l'air.

De la conservation des cérats.

De même que les matières grasses qui en font partie, les cérats s'altèrent rapidement au contact de l'air, jaunissent et acquièrent une odeur rance prononcée. Ceux d'entre eux qui renferment de l'air et de l'eau interposés, s'altèrent d'ailleurs plus aisément encore que les autres.

On doit les tenir, le plus possible, à l'abri de la chaleur, de l'air, de l'humidité, et les renouveler fréquemment.

Des Pommades.

Les pommades ainsi nommées, de ce que, dans l'origine, on faisait servir à leur préparation des pommes, à l'emploi desquelles on a plus tard renoncé, parce qu'elles n'augmentaient en rien les effets du médicament, et le rendaient très altérable, sont des médicaments externes, de consistance demi-solide, formés d'une ou de plusieurs graisses associées à d'autres substances médicamenteuses.

Des pommades dans la préparation desquelles il se produit des réactions. — Pommade oxygénée, citrine et nutritum.

On peut les départager en trois groupes, suivant qu'elles proviennent ou de la réaction plus ou moins profonde des matières médicamenteuses sur les graisses, ou de l'action purement dissolvante de ces graisses sur les matières médicamenteuses, ou, plus simplement encore, du mélange des graisses avec les matières médicamenteuses.

Au premier groupe se rattachent la pommade oxygénée et la pommade citrine, dont il a été question au sujet de l'action que l'acide azotique et l'azotate acide de mercure exercent sur l'axonge ; et la pommade nutritum. Celle-ci s'obtient en chauffant légèrement, dans une terrine en terre non vernissée, avec le soin d'agiter continuellement, un mélange de 26 parties de litharge en poudre, de 282 p. d'huile d'olive, de 125 p. de vinaigre blanc, jusqu'à ce que la matière ait acquis la consistance d'un miel épais.

Elle doit contenir de l'acétate et un savon à bases de plomb ; la proportion d'acide acétique n'étant pas telle qu'il puisse en partie rester libre, et par suite décomposer le savon plombique.

Des pommades par solution.

Au deuxième groupe se rattachent :

La pommade phosphorée,	La pommade ou onguent populéum,
— rosat,	— épispastique au garou,
— de laurier,	

que le Codex de 1818 nommait graisses médicamenteuses, et que l'on peut considérer comme de véritables dissolutions dans l'axonge, du phosphore, des principes solubles dans les corps gras, des pétales de roses pâles, des feuilles et des baies récentes de laurier, des bourgeons de peuplier, des feuilles de plusieurs solanées, de l'écorce de garou, etc.

Certaines renferment, en quelque sorte secondairement, de la cire, pour en augmenter la consistance, des huiles volatiles, pour les aromatiser, des matières colorantes, pour les colorer.

Dans quelques-unes, du beurre, du suif, sont associés à l'axonge, ou même la remplacent.

De leur préparation.

L'état solide qu'affectent les graisses à la température ordinaire, ne leur permettant pas, à cette température, d'exercer leur action dissolvante sur les matières médicamenteuses, et d'un autre côté, leur ébullition ayant lieu à des températures assez élevées, pour changer leur propre nature, pour altérer profondément les substances organiques en contact avec elles; c'est toujours à des températures capables de faire entrer ces graisses en fusion, mais de beaucoup inférieures à celles de leur ébullition, qu'on prépare les pommades par solution.

Pommade de phosphore.

S'agit-il de la pomamde de phosphore; on prend une partie de phosphore et cinquante parties d'axonge; on les introduit dans un flacon à l'émeri, à large ouverture; on chauffe au bain-marie, après avoir pris soin d'interposer entre le bouchon et le goulot, une double feuille de papier, afin de livrer passage à l'air intérieur au moment de sa dilatation. Lorsque le phosphore et l'axonge sont en pleine fusion, on bouche le flacon, on l'agite vivement et irrégulièrement sans le retirer de l'eau, jusqu'à ce que la dissolution du phosphore soit complète; on retire de l'eau et l'on continue d'agiter jusqu'à parfait refroidissement, afin du moins d'interposer exactement dans la masse, les particules de phosphore dont le refroidissement aurait pu déterminer la séparation.

Pommade rosat.

S'agit-il de la pommade rosat; on contuse les pétales récents de roses pâles; on les fait macérer pendant deux jours avec un poids égal au leur, d'axonge préalablement lavée à l'eau de roses; au bout de ce temps, on liquéfie à une très douce chaleur; on passe avec expression au travers d'un linge, on procède à une nouvelle macération que l'on prolonge 24 heures, en employant autant de roses qu'on en avait d'abord employé; on fait encore liquéfier; on passe avec expression; on chauffe le produit au bain-marie, avec une certaine quantité d'orcanette destinée à le colorer; on passe une troisième et dernière fois; on laisse refroidir dans un repos complet, pour que les débris d'orcanette, de pétales de roses, ainsi que l'eau de végétation introduits par ceux-ci puissent se déposer; l'on fait refondre au bain-marie, et finalement on décante dans un pot.

Pommade au garou.

Pour la pommade au garou, on commence par couper l'écorce par tranches transversales, par l'humecter légèrement avec de l'alcool, par la battre dans un mortier en fonte, de manière à la réduire en une masse fibreuse que la graisse puisse aisément pénétrer; ensuite on la fait digérer 12 heures, au bain-marie, avec de l'axonge; on passe avec expression; on laisse refroidir lentement; on enlève le dépôt, ou plutôt la pommade qui le recouvre; on la liquéfie au bain-marie; on lui ajoute la quantité de cire qui doit lui communiquer la consistance voulue; on la coule dans un pôt, et on l'y agite presque jusqu'à complet refroidissement.

Pommade populéum.

Pour la pommade populéum, on fera chauffer, avec l'axonge, dans une bassine en cuivre, les feuilles fraîches et contusées de pavot, de belladone, de jusquiame et de morelle, jusqu'à consomption de toute humidité, de même que s'il se fût agi de l'huile de ciguë (voyez les solutions dans les huiles fixes); on ajoutera les bourgeons de peuplier secs; on fera digérer 24 heures; on passera avec expression; on laissera déposer; on séparera le dépôt; on liquéfiera la pommade, et on coulera dans un pot.

Les anciens pharmacologistes versaient l'axonge en fusion sur les bourgeons de peuplier frais, et les conservaient ainsi, enveloppés de graisse, depuis la fin de mars époque de leur récolte, jusqu'à la fin de mai, époque de la récolte des plantes narcotiques, pour alors faire bouillir le tout ensemble, feuilles et bourgeons. Plus tard, M. Boullay, afin de prévenir l'altération que les bourgeons humides éprouvent au sein même du corps gras, a conseillé de préparer avec ces bourgeons frais et l'axonge, une première pommade par décoction, que l'on conserverait jusqu'au moment où l'on pourrait y faire bouillir à leur tour les plantes narcotiques. Le dernier Codex emploie les bourgeons secs, aussi chargés de principes médicamenteux que les bourgeons frais, et par suite, confond en une seule les deux opérations.

Pommade de laurier.

Pour la pommade de laurier, avec l'axonge, les feuilles et les baies fraîches de laurier, on agira comme pour le populéum.

C'est cette pommade que nous avons dit (page 227), ne pas devoir être confondue avec l'huile de laurier, et souvent être frauduleusement remplacée par de l'axonge colorée en vert, au moyen de l'acétate de cuivre. Est-il besoin de faire remarquer que le populéum et la pommade de laurier ne sont pas préparés à la température de l'ébullition des corps gras, quoique souvent on les désigne sous le nom de pommades par décoction ? La présence de l'eau de végétation des plantes ne permet pas au mélange de dépasser sensiblement 100°.

De leur composition.

En nous reportant à ce qui sera dit en traitant des huiles médicamenteuses; de la solubilité dans les huiles fixes de certains principes immédiats organiques, et spécialement de ceux que renferment les pétales de roses, l'écorce de garou, les feuilles de plantes narcotiques; il sera facile de se former une idée de la composition probable des pommades par solution. A vrai dire, elles ne diffèrent des huiles médicamenteuses correspondantes, qu'en ce que l'axonge y remplace l'huile d'olive. Il convient d'ajouter, que parmi les pommades à la préparation desquelles on fait servir des cantharides, quelques-unes renferment la poudre de ces insectes simplement interposée, et pour ce motif constituent, sous ce rapport, des pommades par simples mélanges, tandis que dans d'autres, il y a tout à la fois interposition de la poudre et solution de ses principes solubles. Si, dans la pommade épispatique verte du Codex, les cantharides en poudre sont simplement incorporées à la matière grasse à demi refroidie; dans la pommade épispatique jaune, elles sont, au contraire, chauffées au bain-marie, avec l'axonge à laquelle elles cèdent alors leurs principes solubles.

Des pommades par simples mélanges.

Les pommades du troisième groupe sont les plus faciles à obtenir. On les prépare presque toutes en triturant avec l'axonge, les matières médicamenteuses à l'état de poudre, ou converties en une sorte d'extrait mou, au moyen d'un liquide convenable.

On prépare notamment de cette manière :

La pommade	antipsorique.	avec	la fleur de soufre lavée, le chlorhydrate d'ammoniaque et l'alun;
—	soufrée.	—	la fleur de soufre lavée ;
—	de rhasis.	—	le carbonate de plomb ;
—	de cirillo.	—	le sublimé corrosif;
—	hydriodatée.	—	l'iodure de potassium ;
—	d'iodure de plomb. .	—	— de plomb ;
—	iodurée.	—	l'iodure de potassium et l'iode ;
—	stibiée ou d'Autenrietht	—	le tartrate double de potasse et d'antimoine,
—	de régent.	avec	les poudres qui en font partie.
—	de Dessault.	avec	les poudres qui en font partie.
—	de tutbie.	avec	les poudres qui en font partie.

La pommade mercurielle double, ou onguent napolitain, se prépare en triturant du mercure avec le quart de son poids d'axonge, dans un mortier en marbre ou en fonte, jusqu'à ce qu'une portion du mélange frotté entre une double feuille de papier gris, destiné à absorber la matière grasse, laisse à la surface de ce papier, du mercure tellement divisé, que l'œil armé d'une loupe n'y puisse apercevoir des globules métalliques, puis ajoutant trois fois autant d'axonge qu'on en avait d'abord employé. Pommade mercurielle double

Dans le but de hâter l'extinction du mercure, que rend fort difficile le peu d'affinité du métal et de la graisse, surtout leur grande différence de densité, on a imaginé une foule de procédés.

Des praticiens comme MM. Chevalier, Hernandez, n'emploient que de l'axonge récente, du mercure, mais font varier le *modus faciendi*. Par exemple, ils introduisent dans une bouteille 250^{gr} de mercure, 125^{gr} d'axonge liquéfiée, agitent jusqu'à ce que le mélange ait acquis la consistance d'un sirop très épais, le versent dans une terrine, l'y agitent avec un bistortier, et quand tout le mercure a disparu, ce qui demande de 15 à 20 minutes, ajoutent les 125^{gr} restants de graisse.

D'autres, comme MM. Guibourt, Planche, Goldefy, Simonin, Vivie, Desmarest, etc., etc., commencent par triturer le mercure avec une petite quantité d'axonge rance, de vieil onguent napolitain, d'huile d'œuf, ou d'huile de noix récemment extraite, de suif ou de beurre de cacao ; certains même ajoutent du miel, de la térébenthine, de la farine de lin, de la pommade citrine, de l'oxyde rouge de mercure, etc., etc. Il est évident, que s'il est permis d'avoir recours aux premiers de ces procédés qui ne doivent changer en rien la constitution définitive du médicament, et peut-être aussi à ceux qui n'y introduisent aucune substance étrangère capable d'en altérer sensiblement les propriétés, il ne saurait en être de même de ceux dont les avantages, fussent-ils incontestables, ce qui est loin d'être prouvé, reposent sur l'emploi de matières telles que la pommade citrine et le bioxyde de mercure.

De la pommade ammoniacale de Gondret. La pommade ammoniacale de Gondret est, à peu près, la seule que la grande volatilité de la matière essentiellement médicamenteuse, et l'absence complète de tendance à s'unir que présentent la graisse et l'eau, empêchent de préparer par trituration.

On liquéfie au bain-marie, dans un flacon à large goulot, le mélange d'axonge et de suif (axonge 32 parties, suif 32 parties); on retire de l'eau, et quand la matière est à demi-figée, partant assez peu chaude pour ne pas dégager presque instantanément le gaz ammoniac, cependant encore assez liquide pour que l'eau puisse s'y interposer, on ajoute 64 parties d'ammoniaque liquide marquant 25° Baumé; on bouche le flacon, on en maintient le bouchon, au moyen de l'index, on le plonge dans l'eau froide, ou, pour plus de facilité, on se place sous un filet d'eau et l'on agite jusqu'à refroidissement complet.

Leur composition. Sauf quelques exceptions, les pommades de cette série constituent, à n'en pas douter, de simples mélanges; car le soufre, l'alun, le sel ammoniac, le carbonate de plomb, le bichlorure de mercure, l'iodure de potassium, l'émétique et même l'ammoniaque liquide, ne paraissent pas susceptibles de réagir sur l'axonge et ses analogues à la température ordinaire. Dans la pommade mercurielle elle-même, le mercure est purement et simplement divisé. La preuve en est, que le dépôt qui s'y forme lorsqu'on la liquéfie à une très douce chaleur, ou lorsqu'on l'agite avec de l'éther, en quantité suffisante pour dissoudre toute la graisse, bien qu'il n'offre point l'éclat métallique, en raison même de son extrême division, l'acquiert par la simple trituration et ne dégage aucune bulle d'oxygène quand on le chauffe; ou bien encore que cette pommade triturée avec de l'acide acétique, de l'acide sulfurique étendu, ou de l'acide chlorhydrique, ne produit ni acétate, ni sulfate, ni chlorure de mercure, contrairement à ce qui a lieu, lorsque l'on agit sur un mélange d'axonge et d'oxyde de mercure.

Rien ne serait si facile que de retrouver dans cette pommade la présence de l'ardoise en poudre, que l'on y a quelquefois introduite, aux lieu et place du mercure; il suffirait de liquéfier ou de calciner le mélange, de recueillir le dépôt ou le résidu, et de le traiter par l'acide azotique. L'ardoise, comme les autres terres argileuses, est insoluble dans l'acide azotique, fixe, et indécomposable par la chaleur. Il ne serait pas plus difficile d'y constater l'absence d'une portion du mercure qu'elle doit contenir; car, la pommade qui n'en renferme pas la proportion voulue, reste à la surface d'un mélange de 3 parties d'acide sulfurique à 66° et d'une partie d'eau distillée, tandis que celle bien préparée, s'y enfonce, la densité de celle-ci étant de 1,68, et la densité du liquide seulement de 1,65. (Soubeiran.)

Des altérations des pommades.

A quelque groupe qu'elles appartiennent, les pommades s'altèrent avec le temps; celles-là, parce que semblables aux pommades oxygénée et citrine, l'action chimique s'y continue; celles-ci, seulement parce que la graisse qu'elles renferment rancit (pommade stibiée, pommade soufrée, etc.); celles-ci encore, tout à la fois parce que la graisse rancit, et parce que les substances médicamenteuses qu'on lui associe changent de nature (pommade avec le foie de soufre).

Un des exemples les plus remarquables de l'altération possible des pommades au contact de l'air, nous est fourni par la pommade hydriodatée. Récemment obtenue, elle est incolore; peu à peu elle jaunit, la graisse rancit, et, par une réaction ultérieure, une portion de l'oxygène de la graisse rance se porte sur l'hydrogène de l'acide hydriodique, ou sur le métal de l'iodure, et met l'iode à nu.

Toutefois, cette altération n'a lieu, ou du moins ne devient apparente, qu'autant que l'hydriodate employé n'est pas alcalin, car s'il l'était, l'excès de potasse réagirait sur l'iode, au fur et à mesure qu'il serait mis en liberté, et produirait de l'iodate et de l'iodure de potassium incolores. De là vient précisément, que, si par suite de l'emploi d'une axonge préparée depuis quelque temps, on avait obtenu de la pommade hydriodatée tirant légèrement sur le jaune, l'addition d'une quantité de potasse caustique, seulement capable d'absorber l'iode, sans communiquer au produit une causticité sensible, la décolorerait immédiatement.

La pommade de Régent, avec le beurre frais, le camphre, le bioxyde de mercure, l'acétate de plomb cristallisé, même à l'abri de l'air, éprouve une altération qui a pour principal effet visible, de détruire la couleur rouge qu'elle présentait d'abord, et de la remplacer par une teinte grisâtre. Cet effet paraît être dû à la réduction de l'oxyde de mercure, par la matière grasse et surtout par le camphre.

Il résulte de ce qui précède, que les pommades, aussi bien que les cérats, doivent être conservées à l'abri du contact de l'air, de la chaleur et aussi de l'humidité, qui, elle aussi, favorise leur altération.

Des onguents.

Sous le nom d'onguent, dérivé du mot *onguens* lequel avait chez les latins la même signification, on désigne, en pharmacie, des médicaments externes, de consistance variable, tantôt mous comme les cérats et les pommades, tantôt assez consistants pour qu'ils puissent recevoir et garder toute espèce de formes, se mouler sur la surface du corps sans y adhérer, sans que la chaleur naturelle les fasse fondre; dans la composition desquels on fait entrer, en outre des matières grasses, des matières résineuses.

Des matières employées à leur préparation.

Les huiles d'olive et de noix, les huiles médicamenteuses de fenugrec, d'hypericum, de ciguë; l'axonge, le suif de mouton, la cire, la plupart des baumes, des résines, des gommes-résines et des huiles volatiles; les poudres de cantharides et de santal rouge, les feuilles de ciguë, sont les matières que l'on emploie habituellement à leur préparation.

Ces matières sont prises telles que le commerce les fournit, ou telles que nous avons appris à les préparer, à l'exception des gommes-résines qu'il faut commencer par purifier.

A cet effet, ou bien, suivant l'indication du Codex, on les fait dissoudre dans l'alcool à 21°(Cartier)=56° centésimaux, on filtre la dissolution au papier, on distille de manière à recueillir la presque totalité de l'alcool, que la présence des huiles volatiles qu'il entraîne, oblige à conserver pour d'autres opérations du même genre, et l'on achève l'évaporation au bain-marie, jusqu'à consistance pilulaire. Purification des gommes-résines.

Ou bien, on les dissout dans du vinaigre, et l'on évapore à l'aide d'une douce chaleur, la dissolution filtrée; ou bien encore, on les chauffe avec une petite quantité d'eau, de manière à les faire entrer en fusion, on passe avec expression au travers d'un linge l'espèce d'émulsion qui en résulte, et l'on enlève la masse résinoïde solidifiée à la surface du liquide, après son entier refroidissement.

Ce procédé est le plus économique, mais il opère moins bien que les autres, la séparation des impuretés; le second offre l'inconvénient de laisser dans le produit, les principes fixes du vinaigre et même un peu d'acide acétique : le premier opère, aussi parfaitement que possible, la dépuration, sans altérer en rien le résidu; il mérite par conséquent la préférence.

Les matières premières qui doivent faire partie d'un onguent quelconque étant données et pesées, De leur préparation.

Tantôt il suffira de les triturer ensemble. Ainsi, prépare-t-on : Par trituration

Le digestif simple, en triturant 649 parties de térébenthine, 2 jaunes d'œufs, puis, ajoutant 169 parties d'huile d'hypericum; Digestif simple.

Le digestif animé, en ajoutant à 125 parties de styrax liquide, 12 parties de digestif simple, et triturant; Digestif animé.

L'onguent brun, avec onguent basilicum, 64 parties, bioxyde de mercure, 4 parties. Onguent brun.

Tantôt on fait liquéfier à une douce chaleur les matières solides fusibles : graisses, cire, résines, baumes; en observant que la cire favorise la fusion des résines et de leurs analogues, d'où vient qu'elle doit en général être chauffée en même temps que celles-ci, tandis que les huiles et les graisses la retardent, d'où vient aussi qu'il faut, en général, ne les ajouter qu'après la fusion complète du mélange de cire et de matières résineuses. Par fusion.

On passe au tamis au travers d'un linge, avec ou sans expression.

S'il a été prescrit d'employer des huiles volatiles ou des poudres, on attend, pour les incorporer, que le mélange soit assez refroidi pour ne pas volatiliser les premières, altérer celles des secondes qui seraient altérables; et finalement,

S'il est de consistance molle, on coule l'onguent dans un pot, et on l'y agite jusqu'à ce qu'il s'y soit en grande partie solidifié, afin que les matières interposées, et aussi la stéarine, la cire, etc., etc., ne s'en puissent précipiter, sans toutefois dépasser le terme voulu, car alors l'interposition de l'air pourrait, à son tour, devenir pour le médicament une cause d'altération :

S'il offre une grande consistance, on le malaxe entre les mains, ou sur une table huilée ou mouillée, suivant qu'il renferme ou non des principes solubles dans l'un ou dans l'autre de ces deux véhicules. Leur dissolution dans le liquide employé comme intermédiaire, en épuiserait d'autant l'onguent. Quand on n'aperçoit plus de grumeaux dans celui-ci, quand la masse est parfaitement homogène, on forme en magdaléons.

Nous donnerons pour exemples la préparation des onguents basilicum, de ciroëne, de ciguë ; on les prépare :

Basilicum.

Le basilicum, en faisant liquéfier à une douce chaleur, dans une bassine en cuivre, 64gr de poix noire et autant de colophane, ajoutant 64gr de cire jaune, puis 250gr d'huile d'olive, et passant;

Onguent de ciroëne.

L'onguent de ciroëne, en liquéfiant comme ci-dessus, de la poix noire, de la poix de Bourgogne, de la cire jaune, ajoutant du suif; passant avec expression aussitôt que celui-ci est fondu, et, dans la masse à demi-refroidie, incorporant très exactement, par trituration, les poudres de bol d'Arménie, de minium, de myrrhe et d'encens;

Onguent de ciguë.

L'onguent de ciguë, en faisant fondre, encore comme il a été dit précédemment, de la résine, de la poix blanche, de la cire jaune; ajoutant de l'huile de ciguë, des feuilles fraîches et contusées de ciguë; chauffant jusqu'à consomption de toute humidité, passant avec expression; reportant le composé onguentaire sur le feu, l'y maintenant assez longtemps pour que les matières en suspension aient pu se déposer; séparant le dépôt par décantation ou autrement; et dans l'onguent dépuré faisant fondre la quantité prescrite de gomme ammoniaque purifiée.

Ce procédé, adopté par le Codex, offre l'inconvénient d'entraîner la perte d'une portion considérable d'onguent, que retiennent les feuilles de ciguë. Pour y remédier, MM. Guibourt et Henry, avec la plupart des praticiens étrangers, proposent de remplacer les feuilles fraîches, par de la poudre de ciguë que l'on incorpore à la masse. Afin de communiquer à l'onguent une plus belle couleur verte, M. Guibourt, dans sa dernière édition, conseille en outre, de conserver devers soi une partie de la poudre, de la faire chauffer pendant quelques instants au bain-marie, avec une partie de l'huile de ciguë et de la cire, et d'ajouter cette espèce d'huile de ciguë avec la poudre en suspension, au restant de l'emplâtre en fusion.

De la composition, des altérations et de la conservation des onguents.

Les propriétés que possèdent les substances employées à la préparation des onguents, conduisent à considérer ces médicaments comme de simples mélanges infiniment moins altérables, au contact des agents extérieurs, que ne le sont les cérats, les pommades, et d'autant moins, qu'ils renferment une plus forte proportion de matières résineuses.

Toutefois, ils n'en devront pas moins, autant que faire se pourra, être placés à l'abri de l'air, soit en les enfermant dans des vases plus ou moins, hermétiquement clos, soit en enveloppant leurs magdaléons de papier que l'on aura imprégné d'huile d'olive, pour qu'il ne puisse adhérer à la masse. L'onguent styrax et l'onguent brun, sont plus altérables que la plupart des autres : le premier doit à la présence de l'huile de noix, éminemment siccative, une grande tendance à se dessécher, ou tout au moins à former à sa surface une sorte de pellicule qu'il est bon de ne point enlever, mais seulement de soulever lorsque l'on veut extraire du vase qui le renferme, une portion de l'onguent, parce qu'elle préserve de l'action de l'air ses couches inférieures.

Dans l'onguent brun, mélange de bioxyde de mercure et de basilicum, le bioxyde est peu à peu ramené à l'état métallique, très probablement plutôt par les matières grasses que par les matières résineuses qui leur sont associées, car cette révivification est plus rapide avec l'axonge seule qu'avec le basilicum.

Des emplâtres.

Le nom d'emplâtre vient du latin *emplastrum*, ou du grec εμπλαστρος, noms sous lesquels les anciens confondaient tous les médicaments qu'ils appliquaient à la surface du corps, après les avoir étendus sur un tissu : il désignera, pour nous, ceux assez consistants pour se mouler sur les différentes parties malades, sans y adhérer, sans y pouvoir être liquéfiés par la chaleur naturelle du corps; par conséquent, sous ce double rapport, analogues à certains onguents, mais distincts de ceux-ci, en ce qu'ils ont pour principe prédominant un savon à base de plomb.

Des composés plombiques qui forment la base des emplâtres.

Pour en former la base, on peut, soit prendre l'emplâtre simple dont il a précédemment été question, soit faire chauffer jusqu'à combinaison parfaite 1000 parties d'huile d'olive pure, 500 de céruse également pure, et de l'eau; du reste, opérer comme s'il s'agissait de l'emplâtre simple.

Abstraction faite du stéarate de plomb, que l'huile d'olive, exempte qu'elle est de stéarine, ne peut produire, d'un léger excès de carbonate de plomb, dont l'interposition produit la teinte blanche et mate du composé : ce savon offre la composition de l'emplâtre simple. La théorie de sa préparation est la même, seulement on remarque que le carbonate de plomb saponifie plus aisément les corps gras que ne le fait la litharge, et parce qu'il offre moins de cohésion, et parce qu'il est en poudre plus ténue.

L'acide carbonique en est facilement éliminé, et c'est lui surtout, qui, en se dégageant en même temps que de la vapeur d'eau, soulève la masse, et produit au début une boursouflure qui oblige d'employer une bassine de grande capacité.

Enfin, on peut faire chauffer dans une grande bassine, comme s'il se fût encore agi de préparer de l'emplâtre simple, une partie de minium, deux parties d'huile d'olive et de l'eau.

Dans un pareil mélange, les éléments combustibles du corps gras commencent par ramener le minium à l'état de protoxyde en donnant naissance à de l'eau, à de l'acide carbonique, à de l'acide acétique, sans doute à d'autres produits ; puis le protoxyde de plomb détermine la saponification, que le minium, peu ou point basique, n'aurait pu déterminer, et l'on obtient en définitive, un savon offrant la même composition essentielle, que l'emplâtre simple. La saponification par le minium est toutefois extrêmement lente, parce qu'elle ne se produit qu'après la désoxygénation partielle de l'oxyde, et elle amène inévitablement l'altération du corps gras, par suite l'introduction dans la masse emplastique des produits de cette altération.

De leur préparation.

Quoique l'on puisse, nous le répétons, faire entrer dans les emplâtres composés, les savons plombiques, préparés par l'une des trois méthodes que nous venons de décrire, à l'exception de l'emplâtre de céruse, que l'on prépare en faisant chauffer à une douce chaleur 1500 parties d'emplâtre préparé avec le carbonate de plomb; puis quand il est en fusion complète, y incorporant 96 parties de cire blanche, malaxant, formant en magdaléons ; tous les emplâtres composés du Codex ont pour base l'emplâtre simple.

Emplâtre de céruse.

Emplâtre de minium camphré.

On fait liquéfier ensemble de l'emplâtre simple et de la cire, on y incorpore, par trituration, du minium à l'avance broyé sur un porphyre avec de l'huile d'olive ; quand la masse est à demier efroidie, on ajoute du camphre en poudre, on malaxe et l'on forme en magdaléons.

Emplâtre ou onguent Canet.

On opère de la même manière pour l'emplâtre de Canet; avec emplâtre simple, emplâtre diachylon gommé, huile d'olive, colchotar, cire jaune.

Le mélange d'emplâtre simple, d'emplâtre diachylon gommé, de cire, étant en fusion, on y incorpore le colchotar, à l'avance délayé dans l'huile.

Emplâtre de savon.

Pour l'emplâtre de savon, dans de l'emplâtre simple liquéfié avec de la cire blanche, on incorpore, par trituration, du savon blanc, divisé au moyen d'un couteau, ou mieux encore râpé; on laisse refroidir, on malaxe en s'imprégant les mains d'huile et l'on forme en magdaléons.

Emplâtre diapalme.

A son tour, l'emplâtre diapalme sera préparé en liquéfiant l'emplâtre simple et la cire, ajoutant du sulfate de zinc, dissous dans une petite quantité d'eau, maintenant sur un feu doux jusqu'à ce que toute l'eau employée à la dissolution du sel soit évaporée, laissant refroidir et malaxant. Pour prévenir l'adhérence, on se sert d'huile plutôt que d'eau; celle-ci tendant à dissoudre le sulfate de zinc.

Emplâtre de diachylon gommé.

Pour l'emplâtre diachylon gommé, on fait liquifier séparément :

De l'emplâtre simple et de la cire, de la poix blanche et de la térébenthine, l'on passe le second mélange au travers d'un linge, on l'ajoute au premier, et dans le produit de leur réunion encore chaud, l'on fait fondre de la gomme-résine ammoniaque, du bdelium, du sagapenum, du galbanum; purifiés au moyen de l'alcool, et ramenés par l'évaporation en consistance pilulaire, on laisse refroidir, on malaxe et l'on forme en magdaléons.

Emplâtre de Vigo *cum mercurio.*

Enfin, l'emplâtre mercuriel ou de Vigo *cum mercurio*, se prépare de la manière suivante :

On fait liquéfier de l'emplâtre simple, de la cire jaune, de la poix noire purifiée; on y incorpore par trituration : du safran, de la gomme ammoniaque, du bdellium, de l'oliban, de la myrrhe, réduits en poudre fine, et quand le mélange est en grande partie refroidi, on y ajoute :

D'abord de l'huile volatile de lavande, puis le produit de l'extinction complète du mercure, dans un mélange de styrax liquide et de térébenthine.

Cet emplâtre nouvellement préparé, présente une teinte jaune qu'il doit à la matière colorante du safran, sa teinte jaune est d'autant plus intense qu'on l'a malaxé plus vite et avec une plus petite quantité d'eau, elle ne tarde pas à être remplacée par une teinte ardoisée due au mercure très divisé.

Il arrive à des manipulateurs peu consciencieux, de n'y pas introduire la proportion de mercure que prescrit le Codex : on reconnaît cette fraude, à la teinte grise peu foncée du mélange, et surtout à sa moindre densité; pour la déterminer, on opère ainsi qu'il a été dit, en traitant de la pommade mercurielle, au moyen d'une liqueur, d'une densité telle, que l'emplâtre bien préparé s'y enfonce, que l'emplâtre mal préparé la surnage.

La préparation des emplâtres composés ne semble devoir donner lieu à aucune réaction, si ce n'est celle de l'emplâtre diapalme, dans lequel le sulfate de zinc et les sels de plomb peuvent se décomposer mutuellement; encore est-il vrai de dire, que l'état solide des corps en contact, doit rendre la décomposition fort incomplète. Ils constituent des médicaments très peu altérables, et se conservent fort longtemps enveloppés de papier et renfermés dans des boîtes, des tiroirs ou des pots. Composition des emplâtres.

Lorsque les composés emplastiques ou onguentaires dont nous venons de nous occuper, ou d'autres matières médicamenteuses plus ou moins analogues, sont étendus à la surface de tissus, on a ce que l'on nomme en pharmacie :

Des écussons,
— sparadraps,
— toiles médicamenteuses,
— taffetas } médicamenteux.
— papiers }

Pour toutes ces préparations, les matières médicamenteuses devront, le plus possible, être étendues en couches d'épaisseur parfaitement égale dans toute leur étendue, être lisses à leur surface, et offrir une consistance telle, que le tissu qu'elles recouvrent reste maniable et flexible sans qu'elles s'en détachent.

Des écussons.

L'on donne le nom d'écussons et plus communément celui d'emplâtres, aux préparations de ce genre, que l'on obtient en étendant à la surface d'un tissu quelconque, une matière médicamenteuse, destinée à être appliquée sur quelque partie du corps, déterminée et circonscrite.

Tantôt on étend la matière avec le pouce, que de temps à autre on mouille, afin qu'elle n'y adhère pas, puis à l'aide d'une pointe de couteau on en régularise les contours.

Ainsi fait-on les écussons ou emplâtres avec la poix de Bourgogne, l'onguent de ciguë, le diachylon gommé.

Tantôt on l'étale avec une spatule, un rouleau, etc.; mais

comme alors il serait fort difficile que ses bords fussent régulièrement terminés, on commence par recouvrir le tissu d'une plaque en fer-blanc, percée d'une ouverture de grandeur convenable, ou à son défaut d'une feuille en papier découpé; on remplit de matière médicamenteuse le vide laissé par le moule ou par la feuille, l'on retire le moule et l'on coupe le tissu tout au tour de l'emplâtre proprement dit, à la distance nécessaire.

Ainsi prépare-t-on l'emplâtre de thériaque avec une spatule; les emplâtres dits vésicatoires, au moyen d'un rouleau.

Enfin, quelquefois, on borde les écussons de diachylon gommé dans le but d'empêcher la matière du centre de s'étendre au delà des limites qui lui ont été tracées, et de permettre à l'emplâtre d'adhérer à la peau. Les emplâtres d'extrait d'opium ou de ciguë, même l'emplâtre de thériaque, sont habituellement garnis d'un semblable rebord.

Des sparadraps.

Les sparadraps sont des bandes ordinairement en toile, enduites sur l'une de leurs faces, de matières agglutinatives de nature emplastique.

Les conditions essentielles de leur bonne préparation sont celles-ci :

La matière emplastique doit être convenablement agglutinative, assez molle pour que la bande puisse être pliée en tous sens, sans que la couche emplastique s'en détache, assez consistante pour que cette même bande puisse être roulée sur elle-même, sans que les faces en rapport adhèrent entre elles; en outre, l'épaisseur de la couche doit être égale dans toute son étendue.

La matière médicamenteuse, que l'on fait le plus fréquemment servir à cet usage, mais que l'on peut au besoin remplacer par beaucoup d'autres, est le diachylon gommé auquel on ajoute en hiver, quelque peu d'huile et de térébenthine, dans le but d'en maintenir la consistance à peu près uniforme.

La bande de toile choisie à fil plat, et préalablement repassée, afin de n'y laisser aucun pli, est étendue sur la tablette en bois garnie d'une plaque polie, en fonte ou en fer, du sparadrapier. On engage de champ, un couteau en fer A taillé en biseau sur l'arrête inférieure, entre les rainures des montants CC, avec le soin de le soulever d'une quantité proportionnelle à l'épaisseur que l'on veut ménager à la couche emplastique, au moyen de cartes posées entre la tablette et le couteau, vers les points DD. Cela fait, tandis qu'une personne verse d'un côté du couteau la matière emplastique liquéfiée, de manière à ce qu'elle puisse s'étendre sur toute la toile sans la pénétrer, une autre saisissant cette bande par son extrémité, entre le pouce et l'index de chaque main, la tire à lui, repoussant en sens inverse l'excès d'emplâtre.

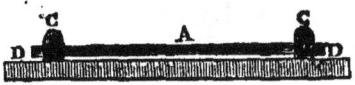

Après quelque temps d'exposition à l'air sur des cordes tendues, on coupe les extrémités et les bords de la bande, puis on la roule sur elle-même, sans la comprimer. Quelquefois la toile est maintenue tendue dans une position horizontale au moyen de métiers qui rappellent tout à fait ceux des brodeurs, et portent comme eux des espèces de peignes armés de dents. L'on verse l'emplâtre tiède sur l'une de ses extrémités, on l'étale sur toute la bande à l'aide d'un couteau légèrement échauffé, et, s'il en est besoin, on multiplie les couches d'enduit agglutinatif.

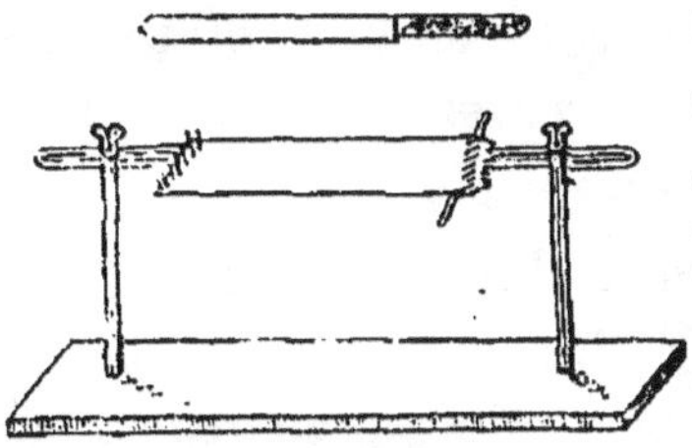

Du taffetas vésicant, du papier à cautère, de la toile de mai et du taffetas d'Angleterre.

On prépare par les mêmes procédés, plus fréquemment toutefois à l'aide du sparadrapier, le taffetas vésicant et le papier à cautère.

Pour le premier, on étend sur une toile cirée, un mélange de cire jaune et d'huile vésicante de cantharides, obtenue en traitant par l'éther, dans un appareil à déplacement, de la poudre de cantharides, distillant et maintenant pendant quelques instants au bain-marie le résidu liquide de la distillation.

Pour le papier dit à cautères, on pose sur la tablette, les unes au-dessus des autres, un certain nombre de bandes de papier parfaitement ébarbées; on engage le couteau dans les rainures, de telle sorte qu'il s'applique de champ sur ces bandes, et tandis qu'un aide tire rapidement et successivement chacune de celles-ci, un autre verse constamment une nouvelle dose d'emplâtre, composée de cire blanche 250p, d'huile d'amandes douces 125p et de térébenthine 22p, de l'autre côté du couteau. On divise ensuite le papier en rectangles, au moyen d'une règle et d'un instrument tranchant.

On pourrait préparer par le même procédé la toile dite de mai, que le Codex prescrit de recouvrir de la même composition que le papier à cautère; toutefois, comme il est d'usage de recouvrir ses deux faces de matière onguentaire, on s'y prend autrement.

On plonge dans un vase contenant la matière médicamenteuse liquéfiée au bain-marie, des bandes de toile fine, longues d'un mètre environ et large de 16 à 18 centimètres. Une personne saisit les deux coins d'un même bout, et tire la bande de haut en bas, en la forçant à passer entre deux règles en bois, qu'une seconde personne tient juxtaposées, et qui servent à la débarrasser de l'excès de matière qu'elle aurait entraînée.

Enfin, pour le taffetas d'Angleterre, des bandes de taffetas noir ou rose, sont recouvertes à l'aide d'un pinceau, et à chaud, d'un certain nombre de couches de dissolution, préparée en faisant macérer pendant 24 heures, dans 250 gr d'eau commune, 32gr de colle de poisson divisée en petits morceaux, ajoutant 250 gr d'alcool à 56oc, chauffant au bain-marie, dans un vase couvert, jusqu'à dissolution, et passant au travers d'un linge. Quand la couche de gélatine est suffisamment épaisse, on étend dessus une autre couche de teinture alcoolique concentrée, de baume de Pérou noir; on laisse sécher, et, définitivement, on recouvre le tout d'une nouvelle et dernière couche de dissolution gélatineuse.

On voit, d'après cela, qu'à l'exception du taffetas d'Angleterre et de la toile de mai, les préparations dont dont il vient d'être question, ne diffèrent entre elles, que parce que les tissus et les matières médicamenteuses employées varient; car le mode de préparation est, ou du moins peut être, absolument le même.

XVIe LEÇON.

Des Huiles volatiles ou Essences.

De même qu'en général, les huiles fixes résultent de l'association d'un principe huileux fixe, liquide à la température ordinaire (oléine), avec un autre principe huileux fixe, solide à cette même température (margarine), et parfois, semblent pouvoir être considérées comme formées de l'un ou de l'autre, à l'exclusion de son analogue, tant la proportion de celui-ci est faible ; de même les huiles volatiles résultent, en général, de l'association d'un principe huileux volatil liquide (élaioptène), avec un autre principe huileux également volatil, quoique d'ordinaire à un moindre degré, mais solide (stéaroptène), et parfois sont formées par un élaioptène ou par plusieurs élaioptènes à l'exclusion des stéaroptènes, ou contrairement, par un stéaroptène à l'exclusion des élaioptènes. Leur composition.

Les huiles volatiles $\frac{1}{2}$ liquides, $\frac{1}{2}$ solides d'anis, de rose, de menthe poivrée, renferment toutes un élaioptène et un stéaroptène.

Les huiles volatiles de cajeput et de copahu sont formées par un élaioptène sans stéaroptène.

Le camphre est un véritable stéaroptène.

Et dans chacune des huiles volatiles de citron et de térébenthine, se rencontrent deux élaioptènes différents, encore sans stéaroptènes.

De même aussi, qu'en géneral, les huiles fixes sont très analogues entre elles, en raison de ce que les oléines et les margarines qui les constituent offrent de très remarquables analogies ; de même les huiles volatiles se ressemblent pour la plupart beaucoup, parce que, en général aussi, leurs élaioptènes et leurs stéaroptènes possèdent des propriétés, voire des compositions élémentaires analogues; cependant, on peut signaler entre eux des différences non moins grandes, que celles précédemment observées entre les oléines des huiles siccatives et les oléines des huiles non siccatives.

Les élaioptènes de fenouil, de menthe, de rose, renferment de l'oxigène, que ceux de citron, de térébenthine, de copahu, véritables carbures d'hydrogène, souvent isomères, ne renferment pas.

Le stéaroptène de rose est formé d'hydrogène et de carbone sans oxygène, contrairement à la plupart de ses analogues.

L'absence à peu près constante de l'oxygène dans les premiers, sa présence à peu près également constante dans les seconds, rapprochée de ce que ceux-ci renferment l'hydrogène et le carbone dans les mêmes proportions que les élaioptènes qui les accompagnent, a même fait naître l'hypothèse, que les stéaroptènes pourraient bien provenir de l'oxygénation d'élaioptènes, dont la formation au sein des végétaux, aurait précédé la leur, et par conséquent, constituer en quelque sorte des oxydes de radicaux binaires, qui, à leur tour, ne seraient autres que les élaioptènes.

De même, enfin, que, parmi les huiles fixes, il s'en rencontre que leurs compositions élémentaires toutes spéciales, que leurs propriétés toutes différentes aussi, pourraient faire considérer comme des substances particulières, si d'autres propriétés ne les faisaient ranger dans le groupe des huiles fixes; de même, parmi les huiles volatiles, celle de moutarde noire, dans laquelle on trouve outre l'hydrogène et le carbone, que renferment celles d'orange, de citron, de poivre, de cubèbe, de genièvre et de térébenthine, outre l'hydrogène, le carbone et l'oxygène que renferment celles de lavande, de menthe, de rose et d'anis, de l'azote et du soufre; qui de plus, dans son contact avec l'ammoniaque et la potasse caustique, donne naissance à des phénomènes tout particuliers, ne diffère pas moins des huiles volatiles de térébenthine, d'anis et de leurs analogues, que ne le font les huiles de palme, de ricin, voire de lin, par rapport aux huiles d'olive ou d'amande douce.

Les huiles volatiles, constitueront donc en général pour nous, des mélanges en proportions variables d'élaioptènes et de stéaroptènes, ou de plusieurs élaioptènes analogues, d'où leur très grande analogie ; mais nous admettrons en même temps, qu'il en existe dans lesquelles l'analogie de propriétés est extrêmement bornée, dans lesquelles la composition élémentaire est toute particulière.

Commençons par décrire celles de leurs propriétés qu'il importe le plus au pharmacien de connaître, par indiquer leur origine ; nous verrons ensuite comment on les extrait, comment on les conserve.

Leurs propriétés.

La couleur, l'odeur, la saveur, la densité des huiles volatiles varient ;

Odeur.

Les huiles volatiles :	
De térébenthine — copahu	sont incolores.
— carvi — bergamotte, — citron, — lavande, — muscade, — cannelle, — menthe, — sassafras. — thym,	sont jaunes ou d'un jaune rougâtre.
— fleurs de dictame, — feuille de laurus culilaban, — baie de laurier noble,	brunes.

Les huiles volatiles :	
De pétale de camomille, — fleur de matricaire, — racine de zédoaire, — semence de seseli,	bleues.
D'absinthe, De sauge, — persil, — cajeput, — mélaleuca leucodendron, — racine de valériane, — semences de genièvre,	vertes.

Les huiles volatiles de rose, de citron, de fleur d'oranger, offrent une odeur agréable ; celles de sabine, de matricaire, de copahu, de térébenthine, de valériane, une odeur plus ou moins désagréable.

Par une exception peut-être unique, l'huile volatile de châton de noyer est inodore, suivant Laugier.

Saveur.

Les huiles volatiles d'anis et de fenouil sont de saveur douce et sucrée ; les huiles volatiles de thym, de romarin, d'absinthe, de serpolet, amères.

Les huiles volatiles de menthe et de marjolaine, de saveur brûlante d'abord et bientôt glacée.

L'huile volatile de sauge, est de saveur à la fois brûlante et caustique.

Elles ont toutes une saveur prononcée, quoique du reste, fort différente.

Densité.

Leur densité est tantôt plus faible, tantôt plus forte que celle de l'eau ; l'eau étant supposée peser 1000, l'essence de citron, l'une des plus légères, pèserait 847 et l'essence de sassafras, l'une des plus lourdes, 1094.

En général, les huiles volatiles fournies par des végétaux indigènes, sont plus légères que l'eau, et les huiles volatiles fournies par des végétaux exotiques, plus pesantes; mais cette règle présente d'assez nombreuses exceptions. L'huile volatile de poivre est plus légère; par contre, les huiles volatiles d'amande amère, de moutarde noire, de céleri, de persil, de ciguë aquatique, d'ail, de raifort sauvage, sont plus pesantes.

Ces différences de densité semblent inhérentes à leur nature; mais il est permis de penser que leurs différences de couleur, d'odeur et de saveur pourraient provenir de la présence de corps étrangers.

En effet, par des rectifications convenablement répétées, on les peut presque toutes obtenir à peu près incolores.

D'autre part :

Il paraîtrait, d'après M. Couerbe, que distillées à plusieurs reprises, sur des dissolutions concentrées de potasse ou de soude caustiques, elles perdraient toute odeur, toute saveur; tandis que l'alcali retiendrait en combinaison la partie odorante et sapide, que les acides énergiques pourraient ensuite mettre en liberté. Suivant cette manière de voir, telles que nous les connaissons, elles présenteraient avec la butyrine, l'hircine, etc., cette remarquable similitude, qu'elles constitueraient des espèces de composés éthérés, dans lesquels une matière huileuse volatile, neutre, inodore, insipide, et remplaçant la glycérine, jouerait le rôle de base par rapport à des acides odorants et sapides.

L'absence d'odeur dans l'huile de chaton de noyer, la présence simultanée dans la valériane, d'une huile volatile, inodore, insipide, et d'un acide volatil, odorant et sapide, ne peuvent que corroborer cette opinion.

Action de l'eau, de l'alcool, de l'éther, de l'acide acétique, des huiles fixes, etc.

L'eau dissout mal les huiles volatiles, assez, cependant, pour qu'elle acquiert leur odeur et leur saveur. Lorsqu'au lieu de se contenter de triturer l'eau avec l'huile, on les met en contact à l'état de vapeur, ou lorsqu'on fait intervenir dans la trituration, une matière solide, susceptible de produire la dissémination plus complète de particules huileuses, on augmente notablement la solubilité de celles-ci. La preuve en est fournie par la composition des eaux distillées, et par ce fait observé par Hodgson, que le camphre trituré avec l'eau seule ne s'y dissout guère, que dans la proportion de 0,316 pour 100, tandis que par l'intermédiaire de la craie, il s'y dissout dans celle de 0,72.

Certains élaioptènes et spécialement ceux de térébenthine, de thym, de basilic, de cardamome, d'asarum, de persil, d'anémone, en absorbant l'eau, produisent des hydrates, qui, abstraction faite de l'eau qu'ils renferment, se distinguent des élaioptènes qui les ont produits, en ce qu'ils sont solides, solubles dans l'eau et y cristallisent. (Blanchet et Sell.)

Ce sont des composés de ce genre, que l'on voit fréquemment se déposer dans les eaux distillées.

L'alcool dissout les huiles volatiles infiniment mieux que l'eau. L'addition de celle-ci à leurs dissolutions alcooliques les en précipite, en communiquant au mélange l'aspect laiteux. A l'exception toutefois de l'huile volatile, fournie par les feuilles et le tronc de l'oranger; l'alcool ne les dissout bien, qu'autant qu'il est très concentré.

L'on observe qu'en général, les huiles volatiles qui contiennent naturellement de l'oxygène, ou qui se sont oxygénées à l'air, sont plus solubles dans ce véhicule que les autres.

L'éther les dissout en toutes proportions; son affinité pour elles est même si grande, qu'il les peut enlever à l'eau. Aussi, quand on veut obtenir l'huile volatile, que certaines plantes ne renferment qu'en très faible proportion, agite-t-on avec de l'éther, l'eau préalablement distillée sur ces plantes, et tenant en dissolution l'huile volatile qu'elles ont fournie : la dissolution éthérée abandonnée à l'évaporation spontanée, laisse l'essence pour résidu.

L'acide acétique, surtout quand il est concentré, les dissout aisément.

A leur tour, elles se mêlent en toutes proportions avec les huiles fixes, et, comme il a été dit page 104, dissolvent le soufre, le phosphore, les acides benzoïque, cinnamique, valérianique et phocénique, quelques bases salifiables végétales, telles que la quinine; les résines, les principes colorants de l'orcanette, du curcuma, des feuilles ou chlorophyle, le caoutchouc, la cantharidine, etc.

La plupart des vernis résultent de la dissolution de résines dans les huiles volatiles, et nous verrons plus tard, les baumes de soufre anisé et térébentiné, n'être que des dissolutions de soufre dans l'essence d'anis ou de térébenthine.

Action de l'air. Au contact de l'air, presque toutes absorbent l'oxygène, dégagent de l'acide carbonique, du gaz hydrogène, produisent de l'eau, se colorent, s'épaississent et finissent par se convertir en de nouvelles matières analogues aux résines, qu'accompagnent parfois des produits divers, de l'acide acétique, des hydrates d'élaioptènes, etc.

L'effort qu'il faut faire pour soulever les bouchons des flacons renfermant des huiles volatiles, et parce que celles-ci se sont résinifiées contre leurs parois qu'elles ont en quelque sorte soudées, et parce qu'il s'est fait un vide à l'intérieur; l'altération profonde, la viciation de l'air des magasins dans lesquels on conserve des essences; l'inflammation spontanée des bois, des étoffes qui en sont imprégnées, ont pour cause cette absorption d'oxygène.

Dans les mêmes conditions, les huiles volatiles d'amande amère, de cannelle et de *spiræa ulmaria*, donnent naissance à des produits tout particuliers qui sont : d'une part, de l'eau ; de l'autre, de l'acide benzoïque, de l'acide cinnamique ou de l'acide spiroïlique. En considérant ces huiles volatiles comme autant d'hydrures de radicaux ternaires, composés chacun d'oxygène, d'hydrogène et de carbone, le benzoïle dans la première, le cinnamile dans la seconde, le spiroïle dans la troisième, admettant de plus, que ces trois radicaux + de l'oxygène, équivalent aux acides correspondants que je viens de nommer, la réaction proviendrait de l'union d'une partie de l'oxygène de l'air avec l'hydrogène qui les constituait hydrures, d'où la formation de l'eau; de l'autre portion avec les radicaux eux-mêmes, d'où les acides. (Woehler, Liébig, Dumas, Piria, Péligot.)

Action de la chaleur. A une température de +150 à +160°, elles entrent en ébullition. La majeure partie se vaporise sans éprouver d'altération sensible ; mais l'autre éprouve une altération à la suite de laquelle se forment des gaz, de l'eau, de l'acide acétique, divers carbures d'hydrogène, des hydrates d'élaioptènes.

Dans le vide, elles distillent pour ainsi dire sans altération, mais non sans que leur point d'ébullition change, soit qu'il y ait encore altération, soit qu'elles contiennent des principes de volatilités différentes.

Elles tiennent une sorte de milieu entre les huiles fixes, qui n'entrent en ébullition que vers 300°, et se décomposent alors complétement, et l'eau qui bout à + 100°, et se volatilise sans altération aucune, en conservant un point d'ébullition constant.

Leur manière de se comporter avec les alcalis, varie ; en général, elles ne se dissolvent ni dans l'eau de potasse, ni dans l'ammoniaque liquide, ne sont nullement altérées par les alcalis, ne s'y combinent point. Action des alcalis.

Par exceptions : les essences de girofle et de piment de la Jamaïque, se dissolvent dans l'ammoniaque, la potasse et la soude caustique, et forment avec elles des combinaisons cristallisables parfaitement définies, solubles dans l'eau, l'alcool, etc., dont les acides séparent l'essence à peine altérée. (Bonastre.)

L'huile volatile de cannelle, insoluble dans les dissolutions aqueuses de potasse et de soude caustique, forme avec le gaz ammoniac une combinaison cristallisable.

L'huile volatile de moutarde noire, avec lui aussi, forme une combinaison régulièrement cristallisable, de laquelle la potasse ou la soude ne peuvent isoler l'ammoniaque. Il semblerait d'après cela, que celle-ci ne s'y trouve pas simplement combinée, et fond en quelque sorte ses propres éléments avec ceux du corps huileux.

Cette même essence composée d'hydrogène, de carbone, d'oxygène, de soufre et d'azote, par conséquent renfermant les éléments de l'ammoniaque (l'hydrogène et l'azote), ceux du sulfocyanogène (le soufre, le carbone et l'azote) produit, lorsqu'on la traite par l'eau de potasse bouillante : de l'ammoniaque qui se dégage, du sulfure et du sulfo-cyanure de potassium qui restent dissous. (Dumas, Pelouze.)

Les huiles volatiles d'amande amère, de cannelle, de *spiræa ulmaria*, que l'on fait chauffer avec des dissolutions de potasse ou de soude caustiques, donnent naissance à du benzoate, à du cinnamate, à du spiroïlate alcalin. L'eau se décompose, et en même temps que son oxygène se porte sur les radicaux benzoïle, cinnamile et spiroïle pour les acidifier, son hydrogène et celui des hydrures décomposés se dégagent. S'il ne serait pas exact de dire, qu'à l'encontre des huiles fixes, les huiles volatiles ne sont point acidifiées par les alcalis, il le serait donc de dire, que, dans les circonstances, du reste assez rares, où leur acidification a lieu, elle résulte, non pas comme pour les huiles fixes, ou d'un changement d'état moléculaire, ou de l'élimination pure et simple d'une substance qui masquait la présence d'acides préexistants, mais bien d'une réaction profonde. En effet, dans le cas précité, les essences de cannelle, d'amande amère et de *spiræa*, perdent de l'hydrogène et fixent de l'oxygène.

Du savon de Starkey.

Quoi qu'il en soit, l'inaltérabilité de la plupart des essences, et spécialement de l'essence de térébenthine par les alcalis, leur peu d'affinité pour eux, font voir que le médicament désigné sous le nom de savon de Starkey, ne saurait être considéré comme un véritable savon.

Pour le préparer, on prend :

Carbonate de potasse sec.	1 partie.
Huile volatile de térébenthine.	1. —
Térébenthine de Venise.	1. —

On triture dans un mortier avec un pilon en verre ou en porcelaine, le carbonate de potasse et l'essence; on ajoute par petites portions successives la térébenthine ; l'on continue de triturer, jusqu'à ce que le mélange ait acquis la consistance d'un miel épais, et finalement l'on porphyrise, afin de rendre la masse parfaitement homogène.

Si l'on triturait le carbonate avec la térébenthine, le mélange acquerrait de suite une consistance qui ne permettrait pas d'y introduire l'essence.

Les acides succinique, pinique et silvique, que la portion résineuse de la térébenthine renferme tout formés, se combinent avec une portion de la base du carbonate de potasse qu'ils décomposent; et les sels qui en résultent, les principes résineux neutres de la térébenthine, l'huile volatile, l'excès de carbonate, restent mélangés. L'augmentation de consistance et d'homogénéité que le médicament acquiert avec le temps, semble due à ce que la résinification de l'huile volatile sous l'influence de l'air, est favorisée par la présence de l'alcali, et à ce que des matières plus disposées qu'elle ne l'était elle-même, à jouer le rôle d'acide, la remplacent. La preuve que la saponification est restée très incomplète, c'est que le savon de Starkey, traité par l'eau chaude, laisse venir à sa surface une proportion considérable de résine et d'huile volatile.

Action des acides.

Du camphre artificiel.

Quant à leur manière de se comporter avec les acides, qu'il nous suffise de savoir que l'essence de cannelle produit à froid avec l'acide azotique un composé cristallisable qui rappelle l'azotate d'urée, et qu'en faisant passer au travers des huiles volatiles de térébenthine et de citron, un courant de gaz chlorhydrique, on donne naissance, avec chacune d'elles, à deux composés fort différents : l'un solide, blanc, cristallisable, fusible, volatil, d'odeur de camphre, plus soluble dans l'alcool à chaud qu'à froid, insoluble dans l'eau, susceptible d'être décomposé par la chaux, en acide chlorhydrique qui reste combiné avec la base, et en une essence qui reproduit immédiatement avec l'acide chlorhydrique le composé cristallin; l'autre liquide, du reste peu étudié, susceptible comme le précédent d'être décomposé par la chaux, mais avec cette différence essentielle, que l'essence qu'on en sépare ne reproduit avec l'acide qu'une combinaison liquide.

Le premier de ces composés, que plusieurs de ses propriétés rapprochent du camphre, bien que sa composition, sa manière d'être avec la chaux, sa non-transformation en acide camphorique par l'acide azotique, l'en distinguent essentiellement, a reçu le nom de camphre artificiel. (Thénard, Dumas, Oppermann, Blanchet et Sell.)

Leur comparaison avec les huiles fixes.

Il résulte de ce qui précède, que les huiles volatiles présentent un ensemble de propriétés communes, qui ne se retrouvent pas dans les huiles fixes.

Dans celles-ci : de l'onctuosité au toucher, peu ou point d'odeur, peu ou point de saveur, une complète insolubilité dans l'eau, une solubilité en général très faible dans l'alcool; de la fixité, ou du moins la faculté de n'entrer en ébullition que vers 300°, d'ailleurs en se décomposant alors complétement; la faculté aussi d'être saponifiées, et de suffire à leur conversion partielle en acides, par les alcalis énergiques.

Dans celles-là : de la rudesse au toucher, de l'odeur, une saveur prononcée, une solubilité sensible dans l'eau, très grande dans l'alcool; de la volatilité ou plutôt la faculté de se volatiliser sans altération profonde vers 150°; l'impossibilité complète d'être acidifiées par les alcalis, ou celle de n'être partiellement acidifiées par eux, qu'en perdant d'un côté et regagnant d'un autre.

Leur origine. Tandis que les huiles fixes ne se rencontrent guère que dans les semences, les huiles volatiles se rencontrent pour ainsi dire dans tous les organes des végétaux :

Dans les racines de l'aunée, de l'angélique etc.,
— bois de sassafras, de santal, etc.,
— écorces de cannellier, de cassialigne, etc.,
— feuilles de la menthe, de la mélisse, etc.,
— calices des fleurs du giroflier, du rosier, de toutes les labiées, etc.,
— pétales des fleurs d'oranger et de camomille, etc.,
— stigmates des fleurs du *crocus sativus* ou safran, etc.,
— zestes des fruits du citronnier, de l'oranger, etc.,
— semences du fenouil, de l'anis, des autres ombellifères, etc.

Certaines plantes, telles que le thym, l'angélique, l'oranger, dont les fleurs fournissent l'essence dite néroli; les fruits, l'essence dite d'oranger ou de Portugal; les tiges et le tronc, l'essence dite de petit grain, renferment même des huiles volatiles dans toutes leurs parties, quoique celles-ci diffèrent suivant les organes dont elles proviennent.

En outre des huiles volatiles que présentent toutes formées le plus grand nombre des végétaux, l'on pourrait dire tous les végétaux aromatiques, sans que leur préexistence y puisse être mise en doute, quand, semblables aux huiles volatiles des zestes des fruits des hespéridées (l'orange, le citron, le cédrat, la bergamotte) : la pression suffit pour les extraire; on peut développer artificiellement, au dépens de certaines matières végétales, sous l'influence de causes plus ou moins connues, de véritables huiles volatiles.

Prenez des amandes amères, privées de toute humidité ; après les avoir divisées, exprimez-les ou traitez-les par l'alcool concentré ou par l'éther; dans aucun cas, vous n'en extrairez la plus minime quantité d'huile volatile; c'est donc qu'elles n'en renferment pas; car celle-ci, soluble qu'elle est dans l'huile fixe, s'y fût mêlée au moment où l'ont eût brisé les parois des cellules qui les renfermaient toutes deux, et plus tard eût coulé avec elle, car cette huile volatile, soluble qu'elle est également, et dans l'éther et dans l'alcool, se fût dissoute dans ces véhicules.

Cependant, abandonnez-vous pendant quelques instants les amandes préalablement divisées, au contact de l'eau, bientôt elles exhalent une odeur prussique prononcée, et deviennent susceptibles de céder à l'éther, à l'alcool, à l'huile fixe, de l'huile volatile.

Sous la triple influence d'un principe particulier (l'amygdaline) d'un autre principe également particulier (la sinaptase) et de l'eau, il se développe de l'huile volatile au sein de ces semences, comme il s'en développe, lorsque l'amygdaline, la sinaptase obtenues isolément, se trouvent de nouveau réunies et délayées avec de l'eau. Au contraire, il cesse de s'en produire, lorsque l'on a, par un moyen quelconque, soustrait des amandes, ou l'amygdaline ou la synaptase, ou lorsqu'on a modifié celle-ci; lors, par exemple, que la chaleur ou l'alcool ont réagi sur elle, ainsi qu'ils le font sur le ferment qu'ils privent de la propriété de produire la fermentation, ou sur l'albumine qu'ils coagulent. (Robiquet, Boutron, Liébig, Woehler.)

La semence de moutarde noire, dans laquelle existe combiné avec la potasse un acide particulier, l'acide myronique (de μυρον, essence) analogue à l'amygdaline, en ce sens, que, lui aussi, au contact de l'eau et d'une matière à son tour plus ou moins semblable à la sinaptase la (myrosyne), produit une huile volatile; donne naissance à des phénomènes du même genre. Toutefois l'alcool qui ne dissout pas le myronate de potasse, tandis qu'il dissout l'amygdaline, ne prive cette semence du pouvoir de développer de l'huile volatile par l'action ultérieure de l'eau, que parce qu'il agit sur l'analogue de la sinaptase, ainsi que sur celle-ci. (Bussy, Fauré, Boutron, Fremy, etc.)

En traitant des émulsions et des sinapismes, nous aurons l'occasion de revenir sur ces intéressantes questions.

Leur extraction. Le plus ordinairement, l'on extrait les huiles volatiles des végétaux frais. Le motif en est facile à saisir, puisque la dessiccation doit produire la déperdition d'une partie de l'essence qu'ils contiendraient toute formée, gêner, voire prévenir la formation de celle qui pourrait se produire, dans le cochléaria, le raifort, le cresson et les autres crucifères; dans les feuilles de laurier amande, les fleurs de pêcher, etc., etc.

Cependant, les huiles volatiles fournies par des végétaux exotiques, sont extraites de ces végétaux à l'état sec. Chose curieuse! Baumé et plus récemment M. Raibaut, ont même observé que l'origan, le baume des jardins, et la millefeuille, après qu'on les a desséchés, fournissent une plus forte proportion d'essence qu'ils ne le faisaient avant. 25 kilog. d'origan frais ont fourni, au premier de ces observateurs, moins de 7 grammes d'essence, et 25 autres kilog. d'origan, récolté dans les mêmes conditions, après dessiccation, lui en ont fourni plus de 16 grammes.

D'où vient cette différence? Je l'ignore; car je ne puis admettre, avec quelques pharmacologistes, qu'elle provienne de ce que la dessiccation en contractant les principes mucilagineux des plantes, diminue la faculté qu'ils possèdent, de faciliter la dissolution des huiles volatiles. Pour qu'il en fût ainsi, il faudrait attribuer à ces principes un pouvoir dissolvant infiniment supérieur à celui qu'ils possèdent en réalité, surtout supposer qu'ils passent en partie dans les récipients.

A quelques exceptions près, que nous aurons le soin d'indiquer en temps et lieu, les huiles volatiles s'obtiennent :

ou par expression,
ou par distillation sans intermédiaire,
— avec l'intermédiaire de l'eau,
— — chargée de sel.

Extraction par expression. L'expression, exclusivement applicable à l'extraction des huiles volatiles, réunies en proportion considérable, sur certains points déterminés des végétaux, s'emploie très en grand dans le Midi, pour obtenir les huiles volatiles de citron, d'orange, de cédrat, de bergamotte et plus généralement celles des fruits d'hespéridées.

On râpe les enveloppes extérieures ou zestes, en ayant le soin de ne pas entamer la partie blanche sous-jacente, laquelle, par son élasticité et par le pouvoir qu'elle possède d'absorber en pure perte une portion du produit, nuirait au succès de l'opération. On introduit dans des sacs en coutil ou en crin, l'espèce de pulpe obtenue, et l'on soumet à la presse.

Le liquide qui s'écoule est abandonné au repos, afin que les matières muqueuses qui s'y trouvent en suspension se déposent, puis décanté et filtré au papier.

La matière restée dans les sacs, est jetée, ou s'il y a lieu conservée pour être traitée par distillation.

Obtenues par ce procédé, les huiles volatiles offrent une odeur extrêmement suave, qui leur mérite dans le commerce une valeur plus grande, que ne l'est celle de leurs analogues obtenues par distillation. Année commune, l'essence de citron par expression, vaut de 15 à 18 fr. les 500^{gr}; celle par distillation, de 10 à 12 fr.; mais elle doit à la présence d'une petite quantité de résine et de mucilage restés en suspension, de s'altérer plus aisément et de ne pouvoir servir avec un égal succès à détacher les tissus, parce que la résine et le mucilage restent dans ceux-ci. On frotte le tissu, ou mieux encore on le tamponne, au moyen d'un coton imprégné d'essence destinée à déterminer la solution, et par suite, l'imbibition dans le coton, de la matière grasse; on renouvelle ces opérations avec de nouvelle essence et de nouveau coton; enfin on chauffe le tissu de manière à volatiliser l'huile volatile, qui l'imprégne seule en dernier résultat.

Extraction par distillation sans intermédiaire.

La distillation sans intermédiaire, s'applique à l'extraction de l'huile volatile de térébenthine. Les térébenthines sont placées dans d'énormes alambics en cuivre ou en fonte, chauffées à feu nu, de manière à volatiliser l'essence, et l'on arrête l'opération, aussitôt que la matière restée dans la cucurbite, et qui par le refroidissement se prend en une masse solide, cassante, vulgairement connue sous les noms de colophane ou d'arcanson, est entièrement privée d'essence. Passé ce terme, la colophane elle-même s'altérerait, et ses produits pyrogénés volatils viendraient salir l'essence, qui, telle que la fournit une opération bien conduite, ne contient guère d'autres matières étrangères qu'un peu d'eau, d'acide acétique, d'acide succinique, et parfois d'huile volatile hydratée.

L'acide succinique préexistait dans la térébenthine, l'acide acétique, l'eau, et par suite l'hydrate, se sont au contraire formés pendant l'opération.

L'affinité avec laquelle la partie résineuse retient l'huile volatile, l'obstacle que présenterait à l'expansion des vapeurs, la couche de térébenthine qui la surchargerait, rendraient à peu près impossible l'emploi de la distillation par l'intermédiaire de l'eau, quoiqu'on y pût trouver l'avantage de ne pas être exposé à produire l'altération ignée de la matière organique.

Extraction par distillation avec l'intermédiaire de l'eau simple.

La distillation par l'intermédiaire de l'eau, applicable à la rigueur à l'extraction de toutes les huiles volatiles, s'emploie surtout pour celle des huiles volatiles des labiées :

basilic,	mélisse,	romarin,
hysope,	menthe crépue,	sauge,
lavande,	origan,	thym ;

des plantes à fleurs composées,

absinthes diverses,	matricaire,
camomille,	tanaisie ;

des fruits d'ombellifères,

ache,	coriandre,
carvi,	cumin ;

des fruits d'aurantiacées,

bergamotte,	cédrat,
citron,	orange.

Nous avons vu qu'on obtient aussi celles-ci par expression.

La plante préalablement séparée des parties qui ne renferment pas d'essence, et divisée si son volume est considérable, est introduite dans un bain-marie en fils métalliques, plongeant au fond de la cucurbite d'un alambic ; on ajoute assez d'eau pour qu'elle en soit seulement recouverte. On place le chapiteau sur la cucurbite; on adapte le serpentin; on lute toutes les jointures de l'appareil, et l'on procède à la distillation en ayant le soin :

De porter le plus rapidement possible le liquide à l'ébullition, afin que les matières restent moins longtemps exposées à l'action de la chaleur; toutefois, si la plante, à l'exemple de la menthe poivrée, était très chargée d'albumine, il faudrait modérer la chaleur, afin que l'albumine, coagulée par petites portions successives, ne pût former à la surface du liquide un réseau, que la vapeur d'eau entraînerait dans le réfrigérant;

De maintenir le réfrigérant à la plus basse température possible, afin d'opérer plus complétement la condensation des vapeurs, à moins que l'essence, comme celles de roses, d'anis, d'aunée, de benoite, de fenouil, ne fût susceptible, en s'y solidifiant, d'obstruer le serpentin;

De faire en sorte, que le liquide distillé, coule en un filet non interrompu;

D'arrêter l'opération aussitôt que le liquide, d'aspect laiteux, tant que l'huile volatile se trouve en trop forte proportion pour que l'eau la dissolve, devient transparent : à cette époque la couche d'essence cesse d'augmenter ;

D'employer pour les distillations ultérieures, au lieu d'eau pure, l'eau saturée d'essence des opérations précédentes. Celle-ci offre l'avantage de ne pouvoir diminuer, en la dissolvant, la proportion d'huile volatile; mais aussi, l'inconvénient, en exposant de nouveau, celle qu'elle retient en dissolution à l'action de la chaleur, d'altérer la suavité du produit.

Quoique les huiles volatiles n'entrent en ébullition que vers 150°; quoique partant, la quantité de vapeur qu'elles produisent à la température de 100 degrés, soit peu considérable, on conçoit qu'elles distillent assez vite par l'intermédiaire de l'eau, en considérant, d'une part, que la vapeur d'eau qui se forme en très grande abondance à cette température, pour se trouver immédiatement condensée, renouvelle presque constamment l'espace dans lequel la vapeur d'essence se produit; d'autre part, que la vapeur aqueuse doit entraîner mécaniquement une partie de l'essence, de même qu'elle peut entraîner l'acide borique et beaucoup d'autres substances fixes.

Extraction par distillation avec l'intermédiaire de l'eau salée.

L'extraction des huiles volatiles de girofle, de cannelle, et autres plus pesantes que l'eau, s'est faite jusqu'à ces derniers temps, en remplaçant l'eau ordinaire par l'eau tenant en solution $\frac{1}{10}$ de son poids de sel marin.

L'addition du sel, avait pour objet d'élever le point d'ébullition de l'eau, et par conséquent de favoriser la vaporisation de l'essence, susceptible, comme tous les liquides volatils, de former, dans un espace déterminé, une quantité de vapeur d'autant plus considérable, que la température est plus élevée; mais, outre que depuis longtemps la théorie avait conduit à remplacer la solution de sel marin chargée d'un dixième seulement de son poids de sel, par une solution saturée de ce sel (35 pour 100), et mieux encore, par une solution saturée de quelque autre sel capable d'élever davantage le point d'ébullition, les expériences directes de M. Soubeiran ont démontré, que l'addition du sel marin, loin de favoriser notablement la distillation des huiles volatiles, était parfois sans effet, parfois même devenait un véritable obstacle.

Des poids égaux de cannelle de Chine, distillée comparativement avec de l'eau pure et avec de l'eau salée, ont fourni des résultats si voisins, que l'augmentation de frais résultant de l'achat du sel aurait plus que compensé l'avantage que l'on aurait pu retirer de son emploi, en ce sens que le passage dans les récipients d'une moindre proportion d'eau, pour une même quantité d'essence, aurait produit une économie de combustible.

En répétant l'expérience sur des cubèbes, la quantité d'essence distillée avec l'eau pure fut plus forte que celle distillée avec une même quantité d'eau salée.

Au reste, on ne voit pas trop pourquoi l'addition du sel marin serait plutôt nécessaire à l'extraction des huiles plus denses, qu'à celle des huiles moins denses que l'eau; car il n'existe pas de relation absolue entre la densité et la volatilité: témoin l'eau plus dense, et cependant plus volatile, que l'essence de térébenthine.

Que l'on opère par l'intermédiaire de l'eau seule, ou par celui de l'eau salée, les plantes à tissu lâche, très perméables à l'eau, pourront être distillées sans macération; le girofle, la cannelle, le sassafras devront, au contraire, être laissés en macération pendant 2 à 3 jours.

L'extraction des huiles volatiles, dont une cause quelconque retarderait la vaporisation, devra, en outre, se faire en ne versant sur les matières premières, qu'une quantité d'eau de beaucoup inférieure, à celle qui suffirait à l'entraînement de la totalité de l'essence (par exemple, 20 parties d'eau pour 10 de cannelle). On arrêtera l'opération après avoir recueilli les 2/3 environ du liquide; on reversera dans la cucurbite l'eau de condensation saturée d'essence, et l'on répétera ces cohobations jusqu'à épuisement. Sans cette précaution, l'énorme proportion d'eau qu'il faudrait faire servir à leur extraction complète, pourrait déterminer leur entière dissolution; et comme de quelque manière que l'on opère, le volume d'eau condensé est toujours de beaucoup plus considérable que ne l'est celui de l'essence, et pour la raison déjà signalée que celle-ci est infiniment moins volatile que l'eau, et parce que la rupture plus ou moins incomplète des cellules qui la renfermaient, l'espèce d'affinité qui l'unit aux principes huileux fixes, aux matières résineuses ou céracées qui l'accompagnaient dans les végétaux, sont autant d'obstacles à sa vaporisation; comme, par conséquent, pour recueillir avec toute l'huile, volatile toute l'eau qui distille, il faudrait employer des vases d'une très grande capacité, l'on a tâché d'imaginer des récipients qui pussent retenir les huiles volatiles et laisser écouler l'eau. Le plus ingénieux est connu sous le nom de récipient Florentin, les uns disent du nom d'un distillateur de Grasse qui l'imagina, les autres du nom de la ville de Florence dans laquelle on en fit usage pour la première fois.

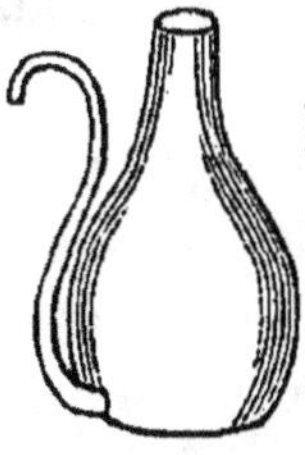

Ce récipient a la forme d'une carafe, sur la paroi latérale de laquelle serait soudé un tube en S; à la base, quand le récipient doit servir aux huiles légères, à une certaine hauteur, quand il doit servir aux huiles denses.

Lorsque dans un pareil récipient, on reçoit les produits

d'une opération ayant pour but l'extraction d'une huile légère, l'essence et l'eau condensées, après s'être superposées l'une à l'autre, suivant l'ordre de leurs densités relatives, pour peu que le repos du liquide l'ait permis, s'élèvent simultanément dans la carafe et dans le tube en S, jusqu'à ce que le liquide parvienne à l'extrémité la plus relevée de celui-ci ; cette hauteur une fois atteinte, l'arrivée de chaque nouvelle couche de liquide dans la carafe, détermine par l'ouverture supérieure du tube en S, la chute d'une quantité correspondante de liquide; en sorte qu'en définitive, l'eau susceptible seule de s'engager dans la branche recourbée, parce qu'elle occupe exclusivement les régions inférieures de la carafe, s'écoule seule aussi par cette branche, au fur et à mesure qu'il arrive de nouveau liquide ; tandis que l'huile volatile plus légère, continue de se maintenir à la surface de l'eau de la carafe et d'y augmenter de volume.

Ce ne serait, qu'autant que par son accumulation toujours croissante, elle viendrait à son tour à remplir le vase, que l'essence pourrait se déverser au dehors.

Il importe que le col de la carafe dépasse en hauteur la partie la plus élevée de la branche courbe ; autrement, une portion de l'huile volatile pourrait, à une certaine époque se déverser par l'ouverture de la carafe, parce que l'équilibre ne s'établit dans la carafe et dans la branche courbe, que lorsque la moindre densité du liquide de la carafe, en partie composé d'huile volatile, peut y être compensée par l'augmentation suffisante de la hauteur de la colonne de liquide, qui doit y faire équilibre à celui de la branche courbe, exclusivement remplie d'eau.

En outre, pour empêcher au début de l'opération, une partie de l'huile volatile qui arrive alors tumultueusement mélangée avec l'eau, de s'engager dans la branche courbe, il est bon d'introduire à l'avance dans la carafe, un volume d'eau capable de fermer l'ouverture inférieure de cette branche.

Si, au lieu d'opérer l'extraction d'huiles volatiles légères, on opérait celle d'huiles volatiles denses, l'eau seule encore s'écoulerait par le tube en S du récipient Florentin, ouvert dans ce cas, nous l'avons dit, à une certaine hauteur au-dessus du fond de la carafe; mais l'huile volatile plus dense qu'elle, et que tout à l'heure nous supposions rester à sa surface dans le col de la carafe, en gagnerait le fond.

A la fin de l'opération, c'est-à-dire quand le volume d'huile volatile cesse d'augmenter, et le produit condensé d'être trouble, au moyen d'un fil de fer aplati à son extrémité, on détache les bulles d'essence adhérantes aux parois du vase, et d'autant plus nombreuses, que ces parois sont plus inclinées, que la densité de l'essence se rapproche davantage de celle de l'eau, etc., etc. On abandonne le tout au repos, et lorsque les liquides superposés se sont complétement séparés l'un de l'autre, on retire l'essence, soit par décantation, soit à l'aide d'une pipette, soit de toute autre manière : on l'expose pendant quelques jours dans un vase hermétiquement bouché, à la chaleur d'une étuve chauffée à 15° environ, afin que les dernières portions d'eau interposées achèvent de se séparer, et finalement on filtre au papier.

Lorsque les quantités d'essences légères à recueillir sont extrêmement faibles, la perte notable qu'entraînerait leur dissémination sur les surfaces très étendues du récipient Florentin, fait employer avec succès un ingénieux procédé proposé par M. Amblard. On engage dans le col de ce récipient, au moyen d'un bouchon percé qu'il traverse, un tube droit de petit diamètre, effilé à son extrémité inférieure, et plongeant dans la couche d'eau à l'avance introduite au fond de la carafe. L'huile et l'eau condensées tombent dans ce tube, et tandis que celle-ci en sort par l'extrémité effilée, l'essence plus légère s'y accumule. En fermant avec le doigt son ouverture supérieure, le retirant du vase, soulevant le doigt qui le fermait de manière à laisser écouler l'eau qui en occupe la partie inférieure, il n'y reste que de l'essence, et celle-ci peut être reçue dans un vase convenable, ou sur un filtre.

A défaut d'un récipient Florentin, disposé pour cet usage, on pourrait recueillir les essences plus denses que l'eau, dans toute espèce de vase qui permettrait à l'essence de se rassembler au fond, à l'eau de se déverser sur les bords; toutefois, parmi ceux-ci, les plus profonds, qui mettraient davantage les couches d'huile essentielle à l'abri des mouvements tumultueux capables de les suspendre dans l'eau, devraient être préférés.

Ce que nous avons dit de l'influence qu'exercent sur la constitution des plantes, les conditions diverses dans lesquelles on les récolte, et spécialement en ce qui concerne les plantes chargées d'essence, qu'elles fournissent en général dans le midi des essences plus abondantes mais d'odeur moins suave que dans le nord, que les feuilles de myrte et quelques autres sont plus chargées d'essence avant qu'après la floraison; que les labiées au moment où leurs fleurs s'épanouissent, donnent des essences moins abondantes, mais plus suaves qu'après la floraison, etc., rend raison des différences que l'on observe, tant sous le rapport de la quantité que sous celui de la qualité, entre les produits que fournissent des opérations différentes; de celle aussi que présentent les résultats de Baumé, de MM. Recluz, Raybaut, et autres expérimentateurs.

De l'extraction des huiles essentielles d'amande amère, de moutarde noire, de copahu.

Il est trois huiles volatiles assez fréquemment employées en pharmacie, celles d'amande amère, de moutarde noire et de copahu, dont l'extraction exige des manipulations plus ou mois spéciales.

Pour les deux premières, on commence par diviser les semences au moulin, par exprimer les farines afin d'en retirer l'huile fixe, au moins inutile au succès de l'opération, et que d'ailleurs il est possible d'utiliser ne fût-ce que comme combustible; on réduit en poudre les tourteaux, on les délaie dans l'eau froide, de manière à former une pâte liquide que l'on introduit dans le bain-marie de l'alambic modifié d'après M. Soubeiran (voir la leçon sur la distillation); après 24 heures de macération, on monte l'appareil et l'on procède à la distillation, que l'on continue tant que les liqueurs condensées se montrent odorantes et sapides. Les huiles volatiles, rassemblées au fond des vases destinés à les recueillir, sont séparées de l'eau; et, comme les liquides aqueux qui les surnageaient doivent à la présence d'un composé cyanique, si l'on opère sur les amandes amères, d'un corps indéterminé, si l'on opère sur la moutarde noire, de retenir en dissolution, surtout au début, une proportion considérable d'huile volatile qu'en sépare, l'action de la chaleur, en déterminant l'élimination des composés très volatils qui en favorisaient la solution, on redistille ces premiers produits aqueux. Les huiles volatiles qu'on obtient encore rassemblées au fond des récipients, sont réunies à celles des précédentes opérations.

Ainsi obtenue, l'huile volatile d'amande amère, bien qu'elle soit telle que le Codex prescrit de l'employer, ne constitue pas le composé, que les chimistes désignent sous le nom d'hydrure de benzoïle. Outre l'hydrure qui en forme la presque totalité, elle contient de l'acide benzoïque provenant de la décomposition partielle de celui-ci par l'oxygène de l'air, de la benzamide, substance cristallisable particulière, découverte par M. Laurent, et de l'acide cyanhydrique qui augmente son action physiologique de manière à la rendre quelquefois vénéneuse. On la priverait de cet acide en l'agitant, d'abord avec de l'hydrate de potasse, ensuite avec une solution de perchlorure de fer, et distillant; l'acide cyanhydrique resterait dans la cornue, à l'état de cyanure de fer proto et sesquicyanuré, ou bleu de Prusse.

On a proposé, ce me semble avec raison, de n'employer en médecine l'huile volatile d'amande amère, qu'après l'avoir débarrassée de l'acide cyanhydrique, qui la rend un médicament infidèle, puisqu'il peut y exister en proportions variables.

Quant à l'huile volatile de copahu, qu'il est possible aussi d'obtenir par distillation à feu nu, ou par distillation avec l'intermédiaire de l'eau, M. Ader préfère l'obtenir de la manière suivante :

Il introduit dans un matras à long col : 100 parties d'alcool à 90°, 100 parties de copahu, 37 parties, 5 de soude caustique liquide à 1,333 de densité, laisse macérer pendant quelques heures, en agitant de temps à autre, et verse dans la solution 150 parties d'eau distillée.

Celle-ci se charge du composé savonneux, produit par la combinaison de l'alcali avec les principes résineux du copahu, et sépare l'huile volatile qui vient nager à la surface. On l'enlève avec une pipette; on la rectifie par distillation avec de l'eau, afin de la priver de quelque peu de savon qu'elle aurait pu retenir, ou plus simplement on la filtre au papier.

De la conservation des huiles volatiles.

Les huiles volatiles doivent être conservées à l'abri de la lumière qui tend à colorer les unes, à décolorer les autres, et de l'air, qui de son côté tend à les résinifier. Si, malgré ces précautions, elles venaient à s'altérer, on les redistillerait avec de l'eau. Les parties résinifiées resteraient dans le vase distillatoire, l'essence passerait dans les récipients, non toutefois sans avoir perdu de sa suavité; aussi a-t-on proposé d'opérer ces sortes de rectifications, sur les plantes dont proviennent les essences : en agissant ainsi, on ne remédie pas plus efficacement aux altérations, mais on les masque mieux.

XVIIe LEÇON.

De l'Eau distillée simple,

DES EAUX DISTILLÉES MÉDICAMENTEUSES. — DE LA RECTIFICATION ET DE LA CONCENTRATION DE L'ALCOOL. — DES ALCOOLATS.

De l'eau distillée simple.

L'eau, telle qu'on la rencontre dans la nature, n'est pour ainsi dire jamais pure; elle tient en dissolution : de l'air, de l'acide carbonique, des sels, parmi lesquels les plus communs sont, les chlorures de sodium, de calcium, de magnesium; le sulfate de chaux, le carbonate de chaux, dissous à la faveur de l'acide carbonique, le carbonate d'ammoniaque provenant de la décomposition putride des matières azotées, et presque toujours en outre, des débris organiques. Les eaux des puits des grandes villes, sont plus particulièrement chargées de matières animales et par suite de carbonate d'ammoniaque.

Lors donc qu'on veut l'obtenir pure, il est nécessaire de la séparer des corps étrangers. On y parvient, en la distillant dans une cornue en verre, munie d'un ballon à long col, que l'on a le soin de refroidir, et plus commodément dans un alambic, quand on opère sur des masses considérables. Sa préparation.

Tandis que l'eau se réduit en vapeurs que le serpentin condense, les sels et les matières organiques fixes, ou moins volatiles qu'elle, restent dans la cucurbite, et produisent, en s'y déposant, surtout le sulfate et le carbonate de chaux, les incrustations que l'on y remarque à la fin de l'opération.

Quand on a eu le soin d'employer de l'eau de source, ou de l'eau puisée directement à la rivière, de préférence aux eaux de puits ou de fontaine, toujours moins pures, et mieux encore de l'eau de source ou de rivière, préalablement dépurée au moyen du charbon ; de rejeter le premier quart du produit dans lequel se trouvent et l'air et l'acide carbonique, et le carbonate d'ammoniaque tout formé ; de faire bouillir modérément le liquide, afin qu'il n'entraîne dans les récipients aucune portion de matière fixe ; de ne distiller que les 3/4 de l'eau mise en expérience, afin de ne pas exposer les matières organiques faisant partie du résidu, à une décomposition ignée ; on obtient une eau limpide, sans goût, sans odeur, et parfaitement pure.

Elle ne retient pas de chaux, si l'oxalate d'ammoniaque ne la trouble pas, même après un temps assez long, et lors qu'on a violemment agité la liqueur, afin de favoriser la précipitation de l'oxalate de chaux souvent lent à se former. Elle ne retient pas d'acide sulfurique, si l'azotate de baryte n'y produit pas de précipité de sulfate de baryte, insoluble dans l'eau et dans l'acide azotique ; Des moyens d'en constater la pureté.

Pas d'acide chlorhydrique ; pas de chlorure, si l'azotate d'argent ne lui communique aucune teinte opaline par suite de la production d'un chlorure d'argent insoluble dans l'eau, dans l'acide azotique, mais soluble dans l'ammoniaque ;

Pas d'acide carbonique, si les eaux de baryte, de chaux, le sous-acétate de plomb liquide ne la troublent pas. Autrement, il se produirait des carbonates de baryte, de chaux, de plomb insolubles.

Toutefois, on doit faire remarquer que l'eau parfaitement distillée reprend, au contact de l'air, de l'acide carbonique ;

Pas d'air, à moins encore qu'elle n'ait été conservée dans des flacons mal bouchés, si, placée dans un ballon qu'elle remplit entièrement, et au col duquel on adapte un tube également plein d'eau, se relevant jusqu'au haut d'une cloche pleine de mercure ou même d'eau, elle ne laisse dégager, à la température de l'ébullition, aucune trace de gaz non absorbable par les alcalis. Cette dernière circonstance est à noter, car l'eau tenant en dissolution de l'acide carbonique, fournirait un gaz absorbable.

Enfin, l'eau mise en expérience ne contiendra pas d'ammoniaque, soit à l'état de surcarbonate, auquel cas elle peut rougir légèrement le tournesol et jaunir l'hématine; soit à l'état de sous-carbonate, auquel cas elle peut ramener au bleu le papier rouge et bleuir l'hématine, si le chlorure de platine n'y produit pas de précipité jaune serin de chlorure double d'ammoniaque et de platine, surtout si le deutochlorure de mercure, infiniment plus sensible, n'y produit pas de précipité blanc de chlorure ammoniaco-mercuriel.

Lorsque, par suite de la présence d'une très forte proportion de carbonate acide de chaux, susceptible de se décomposer plus ou moins lentement par la chaleur, on veut prévenir le passage à peu près continu du gaz acide carbonique dans les récipients, on doit, suivant l'observation de M. Guéranger, commencer par délayer dans l'eau une certaine quantité de lait de chaux.

Contrairement au moyen de l'addition d'une petite quantité de phosphate acide de chaux, conseillé par M. Pelletier, on fixerait l'ammoniaque que produiraient les matières azotées au fur et à mesure de leur décomposition.

On sent, du reste, que l'addition de la chaux ou du phosphate acide, aura besoin d'être motivée par un essai préalable, puisque celle de la chaux favoriserait le dégagement de l'ammoniaque ; celle du phosphate acide, le dégagement de l'acide carbonique.

Des eaux distillées médicamenteuses (hydrolats).

Ajoute-t-on à l'eau des matières susceptibles de laisser passer à la distillation, avec elle, des principes médicamenteux ; on obtient, au lieu d'eau distillée simple, une eau distillée médicamenteuse.

Il résulte de là, que les eaux distillées médicamenteuses peuvent être définies, des eaux chargées par distillation de principes médicamenteux.

Elles sont simples, quand on n'emploie à leur préparation qu'une seule substance ; composées, quand on en emploie plusieurs. L'eau distillée sur la fleur d'oranger produit une eau distillée médicamenteuse simple ; et l'eau distillée sur les espèces vulnéraires, une eau distillée médicamenteuse composée.

Les anciens pharmacologistes distinguaient les eaux distillées essentielles, qu'ils obtenaient en chauffant, au bain-marie, certaines matières organiques gorgées d'eau, telles que le frai de grenouille, les fraises, les framboises, les feuilles de cresson ; des eaux distillées proprement dites, qu'ils préparaient en chauffant à feu nu la plupart des plantes, tantôt avec de l'eau, tantôt avec leurs propres sucs.

Aujourd'hui, on ne prépare plus d'eaux essentielles, quoiqu'il fût peut-être possible d'en utiliser quelques-unes, notamment celles de framboises et de fraises, douées d'une odeur aromatique extrêmement suave ; et d'un autre côté, on a cessé de faire servir les sucs à la préparation des eaux distillées.

Les eaux distillées médicamenteuses sont toutes incolores, presque toutes d'une transparence parfaite ; par exception, cependant, celles de cannelle, de laurier-cerise et d'amande amère, offrent un aspect légèrement laiteux dû à ce qu'elles renferment une trop forte proportion d'huiles volatiles pour que leur dissolution soit complète, et à ce que le peu de différence entre la densité de ces huiles volatiles et celle de l'eau, les y maintient en suspension. Leurs propriétés.

Leur odeur et leur saveur varient : les unes ont une odeur fortement aromatique, une saveur prononcée ; telles sont les eaux distillées de cannelle, d'amande amère, de fleur d'oranger : les autres, une saveur à peine sensible, une odeur légèrement herbacée ; telles sont celles de bourrache, de bleuet, de pissenlit. On est parti de là pour les diviser en eaux distillées odorantes et en eaux distillées inodores.

Leur densité est à peu de chose près celle de l'eau. Remarquons que leur transparence, leur odeur, leur saveur, ne varient pas seulement, alors qu'on fait servir à leur préparation des plantes différentes, mais encore, alors qu'on opère sur des plantes récoltées dans des conditions différentes. Toutes circonstances égales d'ailleurs, quand la saison est chaude et sèche, les eaux distillées sont plus aromatiques, plus sapides, plus transparentes, moins faciles à s'altérer, que lorsque la saison est froide et pluvieuse : M. Boullay l'a plus particulièrement constaté pour l'eau de fleurs d'oranger.

Elles se comportent, en général, avec les matières inorganiques et organiques, à la manière de l'eau distillée simple ; cependant la présence des principes organiques qu'elles renferment, modifie parfois les résultats.

Le sous-acétate de plomb liquide, qui ne trouble pas l'eau distillée simple, trouble grand nombre d'eaux distillées médicamenteuses, parce qu'il est du propre de ce sel, de céder à la plupart des principes immédiats organiques, l'oxyde qui le constitue sous-sel, et par suite, de produire des composés insolubles dans l'eau.

Le deutochlorure de mercure, l'azotate d'argent fondu, qui se conservent indéfiniment dissous dans l'eau pure, sont profondément altérés par les eaux distillées médicamenteuses. Le premier cède une portion de son chlore à l'hydrogène des principes organiques, forme de l'acide chlorhydrique qui reste dans la liqueur, et du protochlorure qui se précipite ; ou bien se combine directement avec eux, ainsi qu'il le fait avec l'albumine animale, et produit des composés insolubles.

L'oxyde du second est peu à peu ramené à l'état métallique, de même que, par une réaction analogue, les cylindres d'azotate d'argent fondu, que l'on conserve au milieu de la graine de lin, finissent par la recouvrir d'une couche d'argent métallique.

Suivant John Davy, il se produit alors de l'ulmine et de l'acide formique.

Le sulfate de magnésie, dissous dans les eaux distillées très chargées d'huiles essentielles, s'y transforme en sulfure. Les éléments combustibles des matières organiques agissent à la longue sur lui, de même que ceux des détritus végétaux et animaux enfouis dans les terrains des environs de Paris, agissent, d'après M. Chevreul, sur le sulfate de chaux qui les accompagne, pour produire les eaux sulfureuses d'Enghien, etc. (Caventou.)

Si l'on dissout dans l'eau distillée simple, de l'iodure de potassium et de l'iode, il ne se manifeste aucune réaction, la solution se conserve presque indéfiniment sans altération apparente; mais, vient-on à y ajouter de l'eau distillée de canelle, aussitôt le mélange devient trouble, d'un rouge jaunâtre, et bientôt on aperçoit à sa surface une multitude de petites aiguilles brillantes, d'un jaune d'or, d'un éclat métallique que M. Despan, auquel on doit cette curieuse observation, considère comme un iodure de cinnamyle.

M. Boullay a depuis longtemps signalé la formation d'un abondant précipité, lorsqu'on ajoute à une solution aqueuse parfaitement limpide d'extrait d'opium, des eaux distillées de laitue, de pariétaire ou de bourrache.

Suivant M. Emile Mouchon, cette réaction serait sans importance, en ce qu'elle ne porterait pas sur les principes actifs de l'opium; mais, comme cet expérimentateur, au lieu de constater l'absence des principes actifs de l'opium dans le précipité formé, s'est contenté de traiter comparativement des poids égaux d'opium par des poids égaux d'eau distillée simple, d'une part, d'eau distillée de laitue, de l'autre, et de constater que les deux solutés filtrés fournissaient des proportions sensiblement égales de morphine, la question aurait besoin d'être examinée de nouveau, attendu que la morphine n'est pas le seul principe actif de l'opium, et que d'ailleurs la disparition d'une petite quantité de cet alcaloïde ne saurait être appréciée par le procédé analytique suivi.

Quoi qu'il en soit, les réactions précédemment relatées démontrent suffisamment, que, dans la préparation des médicaments on ne saurait substituer impunément une eau distillée médicamenteuse à une autre, non plus que la remplacer par de l'eau distillée simple.

De la préparation des eaux distillées.

A l'exception de l'eau distillée d'opium, qui semble devoir ses propriétés physiologiques, du reste fort contestées, à la présence du principe vireux, et sur laquelle nous reviendrons plus tard, l'on ne fait guère servir à la préparation des eaux distillées médicamenteuses que :

Des racines,
— fleurs,
— écorces,

Des sommités fleuries,
— feuilles,
— semences.

On n'y emploie aucune matière minérale, aucune matière animale, bien que certaines d'entre elles, ne fût-ce que le musc et le castoreum, pussent sans aucun doute céder à l'eau, par distillation, des principes actifs.

Les plantes, ou les parties de plantes destinées à cet usage, sont presque toujours employées fraîches, et récoltées avant que les premiers rayons du soleil, en dissipant l'humidité de la nuit, aient avec elle dissipé une partie de leurs principes volatils.

Toutefois, l'expérience a fait voir que le serpolet, l'origan, le mélilot, les fleurs de tilleul et de sureau, à l'état sec, fournissent des eaux distillées plus aromatiques, plus sapides, qu'elles ne le font à l'état frais; et d'un autre côté, la précaution d'opérer la récolte le matin, ne saurait concerner les écorces, les bois, que leur tissu compacte met à l'abri des déperditions si préjudiciables aux fleurs, aux feuilles, aux sommités fleuries; à plus forte raison les racines que la terre abrite du soleil.

Leurs procédés de préparation rentrent tout à fait dans ceux employés à l'extraction des huiles volatiles, par l'intermédiaire de l'eau, et consistent essentiellement à soumettre les matières premières, soit à l'action directe de l'eau bouillante, soit seulement à celle de la vapeur d'eau, suivant que l'expérience a prononcé en faveur de l'une ou de l'autre de ces deux méthodes; et à recueillir le liquide condensé en lui faisant, au besoin, traverser le récipient florentin, à l'effet de recueillir l'huile essentielle qui s'y trouverait suspendue; mais l'opération ne réussit bien, qu'autant que l'on observe certaines précautions qu'il importe de connaître, et qui se résument dans les proportions suivantes :

1° Agir de préférence sur des masses peu considérables ; car on observe qu'alors les produits ont une odeur plus suave, et parfois même ne renferment pas des matières, qui semblent provenir d'un commencement d'altération, déterminé par le contact prolongé de la chaleur.

Suivant M. Boullay, l'eau de fleur d'oranger, obtenue très en grand, contiendrait de l'acide acétique ; d'où le conseil, donné par ce très habile pharmacien, d'ajouter alors dans la cucurbite quelque peu de magnésie destinée à fixer l'acide ;

2° Procéder le plus promptement possible à la distillation des plantes fraîches, lesquelles conservées, en tas surtout, s'échauffent et fermentent ;

3° Eliminer le plus possible toutes les parties altérées par une cause quelconque, ainsi que celles qui ne feraient qu'augmenter inutilement le volume de la masse, à l'exemple des pétioles des feuilles, des pédoncules des fleurs, généralement privés de principes volatils ;

4° Diviser préalablement les matières premières d'un volume considérable, et celles que leur texture compacte rend peu perméables à l'eau. Dans ce but, inciser avec des ciseaux, les feuilles de laurier-cerise, avec un couteau à racines, la racine de raifort, piler dans un mortier les feuilles de cresson, de cochléaria ; y concasser la cannelle, le girofle, etc., etc.

5° Placer au milieu de l'eau, au-dessus d'un diaphragme percé de trous, d'une claie en osier, etc., ou mieux encore, dans le seau en fils métalliques dont il a été fait mention à la leçon sur la distillation (page 174), les substances qui ont besoin de recevoir l'action directe de l'eau bouillante :

Les tiges fraîches de laitue,
La bourrache,
— plantain,
— pariétaire,
Et les autres plantes inodores.
La racine de raifort sauvage,
Les feuilles de cochléaria,
de cresson.
Et les autres plantes antiscorbutiques.

La cannelle,
Le girofle,
La cascarille,
Le sassafras,
Et les autres matières d'un tissu très compacte,
Les feuilles de laurier-cerise,
de pêcher.

Au contraire, placer dans le bain-marie de l'appareil distillatoire décrit même page, à la surface du diaphragme, ou à défaut de cet appareil, dans la cucurbite d'un alambic ordinaire, à la surface d'un diaphragme occupant la partie supérieure de celle-ci, de telle sorte qu'en définitive elles ne reçoivent que l'action de la vapeur d'eau :

Les pétales de roses pâles,	Les sommités fleuries d'hysope,
Les fleurs fraîches d'oranger,	— — d'absinthe,
— sèches de tilleul,	— — d'armoise ;
— — mélilot,	Les semences d'anis,
— — sureau,	— de fenouil,
Les sommités fleuries de menthe poivrée,	— d'angélique,
— — mélisse,	Les baies de genièvre,
— — thym,	La racine de valériane,

et les autres matières d'un tissu plus ou moins lâche et très riches en huiles volatiles.

Placer directement dans le bain-marie de ce même appareil distillatoire modifié, le tourteau d'amandes amères et celui de farine de moutarde noire, à l'avance privées d'huile fixe par expression.

6° Si l'on fait usage de l'alambic ordinaire, introduire dans sa cucurbite, soit que les plantes baignent dans l'eau, soit que le diaphragme les retienne au-dessus d'elle, une suffisante quantité d'eau, pour qu'il en reste au fond du vase à la fin de l'opération, autrement, les plantes ou leurs produits extractifs, pourraient être exposés à des températures supérieures à 100°, et par suite altérer les eaux distillées.

Dans l'impossibilité de la préciser, parce qu'elle peut varier pour chaque substance, et même suivant l'état physique, l'état de division de celle-ci, etc., etc., on peut dire que l'emploi d'une quantité d'eau plus forte que celle que l'on devra recueillir, fera sûrement disparaître toute crainte fondée d'altération de ce genre.

7° Faire précéder la distillation des plantes sèches, d'une macération de quelques heures; celle des écorces, des bois, de la racine de sassafras, du girofle, etc., d'une macération de 12 à 18 heures; celle des amandes amères et des semences de moutarde noire, lesquelles ne produisent de l'huile volatile que par suite de réactions, déterminées par le contact de l'eau à une basse température, d'une macération de 24 à 36 heures;

8° Quand, semblables aux fleurs, aux sommités fleuries, les matières premières offrent beaucoup de surface, un tissu lâche, et sont très altérables par la chaleur, afin de diminuer le temps de son contact, ne les introduire dans la cucurbite que lorsque l'eau qui doit les baigner ou les traverser à l'état de vapeur, est en pleine ébullition;

9° Conduire la distillation avec une rapidité convenable: trop lente, elle pourrait altérer la suavité du produit; trop rapide, diminuer la proportion des principes médicamenteux qu'il doit renfermer, même déterminer le passage d'une partie des matières de la cucurbite dans le récipient;

10° Recueillir exactement la proportion de liquide prescrite.

En recueillir moins, serait s'exposer à obtenir un produit trop chargé; en recueillir plus, serait s'exposer à obtenir un produit trop peu chargé, *et vice versâ*, au cas où le liquide condensé serait plus riche au début que plus tard, ou contrairement, à la fin qu'au début.

11° Mélanger les liquides obtenus aux diverses époques de l'opération, afin de rendre le produit parfaitement homogène;

12° Pour peu que la surface du produit soit recouverte d'huile volatile indissoute, ou qu'on voie des globules huileux y rester en suspension, le filtrer au papier, après avoir préalablement humecté celui-ci, d'eau destinée à retenir les globules huileux.

Sans cette précaution, le liquide ne serait point homogène, puisque les portions retenant de l'huile purement suspendue, en seraient plus chargées que les portions transparentes.

13° Attendre pour les employer, qu'elles aient perdu l'odeur de feu qu'elles présentent au moment où elles viennent d'être obtenues, surtout alors qu'on distille au moyen de l'alambic ordinaire.

L'exposition au froid, à des températures cependant incapables d'amener la congélation, fait rapidement disparaître cette odeur de feu.

En agissant d'après ces indications,

On distille au milieu de l'eau :

			En recueillant pour une partie de matière,
Sans macération.	Les tiges fraîches de laitue, La bourrache, Le plantain, La pariétaire, Le bleuet, Et autres plantes inodores; Les feuilles fraîches de cochléaria, — — cresson, — — laurier-cerise, — — pêcher, — d'amandier,	Pilées,	1 partie de produit
	La racine de raifort,	Coupée par tranches.	2 parties.
Après macération prolongée 12 heures.	La cannelle de Ceylan, Le sassafras, La cascarille, Le girofle.	Concassés.	4 parties.

On distille à la vapeur :

Les fleurs d'oranger,		2 parties.
Les pétales de roses pâles, — coquelicot, — nymphœa, Les fleurs sèches de tilleul, — mélilot, — sureau, d'origan, de serpolet.	Entières.	1 partie.
Les sommités fraîches de menthe poivrée, — mélisse, d'armoise, d'hysope,	Incisées.	4 parties.
de lavande, — sauge, — thym, — tanaisie, — lierre terrestre, d'absinthe.	Incisées.	2 parties.
Les semences d'anis, de persil, — fenouil, d'angélique, d'anis étoilé, Les baies de genièvre, La racine de valériane.	Entières.	4 parties.

Quelques auteurs, au nombre desquels ceux du Codex de 1818, afin d'obtenir avec les plantes inodores, des eaux distillées plus chargées, recommandaient de redistiller à plusieurs reprises les produits condensés sur de nouvelles plantes; mais, on arrive au même résultat, en recueillant une moindre proportion de liquide, sans avoir à craindre la déperdition, l'altération même, que celui-ci éprouverait par suite de ces distillations réitérées. On sait, en effet, qu'en distillant la plupart des eaux distillées médicamenteuses, elles laissent dans le vase distillatoire un résidu sensible. Pour les rendre à la fois plus transparentes et d'une plus facile conservation, d'autres ont conseillé d'ajouter, à l'eau de la cucurbite, une certaine quantité d'alcool destiné à compléter la dissolution de l'huile volatile, et à faire fonction d'élément conservateur; mais, outre que la présence de l'alcool deviendrait nuisible, au cas où les eaux distillées seraient employées comme calmant, il est facile de voir que l'on atteindrait aussi efficacement ce double but, en ajoutant l'alcool à l'eau distillée elle-même, sans alors exposer le médicament à la perte d'activité qui pourrait résulter de ce que l'alcool introduit dans la cucurbite, abaisse le point d'ébullition du liquide. Cependant, d'après M. Soubeiran, l'addition de l'alcool dans la cucurbite, augmenterait plutôt qu'elle ne la diminuerait, la proportion d'huile volatile que fournit la cannelle, peut-être, parce que favorisant la dissolution, elle favorise l'entraînement mécanique de ses particules, par les vapeurs aqueuses.

De l'eau de cannelle orgée.

L'eau de cannelle orgée que l'on obtenait en distillant de l'eau sur de la cannelle et sur de l'orge, après une macération assez longtemps prolongée, pour que la matière amylacée, éprouvant un commencement de fermentation, produisît quelque peu d'alcool, devait précisément à celui-ci sa moindre opacité comparée à celle de l'eau distillée de cannelle ordinaire. Toutefois elle en conservait encore assez, pour que des pharmacologistes aient cru devoir attribuer le nom qu'elle porte à son analogie d'aspect avec l'orgeat.

Enfin, plus récemment on a proposé de remplacer les eaux distillées médicamenteuses, par de simples solutions d'huiles volatiles dans l'eau distillée. L'on donnait pour principaux motifs à cette substitution, l'altérabilité des eaux distillées préparées par la méthode ordinaire, et leur variation à peu près inévitable de composition; mais de pareilles subtitutions ne sauraient être autorisées, parce qu'elles tendraient à faire supposer entre les solutions dont il vient d'être fait mention, et les eaux distillées médicamenteuses, une identité de composition qui n'existe pas.

De l'eau de fleur d'oranger préparée avec l'essence de néroli.

L'eau de fleur d'oranger du commerce n'est parfois qu'une solution de ce genre, d'essence de néroli. Indépendamment des différences d'odeur et de saveur, que l'habitude permet de saisir entre elle et les eaux de fleur d'oranger de bonne qualité, on doit à M. Ader un moyen facile de distinguer ces liquides l'un de l'autre, il consiste dans l'emploi de l'acide azotique, lequel colore fortement en rose l'eau de fleur d'oranger bien préparée, et ne colore nullement la solution de néroli, non plus que les eaux de fleur d'oranger obtenues par la distillation de l'eau sur les feuilles et sur les fruits verts de l'oranger.

De la composition des eaux distillées.

Il n'est pas facile de se former une idée juste de la constitution chimique des eaux distillées médicamenteuses, toutefois on ne saurait admettre qu'elles résultent de la solution pure et simple des huiles essentielles dans l'eau.

En effet, non-seulement il est plusieurs plantes employées à leur préparation, qui paraissent ne point renfermer d'huiles volatiles toutes formées, et n'en pouvoir produire sous aucune influence, telles sont la laitue, la bourrache, etc.; mais encore celles-là même qui renferment, à n'en pas douter des huiles volatiles, laissent d'ordinaire passer à la distillation avec elles, des principes tout différents.

C'est ainsi que l'eau distillée de cannelle, outre l'huile volatile et son hydrate, renferme une certaine quantité d'acide cinnamique, et parce qu'il en préexistait dans l'écorce, et parce qu'il s'en est formé pendant la distillation, par le report de l'oxygène de l'air sur l'hydrure de cinnamile. La majeure partie des ramifications que l'on observe sur les parois des flacons, qui sont restés en partie remplis d'eau distillée de cannelle, se compose précisément d'acide cinnamique.

C'est ainsi encore, que l'eau distillée d'amande amère, outre l'huile volatile ou hydrure de benzoïle, correspondant à l'hydrure de cinnamile, contient de l'acide benzoïque, d'origine analogue à celle de l'acide cinnamique, et un composé cyanique, dont la formation accompagne celle de l'huile volatile dans la réaction de l'eau sur les amandes amères.

Après avoir séparé l'huile volatile au moyen de l'éther qui l'enlève à l'eau, vient-on à soumettre le liquide aqueux à l'action des réactifs ; on y constate la présence de ce composé cyanique.

L'addition successive de quelques gouttes de solution de potasse caustique, de solution de perchlorure de fer, et d'acide chlorhydrique faible, y détermine la formation d'un précipité de bleu de Prusse ;

Celle de l'azotate d'argent ammoniacal, suivie de la sursaturation du liquide par l'acide azotique étendu, la formation d'un précipité blanc de cyanure d'argent. (Geiger.)

Les eaux distillées de feuilles de laurier-cerise, de cerises noires, préalablement fermentées sur leurs noyaux brisés, offrent des réactions dénotant également la présence d'un composé cyanique.

Si l'on se rappelle ce que nous avons dit en traitant de la composition des végétaux en général, que l'on y peut rencontrer à l'état de liberté plusieurs acides volatils, l'acétique, le valérianique, le phocénique, le cévadique, le benzoïque, le cinnamique;

Des principes volatils essentiellement distincts des huiles volatiles proprement dites, le principe vireux de l'opium, celui des solanées ; de l'ammoniaque libre, du carbonate et de l'acétate d'ammoniaque.

Si l'on réfléchit à ceci, savoir : que ce qui a lieu pour les amandes amères et pour les semences de moutarde noire, capables de produire des huiles volatiles sous l'influence de l'eau, a sans doute lieu pour d'autres substances.

Si nous ajoutons que certains corps volatils peuvent communiquer leur propre volatilité à d'autres corps essentiellement fixes, leur prêter des ailes, suivant la poétique expression de M. Duméril, de telle sorte, que le tabac et le musc complétement inodores à l'état sec, deviennent instantanément odorants dès qu'on en approche un tube imprégné d'ammoniaque (Vauquelin, Robiquet) ;

Que certaines matières inodores, par exemple, les infusions de noix de galle, de marronnier, d'orge, développent des odeurs prononcées au contact des acides énergiques, qui, sans doute, décomposent les combinaisons d'acides odorants encore inconnus qu'elles renferment (Couerbe);

Que certains corps fixes, plus ou moins analogues à la butyrine, en s'altérant à l'air, se convertissent partiellement en de nouveaux corps volatils et odorants, si bien que M. Chevreul a pu remarquer, que des produits obtenus dans l'analyse du musc et complétement inodores, acquirent, après quelque temps d'exposition à l'air, une odeur de musc extrêmement prononcée;

Enfin, que certains corps fixes, à toutes températures, alors qu'on les chauffe seuls, sont susceptibles d'être entraînés, par les gaz et par les vapeurs, à des températures plus ou moins basses, témoin l'acide borique, témoin encore l'azotate de potasse, que de Lunel a retrouvé dans l'eau distillée de morelle, voire l'azotate d'ammoniaque, que renferme toujours l'eau distillée, préparée avec des laitues cultivées aux environs des villes. (Quesneville.)

Si, dis-je, on tient compte de toutes ces circonstances, on reste convaincu que la composition chimique des eaux distillées, à la préparation desquelles on fait servir des matières de nature très diverse, très complexe, formées de principes plus ou moins disposés à réagir les uns sur les autres, doit à la fois être et très variable et très compliquée.

De l'altération des eaux distillées.

Dans ces médicaments, la présence de l'eau et de principes organiques très divers, les dispose singulièrement à s'altérer. En général, on les voit bientôt changer d'odeur et de saveur, perdre leur transparence, leur limpidité, devenir ammoniacales ou acides, floconneuses et parfois filantes à l'égal du blanc d'œuf.

L'eau de fleur d'oranger éprouve notamment ces différentes altérations, et de neutre qu'elle était, tantôt est rendue acide par le développement de l'acide acétique, tantôt alcaline par celui du carbonate ou de l'acétate d'ammoniaque avec excès de base.

Toutes circonstances égales d'ailleurs, toutefois, les eaux distillées aromatiques s'altèrent moins que les eaux distillées inodores.

La raison en est, que les solutions aqueuses d'huiles volatiles, contrairement aux solutions aqueuses chargées de principes gommeux, sucrés, amylacés, etc., s'altèrent si lentement qu'elles ne deviennent sensiblement muqueuses et inodores qu'après des années entières. (Banhoff).

De la conservation des eaux distillées.

Pour prévenir leur altération, il faut les enfermer dans des vases en verre, de préférence à des vases en terre, toujours plus ou moins poreux, partant plus ou moins perméables à l'air, plus ou moins susceptibles de s'imprégner de leur odeur; de préférence aussi à des vases en métal, parce que l'acide acétique qui s'y développe, pourrait réagir sur celui-ci; d'où vient précisément que les eaux de fleur d'oranger que l'on expédie du midi de la France, enfermées dans des stagnons en cuivre, recouverts intérieurement d'une couche plus ou moins interrompue d'étain allié de plomb, renferment souvent de l'acétate de cuivre ou de l'acétate de plomb sensibles aux réactifs, spécialement à l'hydrogène sulfuré qui colore le liquide en noir; alors surtout qu'on a commencé par évaporer la majeure partie du liquide pour y concentrer le sel. Il faut, en outre, remplir complètement les bouteilles qui les contiennent, les bien boucher avec de bons bouchons en liége, les goudronner, ou mieux encore les boucher avec des bouchons en verre usés à l'émeri, les placer dans un lieu frais et obscur; et comme, malgré toutes ces précautions, il est certaines eaux distillées qu'on ne peut guère conserver, on les devra visiter fréquemment et les rejeter, dès qu'elles manifesteront des signes d'altération.

De la rectification et de la concentration de l'alcool.

De sa rectification.

Lorsque l'on veut débarrasser l'alcool des matières étrangères fixes, qu'il aurait enlevées aux corps laissés à son contact, spécialement aux tonneaux dans lesquels on l'aurait conservé; et aussi de la majeure partie des huiles volatiles que lui auraient cédées certaines substances, aux dépens desquelles on l'aurait produit, on en remplit aux 5/6 le bain-marie d'un alambic; on adapte le chapiteau, le serpentin; on lute les jointures et l'on distille à un feu modéré, de manière à recueillir, à très peu près, autant de liquide qu'on en a mis en expérience. L'alcool se condense dans les récipients, complétement privé de matières fixes, et n'entraînant que des traces d'huile volatile.

De sa concenttion.

Si l'on veut le concentrer, ou bien on le distille seul, comme précédemment, en ayant cette fois le soin de fractionner les produits, attendu que l'alcool, comparativement plus volatil que l'eau, se trouve en plus grande proportion dans les premiers que dans les autres; sans que cependant ceux-là soient jamais formés d'alcool absolu, et ceux-ci d'eau privée d'alcool. La tension naturelle de l'eau, lui permettant de se vaporiser dès le début avec l'alcool, tandis que son affinité pour lui, devenant de plus en plus puissante, au fur et à mesure que sa proportion augmente, fait que les dernières portions d'eau vaporisée en retiennent encore.

D'après M. Guibourt, 10k d'alcool à 82° centésimaux, fourniraient 6k,650gr d'alcool à 85° et 2k,700gr d'alcool à 82°, passé ce terme, le degré baisserait rapidement jusqu'au-dessous de 55°, et l'on ne pourrait amener l'alcool au delà de 94°, quelque réitérées que fussent les distillations.

Ou bien, et mieux, on le distille sur des matières très avides d'eau.

Par exemple, en distillant de l'alcool à 86° centésimaux sur 100 gr. de carbonate de potasse calciné, par chaque litre de liquide, après avoir laissé les deux corps en contact pendant quarante-huit heures, et de temps à autre agité, on l'obtient marquant 94°.

L'acétate de potasse, le chlorure de calcium, la chaux vive, peuvent être substitués au carbonate de potasse, seulement on on observe que chacune de ces substances offre des avantages ou des inconvénients qui lui sont propres.

Le carbonate de potasse n'altère ni l'odeur ni la saveur de l'alcool, il n'en retient aucune portion, mais, quelque forte que soit sa proportion, il ne le peut amener au delà de 94°. Dans les rapports de 94° d'alcool à 6 d'eau en volume, ces liquides ont l'un pour l'autre une affinité telle, que le carbonate alcalin ne peut en déterminer la dissociation.

L'acétate de potasse, non plus que le carbonate, n'altère nullement l'alcool, n'en retient pas ; mais il ne peut davantage le priver entièrement d'eau, son usage est d'ailleurs de beaucoup plus dispendieux.

Le chlorure de calcium fondu, déshydrate facilement l'alcool, mais, outre qu'il en altère l'odeur et la saveur, toutes les fois qu'il n'est pas parfaitement pur, auquel cas son prix est élevé, il en retient une proportion notable qu'on ne lui peut enleve qu'en dissolvant le tout dans l'eau, et procédant à la distillation.

La chaux vive, employée dans la proportion de 1 kil. par litre, et après vingt-quatre à trente-six heures de macération, à une température de + 35°, enlève merveilleusement l'eau à l'alcool; mais elle en altère la saveur et l'odeur, en réagissant sur les matières étrangères qu'il renferme. De plus, quand on opère sur des quantités tant soit peu considérables, elle produit une perte, quoiqu'elle ne se combine pas avec l'alcool; parce que la chaleur se propage mal dans un semblable mélange.

Si l'on voulait se procurer de l'alcool absolu, aussi pur que possible; d'après M. Soubeiran, on commencerait par distiller une première fois de l'alcool à 86° sur du carbonate de potasse pur et parfaitement desséché, en employant 500 gr. de carbonate pour 5 litres d'alcool, et faisant macérer quelques heures à une température de + 18 à + 20°.

L'alcool à 94° provenant de cette première opération serait mis en contact pendant deux à trois jours, à une température de + 25° environ, avec 500 gr. de chaux vive en poudre, par litre; et de nouveau, on soumettrait à la distillation; l'alcool distillerait complétement; privé d'eau, sans odeur et sans saveur désagréable, il marquerait 100° à l'alcoomètre centésimal de M. Gay-Lussac à + 15° de température, ne déliterait pas la baryte caustique, offrirait enfin tous les caractères de l'alcool anhydre.

L'altération que la chaux vive fait éprouver à l'alcool du commerce ne se produit plus, alors que celui-ci a d'abord été distillé sur du carbonate de potasse.

Des Alcoolats.

Quand, au lieu de distiller l'alcool seul, comme pour le rectifier, ou sur des matières fixes avides d'eau, et incapables de contracter combinaison avec lui, comme pour le concentrer, on le distille sur des matières susceptibles de laisser tout ou partie de leur propre substance se volatiliser, on produit ces liquides alcooliques, correspondant aux eaux distillées médicamenteuses, que les pharmacologistes nomment alcoolats.

Dans le langage habituel, certains de ces médicaments portent des désignations différentes :

L'alcoolat de	térébenthine composé	celle	de baume de Fioraventi,
—	vulnéraire	—	d'eau vulnéraire,
—	cochléaria	—	d'esprit de cochléaria,
—	ammoniacal de lavande	—	de gouttes céphaliques d'Angleterre,
—	— fétide	—	d'essence antihystérique.

Mais ces dénominations diverses ayant le double inconvénient de faire supposer entre les médicaments auxquels on les applique, des différences qui n'existent pas, et par contre, entre eux, et d'autres médicaments désignés aussi sous les noms de baumes, d'esprits, de gouttes, d'essences, des analogies de composition qui n'existent pas davantage, il serait à souhaiter qu'elles fussent abandonnées.

Pareille observation pourrait, au reste, se reproduire dans une foule de circonstances, car le vocabulaire pharmaceutique est surchargé de noms, que de fausses applications ont privés du pouvoir de caractériser les médicaments auxquels on les applique.

Les efforts que des pharmacologistes modernes ont tentés pour améliorer notre langage, ont certainement produit des résultats heureux; mais ils en eussent, à mon avis, produit davantage, si, moins curieux de créer des mots nouveaux, ces auteurs eussent fait choix, parmi les anciens, de ceux qui méritaient le plus d'être conservés, et se fussent attachés à régulariser leur emploi.

Leurs propriétés.

Les alcoolats, sans exception aucune, sont incolores; les principes colorants des matières employées à leur préparation ne pouvant distiller avec l'alcool.

Ils offrent une odeur, une saveur prononcées, mais variables, tantôt rappelant tout à fait celles de l'alcool lui-même, et tantôt en différant essentiellement.

Leur transparence est complète, leur densité est à très peu près la même que celle de l'alcool au même état de concentration. En général aussi, ils se comportent avec la plupart des corps que l'on met en contact avec eux, comme le ferait celui-ci.

Cependant, l'eau qui ne trouble pas l'alcool pur, les trouble, et d'autant plus qu'ils renferment une plus forte proportion de matières étrangères, et que celles-ci sont moins solubles dans l'eau.

De là vient précisément que l'alcoolat de citron ou eau de cologne, préparé par distillation, est moins abondamment troublé par elle, qu'il ne l'est, préparé par simple solution. La majeure partie des essences reste dans le bain-marie de l'alambic; les vapeurs alcooliques n'entraînent que leurs parties les plus fugaces, tandis que ces mêmes essences en nature se retrouvent dans la solution.

Les plantes ou leurs parties, tantôt sèches, tantôt fraîches, presque toujours fraîches quand on agit sur des feuilles, des sommités fleuries, que la dessiccation ne peut que priver de leurs principes volatils, sont, de même que pour les eaux distillées médicamenteuses, les matières que l'on emploie le plus fréquemment à la préparation des alcoolats; cependant il n'est pas rare d'y faire servir d'autres substances qui ne s'emploient au contraire pas pour les eaux distillées. Leur préparation

De ce nombre sont : les résines, les gommes-résines, les baumes, les huiles volatiles, le castoreum (alcoolat ammoniacal fétide), les fourmis rouges (alcoolat de fourmis composé), le carbonate de potasse et le chlorhydrate d'ammoniaque (alcoolat ammoniacal aromatique), même la thériaque (alcoolat thériacal).

Que si les matières sont employées isolément, elles fournissent des alcoolats simples, que si elles le sont plusieurs ensemble, elles fournissent des alcoolats composés.

Leur préparation toujours des plus faciles se réduit essentiellement, à chauffer l'alcool et les matières premières au bain-marie, afin que la température, plus que suffisante pour la distillation de l'alcool, ne puisse produire l'altération des matières organiques.

Toutefois, pour que l'opération réussisse, il faut :

1° Faire usage d'alcool pur, c'est-à-dire d'alcool sans odeur, sans saveur désagréable, et produisant par son mélange avec l'eau, un liquide parfaitement transparent; par conséquent, d'alcool de vin de préférence à l'alcool de fécule, etc., etc.;

2o Amener l'alcool au degré voulu, par la concentration s'il est trop faible, par l'addition de l'eau distillée s'il est trop fort; d'ordinaire on l'emploie marquant, ou 56o, ou 80o, ou 86o centésimaux;

3o Parfois, ajouter à l'alcool, ainsi que cela se pratique pour les alcoolats de romarin, de menthe, etc., au lieu d'eau, une quantité donnée d'eau distillée sur des plantes de même nature;

4o Monder les matières premières de leurs parties altérées; les diviser convenablement si elles offrent un volume considérable, un tissu compact, etc.;

5o Faire précéder la distillation, d'une macération plus ou moins prolongée. La présence de l'alcool permet de la prolonger pendant plusieurs jours, sans crainte de fermentation;

6o Recueillir la quantité de liqueur prescrite par le Codex.

7o Mélanger les produits obtenus aux différentes époques de l'opération.

Contrairement à ce qui arrive avec les eaux distillées, ce sont en général les derniers qui sont les plus riches en principes médicamenteux, parce que le point d'ébullition du liquide s'élevant au fur et à mesure que la proportion d'alcool diminue, certains principes qui ne se volatilisent pas au début, deviennent plus tard susceptibles de le faire;

8o N'employer l'alcoolat que lorsqu'il a perdu le goût et l'odeur de feu qu'il présente immédiatement après sa préparation.

L'exposition au froid, que les fabricants de liqueurs de table emploient avec un plein succès pour les vieillir, offre d'autant plus d'avantages, que les alcoolats ne se congèlent qu'à de très basses températures, et que par conséquent on n'a pas à craindre la rupture des vases, par suite de la dilatation qu'éprouverait le liquide en se solidifiant, de même que s'il s'agissait de liquides aqueux.

Autrefois, à ces précautions on en ajoutait d'autres, qui consistaient :

A préparer les alcoolats simples, dont le mélange devait ultérieurement produire des alcoolats composés, tel que celui de mélisse, aux époques où les différentes plantes employées à leur préparation se trouvent le plus chargées de principes volatils;

A redistiller un certain nombre de fois, sur de nouvelles plantes, ces alcoolats simples, dans l'intention de les obtenir plus chargés de principes médicamenteux ; enfin, à distiller le mélange d'alcoolats simples, afin de le rendre plus intime ; mais le dernier Codex, en ne faisant servir à la préparation de l'alcoolat de mélisse composé, d'autres plantes fraîches que la mélisse, à l'exclusion de la sauge, de l'angélique, du romarin, etc., que prescrivaient les anciennes formules, et aussi en proscrivant la cohobation comme plus nuisible qu'avantageuse, a rendu ces manipulations inutiles.

On devra préparer :

		En distillant			et recueillant
L'ALCOOLAT SIMPLE	d'écorce d'orange. — de citron.... — de cédrat... — de bergamotte.	après macération prolongée 2 jours.	zestes frais d'orange. — de citron...... — de cédrat...... — de bergamotte..	alcool à 80°.	la totalité du liquide.
	de canelle........ de girofle......... de muscade....... de sassafras.......	après macération prolongée 4 jours.	cannelle........... girofle............ muscade............ sassafras...........		
	de cochléaria	sans macérat.	feuilles fraîches de cochléaria.........	*id.*	le 5/6.
	de romarin....... de menthe poivrée. de mélisse........ de lavande........	après macération prolongée 4 jours.	sommités fleuries et fraîches de romarin. — de menthe. — de mélisse. — de cochléaria.	alcool à 80°, et eau distillée de la plante	la totalité du liquide.
L'ALCOOLAT COMPOSÉ	dit eau vulnéraire.	aprs 6 jours de macérat.	feuilles et sommités fleuries fraîches....	alcool à 56°,	les 2/3.
	dit eau de mélisse.	après 4 jours de macérat.	matières premières..	alcool à 80°.	la totalité.
	de cochléaria.....	sans macération........	feuilles fraîches de cochléaria, racine fraîches de raifort.....	alcool à 80°.	les 5/6.
	de fioraventi......	après 6 jours de macérat. après 2 jours de macérat. seulement.	pour les racines, les écorces et les autres parties de plantes.. pour les résines, les gommes résines, les baumes.	alcool à 80°.	les 5/6.
	aromatique ammoniacal...........	après 4 jours de macérat.	matières premières..	alcool à 80° + eau de cannelle	la moitié du liquide (1).
	dit eau de Cologne	après 8 jours de contact.	les essences.	alcool à 86°, et alcoolats de mélis composé et de romarin	les 4/5 du liquide.
	de Garus.........	après 2 jours de macérat.	l'ensemble des matières premières....	alcool à 55°, et eau de fleur d'oranger.	la moitié du liquide (2).

(1) Le carbonate de potasse, qui fait partie des matières premières, ne doit être ajouté que quelques heures avant de distiller, au mélange d'écorces fraîches d'orange et de citron, de vanille, de cannelle, de girofle, de sel ammoniac, d'eau de cannelle et d'alcool.

(2) En ajoutant à cet alcoolat du sirop de capillaire, et colorant le mélange avec le produit de la macération du safran dans l'eau de fleur d'oranger, on a l'élixir de Garus.

Leur composition. La composition des alcoolats ne nous est pas mieux connue, que ne l'est celle des eaux distillées médicamenteuses. Ils offrent à n'en pas douter avec celles-ci de grandes analogies. Toutefois, le point d'ébullition du véhicule employé à leur préparation, étant de plusieurs degrés inférieur au point d'ébullition de l'eau, il y a là motif, pour que des corps capables de faire partie des eaux distillées, ne se rencontrent plus dans les alcoolats. De plus, l'alcool, au lieu de donner naissance aux réactions d'où résultent les huiles volatiles d'amande amère et de moutarde noire, etc., les prévient.

Il faut ajouter, que la présence possible parmi les matières premières, de subtances minérales généralement susceptibles de réagir profondément sur les matières organiques, doit modifier les résultats.

Ainsi, le chlorhydrate d'ammoniaque et le carbonate de potasse employés conjointement avec les zestes d'orange et de citron, la vanille, le girofle et la cannelle, à la préparation de l'alcoolat volatil aromatique huileux de *Sylvius*, ne se bornent sans doute pas à produire, en se décomposant mutuellement, du chlorure de potassium qui reste dans la cornue, de l'eau et du carbonate d'ammoniaque qui passent à la distillation; il est probable que ces sels, ainsi que ceux qui résultent de leur décomposition, réagissent et sur l'acide cinnamique de la cannelle, benzoïque de la vanille qu'ils fixent en les saturant, et sur les huiles volatiles d'orange, de citron et surtout de girofle. C'est même à l'action du carbonate ammoniacal sur ces dernières, qu'on attribue généralement la coloration en noir de l'alcoolat, lorsqu'il reste exposé à l'action de la lumière.

Les cendres que l'on emploie à la préparation de l'alcoolat d'aunée composé, ou élixir Américain de Courcelles (voir les formulaires), ne peuvent de leur côté, manquer d'agir, par leur carbonate de potasse, sur les très nombreuses matières organiques mises en macération avec elles. Outre qu'elles doivent décomposer les sels à bases organiques de l'opium, elles doivent saturer les acides libres que renferment la plupart des plantes. Cette dernière réaction pourrait exercer quelque influence sur la composition définitive de l'alcoolat si les acides primitivement libres, étaient de ceux qui peuvent se vaporiser avec l'alcool aqueux.

Les alcoolats constituent des médicaments fort peu altérables. L'alcool étant un liquide éminemment antiputride, et les huiles volatiles, auxquelles sont dues en général leurs propriétés médicamenteuses, des susbstances extrêmement stables. Leur conservation.

Toutefois, il sera nécessaire de les conserver dans des flacons hermétiquement fermés, dans des lieux frais, et le plus possible à l'abri de la lumière, afin de prévenir le départ d'une notable portion de l'alcool, peut-être même son acétification partielle, sous l'influence réunie, de l'air, des matières organiques, et leur coloration.

Des Éthérats.

M. Cap avait proposé de préparer avec l'éther des médicaments correspondant aux alcoolats, mais la volatilité de l'éther est telle, que ses vapeurs n'entraînent pour ainsi dire aucun principe médicamenteux; en sorte que l'on a bientôt abandonné l'usage de ces médicaments que l'auteur nommait éthérats.

XVIIIe LEÇON.

De la distillation du succin; de la distillation du bois de cerf,

ET DE QUELQUES PRODUITS PYROGÉNÉS QUI S'Y RATTACHENT.

De la distillation du succin.

Le succin, que la plupart des naturalistes considèrent comme un des produits de la destruction, au sein de la terre, de végétaux à sucs résineux plus ou moins analogues aux pins, aux sapins et aux mélèses, consiste, d'après M. Berzélius, en un mélange, ou plutôt en une sorte de combinaison d'huile volatile, tout à fait semblable à celle des térébenthines, d'acide succinique, de principes résineux, semblables aussi à ceux qui constituent la résine des pins; et d'une matière bitumineuse particulière, qui en forme la majeure partie; celle-ci communique à toute la masse, une insolubilité à peu près complète dans l'alcool, l'éther, les huiles fixes et volatiles, les alcalis étendus.

Sa distillation s'opère dans une cornue en verre lutée, au col de laquelle s'adapte une allonge, suivie d'un ballon, dont la tubulure reçoit un tube recourbé, s'engageant sous le foyer d'un fourneau. Elle présente trois époques distinctes, caractérisées chacune par des phénomènes et des produits particuliers.

La première, pendant laquelle le succin se ramollit, se fond, se tuméfie, d'où la nécessité de ne remplir la cornue qu'à moitié, et de modérer l'action du feu, donne naissance à une grande quantité d'acide succinique, à quelque peu d'eau, d'acide acétique et d'huile empyreumatique, d'abord fluide et peu colorée, plus tard, brune, visqueuse, et comme onguentacée.

La seconde, pendant laquelle, à la boursouflure, succède un affaissement complet, lequel permet de chauffer fortement, ne produit guère qu'une quantité considérable d'huile empyreumatique, très fluide et d'un brun jaunâtre.

La troisième enfin, pendant laquelle la très petite quantité de matière restée dans la cornue, offre tout à fait l'aspect d'une masse charbonneuse; est caractérisée, par la production de vapeurs jaunes, que le refroidissement condense en gouttelettes rougeâtres, d'apparence céracée, et que rien ne distingue de la matière, de même couleur déjà signalée en parlant de la distillation des graisses. Pendant toute la durée de l'opération, et surtout au début, il se dégage du gaz acide carbonique, de l'hydrogène carboné, du gaz oxyde de carbone, causes de la tuméfaction: ils doivent à la présence des matières pyrogénées qu'ils entraînent, une odeur fétide extrêmement pénétrante, qui oblige à les brûler.

L'acide succinique produit pendant l'opération, vient en grande partie s'attacher, soit au dôme de la cornue, soit à la paroi supérieure de l'allonge, sous forme de cristaux aiguillés, qu'un peu d'huile empyreumatique colore en brun, tandis qu'une autre portion se trouve entraînée dans le récipient, et dissoute par les produits liquides qui s'y rassemblent avec elle.

Il pourrait l'être en totalité, si l'on n'avait le soin d'arrêter l'opération au moment où l'huile empyreumatique de la seconde période va se produire, et d'enlever les cristaux à l'aide de tiges métalliques flexibles, aplaties à leurs extrémités, en forme de spatule, ou de toute autre manière.

L'eau, l'acide acétique, les huiles empyreumatiques, se rassemblent dans le ballon, et s'y départageant suivant leurs densités relatives, y forment deux couches distinctes : l'une inférieure, essentiellement aqueuse, l'autre supérieure, essentiellement huileuse.

La matière céracée, en raison de sa consistance et de sa petite quantité, reste tout entière dans le col de la cornue.

Cette dernière matière, de même que les gaz et que le résidu charbonneux, est sans emploi en pharmacie. Au contraire, on y emploie la matière concrète, les produits liquides aqueux et huileux.

Du sel volatil de succin.

La matière concrète que nous venons de voir n'être autre chose que de l'acide succinique imprégné d'huile empyreumatique, constitue le sel volatil de succin.

Le Codex prescrit de l'employer tel qu'on le retire des appareils distillatoires. Quelques pharmacologistes ont conseillé de le comprimer légèrement entre des feuilles de papier non collé, afin d'absorber l'excès d'huile qu'il aurait entraînée.

Cette manipulation pourrait, sans grand inconvénient, être adoptée; mais, je ne pense pas qu'il en pût être de même de la sublimation à une douce chaleur, proposée par M. Guibourt. Outre, en effet, que la sublimation priverait l'acide succinique de la presque totalité de l'huile empyreumatique, auquel sans doute il doit une partie de ses propriétés médicales, elle le convertirait, d'après M. Félix d'Arcet, en un nouvel acide, contenant moins d'oxygène et d'hydrogène, dans les proportions qui constituent l'eau.

Le produit liquide de la distillation sert à préparer et l'esprit de succin et l'huile de succin.

On le verse dans un entonnoir en verre à robinet, et quand les couches aqueuses et huileuses, dont il se compose, se sont complétement séparées l'une de l'autre, on les isole en ouvrant le robinet, et les recevant dans des vases séparés.

De l'esprit de succin.

Le liquide aqueux, filtré au travers d'un filtre en papier, préalablement imprégné d'eau distillée, afin qu'il retienne les globules huileux interposés, constitue l'esprit de succin.

Il est de couleur ambrée, d'odeur et de saveur désagréable, très acide aux papiers à réactifs, et peut être considéré comme un mélange d'eau et d'acide acétique, tenant en dissolution un peu d'acide succinique et d'huile empyreumatique.

La rectification par distillation proposée par Morrelot, aurait l'inconvénient de changer la nature du médicament, attendu que la presque totalité de l'acide succinique et de l'huile empyreumatique resterait dans la cornue.

De l'huile de succin.

Quant au liquide huileux, dont la nature paraît devoir se rapprocher beaucoup de celle des produits empyreumatiques dont il sera question en traitant de la distillation du bois de cerf; sauf, qu'il renferme, à l'état de dissolution, de l'acide succinique, que l'eau légèrement alcalisée lui enlève; du succin altéré, auquel il doit de reproduire de l'acide succiniqne, de l'acide acétique, de l'eau, alors qu'on le distille de nouveau; c'est lui qui fournit l'huile volatile de succin. Après avoir isolé les dernières portions de liquide aqueux, dont la présence amènerait des soubresauts, on l'introduit dans une cornue en verre à l'aide d'un tube à entonnoir, qui lui permet d'en gagner la panse sans en salir les parois; on adapte à la cornue un récipient à long col, muni d'un tube droit, et l'on distille au bain de sable, de manière à recueillir le quart environ du liquide mis en expérience. Le produit d'une grande fluidité, d'une odeur toute particulière, d'un blanc légèrement verdâtre, susceptible de se colorer rapidement au contact de la lumière, d'abord en brun, puis en noir, de s'épaissir, est l'huile volatile de succin.

On l'enferme dans des flacons que l'on ferme hermétiquement et qu'on tient recouverts de papier noir; on enferme dans des flacons semblables, l'esprit de succin, le sel volatil de succin, susceptibles aussi de se colorer.

De la distillation du bois de cerf.

Des phénomènes analogues à ceux qu'on observe dans la distillation du succin, en ce sens du moins qu'on produit encore une matière concrète, un liquide aqueux, un liquide huileux empyreumatique, tous trois employés en pharmacie sous les noms de sel volatil, d'esprit et d'huile, se manifestent dans la distillation de la corne, ou, pour mieux dire, du bois de cerf.

Cette production animale, que sa composition chimique distinguerait seule des véritables cornes, puisque celles-ci ne sont guère que du mucus concret, et imprégné d'huile, est formée, à l'imitation des os, de beaucoup de phosphate et de carbonate de chaux, que cimente une matière animale, susceptible de se convertir en gélatine, sous l'influence prolongée de l'eau bouillante, de quelque peu de matière grasse, de phosphate, de carbonate de magnésie, de soufre, celui-ci dans un état de combinaison inconnu; de traces de silice, d'alumine, d'oxydes de fer et de manganèse, de fluorure de calcium.

Sa distillation, qui nécessite l'intervention d'une température élevée, se fait non plus comme celle du succin dans une cornue en verre, mais dans une cornue en grès lutée.

On l'introduit râpée, ou seulement divisée par tronçons, dans la cornue qu'on en remplit presque entièrement, attendu qu'on n'a pas de tuméfaction à craindre; on place la cornue dans un fourneau à réverbère; on adapte l'allonge, le ballon à long col, le tube recourbé, dont l'extrémité se rend sous le foyer d'un fourneau plein de charbon en ignition; on chauffe, d'abord avec une grande modération, afin de vaporiser la petite quantité d'eau que la matière première renfermait, et que l'on rejette; bientôt plus fortement, et de manière à porter la cornue au rouge, en même temps que l'on entretient le ballon à la plus basse température possible; l'on continue de chauffer jusqu'à ce qu'il ne distille plus rien.

Les éléments de la matière animale et ceux de la matière grasse, réagissent les uns sur les autres, ainsi que le font, dans les mêmes conditions, ceux de toutes les matières organiques fixes, et tendent à former des gaz et des produits volatils, solides ou liquides. Les éléments de la matière animale tendent notamment à former :

Du gaz oxyde de carbone,
— acide carbonique,
Du gaz hydrogène carboné,
— azote.

qui se dégagent, entraînant des matières d'une excessive fétidité, et que l'on brûle ;

de l'eau,
du carbonate d'ammoniaque,
de l'acétate d'ammoniaque,
de cyanhydrate *id.*,

et des matières empyreumatiques, les unes solides, les autres liquides, qui viennent se rassembler dans le ballon, à l'exception toutefois de la majeure partie du carbonate d'ammoniaque, qui se condense de préférence dans l'allonge, et des derniers produits empyreumatiques, trop consistants pour couler jusque dans le récipient.

Le phosphate de chaux indécomposable par la chaleur, le carbonate de chaux, qu'une température très élevée peut seule décomposer, les oxydes de fer, et de manganèse, la silice, l'alumine, le carbone que l'hydrogène et l'oxygène de la matière animale laissent en excès, constituent le résidu.

Ce résidu, que les particules de carbone interposées colorent en noir, présentent tout à fait la forme des fragments de bois de cerf mis en expérience, parce que les matières qui le composent sont infusibles.

Les produits gazeux de l'opération sont perdus, le résidu peut être calciné au contact de l'air, afin d'en brûler le carbone, mais en évitant de le chauffer assez fortement, pour que la combinaison de la silice avec une portion de l'élément calcaire, détermine à sa surface un commencement de vitrification, qui lui ferait perdre une partie de sa porosité, de laquelle dépendent ses propriétés absorbante. Après cette calcination, on le désigne, en pharmacie, sous le nom de corne de cerf calcinée à blanc.

Le carbonate d'ammoniaque concret, le produit liquide

aqueux et le produit liquide huileux, sont mis en réserve pour la préparation :

Le 1er, du sel volatil de corne de cerf.
Le 2e, de l'esprit *id.*
Le 3e, de l'huile volatile *id.*

Le carbonate d'ammoniaque, ou sel volatil de corne de cerf, est détaché des parois de l'appareil auxquelles il adhérait, puis, enfermé, sans aucune opération préalable, de telle sorte qu'il reste sali et coloré par une portion d'huile empyreumatique, dans des flacons en verre, hermétiquement fermés et recouverts en papier noir.

Du sel volatil de corne de cerf.

Au contact de la lumière, il se colorerait davantage, noircirait même, par suite de la réaction du sel alcalin sur les matières empyreumatiques. Au contact de l'air, il perdrait une portion de son ammoniaque.

Le Codex de 1818 prescrivait de ne l'employer, qu'après l'avoir sublimé; mais cette opération, qui le privait en grande partie, des matières empyreumatiques non moins essentielles, sans doute, à sa bonne constitution comme médicament, que ne le sont leurs analogues à la bonne constitution de sel volatil de succin; qui même pouvait changer la proportion de ses principes constituants, comme nous le ferons voir en traitant du carbonate d'ammoniaque, n'est plus pratiquée par le Codex de 1837.

A plus forte raison, ne faudrait-il pas le sublimer après l'avoir à l'avance trituré avec du charbon en poudre, ainsi que l'ont conseillé quelques pharmaciens.

Il est digne de remarque, que le carbonate d'ammoniaque provenant de la décomposition ignée de la corne de cerf, et plus généralement des matières animales, offre une composition qui ne correspond pas à celle du carbonate d'ammoniaque, obtenu par la double décomposition du sel ammoniac et du carbonate de chaux.

Les liquides aqueux et huileux, lesquels présentent cette différence physique avec leurs analogues obtenus du succin, que dans ceux-ci, les premiers occupent toujours la partie inférieure, tandis que dans ceux-là, le liquide aqueux plus dense que le liquide huileux au début de l'opération, devient plus tard spécifiquement plus léger, alors qu'à l'huile empyreumatique très fluide, succède une huile empyreumatique noire, visqueuse, onguentacée; sont séparés l'un de l'autre, à l'aide d'un entonnoir à robinet ou de quelque autre manière.

Le liquide aqueux, de couleur brune, de saveur et d'odeur empyreumatiques prononcées, fortement alcalin, est introduit dans une cornue en verre et rectifié par distillation, en ne recueillant que les trois quarts.

De l'esprit de corne de cerf. En cet état, il constitue l'esprit de corne de cerf, liquide, à peu près incolore, de saveur et d'odeur empyreumatiques, alcalin aux réactifs, composé de beaucoup d'eau tenant en dissolution :

du carbonate d'ammoniaque, du cyanhydrate d'ammoniaque,
de l'acétate *id.*,

et un peu de sulfhydrate d'ammoniaque, dont le soufre contenu dans le bois de cerf explique naturellement l'existence; un peu aussi d'huile empyreumatique, dont l'ammoniaque et les sels ammoniacaux ont favorisé la solution.

Ce liquide, que la lumière noircit très rapidement, par suite d'une réaction du genre de celle que nous venons de signaler au sujet du carbonate d'ammoniaque, que l'air altère en réagissant sur les produits empyreumatiques, ainsi qu'il sera dit tout à l'heure, et davantage encore sur le sulfhydrate d'ammoniaque, qu'il tend à convertir en sulfate, doit être conservé dans des flacons hermétiquement fermés, enveloppés de papier noir, et placés dans l'obscurité.

De l'huile volatile de corne de cerf. Enfin, le produit huileux, de couleur noire, de consistance variable, toujours d'odeur excessivement fétide, tenace et pénétrant, très alcalin aux réactifs, sera placé dans une cornue en verre au moyen d'un tube plongeant jusque dans la panse, et chauffé au bain de sable, jusqu'à ce que le tiers environ ait passé dans le récipient.

Le produit rectifié, très fluide, presque incolore, très alcalin, d'odeur fétide, de saveur âcre, à peine soluble dans l'eau à laquelle cependant il communique sa saveur, son odeur, son alcalinité, sera l'huile volatile de corne de cerf.

Comme ses analogues, et pour les mêmes motifs, on le conservera à l'abri de la lumière et de l'air.

D'après M. Guibourt ; 3 kil. de bois de cerf produisent environ :

640	gr. d'esprit,		
115	— d'huile volatile non rectifiée,		
90	— de sel volatil,		
2030	— de résidu noir	charbon	424
		sels calcaires	1606
125	— de gaz.		
3,000			

De l'huile animale de Dippel. — Sa composition.

L'huile animale de Dippel, ainsi nommée du nom du chimiste qui, le premier, en fit l'objet de recherches suivies, n'était autre, que le produit empyreumatique de la distillation de la corne de cerf, formé en boulettes, au moyen de la poudre de charbon d'os, redistillé en cet état à plusieurs reprises, puis, une dernière fois, redistillé encore, mais alors avec de l'eau, de manière à ce qu'il passât incolore : elle devait donc offrir une grande analogie avec l'huile volatile de corne de cerf des pharmacies, bien que la distillation qu'on lui faisait subir par l'intermédiaire de l'eau, dût en éliminer certaines substances qui distillent à feu nu.

Jusqu'à ces dernières années, on ignorait complétement sa nature, et avec elle, celle des produits empyreumatiques de la distillation des matières animales. Les recherches de M. Berzélius, Reichenbach, Unverdorben, ont jeté un grand jour sur cette partie longtemps obscure de nos connaissances.

D'après M. Berzélius, les produits empyreumatiques de la décomposition ignée des matières animales, différeraient essentiellement des produits analogues provenant des matières végétales, par la présence de l'ammoniaque, en quantité plus que suffisante pour saturer les acides carbonique, acétique et autres, qui se produisent en même temps que lui.

De là précisément l'alcalinité des premiers, l'acidité des seconds, alors même que certains des principes préexistant dans la matière végétale seraient azotés, parce que la petite proportion d'ammoniaque qu'ils produiraient ne pourrait saturer les acides.

A part cette différence, on trouverait dans les uns et dans les autres :

1° Des matières liquides et volatiles, du reste, de compositions et de propriétés variables, suivant leurs origines, que M. Berzélius appelle du nom commun de pyrelaines, des mots grecs πυρὸς, feu, et ἔλαιον huile (huiles produites par le feu).

La créosote, le picamare, l'eupione, le capnomore, de M. Reichenbach sont de véritables pyrelaines.

2° Des matières solides et volatiles, du reste, aussi de compositions et de propriétés variables, que M. Bérzelius nomme pyrostéarines de πυρὸς, feu, et στέαρ, suif (suifs produits par le feu).

La paraffine (de *parum affinis*, parce que son indifférence remarquable ne lui permet de se combiner presque avec aucun corps), la naphtaline, le pittacale, se rattachent à ce groupe.

3° Des matières solides et fixes, du reste, comme les précédentes, non moins variables par leur compositions que par leurs propriétés. M. Bérzelius les nomme pyrétines de πυρὸς, feu, et ῥητίνη, résine (résines produites par le feu).

La présence de ces dernières dans les produits de la distillation, ne peut qu'être le résultat de leur entraînement, en quelque sorte mécanique, par les gaz et par les vapeurs, puisqu'elles sont fixes.

L'huile volatile de corne de cerf des pharmacies doit donc constituer un liquide extrêmement complexe, un mélange de diverses pyrelaines, de diverses pyrostéarines, à l'exclusion des pyrétines restées dans la cornue à la suite de la rectification. Et comme toutes les pyrelaines, en absorbant l'oxygène de l'air, deviennent solides, noires, fixes, de liquides, d'incolores, de volatiles qu'elles étaient, et se transforment en pyrétines, on voit que les changements que le médicament éprouve au contact de l'air, portent principalement sur les pyrelaines qui en font partie.

Les résultats annoncés par Unverdorben diffèrent singulièrement des précédents. Selon ce chimiste, les produits empyreumatiques de la distillation des matières animales et végétales, n'offriraient aucune analogie de composition. Dans les premiers, les seuls qui doivent nous occuper ici, se trouveraient :

Une matière neutre, fixe, solide, de couleur brune qu'il appelle fuscine, de *fuscus* brun;

Une autre matière neutre, volatile, liquide, incolore, et très altérable à l'air, à laquelle il n'assigne aucun nom particulier;

De l'ammoniaque combinée à un acide volatil particulier (le pyrozoïque de πυρὸς, feu, et ζωϊκὸς, animal);

Quatre bases salifiables particulières, toutes quatre azotées, toutes quatre volatiles, quoiqu'à des températures différentes; l'odorine (de *odor* odeur), l'animine (de *animal*), l'olanine (de *oleum animale*), et l'ammoline (de *ammoniacum oleum*).

Mais la majorité des chimistes considère la fuscine comme une pyrétine; la matière huileuse volatile innommée, comme une véritable pyrelaine; les quatre bases salifiables azotées, comme autant de combinaisons d'ammoniaque avec des matières empyreumatiques.

De la créosote.

La créosote que l'on emploie, à l'état liquide, pour arrêter les hémorragies; en fumigation, pour cicatriser les ulcères de la trachée artère; parce qu'elle possède la double propriété de coaguler l'albumine, et par conséquent de former à l'ouverture des vaisseaux sanguins une sorte de tampon, de prévenir la décomposition putride, et d'en arrêter les progrès lorsqu'elle est commencée; est la seule, parmi les substances empyreumatiques précitées, qui ait reçu des applications en médecine. On l'extrait au moyen d'un procédé très compliqué, de la matière goudronneuse, que l'on obtient très en grand dans les fabriques d'acide pyroligneux.

On introduit le goudron dans une cornue en terre, et l'on distille à feu nu, jusqu'à ce que l'on aperçoive d'abondantes vapeurs blanches. De là, un produit beaucoup plus fluide que ne l'était la matière mise en expérience, formée de trois couches de densités différentes. On sépare la plus dense, au moyen d'un entonnoir à robinet, ou par décantation; on la lave à l'eau légèrement acidulée par l'acide sulfurique, on la prive, le plus complétement que faire se peut, du liquide de lavage qui l'imprégnait, et on la distille dans une cornue en verre. Les premières portions, presque exclusivement formées d'eupione volatile à + 169°, tandis que la créosote ne l'est qu'à 203°, sont rejetées; les dernières, principalement formées de créosote impure, sont conservées; on les agite fortement et pendant longtemps avec une solution de potasse caustique, d'une densité de 1,12, puis on laisse reposer.

Le liquide se sépare en deux couches, l'une plus légère, presque entièrement formée d'eupione, l'autre plus pesante et aqueuse, contenant en solution la créosote combinée à la potasse.

Cette solution, à peu près incolore, est exposée à l'air pour qu'une matière étrangère qu'elle entraîne, et que l'air modifie en la colorant en noir, se décompose; on filtre, et dans la solution alcaline, on ajoute un très léger excès d'acide sulfurique étendu, de manière à mettre en liberté la créosote, que son peu de solubilité dans l'eau, à l'état de liberté, et sa pesanteur spécifique de 1,037, fait se rassembler au fond du vase. On décante le liquide aqueux qui la surnage, on la distille avec soin, et finalement, pour l'obtenir parfaitement pure, on répète ces traitements successifs par la potasse, par l'air, par l'acide sulfurique et par la distillation, jusqu'à ce qu'elle ne se colore plus au contact de l'air.

Il est bon, à la dernière opération, de remplacer l'acide sulfurique par l'acide phosphorique, que l'on n'a pas la crainte de voir se volatiliser en partie.

La créosote est un liquide incolore, neutre aux réactifs, d'apparence oléagineuse, de saveur âcre et brûlante, d'odeur à la fois empyreumatique et particulière. Elle s'unit à l'alcool, à l'éther, aux huiles volatiles, à l'acide acétique, en toutes proportions, et se dissout dans environ 100 fois son volume d'eau.

On la conserve dans des flacons bien fermés : lorsqu'elle est bien préparée, elle ne s'y colore pas ou du moins n'y prend qu'une légère teinte rosée.

XIXe ET XXe LEÇONS.

Des Médicaments par solution,

ET SPÉCIALEMENT

Des Solutions dans l'eau.

Les eaux distillées et les alcoolats ne peuvent évidemment contenir que les principes des matières médicamenteuses mises en expérience, qui seraient susceptibles de passer à la distillation soit avec l'eau, soit avec l'alcool. Mais, quand au lieu de distiller sur ces matières ou sur leurs analogues, de l'eau ou de l'alcool, on les met en contact avec ces liquides, ou quelques autres également capables de les dissoudre en totalité ou partiellement, on produit des médicaments tout différents de ceux que nous venons d'étudier ; des solutions dans lesquelles peuvent exister à la fois, et des principes médicamenteux volatils, et des principes médicamenteux fixes.

De là, une nouvelle et très nombreuse série, à laquelle se rattachent tous les médicaments liquides, résultant de la solution des matières médicamenteuses dans un véhicule quelconque, et notamment :

Les solutions	dans	l'eau,		Les solutions	dans	la bière,
—	—	l'alcool,		—	—	le vinaigre,
—	—	l'éther,		—	—	les huiles volatiles,
—	—	le vin,	Et	—	—	— fixes.

Des Solutions dans l'eau.

Sous des dénominations fort différentes, on prépare en pharmacie un grand nombre de solutions qui toutes ont l'eau pour véhicule.

L'on y donne en effet :

Le nom de *bouillons*, par comparaison avec les bouillons alimentaires, à toutes celles de ces solutions qui résultent du traitement par l'eau bouillante des matières animales.

Celui de *tisane* dérive du mot grec πτισάνη, orge mondé, parce que, dans l'origine, l'orge servait de préférence à leur préparation, à toutes celles que les malades prennent en boissons habituelles, sans toutefois qu'elles aient pour base des matières animales; car, dans ce cas, elles constitueraient de véritables bouillons.

Celui d'*apozème*, derivé du mot grec ἀπόζεμα, décoction, parce que pendant longtemps on ne les a préparées que par décoction ; à toutes celles qui, de même que les précédentes, exemptes de matières animales, doivent être administrées en deux ou trois fois.

L'on y donne aussi, à certaines solutions aqueuses que l'on destine à être bues par verrées ou par tasses, ou que l'on prépare par décoction, par infusion, les noms vagues de *boisson*, de *décoction*, d'*infusion*.

Telles la boisson d'aunée, la décoction de pollini, l'infusion de séné.

A d'autres solutions plus ou moins analogues aux précédentes, les noms plus vagues encore d'*eau*, de *liqueur*, de *solution*.

Telles l'eau végéto-minérale, la liqueur arsénicale de Fowler, la solution de Péarson.

Celles enfin de ces solutions que l'on destine :

A baigner tout ou partie du corps.	partagent avec les médicaments souvent tous différents, destinés aux mêmes usages :	Le nom de *bain* et celui plus spécial de *pédiluve*, quand les parties baignées sont les pieds.
Au traitement des maladies des yeux et des paupières.		Le nom de *collyre*, du mot κολλύριον qui avait la même signification chez les Grecs.
A être versées de haut sur quelques parties malades.		Le nom de *douche*.
A bassiner, étuver, laver, arroser quelques parties du corps.		Le nom générique d'*embrocation*, du mot grec ἐμβροχή. Quelquefois, cependant, par suite d'une déviation de langage, qui fait donner aux médicaments les noms des opérations auxquelles ils doivent servir, on nomme *lotions*, *fomentations*, *etc.*, les solutions destinées à laver, fomenter, etc., etc.
A servir au traitement des maladies de la bouche.		Le nom de *gargarisme*.
A être injectées d'une manière quelconque dans l'une des cavités du corps.		Le nom d'*injection*, et plus spécialement celui de *lavement* ou de *clystère*. à celles qui doivent être introduites dans l'anus à l'aide de seringues.
A exercer sur le tube digestif une action purgative prononcée.		Le nom de *potion purgative* ou de *médecine*.

Il semblerait impossible d'étudier d'une manière générale, des médicaments aussi divers, aussi nombreux : cependant, à l'exception des bouillons, que la nature des phénomènes auxquels ils donnent naissance, la nature aussi des matières employées, les précautions spéciales que réclame leur préparation, doivent faire étudier à part ; on peut très bien en faire l'objet d'indications générales.

La cause en est, que la plupart des solutions aqueuses médicamenteuses, sont obtenues par des procédés analogues, avec des matières analogues, offrent une grande analogie, souvent même une complète identité de composition, et souvent ne diffèrent que par leurs modes divers d'administration, ou par la nature des maladies au traitement desquelles on les fait servir. Cela est si vrai, que telle d'entre elles administrée à des individus d'âges et de tempéraments différents, servirait aux uns de tisanne, aux autres d'apozème ; et que telle autre pourrait être employée en collyre, en gargarisme, en injection, etc., etc.

Commençons donc par étudier d'une manière toute spéciale les bouillons, et quant aux autres, sans nous préoccuper des propriétés physiologiques, du mode particulier d'administration, non plus que de toute autre considération de ce genre, qui les pourrait faire ranger dans tel ou tel groupe, si on les considérait du point de vue médical, nous chercherons à faire connaître leurs procédés généraux de préparation, et leur composition générale.

Des Bouillons médicinaux.

Les bouillons médicinaux, que nous avons définis des solutions aqueuses médicamenteuses, obtenues en traitant par l'eau bouillante certaines matières animales, se préparent, soit avec le poulet, la chair musculaire du veau, les tortues, les grenouilles, les écrevisses de rivière, ou avec les colimaçons de vigne.

Des matières premières employées à leur préparation.

On emploie à cet usage les viandes peu faites du poulet, du veau et les autres matières animales peu savoureuses précitées, de préférence à la chair musculaire du bœuf, au contraire exclusivement employée à la préparation des bouillons alimentaires, pour les motifs précédemment indiqués en traitant de la récolte des animaux ; à savoir : que celle-ci fournit un décocté très nourrissant, tonique, excitant même, tandis que les bouillons médicinaux doivent être peu nourrissans et plutôt relâchant qu'excitant.

De leur préparation.

Après avoir convenablement disposé les matières premières, à cet effet, avoir détaché la tête, les pattes, les intestins et les parties graisseuses du poulet, qu'il est bon de choisir maigre ; après l'avoir plumé, puis flambé ; avoir également détaché les partie graisseuses du veau, afin qu'elles ne puissent, en s'introduisant dans le bouillon, en rendre la disgestion difficile ; avoir coupé les grenouilles en travers du corps et rejeté leurs parties antérieures pour ne conserver que les cuisses, que l'on dépouille après coup ; avoir lavé à l'eau tiède les écrevisses toujours salies par de la vase et par des mucosités ; avoir extrait de leurs coquilles, les colimaçons morts au milieu de l'eau bouillante, en avoir enlevé les parties noires qui renferment les intestins, les avoir lavées ; après, enfin, avoir détaché l'enveloppe supérieure ou carapace, l'enveloppe inférieure ou plastron, la tête et les pattes des tortues, on coupe par morceaux, à l'aide de ciseaux ou de couteaux, le poulet, le veau, la chair de la tortue, les grenouilles, les colimaçons ; on pile dans un mortier en marbre les écrevisses recouvertes de leur test : cela fait, on place une quantité déterminée d'eau commune, exempte de sulfate et de carbonate de chaux, dans un vase en terre non vernissé à l'intérieur et muni de son couvercle. On porte lentement à l'ébullition que l'on entretient tranquillement durant 1 ou 2 heures, suivant la texture et la densité des tissus, en ayant le soin d'enlever les écumes au fur et à mesure de leur formation, et de remplacer par une égale quantité, l'eau qui s'évapore ; on retire du feu, on laisse complétement refroidir, et l'on passe sans expression au travers d'un linge.

S'il avait été prescrit d'ajouter au bouillon quelque matière destinée à lui communiquer de la saveur, ou des propriétés médicamenteuses prononcées, on l'ajouterait plus ou moins tôt, plus ou moins tard, suivant sa nature. Ainsi, les carottes, les navets, les panais, les oignons, qui devront céder au liquide des principes mucilagineux fixes, y devront bouillir pendant quelques instants, tandis que le cerfeuil, le thym et autres plantes aromatiques, y devront simplement infuser. Quant au sel marin, bien qu'il semble indifférent de l'ajouter au début, au milieu ou vers la fin de l'opération, parce qu'il est fixe, inaltérable par la chaleur, l'expérience prouve qu'il doit être ajouté au début. Pour ces opérations, comme au reste pour la préparation des bouillons alimentaires, on emploie des vases en terre, non vernissés et munis de leurs couvercles; parce que ces vases, mauvais conducteurs du calorique, permettent à l'eau qu'ils renferment de n'atteindre que lentement la température de l'ébullition, d'où la formation d'un réseau albumineux à mailles plus serrées, et par suite la dépuration plus parfaite du bouillon; parce que la couverte des vases en terre vernissés a souvent pour base un composé de plomb, sur lequel pourrait réagir l'élément sulfuré de la plupart des matières animales; parce que la présence du couvercle, en même temps qu'elle empêche la chute dans le liquide, de la poussière et des fuliginosités, diminue la déperdition des produits volatils et l'expansion des vapeurs aqueuses.

Cependant, en pharmacie, on remplace parfois les vases en terre par des boules en étain fermées d'un couvercle, et l'on chauffe au bain-marie, afin d'empêcher plus sûrement toute déperdition.

On évite l'eau chargée d'une proportion notable de sels calcaires, parce que ces sels exercent une influence défavorable sur l'odeur et sur la saveur du bouillon. Elles en exercent une non moins défavorable, sur la saveur et la tendreté de la viande; mais cette considération fort importante, quand il s'agit du bouillon alimentaire, est sans valeur pour le pharmacien, attendu, que les matières animales employées par lui à la préparation des bouillons, sont tellement épuisées par le contact prolongé de l'eau, qu'elles ne peuvent qu'être rejetées.

On plonge la matière animale dans l'eau froide, pour deux motifs : le premier, c'est qu'en la plongeant dans l'eau bouillante, l'albumine qu'elle contient se trouve immédiatement coagulée au milieu même de la fibre musculaire, et ne peut dès lors former le réseau indispensable à la clarification ; le second, c'est que cette albumine, coagulée au sein de la masse, enveloppe chaque particule solide d'une sorte d'étui qui la défend du contact de l'eau, et dès lors empêche les réactions de se produire.

Aussi, d'après M. Chevreul, auquel sont dues la plupart des importantes observations que nous avons déjà rappelées, et de celles qui nous restent à signaler, de deux bouillons préparés dans les mêmes conditions, sauf que pour l'un la viande avait été placée dans l'eau froide, et pour l'autre dans l'eau en pleine ébullition; le premier contenait-il 13/1000 de matières organiques fixes, 3/1000 de sels fixes enlevés à la viande; tandis que le second ne contenait que 10/1000 de matières organiques, et 2/1000 de sels fixes. En outre, celui-ci offrait une saveur comparativement moins agréable.

L'on chauffe lentement, afin qu'en retardant l'instant où l'albumine se coagule, on favorise sa disposition en réseau.

On enlève l'écume au fur et à mesure qu'elle se produit, afin que le mouvement que l'ébullition imprime au liquide, ne puisse la diviser à l'infini, et par suite rendre sa séparation complète fort difficile.

On remplace l'eau qui s'évapore (à moins que, à l'exemple de quelques praticiens on n'ait cru devoir en employer tout d'abord une trop forte proportion et réduire d'une quantité donnée), afin qu'en définitive, le bouillon ne puisse être trop chargé.

On laisse complétement refroidir avant de passer, se réservant au besoin de réchauffer le bouillon au moment de l'administrer, afin que les matières grasses, susceptibles de passer au travers du linge tant qu'elles sont en fusion, puissent, en se figeant, devenir incapables de le traverser.

Enfin, quand l'addition du sel marin est prescrite, on l'ajoute dès le début, parce que l'expérience prouve que ce sel employé en quantité convenable (si l'on en ajoutait plus de 1/125 du poids de l'eau, le contraire aurait lieu) exerce sur les résultats une influence extrêmement favorable.

Outre que la viande en devient plus sapide, le bouillon lui-même en devient plus odorant et plus savoureux.

D'un autre côté, l'oignon cuit dans l'eau distillée est dur, presque inodore, presque insipide, tandis que cuit dans l'eau salée il est tendre, et jouit, en dehors de la saveur salée propre au sel marin, d'une saveur sucrée, d'un arôme prononcé qui se communique au bouillon. Des résultats analogues ont lieu avec les autres légumes; toutefois, par suite de l'addition du sel, la proportion des matières enlevées par l'eau, et à la viande et aux légumes, est notablement diminuée.

Des phénomènes produits pendant leur préparation.

Que se passe-t-il dans la préparation des bouillons médicinaux, en choisissant pour exemple le plus employé, celui de poulet?

A froid, les parties liquides que renferment les nombreux vaisseaux répandus dans le tissu musculaire vulgairement nommé chair, notamment le sang, formé de fibrine, d'albumine, de matière colorante ou hématosine, de matières extractives grasses et salines; la lymphe que l'on peut considérer comme du sang moins l'hématosine, se mêlent à l'eau, et leurs principes constituants s'y dissolvent, sauf la fibrine et les matières grasses.

Au contraire, la peau, les os, la fibre musculaire, le tissu cellulaire qui soude ces fibres les unes aux autres, le tissu aponévrotique qui les recouvre, les tendons qui les lient aux os, le tissu adipeux et les parties graisseuses qu'il enveloppe, les nerfs et les principes gras qui sont propres à la pulpe encéphalique et à ses ramifications, les membranes des vaisseaux sanguins, lymphatiques et autres, etc., etc., ne s'y mélangent pas, ne s'y dissolvent pas.

A chaud, les matières grasses, celles du moins qui sont fusibles à + 100° et au-dessous, entrent en fusion, abandonnent le tissu adipeux, et, venant se rassembler à la surface du liquide, y forment ce qu'on appelle les yeux du bouillon.

L'albumine se coagule entraînant avec elle l'hématosine, d'où la couleur brunâtre des écumes; et, soit que cette albumine, telle que nous la connaissons, se trouve convertie partiellement par l'eau bouillante, en une matière incoagulable et soluble dans l'eau; soit, comme le pense M. Couerbe, qu'elle constitue un mélange de deux principes distincts, l'un coagulable, l'autre incoagulable, reste en partie dans la liqueur.

En même temps, le tissu cellulaire des os, celui qui lie les fibres musculaires entre elles, ou dont se composent les aponévroses et les tendons, à l'exclusion de la fibre, que l'action de l'eau bouillante ne fait guère que durcir, se transforment, d'une part, en gélatine, d'autre part en une matière solide insoluble, qui, restant interposée entre les fibres musculaires, produit ce qu'on appelle vulgairement le nerf de la viande bouillie. En vertu d'autres réactions inconnues. il se produit encore :

De l'ammoniaque sensible aux papiers réactifs;

Un produit sulfuré qui semble être de l'acide sulfhydrique, du moins colore-t-il en noir le papier imprégné d'acétate de plomb;

Un acide volatil analogue, sinon identique à l'acide acétique;

Un acide volatil odorant, analogue à l'acide butyrique;

Un principe non acide, doué à un très haut degré de l'odeur propre à la viande bouillie;

Une matière de saveur douce et sucrée, plutôt indiquée qu'étudiée;

Une matière azotée toute particulière, cristallisable, insipide, inodore, neutre, très soluble dans l'eau, peu soluble dans l'alcool, que M. Chevreul nomme créatine de κρεας, chair.

De la composition des bouillons.

Les principes volatils se dissipent, sinon en totalité, du moins en partie, à moins que le vase dans lequel on opère ne soit maintenu fermé; au contraire, les matières fixes solubles dans l'eau, que d'ailleurs elles préexistassent toutes formées dans la matière mise en expérience, ou soient le résultat de réactions, à savoir:

La gélatine, la partie incoagulable de l'albumine, les matières extractives et salines du sang et de la lymphe, l'acide lactique en partie libre, en partie combiné, la matière sucrée ayant la même origine; quelque peu de matière grasse, la créatine, restent en dissolution dans l'eau, et lui communiquent les propriétés qui font employer le bouillon. Les unes le rendent nourrissant; les autres, comme les matières extratives et salines, comme la matière grasse des nerfs, le rendent odorant, sapide, et par cela même d'une plus facile digestion.

Est-il besoin d'ajouter que l'emploi des carottes, des navets, des oignons, amènerait l'introduction dans le bouillon, des principes colorants et gommeux, du sucre, des matières azotées solubles dans l'alcool et dans l'eau, des sels de potasse, peut-être même des sels à base de chaux et de magnésie, que renferment ces racines?

Des altérations des bouillons et de leur conservation.

Les bouillons médicamenteux, dont le véhicule favorable à la décomposition putride des matières organiques, se trouve chargé de principes singulièrement disposés, comme tous ceux formés d'un grand nombre d'éléments, à subir ce genre de décomposition, constituent des médicaments fort altérables. En quelques jours, en quelques heures même, alors que la température est élevée et l'atmosphère chargée d'électricité, ils se troublent et s'aigrissent. On devra les préparer le plus près possible du moment de les administrer, et les placer dans des lieux frais.

Du bouillon d'herbes.

Nous ne devons pas omettre de faire remarquer, que l'usage a fait mal à propos conserver le nom de bouillon d'herbes, à une solution aqueuse qui diffère essentiellement des bouillons proprement dits, par l'absence des matières animales au nombre de celles employées à sa préparation.

Cette solution, s'obtient en faisant bouillir dans de l'eau, des feuilles fraîches de laitue, de poirée, d'oseille et de cerfeuil; ajoutant une certaine quantité de sel marin, de beurre frais, et passant au travers d'un linge.

Des Solutions aqueuses employées en médecine sous les noms :

De tisanne,	De douche,
— boisson,	D'embrocation,
— décoction,	De lotion,
D'infusion,	— fomentation,
D'eau,	— gargarisme,
De liqueur,	D'injection,
— solution,	De lavement ou chlystère,
— bain ou de pédiluve,	— potion purgative ou de médecine.
— collyre	Etc., etc.

Ces solutions ont pour véhicule tantôt, et presque constamment, l'eau commune, quelquefois l'eau distillée.

L'on emploie l'eau distillée à la solution de l'azotate d'argent, du chlorhydrate de baryte, de l'acide oxalique, sur lesquels les chlorures, les sulfates; les sels calcaires de l'eau commune ne manqueraient pas de réagir; même à celle de l'opium dont le sulfate et les méconates à bases organiques, pourraient, au moins en partie, être décomposés par le carbonate de chaux que certaines eaux de source, de rivière, renferment en très grande proportion. On l'emploie également, quand on peut craindre que le sulfate et le carbonate de chaux produisent avec les principes azotés des matières organiques, des combinaisons insolubles, susceptibles de défendre du contact du dissolvant les principes solubles; de même que, d'après Vauquelin et M. Braconnot, les eaux séléniteuses ne sont impropres à la cuisson des haricots, que parce qu'une combinaison de ce genre se forme à leur surface.

On les obtient toutes par solution, macération, digestion, infusion et décoction, en se conformant aux règles précédemment exposées, en traitant de ces opérations. Nous supposerons d'abord que l'on opère sur des matières susceptibles de se dissoudre complétement dans l'eau, auquel cas on a recours à la solution; ensuite que l'on opère sur des matières premières, en parties seulement solubles dans ce véhicule, auquel cas on emploie la macération, la digestion, l'infusion ou la décoction.

Des Solutions aqueuses préparées avec des matières entièrement solubles dans l'eau.

Les matières premières, qu'elles soient inorganiques ou organiques, sont-elles susceptibles de se dissoudre complétement dans l'eau, ou plus exactement dans la quantité d'eau prescrite;

On les y fait dissoudre en se servant de vases incapables de donner naissance à des réactions, et en opérant à des températures telles, qu'elles en déterminent le plus complétement possible la solution, et cependant ne puissent ni les volatiliser ni les altérer, etc., etc. De plus, l'on a le soin, ou bien de prévenir toute déperdition du liquide, ou bien de remplacer, après coup, celui qui se serait évaporé, afin qu'en définitive la proportion du dissolvant se maintienne ce qu'elle doit être.

Par exemple,

Les solutions d'iodure de potassium ioduré des docteurs Lugol et Coindet, dans lesquelles la solubilité de l'iode dans l'eau est remarquablement augmentée par la présence de l'iodure alcalin, devront être faites dans des vases en verre, de préférence aux vases en métal, que l'iode attaque profondement, et à la température ordinaire, en raison de la grande volatilité de l'iode.

Solution d'iodure de potassium ioduré.

Le foie de soufre, les sels de mercure, devront également être dissous dans des vases en verre.

Solution de foie de soufre, etc.

La solution alcaline du Codex avec carbonate de potasse 64 gr., eau commune 1000 gr.

Solution alcaline du Codex.

La solution d'iode hydrate de potasse avec iodure de potassium, 5 gr., eau distillée 60 gr.

Solution d'iodure de potassium.

La solution arsénicale de Pearson avec arséniate de soude cristallisé 0,gr 05, eau distillée 32 gr.

Solution de Pearson.

L'eau fondante de Trèvez avec sulfate de soude cristallisé 55 gr., acétate de potasse 1,gr 33, nitrate de potasse 1 gr., tartrate d'antimoine et de potasse 0, gr. 014, eau pure 1000 gr., pourront être préparées dans des vases en métal qu'elles n'altéreront pas, et à la température ordinaire, attendu la faible proportion; et la grande solubilité dans l'eau des sels à dissoudre, bien que l'intervention de la chaleur ne peut ni les volatiliser ni les altérer.

Eau fondante de Trévez.

Au contraire, pour la liqueur arsénicale de Fowler, il faudra faire bouillir ensemble 5 parties d'acide arsénieux, 5 parties de carbonate de potasse pur, 500 parties d'eau distillée, parce que la réaction du carbonate de potasse sur l'acide n'est complète, ne produit de l'arsénite de potasse, qu'à la température de l'ébullition, et lorsque d'ailleurs la solution sera complétement refroidie, l'on y ajoutera 16 parties d'alcoolat de mélisse composé.

Liqueur de Sowler.

Nous indiquerons, en traitant des arsénites et des arséniates, les moyens de distinguer l'une de l'autre, la liqueur de Fowler de son analogue, la solution de Pearson.

A leur tour, l'hydromel simple se devra préparer en dissolvant 64 gr. de miel blanc dans 1000 gr. d'eau commune tiède,

Hydromel simple.

Tisane de gomme. et la tisanne de gomme, en faisant fondre 32 gr. de gomme arabique préalablement lavée, dans 1000 gr. d'eau froide.

Autant que faire se peut, on doit éviter de faire intervenir la chaleur, quand on agit sur des matières organiques, car elle modifie notablement la saveur des dissolutions. On en trouve une preuve remarquable, en comparant la saveur d'une solution de sucre faite à froid, à celle d'une solution semblable faite à chaud.

Le camphre et le goudron, sont à peu près les seules matières, dont la dissolution exige l'emploi de procédés particuliers que nécessite leur peu de solubilité.

Eau camphrée. Pour opérer la solution du camphre, on peut se contenter de triturer 4 gr. de camphre, préalablement réduit en poudre au moyen de quelques gouttes d'alcool, avec 500 gr. d'eau distillée, introduire le mélange dans un flacon bouché, pendant 48 heures, agiter et filtrer.

On obtient ainsi une solution contenant environ 0,gr 1 de camphre par 32 gr. d'eau; mais il vaut mieux, suivant la prescription du Codex, dissoudre 8 gr. de camphre, au moyen de 24 gr. d'éther parfaitement pur, dans un flacon semblable à celui qui sert à préparer le sirop d'éther, ajouter 470 gr. d'eau distillée, agiter à plusieurs reprises durant 24 heures, laisser reposer.

La majeure partie de l'éther encore chargé de camphre, surnage la solution aqueuse, et celle-ci retenant 0,gr 5 de camphre pour 32 gr. d'eau, par conséquent cinq fois autant que la précédente, est soutirée par la tubulure inférieure.

Eau de goudron. Quant à l'eau de goudron, il existe plusieurs manières de la préparer.

Le Codex emploie 500 gr. de goudron, 15000 gr. d'eau de rivière, fait macérer pendant 8 à 10 jours en agitant fréquemment, laisse déposer, décante et s'il en est besoin filtre au papier.

M. Soubeiran fait macérer pendant 24 à 36 heures de l'eau sur $\frac{1}{16}$ de son poids de goudron, décante, et à plusieurs reprises remet de nouvelle eau sur le résidu.

M. Guibourt place dans une cruche 1 partie de goudron, 10 parties d'eau commune, agite pendant 24 heures, rejette la première liqueur, et verse sur le résidu de nouvelle eau qu'il emploie à l'exclusion de l'autre, après un mois de macération.

Il résulte de ce qui vient d'être dit, que l'eau de goudron peut varier dans sa composition; outre en effet, que les proportions d'eau et de goudron prescrites, ne sont pas les mêmes, M. Guibourt enlève par des lavages, certaines matières que le Codex et que M. Soubeiran n'enlèvent pas : M. Soubeiran fait servir le résidu à de nouvelles solutions, ce que le Codex ne fait pas.

Préparée d'après le Codex, elle contient environ 0gr,0135 de matières dissoutes par 32 gr. d'eau. On ne peut préciser la nature des matières dissoutes.

Mais, puisque le goudron, l'un des produits de la décomposition ignée des bois résineux, est essentiellement formé de pyrelaines, de pyrostéarines et de pyrétines analogues à celles que nous avons déjà signalées, en traitant de la distillation de la corne de cerf, d'acide acétique, d'esprit de bois, etc., etc., il est probable que l'eau de goudron renferme des traces de ces différentes matières.

Des solutions aqueuses préparées avec des matières en partie seulement solubles dans l'eau.

Au lieu d'opérer sur des matières solubles dans l'eau sans résidu, opère-t-on sur des racines, des bois, des écorces, des feuilles, des fleurs, des semences et autres matières, solubles en partie seulement dans ce liquide; on a recours à la macération, à la digestion, à l'infusion, à la décoction, ou plutôt aux trois dernières de ces opérations; car nous savons, que la macération n'est guère employée, qu'à imprégner d'eau les substances destinées à être traitées plus tard par décoction. Les auteurs du Codex, dans le choix qu'ils ont fait de celles de ces opérations, qu'ils prescrivent de faire servir au traitement des matières premières destinées à la préparation des tisanes, des apozèmes, etc. se sont déterminés d'après des considérations, que déjà nous avons eu l'occasion d'exposer, en traitant de la solution en général. Il nous suffira, quant à présent, de rappeler :

Que la macération et son analogue, la disgestion, s'emploient dans des circonstances diamétralement opposées, à celles qui font employer la décoction ; lorsqu'il s'agit de prévenir la vaporisation de principes volatils, la solution de principes insolubles à froid et solubles à chaud, la précipitation partielle de ceux que l'eau froide dissout mieux que l'eau bouillante, la coagulation, la modification de ceux que celle-ci coagule ou modifie, la formation sous l'influence de la chaleur et de l'eau, de composés qui rendraient insolubles certains principes solubles, et réciproquement solubles, certains principes naturellement insolubles.

Qu'à son tour, l'infusion de préférence appliquée aux substances à larges surfaces et à tissu peu compact, résume en quelque sorte, quoiqu'à un moindre degré, les avantages de la macération, de la digestion et de la décoction, puisqu'elle consiste dans l'emploi de l'eau à la température de l'ébullition, mais seulement de manière à ce que son contact, à cette température, soit de courte durée.

Ils prescrivent de préparer :

Par digestion à une douce chaleur,	les tisanes simples,	de casse,	Les gousses lavées, essuyées avec un linge rude, seront ouvertes longitudinalement, et la pulpe intérieure délayée dans l'eau à $+60°$, sera laissée en contact avec elle pendant 6 heures. A cette température, l'eau n'attaquera pas les débris d'enveloppes chargées de tannin, et ne modifiera pas le principe laxatif de la pulpe, que l'eau bouillante tendrait à rendre astringent.
		de graine de lin, de racine de guimauve,	Afin, tout en dissolvant leurs principes mucilagineux, de ne pas entraîner les matières résinoïdes de la graine de lin, l'amidon de la guimauve, et en dernier résultat, d'obtenir des solutions transparentes.
		de rhubarbe,	Afin, tout à la fois, d'obtenir une solution transparente, et de ne point modifier défavorablement les principes laxatifs de la racine.
	la tisane composée,	dite royale ou plutôt apozème royal,	Les matières premières (feuilles de séné, anis, coriandre, feuilles fraîches de cerfeuil, citron coupé par tranches, sulfate de soude) sont de celles qui, les unes cèdent aisément à l'eau tiède leurs principes actifs, les autres s'y dissolvent très bien, les autres encore perdent, par l'ébullition, une portion notable de leurs principes actifs volatils.

- **Par infusion en laissant le liquide en contact avec les matières premières pendant un temps plus ou moins long.**
  - **Les tisanes simples,**
    - de fleurs d'arnica, — coquelicots, — mauve, — tilleul, — bouillon blanc, — petite centaurée, — guimauve, — mauve, — tussilage, — violettes, de feuilles de bourache, — chamœdris, —chicorée sauvage, — scabieuse, — d'oranger, d'uva ursi, de capillaire, de doradille.
      - Ces fleurs et ces feuilles cèdent à l'eau par infusion, tous leurs principes médicamenteux.
    - d'écorce de simarouba,
      - La décoction donnerait une tisane moins amère et plus louche.
    - d'écorce de quinquina,
      - Afin, en ne dissolvant pas le rouge cinchonique, et sa combinaison avec les alcaloïdes susceptibles de se précipiter par le refroidissement, d'obtenir une solution plus transparente.
    - de racine : d'asperge, d'aunée, de bardane, de fraisier, de patience, de ratanhia, de saponaire, de polygala de Virginie, de quassia amara, de sassafras, de valériane, de réglisse,
      - Ces racines ne seraient pas profondément attaquées, par la digestion ; d'un autre côté, celles qui sont amylacées, comme la bardane, la patience, ou chargées de matières résinoïdes comme la réglisse, le ratanhia, dont le tannin a été partiellement converti en apothème insoluble, fourniraient par décoction des solutions troubles.
    - de cachou,
      - La décoction, en déterminant la solution du tannin transformé en apothème, fournirait une solution louche.
    - de pulpe de tamarin,
      - On délaie la pulpe dans l'eau bouillante ; la décoction en attaquant les semences et les filaments du tamarin, produirait une solution mucilagineuse et astringente.
  - **Les tisanes composées,**
    - dite de bardane, avec les racines de bardane et de réglisse,
      - Pour éliminer l'amidon de la première, la matière résineuse de la seconde, et par suite obtenir une solution claire.
    - d'espèces : amères, anthelminthiques, astringentes, bechiques, diurétiques, pectorales, sudorifiques pour infusion,
      - Les matières premières qui composent ces espèces, peuvent à peu près également bien céder à l'eau, par infusion, leurs principes actifs.

Par infusion, en laissant le liquide en contact avec les matières premières pendant un temps plus ou moins long.	L'apozème, antiscorbutique,	avec la racine de raifort, les feuilles de cochléaria, de cresson, de trèfle d'eau, la bardane, la patience,	La bardane et la patience chargées d'amidon, les plantes antiscorbutiques chargées de principes volatils, ne pourraient être traitées par décoction, sans que la solution devînt épaisse et louche, et perdît de son activité.
	Les fomentations,	avec les espèces aromatiques, narcotiques,	Les principes narcotiques des plantes de ce nom, ne pourraient que se dissiper à la température de l'ébullition, et il en serait de même des principes aromatiques des autres.
Par décoction plus ou moins prolongée.	Les tisanes simples,	de bois de gaïac, de racine de jalap,	Afin de produire la dissolution d'une partie des principes résineux, à la faveur des matières amylacées ou gommeuses qui les accompagnent.
		de racine de columbo,	Au moins quand on la destine au traitement des dyssenteries, contre lesquelles elle agit en partie par son principe amylacé; car elle devrait être préparée par infusion si on la voulait employer comme tonique.
		de racine de chiendent,	La racine aura dû être privée de ses écailles et de ses radicules, lavée à l'eau froide, puis battue dans un mortier.
		d'écorce de racine de grenadier,	La décoction seule l'attaque profondément.
		de feuilles d'absinthe sèche,	Quand on veut dissiper une partie de l'huile volatile qui la rend excitante et l'employer comme tonique, car autrement il faudrait agir par infusion.
		de riz, d'orge mondé, — perlé, de gruau,	Afin d'opérer la rupture des enveloppes des globules amylacées, et par suite l'introduction dans le liquide, d'une portion de leur propre substance, soit à l'état de dissolution, soit même à l'état de division extrême. Les trois 1res de ces substances devront, au préalable, être lavées à l'eau froide.
		de lichen d'Islande,	Dans le double but: 1° d'augmenter la proportion de matière gélatinoïde; soit que préexistante toute formée elle ne puisse être dissoute par l'eau qu'à une haute température, soit que, semblable à la gélatine animale, elle se produise sous l'influence de l'eau bouillante; 2° de diminuer l'amertume de la liqueur, soit, à son tour, que la dissolution d'une plus grande quantité de mucilage contribue à masquer la présence du principe amer, soit que celui-ci se modifie à une haute température. Le lichen devra être lavé à l'avance à plusieurs eaux, pour déjà lui enlever une partie de son principe amer.
		de mousse de Corse,	Pour faire aussi, de même qu'il vient d'être dit au sujet du lichen, qu'une très forte proportion de matière gelatinoïde soit dissoute ou produite.

Par décoction plus ou moins prolongée.	La tisane composée,	de fruits pectoraux,	Les principes sucrés et mucilagineux de ces fruits peu ou point altérables par l'eau bouillante, seront dissous par elle en plus fortes proportions qu'ils ne le seraient par l'eau à une basse température. Les dattes devront être ouvertes pour en retirer les noyaux, les jujubes et les figues, pour faciliter l'action du liquide, et les raisins, seront privés de leurs rafles.
	La décoction de Pollini,	avec le brou de noix sec, la salsepareille, la squine, le sulfure d'antimoine, la pierre ponce,	Le sulfure d'antimoine et la pierre ponce, réduits en poudre, seront placés dans un nouet ; d'après M. Guibourt, le sulfure d'antimoine pur, ne céderait rien au liquide, mais le sulfure d'antimoine naturel, toujours mélangé de sulfure d'arsenic, lui céderait, à la température de l'ébullition, par suite de la décomposition de l'eau, de l'oxyde d'arsenic.
	La fomentation,	avec les espèces émollientes,	Les principes mucilagineux de ces espèces n'ont rien à craindre du contact de l'eau bouillante, et ne sont dissous en grande proportion que par elle.

Dans les cas, du reste assez rares, où les matières premières, en raison, soit de leurs textures, soit de leurs compositions différentes, ne pourraient être traitées simultanément, on en formerait deux parts, que l'on soumettrait séparément à l'action d'une portion du véhicule porté à une température convenable, ou que l'on traiterait l'une après l'autre, par la totalité de ce même véhicule, porté, à chaque fois, à la température la plus appropriée à sa double destination.

Des tisanes de chiendent et d'orge.

Par exemple, les tisanes dites de chiendent et d'orge, la première avec les racines de chiendent et de réglisse, la deuxième avec l'orge et la racine de réglisse, se préparent en faisant bouillir, dans les quantités d'eau prescrites, le chiendent préalablement lavé à l'eau froide et contusé, ou l'orge également lavée à l'eau froide ; puis en versant les décoctés sur la réglisse coupée par morceaux, et laissant infuser.

En agissant ainsi, on épuise de ses principes actifs le chiendent, on détermine la solution d'une partie des principes amylacés de l'orge, sans introduire dans la tisane la matière résinoïde de la réglisse, laquelle en troublerait la transparence.

De l'apozème ou tisane sudorifique.

D'un autre côté, l'apozème ou tisane sudorifique, se prépare en faisant bouillir, pendant une heure, le gaïac et la salsepareille, que l'eau froide attaquerait mal, ajoutant le sassafras chargé de principes aromatiques, la réglisse, et laissant infuser pendant deux heures.

De quelques manières qu'elles aient été préparées, les solutions aqueuses ont besoin d'être débarrassées des matières qui troubleraient leur transparence, par les moyens précédemment indiqués, c'est-à-dire par le repos et la décantation ou par leur passage au travers d'un linge, d'une étamine, ou même d'un filtre en papier. Celles préparées avec les fleurs d'arnica, de tussilage, de pied-de-chat, de bourrache, avec le capillaire et la doradille, ont plus spécialement besoin d'être filtrées au papier, attendu que les premières entraînent des poils, et les secondes des organes de fructification, assez ténus pour traverser les tissus en toile ou en coton. On ne peut préciser *à priori*, le mode de dépuration qu'il conviendra d'employer; car des circonstances nouvelles pourraient rendre insuffisant tel procédé, que d'abord on aurait employé avec un plein succès. Mais comme le passage d'un liquide au travers d'un tissu, ne peut guère après tout en changer la nature, l'opérateur est presque toujours libre de faire usage de toiles, d'étamines, ou de filtres en papier.

C'est seulement après avoir été dépurées, que les solutions aqueuses reçoivent les applications diverses qui les font considérer comme des tisanes, des apozèmes, des boissons, des infusions, des collyres, des lotions, des gargarismes, des injections, etc., etc., sans que, souvent, je le répète, on puisse signaler entre elles des différences, sous le point de vue de la composition et du mode de préparation. Cependant, on peut dire, que les tisanes, par cela même qu'elles doivent servir de boissons habituelles aux malades, devront le plus possible être peu chargées, sans odeur, sans saveur désagréable, tandis que rien de semblable n'a lieu pour les apozèmes, les collyres, les injections, etc. De plus, on est dans l'habitude de les édulcorer avec du miel, du sucre, ou mieux encore avec du sirop, qui n'a pas, comme le miel et comme le sucre imparfaitement raffiné, l'inconvénient de troubler leur transparence; au contraire, les autres solutions aqueuses sont habituellement employées sans être édulcorées.

De la composition des solutions aqueuses.

Les solutions aqueuses, préparées avec des matières partiellement solubles dans l'eau, les seules dont il puisse être utile de chercher à connaître la composition, car celles préparées avec des matières solubles sans résidu, les renferment évidemment elles-mêmes, doivent être chargées : Des principes immédiats que nous savons posséder la propriété de se dissoudre dans l'eau, ceux-ci à toutes températures, ceux-là à certaines températures.

Par conséquent, de la plupart des acides restés libres dans les végétaux.

De la plupart des sels à acides organiques et à bases inorganiques qui s'y rencontrent, parce que ceux-là même de ces sels qui sont insolubles dans l'eau à l'état neutre, existent dans les plantes avec un excès d'acide qui tend en général à les y rendre solubles.

Cependant, un excès d'acide ne rend pas soluble l'oxalate de chaux, et diminue la solubilité du tartrate et de l'oxalate de potasse.

Des bases salifiables organiques, puisque toutes existent dans les végétaux, à l'état de sels acides solubles dans l'eau;

Des principes sucrés;

Des principes gommeux du genre arabique, quelle que soit la température à laquelle on ait opéré, du genre cérasine si l'on a opéré par décoction, mais à l'exclusion, dans l'un et dans l'autre cas, de ceux du genre bassorine.

De tannin;

De pectine, à moins que l'on n'ait prolongé l'ébullition, car il est à penser qu'il y aurait eu alors transformation de la pectine soluble, en acide pectique insoluble.

D'albumine végétale, si la dissolution a été faite au-dessous de 70 à 80°;

De la portion centrale des globules amylacés, si elle a été faite à une température capable de déterminer la rupture de leurs enveloppes;

Des principes huileux volatils, lesquels toutefois ne se dissolvent dans l'eau qu'en très minime proportion, et sont en grande partie volatilisés à la température de son ébullition.

De divers principes colorants;

De quelques-uns de ces principes, qui ne se rencontrent que dans un nombre plus ou moins restreint de végétaux, comme la mannite, la salicine, etc.

Les principes huileux fixes, les principes résineux, le ligneux, devront au contraire, en être exclus. Du moins, insolubles qu'ils sont dans l'eau, ils ne s'y rencontreront que par suite de mélanges intimes, ou de combinaisons contractées sous l'influence d'une ébullition prolongée ; nous savons même, que le ligneux ne paraît pas susceptible d'être introduit dans les dissolutions à la faveur de semblables combinaisons.

Les solutions aqueuses pourront encore renfermer des matières formées pendant l'opération ; telles seraient : les huiles volatiles, développées aux dépens des principes immédiats particuliers aux amandes amères et aux semences de moutarde noire, sous la double influence de l'eau et d'une substance azotée ; les matières gélatinoïdes, que produit l'action prolongée de l'eau bouillante, aux dépens des squelettes du lichen et de la mousse de Corse ; l'acide gallique, dans lequel le tannin dénaturé par l'oxygène de l'air se convertit partiellement, etc.

L'extrême difficulté, pour ne pas dire l'impossibilité de prévoir l'influence, que peut exercer par rapport à leurs solubilités ou à leurs insolubilités réciproques, l'existence simultanée, dans les végétaux, de nombreux principes immédiats ; les changements que, de leur côté, l'eau, la chaleur, l'air, isolément ou réunis, peuvent produire dans la constitution définitive des produits, ne permettent de se former *à priori*, qu'une idée fort incomplète de la composition des solutions aqueuses, même en supposant parfaitement connue, celle des plantes employées à leur préparation.

Des altérations des solutions aqueuses. Quant aux altérations qu'elles peuvent éprouver avec le temps, celles qui ne renfermeraient que des matières inorganiques, seraient tout au plus exposées aux changements que le contact de l'air pourrait faire éprouver à leurs principes constituants, et par conséquent se conserveraient indéfiniment dans des flacons hermétiquement fermés. Les autres, au contraire, seraient susceptibles d'éprouver une véritable fermentation putride, puisque tous les éléments de cette décomposition, à savoir : l'eau, les matières organisées, s'y trouveraient réunis, puisque, même, les principes immédiats sucrés, gommeux, albumineux, amylacés, le tannin, etc., que l'eau dissout de préférence aux résines et aux huiles fixes et volatiles, sont de tous les plus altérables.

Sous ce rapport, elles se rapprochent singulièrement des sucs aqueux, l'eau additionnelle y remplaçant en quelque sorte l'eau de végétation, et constituent comme eux, des médicaments magistraux, qu'on ne peut, quoi que l'on fasse, conserver au delà d'un temps souvent fort court, bien que l'absence de l'air et de la chaleur en retarde l'altération.

APPENDICE AUX SOLUTIONS AQUEUSES

Des Mucilages, — Emulsions, Des Loochs, — Potions a prendre par cuillerées.

Des Mucilages.

Les mucilages sont des médicaments externes, parfois liquides, mais très épais et très visqueux, d'autres fois de consistance de miel, qui résultent de l'association de l'eau avec des matières gommeuses.

Pour les préparer, le Codex prescrit :

Soit de dissoudre une partie de gomme arabique en poudre, dans un poids d'eau froide égal au sien.

Soit de faire digérer pendant 24 heures, à une douce chaleur, dans 8 parties d'eau, 1 partie de gomme adragante entière, préalablement mondée au moyen d'un canif, des impuretés adhérantes à sa surface; de passer avec expression au travers d'un linge, et de battre le mélange dans un mortier en marbre, afin de l'obtenir parfaitement homogène.

La gomme doit être prise en morceaux; car la dessiccation qui précéderait sa pulvérisation, ferait perdre, à son macilage une partie de sa plasticité.

Soit, enfin, de faire digérer pendant 6 heures, dans 6 parties d'eau bouillante, 1 partie de semences de coing ou de semences de lin entières, ou de racine de guimauve grossièrement divisée, puis de passer avec expression, encore au travers d'un linge.

Le premier de ces mucilages, liquide, très sensiblement transparent, contient le principe gommeux en dissolution complète. Il ne diffère par conséquent de la tisane de gomme, que par la présence d'une plus forte proportion de gomme.

Le second, de consistance de miel, opaque, renferme en solution, celui des principes de la gomme adragante, que nous savons appartenir au genre arabine, en suspension, celui qui se rattache au genre bassorine.

C'est à la propriété que possède celui-ci, d'absorber en se gonflant une très forte proportion d'eau, que le mucilage de gomme adragante doit d'être infiniment plus épais que ne saurait l'être le mucilage de gommearabique, quelle que fût la proportion de celle-ci.

Les trois autres sont chargés de principes gommeux du genre arabine, et de principes gommeux du genre cérasine ; les premiers dissous, les seconds suspendus ; plus, d'une portion des matières extractives et colorantes qui accompagnaient ceux-ci.

Tous s'altèrent rapidement ; il s'y développe de l'acide acétique, sans doute aussi de l'acide lactique, et le premier effet de cette altération est une perte plus ou moins complète de viscosité ou de consistance. De là l'obligation de ne pas prolonger les digestions au delà du temps prescrit.

Des Emulsions.

Les émulsions peuvent être définies des médicaments liquides et d'aspect laiteux, résultant de la suspension dans l'eau d'une matière grasse ou résineuse, à la faveur d'une matière gommeuse, albumineuse ou caséeuse. On les administre par tasses, par verrées, ou en une seule fois.

Les sucs laiteux d'un très grand nombre de végétaux, le lait, constituent de véritables émulsions naturelles ; d'un autre côté, on en prépare artificiellement en triturant avec l'eau : des semences émulsives dans lesquelles de l'huile fixe existe en même temps que de l'albumine végétale, du jaune d'œuf, dans lequel de l'huile fixe existe conjointement avec de l'albumine animale, des mélanges d'huiles fixes ou de résines, avec de la gomme arabique ou du jaune d'œuf ; quelquefois même on délaie des gommes-résines dans du lait.

La gomme a, sur le jaune d'œuf, le grand avantage de n'altérer ni la teinte ni la saveur de l'émulsion, mais elle n'émulsionne pas aussi bien les huiles visqueuses de ricin et autres, surtout les résines, que la portion huileuse du jaune d'œuf commence par ramollir.

Quant au lait, il ne peut émulsionner que des gommes résines, riches en principes gommeux. Les principes gommeux du composé résinoïde et le caseum du lait concourent alors au même but.

Pour que l'association entre les corps huileux ou résineux et la matière propre à les suspendre, soit aussi complète que possible, il faut d'ailleurs :

Si l'on opère avec de la gomme, ou triturer celle-ci avec l'huile ou la résine, puis ajouter l'eau par petites portions successives; ou former avec la gomme et une partie de l'eau un mucilage très épais, auquel on incorpore après coup l'huile fixe, ou la résine préalablement divisée au moyen d'un peu de gomme, et plus tard ajouter le restant de l'eau :

Ce dernier mode est celui qui réussit le mieux, quand la proportion d'huile est considérable;

Si l'on opère avec du jaune d'œuf, le délayer d'abord dans un peu d'eau, afin d'en diminuer la viscosité, y mélanger très intimement, par trituration, l'huile fixe, ou la résine en poudre aussi fine que possible, ajouter l'eau.

Du lait d'amandes.

En suivant ces données, le Codex prépare l'émulsion d'amandes douces, dite aussi lait d'amande, en pilant dans un mortier en marbre une partie d'amandes douces dépouillées de leurs pellicules, et quelque peu d'eau commune, de manière à former du tout une pâte très fine, délayant cette pâte dans trente-deux parties d'eau, y compris celle ajoutée en premier lieu, faisant fondre à froid dans le liquide une partie de sucre, et passant avec expression au travers d'une étamine.

Quelques praticiens, dans le but d'obtenir une division plus parfaite des amandes, les pilent avec le sucre et une partie de l'eau, puis ajoutent, toujours en triturant, le restant de celle-ci.

Cette pratique, qui semble devoir ne changer en rien la nature du médicament, peut être suivie.

Des émulsions purgatives. Le même Codex prépare l'émulsion purgative avec l'huile de ricin, en délayant un jaune d'œuf avec un peu d'eau dans un mortier en marbre, ajoutant peu à peu 32 gr. d'huile de ricin, sans cesser de triturer, puis autant de sirop simple, et quand le mélange est intime, 16 gr. d'eau distillée de menthe poivrée et 64 gr. d'eau commune.

A leur tour, les émulsions purgatives avec la résine de jalap et la scammonée seront préparées :

La première, en triturant ensemble $0^{gr},6$ de résine de jalap et un peu de sucre, ajoutant la moitié d'un jaune d'œuf, continuant de triturer jusqu'à parfaite division de la résine, puis le reste de 32 gr. de sucre, puis encore 8 gr. d'eau de fleur d'oranger et 125 gr. d'eau commune.

La seconde, en triturant $0^{gr},6$ de scammonée avec un peu de lait de vache, puis, quand elle est parfaitement divisée ajoutant 16 gr. de sucre, 8 gr. d'eau de laurier-cerise et 125 gr. d'eau commune.

De la composition des émulsions. Une seule émulsion, celle d'amandes, mérite que nous en indiquions la composition; les autres sont le résultat pur et simple de l'interposition, pour ainsi dire mécanique, de l'huile fixe ou des résines, dans l'eau ou dans le lait.

D'après la composition connue des amandes douces, l'émulsion qu'elles servent à préparer, doit renfermer :

En solution, du sucre analogue à celui de canne, une matière gommeuse, qui diffère des véritables gommes, en ce que l'acide azotique la convertit partiellement en acide oxalique sans acide mucique, de l'albumine végétale, remarquable en ceci, que l'acide acétique la coagule.

En suspension, de l'huile fixe et des débris du parenchyme.

La propriété que possède l'albumine de ces amandes, d'être coagulée par la chaleur, par les acides, sans en excepter l'acétique, par l'alcool, par les matières astringentes, explique la décomposition de l'émulsion sous l'influence de ces divers agents.

La tendance qu'ont à se séparer dans l'ordre de leurs densités relatives, les parties huileuses plus légères et les parties aqueuses plus pesantes, explique également, comment il se fait, que, même sans qu'il s'y développe de l'acide, on voit cette émulsion se partager en deux couches : l'une supérieure, opaque, d'aspect de crème, très riche en huile; l'autre inférieure, à peu près transparente, presque privée d'huile, alors surtout que l'élévation de température diminue la viscosité du liquide.

Si, comme on le fait parfois, dans l'intention de communiquer au médicament une saveur agréable, on ajoutait aux amandes douces une certaine quantité d'amandes amères, la composition de l'émulsion serait sensiblement changée; en même temps qu'elles céderaient à l'eau de l'huile fixe, une matière gommeuse, du sucre, identiques aux principes correspondants des amandes douces, ces amandes amères lui céderaient :

Un matière azotée soluble dans l'eau, incoagulable par la chaleur, gélatinoïde, et opalisante, c'est-à-dire, susceptible de communiquer à sa dissolution aqueuse un aspect opalin.

Une autre matière également azotée, également soluble dans l'eau et incoagulable, mais non gélatinoïde, non opalisante.

En outre, sous la double influence de l'eau, et de celle des matières qui l'accompagnent, que M. Robiquet a nommée synaptase (du mot grec συνάπτω, je réunis, parce qu'elle sert en quelque sorte de lien commun entre l'amygdaline et l'eau), cette amygdaline dont nous avons eu déjà l'occasion de signaler l'existence dans les amandes amères, et que nous ajouterons être azotée, cristallisable, inodore, insoluble dans l'éther, soluble dans l'alcool, surtout à chaud, dans l'eau, etc., donnerait naissance, suivant MM. Woehler et Liebig, à du sucre, à de l'acide formique, à de l'acide cyanhydrique, à de l'huile volatile d'amande amère, qui se dissoudraient, de même que les matières azotées précitées, et s'ajouteraient à celles que renferme l'émulsion d'amandes douces.

La composition élémentaire de l'amygdaline, susceptible d'être représentée, dans sa composition élémentaire, par un certain nombre d'atomes de sucre, d'acide formique, d'acide cyanhydrique, d'huile volatile d'amande amère et d'eau, semble faire consister la réaction, quelque complexe qu'elle puisse paraître, en une simple dissociation des éléments de cette substance, sous l'influence réactionnaire de la synaptase; de même que les éléments du sucre, sous celle du ferment, se partagent en alcool et en acide carbonique.

De la décoction blanche de Sydenham.

Bien qu'elle en diffère essentiellement par sa composition; peut-être, en raison de son état liquide dû à la présence de l'eau, de son aspect laiteux, dû à l'existence de matières en suspension, peut-on rapprocher des émulsions, la décoction blanche de Sydenham? Pour la préparer, on prend : corne de cerf calcinée à blanc et porphyrisée, 8 gr.; mie de pain de froment, 24 gr.; gomme arabique en poudre, 8 gr.; sucre blanc, 32 gr.; eau de fleur d'oranger, 16; eau commune quantité suffisante pour obtenir un litre de décoction.

On triture, dans un mortier en marbre, la corne de cerf calcinée et le sucre, on ajoute la gomme, puis la mie de pain. Quand le mélange est exact, on le délaie dans l'eau bouillante; on porte le tout sur le feu, on fait bouillir 1/2 heure, en ayant le soin de remplacer par de nouvelle eau celle qui s'évapore; on passe avec une légère expression au travers d'une étamine peu serrée, et l'on ajoute l'eau aromatique.

Les sels calcaires de la corne de cerf, dans un état très grand de division, sont maintenus en suspension dans l'eau au moyen de la gomme et des principes amylacés de la mie de pain; ce sont eux, qui, avec les débris des enveloppes des globules amylacés et la portion interne de ces globules, laquelle se précipite par le refroidissement après avoir été dissoute à chaud, communiquent au liquide une lactescence que le repos lui fait perdre, et qu'on lui doit restituer, par l'agitation, au moment d'en faire usage. Les sels calcaires constituent la partie essentielle du médicament, ils sont destinés à produire l'absorption des acides qui se seraient développés dans l'estomac d'une manière anormale.

Des Loochs.

Sous le nom de looch dérivé d'un mot arabe qui avait la même signification que le mot grec ἔκλειγμα, dont quelques pharmacologistes français ont fait celui d'éclegme, et qui lui-même venait de λειχω, je lèche, on a primitivement désigné des médicaments mucilagineux et sucrés, d'une consistance de miel, que l'on suçait au moyen d'un pinceau. Aujourd'hui ce nom s'applique à des médicaments liquides, de consistance visqueuse et d'aspect laiteux, mélanges d'eau, de sucre, d'huile fixe et de gomme arabique ou de gomme adragante, à la faveur de laquelle l'huile est tenue en suspension ; et que l'on administre par cuillerées.

Ils se rapprochent par conséquent des émulsions par leur aspect et par leur composition, des potions à prendre par cuillerées par leur mode d'administration. Deux sont plus particulièrement employés, le looch huileux, et le looch blanc.

Le Codex prescrit de les préparer de la manière suivante :

Faites avec 16 gr. de gomme arabique en poudre et un peu d'eau commune, un mucilage auquel vous incorporerez peu à peu, par trituration, 26 gr. d'huile d'amande douce, délayez le mélange dans 96 gr. d'eau commune, celle employée à la formation du mucilage comprise, ajoutez 16 gr. d'eau de fleur d'oranger. Du looch huileux.

Avec 14 gr. de sucre, 125 gr. d'eau commune, 16 gr. d'eau de fleur d'oranger, 18 gr. d'amandes douces et 2 gr. d'amandes amères mondées de leur pellicule, faites une émulsion suivant ce qui a été dit au sujet de l'émulsion d'amandes ; l'émulsion terminée et passée, prenez-en une portion, servez-vous-en pour préparer avec, $0^{gr},8$ de gomme adragante en poudre, préalablement triturée avec 2 gr. de sucre également en poudre, un mucilage un peu clair, auquel vous ajouterez, peu à peu, 16 gr. d'huile d'amande douce : battez vivement et longtemps, de manière à obtenir un mélange intime ; délayez dans le restant de l'émulsion. Du looch blanc.

Des Potions à prendre par cuillerées.

Les potions à prendre par cuillerées, que leur mode d'administration caractérise mieux que ne le sauraient faire leurs modes de préparation ou leurs compositions extrêmement variables, sont liquides, et résultent de la solution ou de la suspension, dans l'eau ou dans un véhicule aqueux, de matières médicamenteuses.

Elles portent le nom spécial de julep, quand elles sont composées, d'un ou de plusieurs sirops, mélangés avec une ou plusieurs eaux distillées.

En général, leur préparation ne présente aucune difficulté.

Julep calmant. Tel est le cas du julep calmant avec : sirop d'extrait d'opium, 8 gr. ; eau distillée de fleur d'oranger, 24 gr. ; eau distillée de laitue, 125 gr.

Potion alumineuse. De la potion alumineuse avec : sulfate d'alumine et de potasse, de 4 à 8 gr. ; sirop de gomme, 60 gr. ; eau distillée, 120 gr.

Mais, il en est autrement, alors que l'on fait entrer dans leur composition des poudres, des électuaires, des extraits, des huiles fixes, des huiles volatiles et autres matières plus ou moins insolubles dans l'eau ; des teintures alcooliques de résines, et autres solutions décomposables par celle-ci ; de l'éther, que le contact d'un liquide chaud volatilise.

Il devient alors nécessaire de se conformer à certaines précautions que nous allons énumérer.

Les liquides volatils, tels que l'éther sulfurique ou la liqueur d'Hoffmann, qui seraient prescrits avec des infusés, des décoctés, ne leur devront être mélangés qu'après leur entier refroidissement. On agira de même, pour les poudres résineuses, que le contact d'un liquide chaud ne pourrait que tendre à agglomérer, pour les teintures résineuses dont le liquide bouillant tendrait tout à la fois à volatiliser le véhicule, et à faire prendre en masse les précipités résineux.

Les teintures alcooliques et éthérées, chargées de principes insolubles dans l'eau (notamment, toutes les teintures résineuses et en particulier celles de castoreum et d'ambre), seront tout d'abord mélangées avec le sirop, et l'on n'ajoutera que secondairement la liqueur aqueuse, afin que la division des matières que celle-ci ne manque pas de précipiter, puisse être aussi grande que possible.

Les poudres, du reste aussi ténues que possible, devront être triturées dans un mortier, avec le sirop, pour le liquide aqueux n'être ajouté que plus tard, afin, également, que leur division soit plus facile et plus complète ; et quand, semblables au kermès minéral, elles seront susceptibles d'adhérer fortement aux parois du mortier ou du pilon, on commencera par les triturer avec une petite quantité de sucre, destiné à faire fonction de matière rugueuse.

Les électuaires, les extraits mous, et autres substances de consistance analogue, seront triturés dans un mortier avec le sirop, avant toute addition de véhicule aqueux, et, s'il arrive que des poudres aient été prescrites en même temps, celles-ci seront triturées avec les matières de consistance molle, avant même l'addition du sirop.

On triturera les extraits secs dans un mortier, avec une partie du véhicule aqueux, de manière à les bien diviser, en employant de préférence le liquide chaud, à moins que, chargés de matières résinoïdes ou grasses, ces extraits ne soient susceptibles de s'agglomérer par l'effet de la chaleur.

Les huiles fixes, alors qu'elles en feront partie, conjointement avec de la gomme arabique, de la gomme adragante ou du jaune d'œuf, seront émulsionnées par les moyens précédemment indiqués en traitant des émulsions.

Ces sortes de potions offrent tant d'analogie avec les émulsions, qu'elles leur pourraient être assimilées, n'était leur mode d'administration.

Il en serait des corps gras solides comme des huiles fixes, toutefois, après qu'ils auraient été liquéfiés au moyen d'une huile fixe employée comme dissolvant.

Il en serait de même encore des résines, des gommes-résines, des baumes et des huiles volatiles, pour peu, du moins, que leur proportion fût considérable ; car, dans le cas contraire, il suffirait d'en former, au moyen du sucre, des oléosaccharum et de triturer ceux-ci, d'abord avec le sirop, ensuite avec le liquide aqueux ;

Du camphre, pour peu aussi qu'il dût entrer pour une forte proportion dans la composition de la potion, autrement, on se pourrait contenter de le pulvériser au moyen de l'alcool, de le triturer (s'il y avait lieu) avec une poudre destinée à rendre sa division plus complète, puis d'ajouter l'eau sans cesser de triturer.

Au cas où l'on prescrirait de faire entrer dans la potion, avec des corps gras, des résines, des gommes-résines, des baumes, des huiles volatiles ou du camphre, un liquide alcoolique capable de les dissoudre, on commencerait par les y dissoudre, et la solution serait triturée avec le sirop d'abord, avec l'eau ensuite, suivant ce qui a été dit tout à l'heure.

Enfin, lorsque les matières premières, semblables au bicarbonate de potasse et au suc de citron, seront susceptibles, en se décomposant mutuellement, de dégager un gaz que l'on aura l'intention de conserver dans la potion, le mélange s'en fera dans un flaçon que l'on bouchera immédiatement, afin de retenir en dissolution, à la faveur de la pression exercée par lui, la plus forte proportion possible de gaz; si mieux, l'on n'aime laisser les matières isolées et les prendre séparément, afin que la réaction se produise dans l'estomac.

Potion anti-vomitive de rivière.

La potion anti-vomitive de Rivière se prépare quelquefois en mêlant dans une fiole, sirop de limons, 32 gr.; suc de citron, 16 gr.; eau commune, 96 gr.; bicarbonate de potasse, 2 gr., avec le soin de verser d'abord l'eau commune sur le sel, de n'ajouter qu'en dernier lieu le suc et le sirop acide, et de boucher rapidement; mais, d'autres fois, on fait prendre au malade, d'abord une cuillerée de solution alcaline préparée avec bicarbonate de potasse, 2 gr.; eau, 60 gr.; sirop d'écorce de citron, 15 gr., puis, immédiatement, une dose égale d'une solution acide, contenant suc de citron, 15 gr.; sirop de limon, 30 gr.; eau pure, 30 gr.;

Il n'importe jamais plus au pharmacien de reproduire avec une parfaite régularité, les formules qu'il doit exécuter un certain nombre de fois, que lorsqu'il s'agit des potions à prendre par cuillerées. Outre, en effet, qu'une potion préparée avec les mêmes substances en mêmes quantités, peut varier d'aspect, d'odeur, de saveur, suivant le mode opératoire; si bien, que la division plus ou moins parfaite, d'une même quantité de kermès, amène des colorations très diversement prononcées; que l'addition au sirop, de la teinture alcoolique de castoréum, avant celle de l'eau, fournit un liquide à peu près transparent, dans lequel, du moins ne flottent que des flocons extrêmement légers; tandis que la même teinture, directement ajoutée au mélange d'eau et de sirop, produit une solution louche et tenant en suspension de volumineux flocons;

l'usage prolongé, que le malade fait de ces sortes de médicaments, la fréquence de leur emploi, en appelant davantage sur eux l'attention, permettent de mieux saisir les différences extérieures qu'ils pourraient présenter.

XXIe LEÇON.

Des Solutions dans l'alcool et dans l'éther.

TEINTURES ALCOOLIQUES ET ÉTHÉRÉES.

Les solutions dans l'alcool ou dans l'éther des principes médicamenteux, se partagent en teintures alcooliques ou alcoolés, et en teintures éthérées ou éthérolés, suivant qu'elles ont pour véhicule l'alcool ou l'éther.

L'usage a conservé à certaines, et plus spécialement aux solutions dans l'alcool, des désignations particulières, celles, par exemple, de quintessence d'absinthe, d'essence royale, de baume du Commandeur, de gouttes anodines anglaises, d'eau vulnéraire rouge, d'eau-de-vie allemande, d'esprit de sel volatil de la pharmacopée de Londres, d'élixirs, alors surtout que le sucre est une de leurs parties constituantes; mais nous emploierons exclusivement la dénomination de teinture alcoolique ou celle de teinture éthérée.

Des teintures alcooliques (alcoolés).

Voyons quelles matières médicamenteuses servent à la préparation des teintures alcooliques;

Quel degré doit marquer l'alcool employé à leur préparation;

Comment on l'amène aux degrés de concentration voulus;

Dans quels rapports s'emploient et l'alcool et les matières premières;

Dans quels rapports se retrouvent et le dissolvant et les matières dissoutes ;

Quels motifs font préférer l'alcool au degré de concentration prescrit à l'alcool plus fort ou plus faible ;

Comment on prépare les teintures ;

Quels sont les résultats définitifs des opérations pratiquées à cette intention ;

Quelles altérations les teintures alcooliques éprouvent de la part des agents extérieurs ;

Enfin, comment on peut prévenir ces altérations, ou du moins en atténuer les fâcheux effets.

Des matières premières employées à la préparation des teintures.

D'après ce que nous avons eu précédemment l'occasion de dire de l'action que la plupart des corps exercent sur l'économie animale, et de la solubilité totale ou partielle du plus grand nombre dans l'alcool, on voit que l'on pourrait faire servir à la préparation des teintures alcooliques, une foule de matières premières. De fait, quoiqu'on ne fasse pas servir à cet usage toutes celles qu'à la rigueur on y pourrait employer, on en emploie habituellement un très grand nombre, parmi lesquelles nous citerons : l'iode, les acides sulfurique, chlorhydrique, azotique, l'ammoniaque, les carbonates de potasse, de soude, d'ammoniaque, l'iodure de potassium, le chlorhydrate d'ammoniaque, le chlorhydrate d'ammoniaque et de fer, l'alun ; l'acide benzoïque, le sucre, tous les alcalis végétaux à l'état de sels ou libres, les huiles volatiles, les résines, les gommes-résines, les baumes, presque toutes les racines, les écorces, les feuilles, les fleurs, les sommités fleuries, les semences ; le castoréum, l'ambre gris, le musc, la civette, la cochenille, les cantharides ; même des composés essentiellement pharmaceutiques, tels que l'extrait d'opium, la thériaque, et le sirop de violettes.

Il serait assez vrai de dire, que chaque fois que la matière médicale s'enrichit de quelque nouvelle substance, pour peu qu'elle puisse céder quelque chose à l'alcool, on en prépare une nouvelle teinture.

Les matières premières sont-elles employées isolément, on a une teinture simple ; le sont-elles plusieurs ensemble, on a une teinture composée. Elles sont prises, le plus ordinairement, à l'état de parfaite siccité; parfois, cependant, à l'état frais. Ainsi les solutions introduites depuis quelques années dans la pratique médicale, sous le nom d'alcoolatures, et que l'on prépare avec des plantes fraîches, sont, pour les auteurs du Codex, de véritables teintures.

De son côté, l'alcool qui doit servir à leur traitement, doit être pur, de telle sorte qu'à défaut d'esprit-de-vin, il ne faudra faire usage que d'esprit de fécule parfaitement rectifié.

Dans le but d'éviter l'emploi possible de l'alcool marquant toute espèce de degré, on n'emploie en général, que de l'alcool marquant à la température de + 15°, l'un des trois degrés ci-dessous: Du degré de l'alcool.

86° centisimaux	représentant	en nombres	ronds	34° Cartier,	ou	36°	Baumé.
80°	—	—	—	31°	—	33°	—
56°	—	—	—	21°	—	22°	—

Le Codex prescrit de traiter par l'alcool à 86°,

Le succin,
Les résines,
Les gommes-résines,
— baumes;

par l'alcool à 80° :

L'ambre gris,
La racine d'asarum,
— cannelle,
— cascarille,
Le castoreum,
La digitale,
L'ellébore noir,
Le girofle,
La noix vomique,
Le musc,
— safran,
Etc.;

par l'alcool à 56° :

L'absinthe,
Le cachou.
Les cantharides,
Le colchique,
L'extrait d'opium,
La gentiane,
Le gaïac (bois),
L'ipécacuanha,
Le quinquina,
La rhubarbe,
— scille,
— valériane, etc.

Par exceptions cependant, et pour certaines teintures dont les formules ne figurent même pas au Codex, on se sert d'alcool marquant des degrés spéciaux, même de liquides alcooliques renfermant autre chose que de l'alcool et de l'eau : de rhum pour l'elixir antigoutteux de Villette; d'eau-de-vie pour l'élixir de scammonée composé; d'alcoolat de cochléaria composé, pour la teinture de Raifort composée; d'alcool étendu d'eau distillée de cannelle, pour la teinture d'opium cinnamonée; d'alcool étendu de suc d'oseille, pour la teinture sulfurique oxalidée de Theden.

Des moyens d'amener l'alcool aux degrés voulues.

L'on amène l'alcool faible aux degrés supérieurs voulus, par les moyens indiqués en traitant de la concentration de l'alcool; l'on affaiblit l'alcool concentré par l'addition de l'eau distillée. L'eau commune introduirait dans le médicament des matières étrangères, capables d'influencer défavorablement sa composition; par exemple, dans le cas de la présence du carbonate de chaux, elle pourrait amener la décomposition des sels de codéine et de morphine de l'extrait d'opium.

On remplace l'eau distillée simple, par une eau distillée médicamenteuse, ou par toute autre liqueur aqueuse, si la formule le prescrit.

Des proportions relatives de l'alcool et des matières premières.

S'agit-il de teintures simples; le Codex prescrit, en général, 1 partie de matière contre 4 parties d'alcool, bien que par exceptions il prépare les teintures :

De cantharides avec	cantharides,	1 partie.
	alcool	8
D'extrait d'opium	extrait	1
	alcool	12
De succin	succin	1
	alcool	16
De camphre ou eau-de-vie camphrée	camphre	1
	alcool	40

Au contraire, lorsqu'il s'agit de teintures composées, il n'existe plus de rapports constants, soit entre le poids du véhicule et la somme des matières premières, soit entre le poids de ce véhicule et le poids de chacune de celles-ci;

Dans la teinture vulnéraire,

L'alcool est à la somme des matières premières :: 1000 : 576.
A chacune d'elles :: 1000 : 32.

Dans la teinture aromatique,

L'alcool est à la somme des matières premières :: 1000 : 224.
— aux noix muscades :: 1000 : 64.
— à la cannelle :: 1000 : 48.

On ne saurait vouloir, que toutes les teintures alcooliques soient préparées dans les mêmes proportions; l'état physique si différents des matières, leur composition chimique si variable, leur action sur l'économie animale si diversement prononcée, sont autant de causes qui s'opposent à ce qu'il en soit ainsi; mais il serait à désirer qu'elles présentassent toutes entre l'alcool et leurs autres composants, des rapports simples que la mémoire du médecin pourrait aisément retenir. Aussi M. Guibourt avait-il eu motif de reprocher aux auteurs du Codex de 1818, d'avoir, en portant à 64 onces la quantité d'alcool que la formule originale de la teinture d'aloës composée, avait fixée à 54 pour 9 gros d'aloës, changé le rapport simple primitif de 1 d'aloës à 48 d'alcool, en celui fractionnaire de 7 à 56, 89.

Les auteurs du dernier Codex, mettant à profit cette observation, ont prescrit 36gr d'aloës pour 1728gr d'alcool (1 d'aloës pour 48 d'alcool); malheureusement, ils ne se sont pas aperçus, qu'en donnant pour équivalents aux nouveaux, ces poids anciens (9 gros d'aloës et 3 livres 7 onces d'alcool), ils retombaient dans le défaut qu'ils avaient évité d'autre part. En effet, ces derniers nombres, donnent le rapport de 1 à 48, 81.

M. Guibourt, se fondant sur diverses considérations au nombre desquelles l'impossibilité d'épuiser les matières premières au moyen de 4 fois seulement leur poids d'alcool, le désagrément de l'emploi de teintures résineuses faites au quart, tant sous le rapport de la fermeture des vases, que sous celui des magma résineux qu'elles forment dans les potions; l'usage que font presque tous les peuples de l'Europe, de teintures moins chargées que les nôtres, prescrit 8 parties d'alcool pour 1 de matières, au lieu de 4. Nous n'en croyons pas moins les pharmaciens dans l'obligation de se conformer aux prescriptions du Codex. Nul n'a le droit de les changer, si ce n'est dans le cas d'une évidente erreur; il est d'ailleurs une considération qui prime toutes les autres, c'est qu'il s'agit moins d'épuiser les matières premières de leurs principes solubles, que d'obtenir des teintures aussi chargées que possible.

Des rapports existants entre le dissolvant et les matières dissoutes.

Si les teintures sont préparées avec des matières complètement solubles, le rapport entre le poids de la substance dissoute et le poids du dissolvant, reste nécessairement ce qu'il était entre le poids du véhicule et le poids de la matière mise en expérience.

Par exemple, la teinture d'extrait d'opium renferme 1/13 de son poids d'extrait, et la teinture de camphre 1/41 de camphre.

Les teintures préparées avec des résines, des gommes-résines, des baumes, seraient dans le même cas, si ces baumes, ces résines étaient employés purs; mais, comme le commerce les fournit mélangés de matières étrangères, ligneuses, terreuses ou autres, il est de fait, que la persistance de rapport qui devrait avoir lieu n'existe pas.

C'est ainsi que, d'après le Codex de 1818, de deux expériences faites, l'une avec 1 partie de baume de Tolu et 4 d'alcool, l'autre avec 1 partie de myrrhe et 4 encore d'alcool; la première donna le rapport de 1 de baume dissous à 4,88 d'alcool, la deuxième le rapport tout différent, de 1 de myrrhe dissoute à 17 d'alcool.

C'est ainsi encore que, très certainement, on eût obtenu des résultats non moins différents, si l'on eût expérimenté sur l'échantillon de l'Abdanum analysé par M. Pelletier, et sur celui analysé par M. Guibourt; puisque le premier cédait à l'alcool 20 pour 100 seulement, et le second 86 pour 100 de matières solubles.

De là, l'indispensable nécessité, recommandée par tous les pharmacologistes, de choisir aussi purs que possible, les résines, les gommes-résines, et les baumes.

Quelque soin que l'on apporte dans leur choix, leurs différences de composition continuent d'être telles, qu'au lieu de se contenter d'employer des proportions constantes d'alcool, de résines, de gommes-résines ou de baumes, il serait bon, ce me semble, de déterminer chaque fois par l'évaporation d'une partie de la teinture, la proportion réelle de matière dissoute; afin, au besoin, d'étendre ou de charger davantage la dissolution. Pour plus de facilité, on pourrait préparer avec des quantités indéterminées d'alcool, de résine ou de baume, des espèces d'extraits, dont on dissoudrait ensuite des proportions déterminées et constantes, dans l'alcool.

Quand, au contraire, les teintures sont préparées avec des bois, des écorces ou toutes autres matières formées de principes, les uns solubles, les autres insolubles dans le véhicule; le rapport entre le poids des principes dissous et le poids du dissolvant, est tout différent de celui qui se trouvait exister entre le poids de ce dissolvant et le poids des matières mises en traitement.

Ainsi, bien qu'on la prépare avec 1 partie d'écorce et 4 d'alcool, la teinture de quinquina renferme moins de 1/5 de son poids de matières dissoutes, puisque l'écorce laisse un résidu considérable.

Il n'existe aucun moyen de contrôle pour des solutions de ce genre, aucun moyen de s'assurer qu'une même teinture préparée en deux fois, offre une parfaite identité de composition. L'évaporation ne fournirait que des données inexactes, attendu que l'énergie d'une teinture, n'est pas nécessairement proportionnelle à la somme des matières dissoutes. D'un autre côté, l'analyse quantitative, même en la supposant possible, pourrait conduire à des conséquences erronées, attendu que le mode d'association des principes actifs exerce, à n'en pas douter, une influence notable sur les propriétés de la dissolution. On devra donc employer de l'alcool de même nature et au même degré, des matières premières aussi parfaitement identiques entre elles que possible; mettre l'alcool et ces matières en contact en mêmes quantités, et dans les mêmes conditions, afin que les teintures offrent du moins une analogie telle qu'elle puisse en quelque sorte équivaloir à l'identité parfaite.

Des motifs qui ont déterminé le choix des véhicules prescrits.

Dans le choix des liqueurs alcooliques à différents degrés qu'ils ont prescrits, les pharmacologistes ont principalement été guidés par la connaissance qu'ils avaient de leur pouvoir dissolvant. Par exemple, les auteurs du Codex ont prescrit de traiter les résines et les baumes par l'alcool à 86°, parce que l'expérience avait depuis longtemps appris, que ces substances, se dissolvent d'autant mieux dans l'alcool, qu'il est plus concentré. Ils ont prescrit de traiter certaines matières végétales par l'alcool à 80°, d'autres par l'alcool à 56°, ou parce que, ayant évaporé comparativement des teintures préparées avec chacune de ces substances et des liqueurs alcooliques, à des degrés différents, ils ont trouvé qu'à poids égal, les teintures obtenues avec les alcools dont ils ont fait choix, fournissaient des résidus plus abondants, ou parce qu'ils ont tenu compte de la solubilité comparée, des principes actifs de ces mêmes substances, dans des alcools à différents degrés.

Relativement au choix fait par eux de l'alcool à 86°, pour la préparation des teintures avec les baumes et les résines; aucune objection sérieuse, puisqu'en préparant ces teintures, on se propose de dissoudre la totalité de la masse, et que l'alcool à 86° produit mieux ce résultat que ne le ferait l'alcool à 86°, et surtout l'alcool à 56°.

Mais, quant aux autres, puisque l'énergie d'une teinture quelconque dépend moins de la proportion d'extrait qu'elle peut fournir par l'évaporation, que de la proportion et de l'état sous lequel s'y trouvent les principes véritablement médicamenteux, il est permis de penser, que l'alcool au degré prescrit par le formulaire légal, pourrait parfois être remplacé avantageusement par de l'alcool plus concentré ou plus faible.

Il se pourrait aussi, que les principes actifs des matières premières, bien que plus solubles à l'état de pureté dans l'alcool prescrit que dans tout autre, associés qu'ils y sont à des principes de propriétés toutes différentes, fussent moins facilement dissous par cet alcool, que par de l'alcool plus concentré ou plus faible. Cela est tellement dans les choses possibles, que les principes actifs du quinquina gris, quoique plus solubles dans l'alcool concentré que dans l'alcool faible, sont cependant extraits en plus grande quantité de l'écorce par l'alcool à 56°, que par l'alcool à 86°; sans doute que les matières gommeuses qui l'y accompagnent, se trouvant concrétées par l'alcool concentré, à la surface des molécules solubles, les défendent de son contact immédiat, tandis que l'alcool moins concentré ne fait que les disgréger, et pénètre jusqu'au centre de l'écorce.

Cette observation de M. Guibourt, a précisément fait préférer par les auteurs du Codex, l'alcool à 56° à l'alcool à 86°, pour la teinture de quinquina.

Il n'appartient, bien entendu, qu'aux expériences thérapeutiques, de prononcer en dernier ressort, sur le plus ou moins d'efficacité, de teintures préparées avec des liqueurs alcooliques à des degrés différents; mais, à leur défaut, on peut tirer de très utiles indications des résultats analytiques, et des connaissances acquises, sur la solubilité dans l'alcool et dans l'eau des principes immédiats végétaux, elles conduisent aux conséquences suivantes :

Plus l'alcool sera concentré, et plus la teinture sera chargée des principes actifs.

De l'absinthe,	Si l'on admet avec M. Braconnot, qu'elle doit ses propriétés à une huile volatile et à une matière résinoïde.
De la barbotine ou *semen-contra*,	Que l'on admette avec M. Bouillon-Lagrange, qu'elle doit ses propriétés à l'huile volatile, ou avec MM. Kahler et Alms, qu'elle les doit à l'huile volatile et à une matière particulière (barbotine), puisque celle-ci est plus soluble dans l'alcool que dans l'eau.
De la cascarille,	Si l'on admet avec Trommsdorff, qu'elle doit ses effets uniquement à une huile volatile et à une résine amère; car si l'on admettait qu'elle les doit à la matière extractive amère qui les accompagne, comme cette matière est aussi soluble dans l'eau que dans l'alcool, il serait indifférent de faire usage d'alcool faible ou d'alcool concentré.
De la cévadille,	Si ses propriétés sont dues au gallate acide de vératrine et de sabadilline, au sabadillin et à l'acide cévadique; car tandis que les gallates sont également solubles dans l'eau et dans l'alcool, le sabadillin et l'acide cévadique ne le sont que dans l'alcool.
Des cubèbes,	Puisque leurs propriétés résident dans l'huile volatile et la résine (Vauquelin).
De l'ellébore noir,	Qui doit ses propriétés à une huile volatile et un acide gras volatil, analogue à l'acide cévadique, et à une résine.
Du gingembre,	Dans lequel existent, suivant Morin, une huile volatile et une résine, auxquelles on peut exclusivement attribuer ses effets, en observant toutefois, que suivant Bucholtz on y trouverait en outre une matière extractive amère, échauffante, soluble dans l'alcool et dans l'eau.
Du safran,	Puisque son principe essentiellement actif, est une huile volatile et que d'ailleurs son principe colorant est plus soluble dans l'alcool que dans l'eau.
De la salseparcille,	Si l'on admet que ses propriétés sont dues au principe particulier qu'on a nommé pariglinc, smilacine, salseparine, ce principe étant très peu soluble dans l'eau, très soluble dans l'alcool.
Du tabac,	Dont le principe âcre volatil, quoique soluble dans l'eau, l'est davantage encore dans l'alcool.
De l'angélique, l'anis, l'aunée, de la cannelle, du girofle,	Puisque ces matières paraissent devoir leurs propriétés thérapeutiques, aux huiles volatiles qu'elles renferment.
Du jalap, du bois de gaïac,	Puisque ces deux matières, paraissent devoir leur activité à leurs principes, et que les résines sont insolubles dans l'eau, peu ou point solubles dans l'alcool faible et généralement solubles dans l'alcool concentré.
Du musc,	Dont l'huile acide en partie combinée à l'ammoniaque et surtout l'huile volatile, causes principales sans doute, de son action sur l'économie animale, ne se dissolvent ni dans l'eau, ni dans l'alcool faible.

Du castoreum,	Dont l'action paraît exclusivement résider dans l'huile volatile, suivant Laugier, Bouillon-Lagrange et Brandes.
Des cantharides,	Car la cantharidine de M. Robiquet, est par elle-même soluble dans l'alcool, tandis qu'elle ne le devient dans l'eau, qu'à la faveur de la matière jaune qui l'accompagne.

Plus l'alcool sera faible et plus la teinture sera chargée des principes actifs :

Du cahinca ou caïnça,	Puisque d'après MM. Pelletier et Caventou, cette racine doit ses propriétés diurétiques au surcahincate de chaux, et que ce sel est plus soluble dans l'eau que dans l'alcool.
Du polygala de Virginie,	Puisque le principe actif de cette racine, suivant Feneulle, Dulong d'Astafort et Folchi, serait aussi plus soluble dans l'eau que dans l'alcool.

Il semble à peu près indifférent d'employer de l'alcool concentré ou de l'alcool faible, au traitement :

De l'absinthe,	Si l'on admet avec MM. Caventou et Leonardi, qu'elle doit ses propriétés toniques à une matière amère également soluble dans l'alcool et dans l'eau, abstraction faite de ce qu'elle peut devoir à l'huile volatile des propriétés excitantes.
De la belladone,	Soit qu'on admette avec Vauquelin, qu'elle doit ses propriétés à une substance amère particulière, soit qu'on admette avec divers chimistes, qu'elle les doit à un sel d'atropine, puisque dans les deux cas le principe actif serait aussi soluble dans l'alcool que dans l'eau.
De la racine d'azarum,	Si, négligeant l'huile volatile qu'elle renferme, on attribue ses propriétés thérapeutiques à la matière particulière soluble dans l'alcool et dans l'eau, que MM. Lassaigne et Feneulle comparent à la cytisine, et que M. Regimbeau appelle azarine.
Du colchique,	Puisque le gallate acide de vératrine de MM. Pelletier et Caventou, est à peu près également soluble dans l'alcool et dans l'eau.
Du columbo,	Puisque le colombine est à très près aussi, également soluble dans l'alcool et dans l'eau.
Du datura stramonium,	Puisqu'il en est de même encore des principes actifs de cette plante, qu'on admette avec quelques chimistes qu'elle renferme un sel acide de daturine, ou bien avec d'autres, une matière extractive particulière.
De la digitale,	Si l'on admet, avec Dulong d'Astafort, que son principe actif est une matière amère très soluble dans l'alcool et dans l'eau, ou avec d'autres chimistes, qu'elle contient un sel acide de digitaline, puisque tous les sels à bases d'alcaloïdes avec excès d'acide, sont solubles dans ces deux véhicules. Mais si l'on admet avec Rein et Haase, que ses propriétés sont dues à une huile volatile, et à une matière résineuse, mieux vaudrait l'alcool concentré.
De l'ellébore blanc,	Le gallate acide de vératrine, nous l'avons dit en parlant du colchique, étant soluble dans l'alcool et dant l'eau.
Du houblon,	Car la lupuline est aussi soluble dans l'eau que dans l'alcool.
De l'ipécuanha,	Car l'émétine de MM. Pelletier, Richard et Barruel, est soluble dans l'eau et dans l'alcool.

De la noix vomique,	Car les sels acides de strychnine et de brucine de MM. Pelletier et Caventou, sont solubles dans l'alcool et dans l'eau, à peu près au même degré.
Du ratanhia,	Puisque, suivant tous les auteurs, cette racine doit ses propriétés à une variété de tannin.
De la scille,	La scillitine étant soluble dans l'eau et dans l'alcool.
Des feuilles et des follicules de séné,	La cathartine de Lassaigne et Feneulle, étant aussi soluble dans l'eau que dans l'alcool.

Dans ce dernier cas, si l'on trouvait avantage à faire usage d'alcool concentré ou *vice versâ*, ce ne pourrait être, que pour des motifs indépendants des propriétés que présentent, à l'état de pureté, les principes actifs des matières premières; ce serait, parce que l'alcool concentré, sans action sur la fécule amylacée, et dissolvant bien les principes huileux et résineux, éliminerait davantage les matières inertes, ou faciliterait davantage l'action dissolvante du liquide sur les principes actifs; au contraire, parce que l'alcool faible, sans action sur les principes huileux ou résineux, et dissolvant bien le sucre, disgrégeant les matières gommeuses, offrirait des avantages du même genre. etc., etc.

De la préparation des teintures simples

Le mode de préparation des teintures alcooliques, varie suivant que les matières premières sont liquides ou solides, complétement ou partiellement solubles dans le véhicule, employées isolément ou plusieurs ensemble. Sont-elles liquides et complétement solubles, comme les acides chlorhydrique, sulfurique, l'ammoniaque, les huiles volatiles; on les ajoute à l'alcool dans les proportions prescrites, sans que d'ordinaire il importe de verser un des liquides dans l'autre, plutôt que d'agir en sens inverse; cependant, si l'on emploie l'acide sulfurique, il faut avoir le soin de verser l'acide dans l'alcool, afin d'éviter que les premières portions de celui-ci, se trouvant au contact d'une masse considérable d'acide concentré très avide d'eau, se colorent par suite de la mise à nu d'une portion de carbone, ou plutôt de la production d'une matière très carbonée.

Les matières premières sont-elles solides et complétement solubles, qu'elles soient d'ailleurs, prises isolément, ou plusieurs ensemble;

On les introduit, convenablement divisées, dans des flacons ordinaires ou dans des matras à long col; l'on verse dessus l'alcool, en ayant, à chaque affusion, la précaution d'agiter pour empêcher le mélange de se prendre en masse au fond du vase ; on ferme le flacon ou le matras, au moyen d'un bouchon, ou d'un parchemin percé de trous d'épingle ; on laisse macérer ou digérer à l'étuve, au soleil ou au bain de sable, à une température de + 25° environ, en agitant de temps à autre. Quand la dissolution est complète, on laisse refroidir, et définitivement on filtre au papier, le plus possible dans un entonnoir fermé, afin de prévenir la déperdition des vapeurs alcooliques.

Teinture d'iode, d'iodure de potassium, de camphre, de baume de Tolu, etc.

Les teintures d'iode, d'iodure de potassium, de camphre, de baume de Tolu, d'aloës, d'extrait d'opium, et beaucoup d'autres, se prépareront par ce procédé.

Teintures alcooliques avec les feuilles les racines, les écorces, etc.

Les matières premières sont-elles à la fois solides, incomplétement solubles, et employées isolément ;

On les introduit avec l'alcool dans un vase approprié ; on fait digérer le mélange pendant un temps d'autant plus long, que le tissu de ces matières est plus compact, que leurs principes actifs sont moins solubles, ou plus enveloppés de principes insolubles ; d'ordinaire, durant 15 à 20 jours, on laisse le mélange revenir à la température de l'atmosphère ; on décante le liquide surnageant ; on exprime le résidu dans un linge fortement et promptement, afin tout à la fois de perdre une moindre quantité d'alcool, par là de ne pas changer l'état de concentration du produit, et de laisser dans le résidu une moindre quantité de solution : on réunit toutes les liqueurs, on les filtre au papier.

L'emploi de la lixiviation serait moins avantageux, en ce que les conditions variables dans lesquelles s'exercerait l'action du véhicule, suivant que les poudres seraient plus ou moins ténues, plus ou moins tassées, que l'infiltration de l'alcool serait plus ou moins rapide, pourrait modifier les résultats, etc. ; surtout, en ce que l'addition de l'alcool sur le résidu imprégné de teinture, dans le but de déplacer celle-ci, pourrait : ou bien, introduire dans la solution un excès d'alcool qui l'affaiblirait d'autant, si la portion employée au déplacement, et que nous savons se mélanger presque inévitablement avec le liquide inférieur, était prise en dehors de celle qui doit servir au traitement proprement dit; ou bien, laisser dans le résidu à l'état d'alcool plus ou moins dépourvu de principes solubles, en augmentant par suite l'état de concentration de la teinture, une partie de celui que l'on aurait réservé pour cet usage spécial, si l'on fractionnait la quantité d'alcool prescrite, dans le but de l'employer, partie à la dissolution, partie à l'élimination des dernières portions de teinture.

Les inconvénients de cette méthode seraient encore plus grands, au cas où, par économie, on prétendrait déplacer au moyen de l'eau les dernières portions de teinture. Le mélange des deux liquides, changerait presque dès le début, toutes les conditions de l'expérience.

Les teintures simples avec les racines, les écorces, les feuilles, les fleurs, les semences, et leurs analogues, se préparent ainsi qu'il vient d'être dit par digestion, en la faisant suivre de l'expression et de la filtration.

De la préparation des teintures composées.

Enfin, les matières premières étant solides, toutes ou du moins quelques-unes, partiellement solubles dans le véhicule, sont-elles employées plusieurs ensemble; tantôt on agit comme dans le cas précédent, ainsi fait-on pour la teinture vulnéraire avec les plantes vulnéraires et quelque peu de cochenille destinée à colorer le produit; tantôt on fait macérer, ou plutôt digérer sur la totalité des matières premières la moitié seulement de l'alcool; on exprime, on reverse sur le résidu le restant de l'alcool; on fait digérer, on exprime de nouveau, on réunit les liqueurs des deux opérations, et l'on filtre au papier.

— Teinture vulnéraire.

Teinture d'aloës composée.

Ainsi prépare-t-on la teinture d'aloës composée avec : aloës succotrin, 36 parties; racine de gentiane, de rhubarbe, de zedoaire, safran, agaric, thériaque, de chaque 4^{gr}; alcool à 56° cent., 1728 gr., parce que la proportion d'alcool est assez forte pour qu'on le puisse fractionner.

Tantôt, surtout alors que les matières premières sont très diversement attaquables par l'alcool, mettant à profit cette observation bien connue, qu'un liquide tenant en solution une matière quelconque, alors même qu'il en serait saturé, reste capable de dissoudre toute autre matière; on commence par faire macérer ou digérer l'alcool sur les matières les plus difficilement attaquables, pour ensuite le mettre en contact avec les autres.

Teinture balsamique.

Le baume du commandeur ou teinture balsamique, avec : racine d'angélique, 16 p.; fleurs d'hypéricum, 32 p.; myrrhe, 16 p.; oliban, 16 p.; baume de Tolu, 96 p.; benjoin, 96 p.; aloës succotrin, 16 p.; alcool, 1125 p.; se prépare, par exemple, en faisant digérer pendant 8 jours dans l'alcool à 80°, l'angélique et l'hypéricum; exprimant, versant le produit de cette première opération sur la myrrhe et l'oliban; exprimant de nouveau après 8 autres jours de digestion, et finalement traitant à leur tour le baume de Tolu, le benjoin, l'aloës, par macération prolongée 15 jours.

Quelques praticiens ont proposé de traiter l'hypéricum et l'angélique par la moitié de l'alcool; la myrrhe et l'oliban par un quart; le baume de Tolu, le benjoin, l'aloës et l'ambre gris par l'autre quart; de réunir les produits de ces trois traitements, et de filtrer; mais, en agissant ainsi, on court le risque de ne pas produire aussi complétement la dissolution des principes solubles, surtout l'épuisement de l'hypéricum et de l'angélique; car il est évident que telle substance soluble en entier dans la totalité de l'alcool prescrit, ou susceptible d'être épuisée par elle, peut se comporter autrement avec la moitié, à plus forte raison avec le quart de cette quantité.

De la composition des teintures simples.

Quels que soient leurs procédés de préparation, les teintures simples préparées avec des substances solubles sans résidu dans l'alcool, renferment ces mêmes substances.

Les teintures d'iode, d'iodure de potassium, d'acétate de morphine, renferment donc l'iode, l'iodure, l'acétate, comme la teinture d'aloës renferme l'huile volatile, la matière extractive, la matière résinoïde de ce suc épaissi. A leur tour, les teintures simples, à la préparation desquelles on fait servir des matières végétales ou animales, en partie seulement solubles, renferment ceux des principes constituants de ces substances qui se dissolvent dans l'alcool, ou le font à la faveur de ceux qui les accompagnent.

L'analyse d'une matière de ce genre étant donnée, les propriétés de ses principes constituants étant connues, on peut *à priori*, conclure la composition de la teinture que cette matière aurait servi à préparer.

L'analyse de M. Pelletier, ayant constaté dans l'ipécacuanha gris la présence de l'acide gallique, de l'émétine, d'une matière grasse, en partie fixe, en partie volatile, de la cire, de la gomme, du ligneux; et, parmi ces matières, l'émétine, la matière grasse, l'acide gallique, la matière extractive, la cire même, étant solubles dans l'alcool à l'exclusion des autres, on serait autorisé à penser, que le résidu du traitement par l'alcool, se compose essentiellement de la gomme, du ligneux, de l'amidon, tandis que les autres principes font partie de la teinture.

Cependant, comme la présence simultanée de ces différents principes, pourrait amener la solubilité partielle des principes insolubles, ou l'insolubilité partielle des principes solubles, on ne peut davantage être fixé sur la composition d'une teinture, tant que l'on n'en a pas fait l'analyse, qu'on ne peut l'être sur celle des solutions aqueuses que l'on n'a pas analysées.

Un moyen préférable de prévoir quelle peut être la composition de teintures, serait de consulter les résultats des expériences, que les analystes ont le plus ordinairement tentées sur des dissolutions analogues; préparées dans le but d'isoler les principes solubles dans l'alcool, des matières sur lesquelles ils expérimentaient.

MM. Pelletier et Caventou ont trouvé que le produit du traitement par l'alcool bouillant du quinquina gris, contenait: une matière grasse verte, des quinates de quinine et de cinchonine, de la gomme, du rouge cinchonique soluble et du rouge cinchonique insoluble dans l'eau, une matière colorante jaune. Il faut joindre à ces substances la combinaison de rouge cinchonique et d'alcaloïdes, découverte par MM. Henry et Plisson.

Suivant les mêmes chimistes, la racine de caïnça aurait cédé à l'alcool à 35°., une matière grasse verte d'odeur nauséabonde, une matière particulière, une matière colorante jaune, une matière visqueuse, du surcaïnçate de chaux, de l'acide caïncique.

M. Morin a séparé du gingembre, au moyen de l'alcool à 40° bouillant, de l'huile volatile, de la résine, de la sous-résine, de l'acide acétique libre, de l'acétate de potasse, des matières extractives et azotées, de la gomme, une matière végéto-animale.

Le castoréum traité par l'alcool lui cède, au dire de M. Laugier et de M. Bouillon-Lagrange, de l'huile volatile, de l'acide benzoïque, de la résine, une matière colorante, une matière adipocireuse (castorine), des sels.

Le musc, épuisé par le même véhicule, lui abandonne, disent MM. Guibourt et Blondeau, de la stéarine, de l'oléine, de la cholestérine, de l'oléate d'ammoniaque, du margarate d'ammoniaque, de l'huile volatile, du chlorhydrate d'ammoniaque, des chlorures de potassium et de calcium, un acide indéterminé en partie combiné aux mêmes bases.

Par conséquent il est à penser, que les teintures de quinquina, de caïnça, de gingembre, de castoréum et de musc des pharmacies, renferment les mêmes principes que les dissolutions alcooliques dont il vient d'être fait mention. Les différences qui pourraient provenir de ce que les analystes auraient fait usage d'alcools à d'autres degrés que ceux prescrits par le Codex, et les auraient fait réagir à d'autres températures, pourraient être négligées.

De la composition des teintures composées.

Quant aux teintures alcooliques composées, il est véritablement impossible de déterminer, *à priori*, quelle peut-être leur composition. Les principes, qui très probablement eussent fait partie des teintures simples, si les substances qui les contenaient eussent été traitées isolément, peuvent se trouver éliminées, alors qu'on traite celles-ci toutes ensemble. Par exemple, de ce que la vanille renferme de l'acide benzoïque libre, l'opium, des méconates acides de codéine et de morphine ; de ce que cet acide et ces sels sont solubles dans l'alcool, il est à peu près certain que l'acide benzoïque fait partie de la teinture de vanille, que les sels de morphine font partie de la teinture d'opium; mais, dans l'élixir parégorique de la pharmacopée d'Edimbourg, avec l'acide benzoïque, l'opium, le safran, l'huile d'anis et l'ammoniaque liquide, l'ammoniaque doit saturer l'acide libre, déplacer la morphine et la codéine, de telle sorte, que le liquide doit renfermer du benzoate, du méconate d'ammoniaque, de la morphine et de la codéine libres.

La présence dans plusieurs de ces teintures, de l'acide sulfurique, de l'acide azotique, des carbonates de potasse, de soude et d'ammoniaque, en rendant les réactions possibles plus nombreuses, vient encore compliquer la question.

N'est-il pas probable que l'addition de l'ammoniaque liquide à la teinture de valériane, dans le but de faciliter la solution de ses principes actifs, sature l'acide valérianique ?

Que la trituration du carbonate de potasse sec, avec l'ambre, le musc et plusieurs huiles volatiles, avant l'addition de l'alcool, dans la préparation de l'essence royale, amène la formation d'un benzoate de potasse, aux dépens de l'acide benzoïque libre de l'ambre; la décomposition des sels ammoniacaux, la saturation des acides libres du musc, l'altération par l'air des huiles volatiles. N'est-il pas probable encore, que la présence de l'acide sulfurique concentré, conjointement avec de nombreuses matières organiques, dans l'élixir vitriolique de mynsicht, est la cause de la coloration en noir de cette teinture. M. Boullay, afin de prévenir cette altération profonde, a même proposé de faire macérer sur les plantes, la totalité de l'alcool préalablement additionné d'acide, et non pas, comme le prescrivaient les anciens formulaires, la moitié seulement de l'alcool acide, en n'ajoutant que plus tard le reste de l'alcool.

Ne se peut-il pas faire enfin, puisque, d'après M. Pelouze, l'acide carbonique décompose l'acétate de potasse dissous dans l'alcool, tandis qu'au contraire le carbonate de potasse dissous dans l'eau, est décomposé par l'acide acétique; puisque, d'après le même chimiste, l'acide acétique dissous dans l'alcool, perd la propriété de décomposer la plupart des carbonates; partant, puisque la présence de l'alcool modifie notablement certaines propriétés des corps; que, dans l'alcool, cessent de se produire des réactions, qui ne manqueraient pas d'avoir lieu au sein de l'eau.

Des altérations des teintures.

Il n'est pas plus facile de préciser les modifications que les teintures alcooliques sont susceptibles d'éprouver avec le temps. Toutefois on peut dire, que ces médicaments sont infiniment moins altérables que ne le sont les solutions aqueuses, pour les motifs précédemment exposés en parlant des alcoolats, et aussi, parce que les principes résineux, huileux fixes et huileux volatils, dont l'alcool se charge de préférence, sont infiniment plus stables que les principes sucrés et gommeux.

Presque constamment les altérations qu'elles éprouvent en vieillissant, paraissent se borner à des changements de couleur, que favorise le contact de la lumière, et à la précipitation d'une partie des matières primitivement dissoutes.

Avec le temps, la teinture d'ambre gris laisse déposer un peu d'ambréine et de matière résinoïde noire.

La teinture de safran, de la matière colorante (polychroïte), laquelle, d'abord dissoute à la faveur de l'huile volatile qui l'accompagne, finit par s'en séparer et par se précipiter;

La teinture de quinquina, du rouge cinchonique; la teinture d'écorces d'oranges, de l'hespéridine plus ou moins régulièrement cristallisée;

L'eau de Rabel ou alcool sulfurique, du sulfate de plomb que renfermait l'acide employé.

D'autres fois, cependant, des altérations profondes se font apercevoir.

L'alcool nitrique, acquiert peu à peu une odeur prononcée de pommes de reinette, qu'il doit à la formation d'une petite quantité d'éther azoteux; il s'y produit en même temps des acides acétique, malique, oxalique, de l'oxyde d'azote qui se dégage.

L'alcool chlorhydrique, produit également à la longue, de l'éther chlorhydrique.

L'alcool sulfurique, après avoir tout d'abord formé du bisulfate d'alcool par la combinaison directe de l'acide avec l'alcool, fournit ensuite, aux dépens de ce bisulfate, dont les éléments se dissocient, de l'éther et bientôt après, par suite de réactions plus complexes, de l'acide oxalique.

La teinture d'iode, pour peu qu'elle ait le contact de la lumière, s'acidifie, de l'acide iodhydrique s'y développe.

A l'air, la teinture de protochlorure de fer, par le report de tout le chlore sur une portion du fer, et par l'oxygénation du fer réduit, donne naissance à une combinaison de peroxyde et de perchlorure de fer qui se précipite.

Pour prévenir autant que possible leurs altérations, il faut :

enfermer les teintures dans des flacons susceptibles d'être très hermétiquement fermés, les en remplir complétement, conserver ces flacons à l'abri de la lumière et de la chaleur.

Des alcoolatures.

Avant de terminer l'étude des teintures, il importe, que nous revenions sur ce que nous avons dit au commencement de cette leçon, de l'assimilation que les auteurs du dernier Codex ont faite entre les teintures proprement dites et les médicaments que la plupart des pharmacologistes en distinguent par le nom d'alcoolatures.

Ces médicaments, dont la composition est nécessairement fort analogue à celles des teintures correspondantes, possèdent cependant une activité infiniment plus prononcée, qui ne permettrait pas de les leur substituer impunément, et oblige à ne les délivrer que sur prescriptions spéciales.

Le Codex les prépare en faisant macérer pendant 15 jours l'alcool à 86° sur un poids égal au sien de plantes fraîches préalablement contusées, exprimant et filtrant au papier.

Suivant d'autres formulaires, on pourrait mélanger des quantités déterminées d'alcool à 88° à des quantités également déterminées de sucs non dépurés de ces mêmes plantes, et filtrer au papier après quelques jours de contact.

La grande activité de ces médicaments, ne permet pas, ce me semble, de faire usage de plusieurs procédés. Elle doit faire employer celui du Codex à l'exclusion de tout autre.

L'aconit.
La belladone,
— digitale,
— ciguë,
La jusquiame,
Le *Rhus radicans*,
— *datura stramonium*,
Les plantes antiscorbutiques,

d'une manière plus générale, toutes celles qui perdent par la dessiccation, tout ou partie de leurs propriétés, servent plus spécialement à la préparation des alcoolatures.

Des teintures éthérées (éthérolés).

Si l'on substitue à l'alcool ou aux liqueurs alcooliques, de l'éther ou des liqueurs éthérées, au lieu de teintures alcooliques, on obtient des teintures éthérées ; des solutions médicamenteuses dont les analogies avec celles que nous avons étudiées dans la leçon précédente, sont telles, que leur histoire serait en quelque sorte la reproduction de ce que nous avons dit de celles-ci.

Des matières employées à leur préparation.

Le phosphore, le perchlorure de fer, les feuilles de ciguë, de digitale pourprée, de belladone, d'aconit, l'assa fœtida et le baume de Tolu, l'ambre gris, le castoréum, les cantharides, le musc, sont presque exclusivement les matières que l'on fait servir à leur préparation. Elles sont toutes employées dans un état de siccité parfait, attendu que l'eau, n'étant pas miscible à l'éther, empêcherait le contact de s'établir entre elles et le véhicule; toutes préalablement divisées, afin de favoriser l'action du dissolvant, et presque toutes isolément; bien qu'on pût tout aussi bien préparer des teintures éthérées composées que des teintures alcooliques composées.

Quant au véhicule, l'on emploie d'ordinaire l'éther sulfurique marquant 62° Baumé à la température de + 15° ; quelquefois cependant on lui substitue :

L'éther sulfurique étendu d'alcool (teinture nervino-tonique de Bestucheff) ;

L'éther acétique (teinture de cantharides);

L'éther acétique étendu d'alcool (teinture de fer acétique de Klaproth) ;

En général, comme pour les teintures alcooliques simples, le Codex prescrit 1 partie de matière contre 4 d'éther, mais le rapport est de 1 à 7 pour la teinture de Bestucheff, de 1 à 50 pour celle de phosphore.

De leur préparation.

On peut réduire à deux leurs procédés de préparation.

Teinture éthérées de chlorure de fer, de baume de Tolu, etc.

Le premier, applicable au matières qui se dissolvent en entier dans l'éther, ou qui peuvent être considérées comme s'y dissolvant en entier, aux chlorures de fer, au baume de Tolu, à l'assa fœtida, à l'ambre gris, consiste à placer ces matières et le dissolvant dans un flacon susceptible d'être très hermétiquement fermé; à laisser macérer jusqu'à ce que l'action du dissolvant ait pu s'exercer tout entière, en ayant le soin d'agiter de temps à autre, puis à filtrer au travers d'un filtre en papier dans un entonnoir couvert.

Le second, applicable aux feuilles d'aconit, de ciguë, de belladone, de digitale, etc., et aux matières analogues, sur lesquelles l'éther n'exerce qu'une action très bornée, consiste à les placer à l'état de poudre, dans l'appareil précédemment décrit sous le nom d'appareil à lixiviation de MM. Robiquet et Boutron; à verser à leur surface assez d'éther pour les en imbiber complétement, à boucher l'ouverture supérieure de l'allonge en même temps qu'on enfonce à frottement sa douille dans le col de la carafe, de manière à boucher celle-ci; à laisser macérer pendant 48 heures; à soulever légèrement l'allonge afin de donner issue à l'air de la carafe; à faire successivement et lentement passer au travers de la poudre la totalité de l'éther; à déplacer au moyen de l'eau les portions de teinture, que la masse pulvérulente retient interposées, en arrêtant l'écoulement aussitôt qu'à l'éther va succéder l'eau; finalement à filtrer, encore dans un appareil couvert.

Teintures éthérées de ciguë, de belladone, etc.

Ici, l'emploi de la lixiviation, que le Codex n'adopte pas pour les teintures alcooliques, se justifie parfaitement par la considération, que l'eau déplace l'éther presque sans s'y mêler, et par celle surtout, que l'expression n'est pas possible, parce que la très grande volatilité du dissolvant, en produisant une déperdition considérable, changerait l'état de concentration de la solution médicamenteuse.

La teinture éthérée de phosphore, est la seule dont la préparation exige des précautions spéciales, nécessitées par la très grande affinité de la matière première pour l'oxygène.

On met l'éther dans un flacon à l'émeri enveloppé de papier noir; on y introduit le phosphore, à l'avance coupé en petits morceaux, puis séché en le frottant légèrement entre des feuilles de papier joseph, ou mieux encore, réduit en poudre, et lavé avec de l'alcool, afin que l'eau qui l'imprégnait ne le défende pas du contact de l'éther.

Teinture éthérée de phosphore.

On laisse macérer pendant un mois environ, en agitant fréquemment, puis déposer; l'on décante, et l'on introduit la solution sans la filtrer, dans de petits flacons à l'émeri, que l'on bouche immédiatement, et que l'on couvre de papier noir.

De même que celle des teintures alcooliques, leur composition

De leur composition

peut se déduire *à priori* et avec assez de certitude, de la composition des substances que l'on a fait servir à leur préparation, et de la solubilité ou de l'insolubilité dans l'éther des principes qui les constituent.

La teinture de digitale pourprée, la seule que nous croyons devoir étudier d'une manière spéciale, sous le point de vue de sa composition, contiendrait donc :

D'après l'analyse MM. Rein et Hause,

De la chlorophyle, de l'huile grasse, de la résine active, à l'exclusion de l'extratif, de la gomme, du ligneux, de l'oxalate acide de potasse.

D'après l'analyse de M. Welding,

De la chlorophyle, de la matière grasse, de l'huile volatile, de la digitaline, à l'exclusion de l'extratif, de l'acide gallique, de la matière colorante, de l'albumine, du sucre, de la gomme; ces dernières matières étant insolubles dans l'éther.

Si, comme le pense M. Dulong d'Astafort, le principe actif de la digitale, consistait en une matière extractive insoluble dans l'éther sulfurique et soluble dans l'éther acétique, on devrait remplacer l'éther sulfurique par l'éther acétique.

De leurs altérations.

Les teintures éthérées sont des médicaments peu altérables; plus altérables toutefois que les teintures alcooliques, en ce que l'éther sulfurique, au contact de l'air, en absorbe rapidement l'oxygène, et produit de l'acide acétique. Quand l'air intervient, le phosphore de la teinture éthérée de phosphore s'acidifie en partie, s'oxyde en partie, et de là de l'acide hypophosphorique qui reste dissous, et de l'oxyde qui se précipite.

Même à l'abri de l'air, mais sous l'influence de la lumière.

Les teintures éthérées de ciguë, de digitale, de perchlorure de fer se décolorent;

Les deux premières, par suite de la destruction des principes colorants des plantes; la troisième, parce que le perchlorure soluble et de couleur jaune s'y trouve peu à peu remplacé par du protochlorure incolore et insoluble. Une portion du chlore se porte sur l'hydrogène de l'eau ou de l'alcool, pour produire de l'acide chlorhydrique, et plus tard, de l'éther chlorhydrique.

Au reste, nous reviendrons sur cette dernière réaction en traitant du chlorure de fer.

De leur conservation.

On doit conserver les teintures éthérées, à l'abri de la lumière et de l'air dans des lieux frais, et les renfermer dans des flacons hermétiquement fermés dont on assujetit les bouchons.

XXIIe LEÇON.

Des Vins médicinaux, des Bières médicamenteuses, des Vinaigres médicinaux, des Huiles médicamenteuses.

Des Vins médicinaux (œnolés, de οἶνος, vin.)

On nomme vins médicinaux, les solutions dans le vin de principes médicamenteux.

Des matières premières employées à leur préparation.

Tous les vins généreux, c'est-à-dire ceux qui contiennent, en volume, au moins 11 pour 100 d'alcool anhydre, pourraient servir à leur préparation. Cependant, les vins blancs de Châblis, de Sauterne, du Roussillon et de la côte de Saumur; les vins rouges de Bordeaux, de Cahors, du Languedoc et de Bourgogne; les vins de Madère et de Malaga, sont ceux que l'on emploie le plus fréquemment à cet usage, en les additionnant parfois d'une certaine quantité d'alcool ou d'alcoolat, soit pour augmenter leur pouvoir dissolvant, soit pour compenser l'affaiblissement, que leur fait éprouver le contact de matières premières gorgées d'eau de végétation.

Ainsi, le vin rouge est additionné d'alcool à 56° pour les vins de gentiane et de quinquina;

Le vin blanc, d'alcool à 80°, pour le vin d'absinthe;

Le vin rouge, d'alcoolat vulnéraire, pour le vin aromatique;

Le vin blanc, d'alcoolat de cochléaria, pour le vin antiscorbutique.

D'un autre côté, la limaille de fer, le crocus métallorum, les tartrates doubles de potasse et d'antimoine, de potasse et de fer, le chlorhydrate d'ammoniaque, les bulbes de colchique et de scille, les racines d'angélique, d'asclépias et de raifort, les écorces de quinquina, de cannelle, de winter, d'oranges et de citrons, les feuilles d'absinthe, de mélisse, de cochléaria, de cresson et de menianthe, le bois de quassia amara, le safran, le girofle, les baies de genièvre, les semences de moutarde noire, le macis, les espèces aromatiques, l'opium, les extraits de chardon bénit, de petite centaurée, de cascarille, de gentiane, de myrrhe; sont les matières que l'on soumet le plus fréquemment, à l'action dissolvante des vins, isolément ou plusieurs ensemble, suivant que le vin est simple ou composé. A moins d'ailleurs, que semblables aux feuilles de cochléaria, de cresson, à la racine de raifort, on ne les puisse dessécher sans leur faire perdre tout ou partie de leurs propriétés, ou bien encore, que semblables aux extraits, elles renferment une assez faible proportion d'eau pour qu'on la puisse négliger, on les emploie à l'état sec, et, contrairement à ce que nous avons vu avoir lieu pour les teintures, même pour les vins médicinaux simples, les matières premières et le vin sont employés dans des rapports qui n'offrent rien de constant.

C'est le rapport de 64 à 1000 pour le vin de quinquina,
— 32 à 1000 — d'absinthe,
— 3,56 à 1000 — émétique du Codex.

De leur préparation.

Le mode de préparation de ces médicaments, toujours extrêmement simple, consiste à placer en vases clos ou dans des matras à long col, dont on tient l'ouverture fermée au moyen d'un linge ou d'un parchemin percé de trous d'épingles, les matières premières et le vin; à laisser macérer à la température ordinaire, jusqu'à dissolution complète de la matière, si celle-ci est soluble sans résidu, pendant un temps qui varie, pour les matières partiellement solubles (écorces, racines, feuilles); puis, dans le premier cas, à filtrer au papier; dans le second à passer avec expression au travers d'un linge avant de filtrer.

La facilité avec laquelle le vin s'aigrit, sous l'influence simultanée de l'air et de la chaleur, oblige à ne pas opérer au contact de l'air, et à une température élevée.

S'il avait été prescrit d'ajouter de l'alcool ou quelque alcoolat?

Tantôt on commencerait par faire macérer l'alcool sur les plantes pendant 24 à 36 heures, après quoi l'on ajouterait le vin, puis l'on procéderait à une nouvelle macération, que l'on prolongerait 2 à 3 jours ou plus, avant d'exprimer et de filtrer. Vin de quinquina et d'absinthe.

Ainsi prépare-t-on les vins d'absinthe et de quinquina.

Tantôt, on ferait macérer le vin sur les plantes; on passerait avec expression, on filtrerait, et l'on ajouterait après coup l'alcool ou l'alcoolat.

Ainsi prépare-t-on le vin aromatique. Vin aromatique.

Tantôt, on ferait macérer sur les plantes le vin préalablement additionné d'alcool ou d'alcoolat.

Ainsi se prépare le vin antiscorbutique; Vin antiscorbutique.

Avec le chlorhydrate d'ammoniaque, les racines de raifort coupées par tranches, les feuilles fraîches, nettoyées, mondées et incisées, de cochléaria, de cresson, de trèfle d'eau, les semences de moutarde noire concassées.

Il est nécessaire de concasser ces dernières, afin qu'elles communiquent au liquide une odeur, une saveur prononcées, et de plus l'éclaircissent promptement, ce que ne font pas les semences entières. Sans doute que leur enveloppe, en défendant les parties intérieures du contact du liquide, prévient les réactions et plus spécialement la formation de l'huile volatile.

Il est digne de remarque, que les auteurs du Codex ne prescrivent pas d'appliquer à la préparation des vins composés, la méthode dont nous avons fait usage pour le baume du Commandeur, et que d'autres pharmacologistes conseillent d'employer.

Quant à la méthode de déplacement, elle ne saurait être adoptée, non plus que pour les teintures, et pour les motifs exposés en traitant de celles-ci. Parmentier conseillait de préparer les vins médicinaux, en ajoutant au vin une quantité déterminée de teinture alcoolique, obtenue en faisant digérer l'alcool sur la matière ou sur les matières, dont les principes solubles devaient faire partie du vin; mais, quoique ce mode de préparation fournisse extemporanément des produits d'une facile et longue conservation, l'alcool éliminant les principes muqueux essentiellement altérables, que le vin dissout; précisément parce que l'action de l'alcool hydraté sur les matières complexes, n'est pas la même que celle du vin, et parce que la proportion d'alcool anhydre s'y trouve plus considérable, et parce que le vin renferme, en dehors de l'alcool et de l'eau, des matières plus ou moins susceptibles d'exercer des réactions spéciales; on ne le suit pas. A plus forte raison a-t-on dû abandonner la méthode très ancienne, qui consistait à mélanger les matières premières avec le suc de raisin, à faire fermenter le tout, à exprimer et à filtrer.

En agissant ainsi, en effet, on ne pouvait avoir des médicaments identiques, attendu que la fermentation du suc de raisin, est un de ces phénomènes complexes, dont les résultats peuvent varier suivant une foule de circonstances, qu'il ne dépend pas de nous de reproduire toujours identiques.

De la composition des vins naturels.

Si les vins naturels n'étaient formés que d'alcool et d'eau, les vins médicinaux offriraient à très peu près la même composition, que les teintures alcooliques qui leur correspondent; mais il n'en est pas ainsi, outre qu'ils renferment des proportions variables d'alcool anhydre et d'eau suivant les pays et les climats, ou dans les mêmes pays et sous les mêmes climats, suivant le mode de culture de la vigne, la nature des opérations que l'on fait subir au raisin avant de le récolter, etc., etc.

De telle sorte que Brandes a rencontré sur 100 volumes:

Dans le vin de Porto,	de 19°,82	à 24°,95	d'alcool anhydre,
—	Madère,	de 18	à 22°,61	—
—	Malaga,	15°,98		—
—	Roussillon,	15°,96		—
—	Bordeaux rouge,	de 12°	à 15°,11	—
—	Bourgogne,	de 11°	à 12°,32	—
—	Grave,	11°,84		—
—	du Rhin,	de 8°	à 13°,31	—
—	de Frontignan,	11°,84		—

L'analyse y constate la présence d'un grand nombre de matières que ne contient pas l'alcool.

Elle y constate celle des acides acétique, malique, tartrique, œnanthique (celui-ci ainsi appelé du mot grec οἶνος, vin, est insipide, inodore, d'aspect huileux, cristallisable au-dessous de 13°, et fort analogue aux acides gras).

Du tannin;

D'une matière colorante jaune;

D'une matière colorante bleue, que les acides font passer au rouge;

De principes gommeux ou plutôt muqueux;

D'une matière végéto-animale, analogue à l'un des principes qui font partie du gluten, et que comme lui on désigne sous le nom de gliadine.

D'une ou de plusieurs matières grasses;

De plusieurs sels, bitartrate de potasse, tartrate de chaux, tartrate de magnésie, chlorure de sodium, sulfate de potasse, phosphate de potasse, phosphate de chaux, biparatartrate de potasse, au moins dans les produits de certains vignobles des Vosges;

D'une huile volatile particulière;

De l'éther œnanthique. Cet éther, qui vient se ranger à côté des éthers acétique et benzoïque, se produit par la réaction de l'acide œnanthique sur l'alcool, pendant la fermentation. Son odeur est vineuse; il est volatil mais vers 230° seulement, ce qui explique pourquoi on le retrouve dans le résidu de la distillation du vin.

L'alcool, donne à ces liquides de la force, une propriété enivrante; le tannin, de l'âpreté; le tartre, de la verdeur; l'huile volatile et l'éther œnanthique, de l'arome, du bouquet; et, tandis que les raisins très sucrés des pays chauds, produisent des vins généreux et peu acides, les raisins peu sucrés des pays froids produisent des vins peu spiritueux et très aigres. Les uns et les autres acquièrent du prix en vieillissant, non-seulement parce que leurs principes reçoivent des modifications, mais encore parce qu'il s'en sépare une plus forte proportion de tartre.

Les vins rouges contiennent les différents principes que nous venons d'énumérer, les vins blancs les contiennent également, moins toutefois le principe colorant bleu; ou parce qu'on les prépare avec des raisins blancs, ou parce que, les préparant avec des raisins rouges, on ne laisse pas le suc fermenter sur les enveloppes. Dans ce cas, la matière colorante rouge, que les enveloppes seules renferment et que l'eau ne dissout pas, tandis que l'alcool la dissout bien, ne peut se dissoudre, puisque la fermentation, qui rend le liquide alcoolique, ne se développe qu'après que les enveloppes ont été séparées.

On observe, que les vins blancs sont moins chargés de matières astringentes, que les vins rouges, pour le double motif, qu'on est dans l'usage de ne pas laisser le suc qui les doit fournir, macérer sur les rafles, et que le principe colorant bleu dont il vient d'être question, et que nous avons dit ne s'y pas rencontrer, possède presque toutes les propriétés du tannin.

Par contre, ils sont plus chargés de matière végéto-animale, précisément parce que le tannin tend à précipiter celle-ci, de même qu'il précipite l'albumine.

Aussi sont-ils plus exposés que les rouges, à cette altération que l'on appelle graisse, et qui, portant spécialement sur la gliadine, a pour résultat de rendre les vins épais et filants comme du blanc d'œuf, d'où l'emploi de l'infusion de noix de galle très utilement proposé par M. Le François, pour leur restituer leur fluidité primitive. La gliadine, quoique altérée, conserve la propriété d'être précipitée par le tannin.

Les vins sucrés renferment en plus une certaine quantité de sucre de raisin, parce que le suc des raisins très sucrés produit une proportion d'alcool telle, qu'il arrive un moment, où l'alcool développé, déterminant la précipitation complète des matières azotées, sous l'influence desquelles la fermentation se continuerait, arrête celle-ci dans sa marche.

Enfin, parmi les différents vins, les plus riches en alcool seront les plus pauvres en bitartrate de potasse, ce sel déjà très peu soluble dans l'eau, étant à peu près insoluble dans l'eau alcoolisée, et par conséquent se précipitant presque tout entier quand les vins sont très chargés d'alcool.

De la composition des vins médicinaux.

La présence dans les vins, de l'alcool en proportions variables, du tannin, de la matière colorante, des acides libres, du bitartrate de potasse, exerce une influence remarquable sur la constitution chimique des vins médicinaux. Par exemple :

Dans le vin chalybé avec la limaille de fer, celle-ci, après s'être d'abord oxydée sous l'influence des acides libres et de l'excès d'acide du bitartrate, aux dépens de l'oxygène de l'eau dont l'hydrogène se dégage, se combine, et avec ces mêmes acides et avec le tannin; de là de l'acétate, du malate, du tartrate de fer, du tartrate double de potasse et de fer, et du tannate de fer protoxydé, que leur solubilité dans l'alcool faible fait d'abord rester tous en solution. Mais, comme l'air en continuant d'intervenir, fait bientôt passer le tannate de protoxyde soluble et incolore, à l'état de tannate de protoxyde insoluble et d'un bleu noir, bientôt le vin de transparent et d'incolore qu'il était, devient trouble, et se colore, à moins qu'on ne l'ait soigneusement tenu à l'abri de l'air.

Dans le vin émétique avec le crocus metallorum, mélange de protoxyde et de sulfure d'antimoine, les acides libres, l'excès d'acide du bitartrate, le tannin, se portent sur l'oxyde d'antimoine, et produisent du malate, de l'acétate, du tartrate d'antimoine ou émétique, du tannate d'antimoine. L'acétate et le tartrate double se dissolvent, les autres se précipitent avec l'excès de crocus et le sulfure mis à nu.

C'est pour remédier aux inconvénients que pourrait entraîner l'emploi à peu près inévitable, de vins diversement chargés d'acides libres et de bitartrate, que l'on a proposé de remplacer, dans ces deux dernières préparations, la limaille de fer par du tartrate de potasse et de fer, le crocus par du tartrate de potasse et d'antimoine.

Suivant cette méthode, en employant des proportions constantes de tartrate de fer ou de tartrate d'antimoine, on aurait des médicaments plus réguliers dans leur composition.

Les auteurs du dernier Codex, ont adopté l'usage du tartrate d'antimoine et rejeté celui du tartrate de fer.

Le vin de quinquina, le vin d'opium composé, ou laudanum liquide de Sydenham, fourniront d'autres exemples du même genre, en traitant des préparations à base d'opium.

En général, les principes que l'on veut introduire dans un vin médicamenteux sont-ils plus solubles dans l'alcool que dans l'eau? On devra préférer les vins les plus généreux, *et vice versâ*.

Les principes médicamenteux sont-ils précipitables par le tannin et par la matière colorante bleue? On préférera les vins blancs, ou tout au moins le vin de Bourgogne au vin de Bordeaux.

Les principes dissous semblables à ceux de la scille, du safran, de l'opium, du colchique sont-ils très altérables? On préférera les vins très alcooliques et mieux encore les vins sucrés. Les vins qui, se prescrivant par gouttes ou par quelques grammes, comme ceux d'opium ou de colchique, peuvent être conservés longtemps dans les officines, sont encore dans le cas d'être préparés avec des vins sucrés.

Les propriétés médicales des principes dissous, se rapprochent-elles plus de celles des vins rouges essentiellement toniques, que de celles des vins blancs essentiellement diurétiques? On préférera les premiers aux seconds et réciproquement, afin que deux causes concourent au même but. Si certains motifs militaient en faveur d'un vin et certains en faveur d'un autre, l'expérience thérapeutique déciderait entre eux.

Des altérations des vins médicinaux, et de leur conservation.

Les vins médicinaux, sont des médicaments moins altérables que la plupart des solutions aqueuses, mais de beaucoup plus altérables que les teintures alcooliques. On en comprend la raison, en considérant que l'alcool ne dissout guère que les huiles volatiles, les principes gras et résineux, tandis que le vin dissout les principes gommeux, sucrés, extractifs et autres, infiniment moins stables, que de plus les vins sont par eux-mêmes très disposés à s'acétifier. Bien que dans les conditions ordinaires, leurs altérations soient peu profondes, et se bornent, pour le vin de quinquina, à la précipitation d'une portion du rouge cinchonique; pour le vin d'opium composé, à celle d'une partie du principe colorant du safran, sans que le médicament en éprouve une perte quelconque d'activité, attendu que l'huile volatile, véritable principe actif du safran, s'y maintient tout entière en dissolution. Ils ne tarderaient pas à s'altérer profondement, si l'on n'avait le soin de les enfermer dans des flacons parfaitement bouchés et remplis; en outre, de conserver ces flacons dans des lieux frais.

Des Bières médicamenteuses (brutolés, de βρυτον, bière).

On désigne sous le nom de bières médicamenteuses, les solutions dans la bière, de principes médicamenteux.

Le nombre de ces solutions est singulièrement restreint, on ne prépare guère, en effet, que la bière de quinquina, avec l'écorce de quinquina jaune, et la bière antiscorbutique ou sapinette, avec la racine de raifort, les feuilles fraîches de cochléaria, les bourgeons secs de sapin.

Leur préparation.

Elles se préparent l'une et l'autre par macération, le plus possible à l'abri du contact de l'air, et sans l'intervention de la chaleur, en raison de la grande altérabilité du véhicule; on passe avec expression au bout de trois à quatre jours de contact, et l'on filtre.

Ce qu'il importe le plus de remarquer relativement à ces médicaments, c'est qu'ils doivent être préparés avec des bières de bonne qualité, c'est-à-dire, avec celles que l'on obtient par la fermentation des décoctés d'orge germé, après les avoir additionnés de houblon, tout à la fois, pour leur communiquer une légère amertume et pour prévenir l'acétification des liqueurs pendant la fermentation.

Les bières blanches, préparées en faisant fermenter des solutions de sucre de qualités inférieures, colorant le produit avec du caramel, et lui communiquant de l'amertume au moyen du buis, dont le prix est de beaucoup inférieur à celui du houblon, parfois même, au moyen de la strychnine, sont plus ou moins impropres à cet usage. Tandis que les bières de bonne qualité renferment de l'alcool, de l'acide carbonique, le principe amer du houblon, du phosphate de chaux que Vauquelin a vu exister dans l'orge et se retrouver dans ses décoctés, à la faveur sans doute des matières amylacées, une forte proportion de matière gommo-amylacée, provenant de la modification éprouvée par celles-ci pendant la germination, d'où vient qu'évaporées elles fournissent un résidu considérable, que l'eau dissout en partie, que la teinture d'iode colore en bleu, et dont la calcination laisse pour résidu du phosphate de chaux, etc. ; les bières blanches ne contiennent que de l'eau, de l'alcool de l'acide carbonique et le principe amer du buis ou la strychnine.

Or, ces différences de composition qui déjà font que les bières préparées avec l'orge sont à la fois nourrissantes et rafraîchissantes, tandis que les autres sont purement rafraîchissantes, même capables de produire des accidents quand elles renferment de la strychnine, peuvent et doivent amener des réactions différentes.

Leurs altérations et leur conservation.

Les bières médicamenteuses sont plus altérables encore que les vins médicinaux; quoi que l'on fasse, à peine se peuvent-elles conserver quelques jours, surtout en été. La petite proportion d'alcool que renferme le véhicule, la forte proportion de matières extractives qui l'accompagnent, la solubilité dans ce même véhicule essentiellement aqueux, des principes muqueux, sucrés et autres, en sont la cause.

Pour en faciliter la conservation, la plupart des pharmacologistes ont proposé de faire concourir l'alcool ou un alcoolat à leur préparation, ainsi que cela se fait pour le vin de quinquina et pour le vin antiscorbutique ; de faire d'abord macérer l'alcool sur le quinquina, de l'alcoolat de cochléaria, sur les bourgeons de sapin, le raifort et le cochléaria, mais le Codex ne parle pas de cette addition, qui cependant me semblerait utile.

Des Vinaigres médicinaux (oxéolés, de ὄξος, vinaigre).

Les vinaigres médicinaux, solutions dans le vinaigre de principes médicamenteux, se préparent :

Des matières premières employées à leur préparation.

D'une part, avec des matières médicamenteuses, en général d'origine végétale, et parmi lesquelles les plus employées sont : les bulbes sèches de scille et de colchique, les framboises, les sommités sèches d'absinthe, le romarin, la sauge, la menthe, les pétales desséchées de roses rouges, les fleurs de sureau, la cannelle, le girofle, la muscade, le poivre, le camphre, l'opium.

D'autre part, et presque exclusivement, avec le vinaigre rouge. Par exceptions, cependant, on fait servir le vinaigre radical à la préparation du vinaigre aromatique anglais, et un mélange de vinaigre et d'alcool à celle du vinaigre d'opium.

Les matières premières sont employées sèches et convenablement divisées, à moins que, semblables aux framboises, elles ne perdent leurs propriétés par la dessiccation, ou ne présentent un tissu tellement lâche, que le véhicule les pénètre aisément.

Quant au vinaigre, non-seulement il doit être exempt de matières étrangères, mais encore il doit contenir une suffisante proportion d'acide, être capable de saturer pour 100 parties, 10 parties de carbonate de potasse pur et sec. Les vinaigres d'Orléans et de Saumur sont, en général, préférés aux autres.

On ne saurait substituer au produit de la fermentation du vin, de l'acide acétique pur au même état de concentration, lequel ne renfermerait autre chose que de l'acide acétique et de l'eau, l'absence dans celui-ci des matières étrangères propres au vinaigre, pouvant modifier les résultats. Par exemple, le vinaigre chalybé préparé avec de la limaille de fer et de l'acide acétique, ne contiendrait que de l'acétate de fer, tandis que, préparé avec le vinaigre, il contient de l'acétate, du malate, du tannate de fer et du tartrate double de potasse et de fer.

Les procédés de préparation des vinaigres médicinaux consistent, ou bien à faire dissoudre dans le vinaigre, à la température ordinaire, la matière première, préalablement divisée, puis à filtrer. Il suffit alors d'éviter l'emploi de vases capables d'être altérés par l'acide, et celui de filtres en papier chargé de carbonate de chaux. On prépare par cette méthode le vinaigre camphré. De leur préparation.

Ou bien à faire macérer sur les matières premières le vinaigre, ou le véhicule destiné à le remplacer; à passer au travers d'un linge, avec ou sans expression, et à filtrer au papier :

On prépare :

Par macération puis expression,				
	Le vinaigre scillitique	avec	les squammes sèches de scille,	Et le vinaigre rouge.
	— colchique	—	les bulbes sèches de colchique,	
	— rosat	—	les pétales desséchées de roses rouges,	
	— de sureau	—	les fleurs desséchées de sureau,	
	— de romarin	—	les sommités — de romarin,	
	— d'opium	—	l'opium choisit le vinaigre très fort, et l'alcool à 80°.	
	— aromatique anglais	avec	le camphre, les huiles volatiles : de lavande, de girofle, de cannelle,	et le vinaigre radical.
	— antiseptique	avec	le camphre, les sommités sèches, les racines, les écorces, l'ail,	le vinaigre radical, et le vinaigre très fort.

Par macération, et sans expression,	Le vinaigre framboisé avec les framboises mondées de leurs calices et le vinaigre rouge.

L'addition aux vinaigres médicinaux de l'alcool, conseillée par quelques praticiens, dans l'intention d'en prévenir l'altération, offrirait l'inconvénient de changer en peu de temps leur saveur et leur odeur, par suite de la production d'une certaine quantité d'éther acétique.

De leur composition. Ces médicaments peuvent en général, être considérés comme de simples solutions dans l'acide acétique, des principes solubles des substances employées à leur préparation. Cependant, il ne faut pas perdre de vue, qu'indépendamment des réactions possibles de la part du tartre, du tannin, de l'acide malique provenant du vin; l'acide acétique peut modifier certains principes organiques, tels que ceux du colchique et de la scille.

En cela fort différents des bières médicamenteuses, même des vins médicamenteux, ils se conservent fort longtemps, en raison surtout des propriétés éminemment antiseptiques du véhicule. Il suffit de les placer dans des flacons hermétiquement fermés et pleins, à l'abri de la chaleur.

DES SOLUTIONS

Dans les Huiles volatiles ou myrolés (de μύρον, essence); dans les Huiles fixes ou élæolés (de ἔλαιον, huile). — Huiles médicamenteuses.

Les solutions dans les huiles se partagent en deux groupes, suivant que leur véhicule est une huile volatile ou une huile fixe.

Des Solutions dans les huiles volatiles.

Ce groupe ne comprend guère que quatre préparations.

Le baume de soufre anisé avec la fleur de soufre et l'essence d'anis,
— — térébenthiné — — de térébenthine,
— — succiné — et l'huile volatile de succin.

Le baume de Vinceguère, dit aussi de Lectour ou de Condom, avec :

Huile volatile :			
de pétrole.	40 parties.	Huile volatile de macis. . .	10 parties.
— térébenthine. . .		— muscades.	
— lavande.		— benjoin rectifiée. . . .	20
— genièvre.		camphre.	5
— girofle.		safran	
		musc.	2,5
		ambre gris.	

De leur composition

Parmi ces baumes, les trois premiers contiennent, outre une certaine quantité de soufre, un peu d'hydrogène sulfuré, provenant sans doute d'un commencement d'altération des essences. Le quatrième tient en dissolution le camphre, l'huile volatile, la matière grasse concrète, un peu du principe colorant du safran, l'ambréine, la matière résinoïde et le principe aromatique de l'ambre, la stéarine, l'oléine, la cholestérine, l'huile volatile, peut-être l'huile acide combinée à l'ammoniaque que l'on rencontre dans le musc.

De leur préparation.

On prépare les baumes de soufre en faisant digérer au bain de sable, à une température de 120 à 125°, une partie de fleur de soufre lavée et séchée et 4 parties d'essence. Lorsque le mélange a pris une teinte rouge prononcée, et que le soufre est en grande partie dissous, on laisse refroidir; on décante et l'on filtre, afin de séparer l'excès de soufre de celui qui s'est déposé par le refroidissement, d'ordinaire sous forme d'aiguilles.

On prépare le baume de Vinceguère, par digestion à l'étuve dans un flacon fermé, en ayant le soin d'agiter de temps à autre, et de prolonger le contact pendant 12 à 15 jours.

Ces solutions sont d'une longue et facile conservation. Seulement, on les doit tenir dans des flacons hermétiquement fermés et à l'abri de la lumière; l'air tendant à résinifier les huiles volatiles qui en font partie, et la lumière à les décolorer.

Des Solutions dans les huiles fixes.

Les huiles fixes, sont bien plus fréquemment employées que les huiles volatiles, à la préparation des solutions médicamenteuses. Pour mieux dire, l'huile d'olive sert bien plus fréquemment à cet usage, car toutes les solutions dont nous allons avoir à nous occuper, l'ont pour véhicule, sans en excepter l'huile camphrée, que par exception cependant, les anciennes pharmacopées préparaient avec l'huile d'amande douce.

On la préfère à cette dernière, parce qu'elle rancit plus difficilement; à l'huile blanche, parce qu'elle ne se dessèche pas à l'air.

Le camphre, le phosphore, l'écorce sèche de garou, les pétales mondées et frais de roses pâles et de lis, les fleurs sèches de camomille, les sommités fraîches de plusieurs labiées, les sommités sèches d'hypéricum et de mélilot, les feuilles fraîches de ciguë, de belladone, de jusquiame, de morelle, les semences de fenugrec, les cantharides, sont les matières que l'on met le plus habituellement en contact avec l'huile.

On les y met d'ailleurs dans des proportions qui n'ont rien de constant.

De leur préparation. — Par solution. — Huile camphrée, phosphorée.

Tantôt on triture à froid dans des vases que l'huile ne puisse altérer, par conséquent en évitant ceux en cuivre, la matière médicamenteuse et le dissolvant, jusqu'à ce que la dissolution soit complète, et l'on filtre au papier. (L'huile camphrée.)

Tantôt on opère encore par solution, mais à une température élevée et à l'abri de l'air. Ainsi l'huile phosphorée se prépare, en plaçant le phosphore préalablement séché en le frottant entre des feuilles de papier non collé, dans un flacon en grande partie rempli d'huile d'olive, fermant le flacon, le chauffant au bain-marie jusqu'à fusion complète du phosphore ; agitant fréquemment sans retirer de l'eau, laissant déposer, retirant de l'eau. Quand la solution est complétement refroidie, et l'excès de phosphore solidifié, l'on décante rapidement dans des flacons susceptibles d'être parfaitement bouchés, que l'on en remplit.

Par digestion. — Huile de roses, de lis, de camomille, d'hypéricum.

Tantôt on place dans un vase couvert, en faïence ou en porcelaine, l'huile et la matière médicamenteuse convenablement divisée, l'on fait digérer soit à l'étuve, soit au bain-marie, soit même au soleil, pendant 3 ou 4 jours, en ayant le soin d'agiter de temps à autre, et de modérer d'autant plus la chaleur, que les principes dont on veut charger l'huile sont plus volatils; on répète s'il en est besoin 2 ou 3 fois ces digestions sur de nouvelles plantes, afin d'obtenir des solutions plus saturées (huile de lis et de roses, etc., etc.), on exprime et l'on filtre.

Si les matières avaient été employées fraîches, comme les pétales de lis et de roses, avant de filtrer, on abandonnerait l'huile au repos, du jour au lendemain, pour que l'eau interposée se déposât, et l'on filtrerait au travers d'un papier imprégné d'huile, afin que l'huile seule pût le traverser.

Par décoction. — Huile de ciguë, de belladone, de jusquiame.

Tantôt encore, lorsque l'on fait usage de plantes fraîches gorgées d'eau de végétation, et renfermant des principes actifs peu volatils; de feuilles fraîches de ciguë, de belladone, de jusquiame, de morelle; après les avoir contusées, on les chauffe à feu nu avec l'huile, jusqu'à ce que toute leur eau de végétation se soit dissipée, jusqu'à ce que le frémissement que produisait au début de l'expérience, le passage de la vapeur d'eau au travers de la couche d'huile, ait presque entièrement cessé, et qu'en même temps les feuilles primitivement d'un beau vert et très flexibles, soient devenues d'un brun verdâtre et friables; puis on laisse tomber le feu. Après 2 à 3 heures de digestion, pendant laquelle surtout l'huile exerce son action dissolvante, que la présence de l'eau avait d'abord gênée; l'on passe avec expression et l'on filtre.

Par décoction et infusion. — Huile de narcotiques ou baume tranquille.

Parfois enfin, l'huile est chargée par décoction des principes solubles et peu volatils de certaines plantes, puis versée chaude sur d'autres plantes, que la volatilité de leurs principes n'aurait pas permis de traiter par décoction.

Par exemple, pour le baume tranquille, on fait bouillir dans l'huile les feuilles fraîches et contusées de belladone, de jusquiame, de morelle, de nicotiane, de pavots, de stramonium; on laisse digérer à une douce chaleur, suivant ce qui vient d'être dit pour l'huile de ciguë et ses analogues, puis on verse le produit encore chaud sur les sommités sèches d'absinthe, d'hysope, de lavande, les fleurs de sureau et de romarin; on laisse macérer pendant un mois, l'on passe avec expression, on laisse déposer, on décante et l'on filtre.

Il ne sera, sans doute, pas inutile de rappeler ici ce que nous avons dit ailleurs, savoir : que ces huiles bien que désignées sous le nom d'huiles par décoction et par infusion, ne sont en réalité préparées ni par décoction ni par infusion, puisque le véhicule huileux n'est point porté au maximum de température qu'il peut atteindre sous la pression ordinaire de l'atmosphère.

De leur composition

Relativement à leur composition, on peut dire d'une manière générale, que les huiles médicamenteuses semblent devoir être chargées :

Des principes résineux et huileux fixes,
— huileux volatils,
De certains principes colorants, { ceux de l'orcanette, — du curcuma, la chlorophyle ;
De quelques acides libres (benzoïque),
à l'exclusion :

du ligneux,	de la pectine,
des principes gommeux,	de l'albumine végétale,
— sucrés,	du gluten,
— amylacés,	des sels minéraux,
du tannin,	même des sels organiques.

L'analyse des matières premières, employées à leur préparation, conduit à penser que l'on rencontrerait :

Dans l'huile rosat, de l'huile volatile :

Et de la matière grasse des pétales de roses, à l'exclusion du principe colorant, ce qui oblige à la colorer après coup avec la racine d'orcanette. La cochenille, dont le principe colorant est insoluble dans les huiles fixes, ne saurait la remplacer,

Dans l'huile	d'hypéricum,	de l'huile volatile,
—	—	de la résine,
—	de cantharides,	de la cantharidine.
—	—	de l'huile verte concrète non vésicante,
—	—	— jaune non vésicante,
—	de garou,	de l'huile volatile vésicante,
—	—	de la résine,
—	—	de la cire,
—	de fenugrec.	de l'huile volatile,
—	—	— fixe,
—	—	du principe colorant.

Quant aux huiles de ciguë, de jusquiame, de belladone, elles renferment, à n'en pas douter, de la chlorophyle et de la résine, mais sans qu'on puisse être aussi certain qu'elles renferment les combinaisons à bases organiques auxquelles ces plantes doivent leurs propriétés, attendu qu'à l'état de liberté, ces mêmes combinaisons sont insolubles dans les huiles fixes. Toutefois l'action thérapeutique des huiles préparées avec les plantes précitées, semble indiquer la présence de leurs principes essentiellement actifs.

Observons que l'expérience pourrait ne pas toujours confirmer les indications que vient de fournir la théorie ; car les principes gommeux ou muqueux, tout incapables qu'ils sont d'être dissous par les huiles fixes, dans les conditions ordinaires, s'y dissolvent parfois, témoin les flocons muqueux que laisse déposer l'huile de pavot chauffée vers 200°, et la nécessité de dépurer l'huile de colza destinée à servir de combustible dans les lampes, afin, précisément, d'en séparer le mucilage, qui arrêterait la combustion en encrassant les mèches.

Au contraire, bien que le principe actif du garou soit très soluble dans les corps gras, il existe dans l'écorce, tellement enveloppée de matières muqueuses, qu'il est à peine dissous par l'huile.

Aussi M. Lartigues propose-t-il, de préparer l'huile de garou en faisant bouillir l'écorce avec de l'eau et de l'huile, afin que l'eau dissolvant le mucilage, facilite ensuite l'action dissolvante de l'huile; et M. Goldefy, de battre l'écorce dans un mortier en fonte et de l'y arroser d'alcool, avant de la traiter par l'huile fixe.

Leur conservation.

Les huiles médicamenteuses sont des médicaments d'une assez facile conservation. Elles exigent, cependant, qu'on les place à l'abri de l'air, de la chaleur et de l'humidité, qui tendent à faire rancir l'huile, même à l'abri de la lumière, sous l'influence de laquelle M. Save a vu le baume tranquille et quelques autres se décolorer.

XXIIIe LEÇON.

Des Extraits.

Lorsque l'on évapore :

Le produit du traitement par l'eau, l'alcool, l'éther, ou par tout autre liquide volatil, des racines, des feuilles, des fleurs, des semences, etc., etc.; un suc de plante herbacée ou de fruit charnu, la bile, l'on obtient pour résidu, des matières plus ou moins sèches, plus ou moins molles, suivant que l'évaporation est poussée plus ou moins avant, en général, d'un brun foncé, d'odeurs et de saveurs rappelant mal celles des substances mises en expériences, quelquefois cependant d'un beau vert, d'odeur et de saveurs fort analogues à celles des substances premières, dans lesquelles se retrouvent tous les principes qui préexistaient dans les solutions mises en évaporation, moins ceux qui auraient pu se dissiper, se séparer, se modifier; plus, au contraire, ceux qui auraient pu s'ajouter, se produire, durant l'opération.

Ces matières, portent en pharmacie les noms d'extraits. Ceux-ci se peuvent donc définir, des médicaments tantôt solides, tantôt mous, de couleurs, d'odeurs et de saveurs variables, provenant de l'évaporation de liquides chargés de principes médicamenteux.

On a parfois désigné quelques-uns d'entre eux sous des noms particuliers : les extraits secs, sous le nom de Sels essentiels, les extraits de sucs de fruits, sous celui de Robs; l'extrait mou de raisin a été nommé Sapa, et le suc de raisin, réduit au tiers de son volume, Myva; mais comme rien ne motive ces noms spéciaux, comme notamment l'emploi de la dénomination de sels essentiels, ne tendrait à rien moins qu'à donner une fausse idée de la constitution des médicaments auxquels on l'appliquerait, nous nous servirons, à l'exclusion de toute autre, de la dénomination d'extrait.

Les solutions obtenues en traitant par l'eau, les racines, les tiges, les bois, les écorces, les feuilles, les fleurs, les fruits, les semences d'un très grand nombre de plantes, ou bien encore l'opium, l'aloës, le cachou, le suc de réglisse, etc., etc.

Des solutions employées à leur préparation.

Un assez grand nombre de solutions, obtenues en traitant ces mêmes matières ou leurs analogues par l'alcool hydraté à des degrés variables, à 56° centésimaux (21° Cartier) pour la plupart, spécialement pour :

Les feuilles sèches de ciguë,
— — d'aconit,
— — de belladone,
— — de jusquiame,
— — de digitale,
— — de rue,
— — de sabine;
Les fleurs sèches d'arnica,
— — de houblon;
Les écorces de quinquina gris,
— de racine de grenadier;
Les racines de caïnça,
— de colchique,
— de columbo,
— d'ipécacuanha,
Les racines de salsepareille,
— de valériane,
— de polygala,
— d'ellébore noir,
— de jalap,
— de scille;
La coloquinte,
Le safran,
La myrrhe,
La noix vomique,
Les semences de stramonium,
— de jusquiame,
— de belladone,
Les cantharides.

à 93° centésimaux (38° Cartier) pour la racine d'ipécacuanha, quand on veut obtenir l'espèce d'extrait connu sous le nom d'émétine impure.

Quelques solutions dont le véhicule est l'éther, le vin ou le vinaigre,

les sucs non fermentés,

De baies de sureau,
— — de belladone,
De raisin,
De groseille,
— brou de noix,
— concombre sauvage.

le suc fermenté de nerprun,

les sucs dépurés à chaud :

De ciguë,
— belladone,
— jusquiame,
— stramonium,
— chicorée,
— pissenlit,
De fumeterre,
— trèfle d'eau,
— d'ortie,
— cochléaria,
— cresson.

les sucs non dépurés :

De ciguë,
— belladone,
— jusquiame,
— stramonium,
} par suite d'un double emploi.
D'aconit,
D'anémone,
De laitue vireuse,
— rhus radicans.

la bile, parmi les fluides animaux,

servent notamment à la préparation des extraits.

Nous les diviserons en 8 groupes, correspondant à chacun des véhicules qui les peuvent fournir, à savoir :

De leur classification.

En extraits aqueux,
— hydro-alcooliques,
— éthérés,
— vineux,
— acétiques,

En extraits avec les sucs de fruits, non fermentés ou fermentés,
— avec les sucs des plantes herbacées, non dépurés ou dépurés,
Avec la bile.

Bien qu'empyrique, cette classification me semble de beaucoup préférable à celles qui auraient pour point de départ la composition chimique des extraits. Leur composition est trop imparfaitement connue, pour qu'elle puisse servir de base à des classifications vraiment satisfaisantes.

De leur composition.

La constitution des extraits, qu'à défaut d'expériences précises, il nous faut envisager d'un point de vue purement théorique, doit varier : et suivant la nature des matières médicamenteuses mises en traitement, et suivant la nature des dissolvants employés à ces traitements, et suivant les conditions dans lesquelles s'est exercée l'action dissolvante.

On conçoit, en effet, que des extraits préparés : les uns avec de la scille ou de la gentiane, les autres avec de la noix vomique ou du cachou ; les uns avec de l'eau, les autres avec du vin blanc ; ceux-là avec de l'opium et de l'eau froide, ceux-ci au contraire avec de l'opium et de l'eau bouillante, ne sauraient être identiques.

Toutes circonstances égales d'ailleurs, leur composition sera d'autant plus compliquée, que les matières premières seront plus complexes, que les véhicules mis en contact avec elles, auront exercé une action dissolvante plus profonde et plus étendue.

A l'exclusion du ligneux, que nous savons être insoluble dans tous les liquides connus, et n'y pouvoir devenir soluble à la faveur d'aucun corp, les extraits seront, à la rigueur, susceptibles de renfermer tous les principes immédiats végétaux que contiendraient les plantes ou les parties de plantes, les sucs, la bile, ou toutes autres matières employées à leur préparation. Il n'est aucun de ces principes, qui ne puisse être dissous par quelqu'un des dissolvants précités, il n'en est aucun surtout qui ne puisse y devenir soluble à la faveur de quelque autre.

Dans la carotte, le principe colorant insoluble dans l'éther à l'état de pureté, s'y trouve rendu soluble par des matières grasses. (Vauquelin.)

Dans la racine de colombo, le principe actif plus soluble dans l'alcool concentré que dans l'alcool faible, lorsqu'il est pur, doit à la présence simultanée d'une matière animale soluble dans l'eau, d'être plus soluble dans le second que dans le premier. (Planche.)

Dans le polygala de Virginie ou polygala sénéca, la sénégine, bien que complétement insoluble dans l'eau, peut faire partie du décocté.

Dans le suc de carotte existe en même temps qu'une matière solide, particulière, insoluble dans l'alcool et dans l'eau, une matière sucrée qui la rend très soluble dans l'eau; tandis que, par contre, elle rend cette même matière sucrée, insoluble dans l'alcool faible. (Vauquelin.)

Les matières gommeuses de la coque du Levant, tout insolubles qu'elles sont dans l'éther, s'y dissolvent en notables proportions quand on traite cette coque par l'éther. (Pelletier et Couerbe.)

Dans le bois de Campêche, M. Chévreul a rencontré une matière insoluble dans l'éther et dans l'eau, susceptible, à la faveur du principe colorant (hématine), de devenir soluble dans ces deux véhicules.

Dans la rhubarbe, le rhubarbarin rend très soluble dans l'eau une matière brune particulière, par elle-même complétement insoluble dans ce liquide. (Caventou.)

Le gluten, principe éminemment insoluble dans l'eau, doit à la présence des matières amylacées et sucrées de l'orge, de faire partie des décoctés de cette substance. (Berzélius.)

Toutefois il est évident, que les extraits devront plutôt être formés des principes naturellement solubles dans le véhicule employé, que de ceux que des circonstances plus ou moins exceptionnelles peuvent seules y rendre solubles.

De l'extractif.

On a longtemps admis avec Fourcroy, dans les extraits préparés avec l'eau ou l'alcool faible, l'existence d'un principe particulier que l'on appelait du nom d'extractif, et que l'on caractérisait : par sa solidité, sa couleur brune, sa saveur prononcée toujours acide, quoique du reste amère, âcre ou acerbe; sa solubilité dans l'eau et dans l'alcool faible, son insolubilité dans l'alcool anhydre et dans l'éther, les propriétés d'être séparé de sa dissolution aqueuse par l'albumine, au moment où la chaleur coagule celle-ci, d'être précipité de cette même dissolution et par le sulfate d'alumine, et par le chlorure d'étain, et par beaucoup d'autres sels métalliques, en se combinant avec leurs bases; d'en être encore précipité par le chlore, de teindre en brun fauve la laine, le coton, et le fil alunés, de donner de l'acétate d'ammoniaque à la distillation, enfin et surtout, de se transformer par le concours prolongé de la chaleur et de l'air, en un corps tout différent, insoluble dans l'eau et dans l'alcool faible, l'extractif oxygéné. Mais depuis que M. Chevreul a démontré, que dans tous les extraits obtenus au moyen de l'alcool faible ou de l'eau, existent :

1° Des principes colorants auxquels on peut rapporter la couleur brune, la propriété de teindre les étoffes, etc.;

2° Des matières azotées, à la présence desquelles peut à son tour être attribuée la faculté de précipiter par le chlore, de fournir de l'ammoniaque à la distillation, etc.;

3° Des acides libres qui communiquent leur saveur au mélange;

4° Une sorte de combinaison de principes colorants, azotés, acides, dans laquelle on retrouve au plus haut degré, les propriétés d'être précipitée de sa dissolution aqueuse, par la plupart des sels métalliques, de devenir insoluble au contact prolongé de la chaleur et de l'air.

Depuis aussi, que les expériences de Saussure on fait voir de que l'insolubilité acquise au contact de la chaleur et de l'air, par certains principes ou plutôt par certaines réunions de principes, existants dans les solutions aqueuses végétales, ne provient pas purement et simplement de la fixation de l'oxygène, attendu que la transformation s'accompagne d'une production d'eau ou d'acide carbonique, aux dépens de la matière organique ; l'on a cessé d'admettre l'existence de l'extractif.

De la composition des extraits aqueux.

En supposant que les mêmes matières premières aient été traitées par des véhicules différents, les extraits préparés au moyen de l'eau, seront en général d'une composition plus compliquée que les autres ; et parce que l'eau est de tous les dissolvants connus, celui dont le pouvoir est le plus étendu, ainsi que du reste nous l'avons établi en traitant de la solution, et parce qu'elle peut déterminer des réactions, que ni l'alcool, ni l'éther, ni le vinaigre ne paraissent susceptibles de produire. Les extraits aqueux pourront de préférence contenir :

Des sels,
Des acides organiques,
Des bases salifiables organiques en combinaison avec des acides,
Des principes gommeux des genres arabine et cérasine,
— sucrés,
Du tannin,
De la matière amylacée, si l'on a fait réagir l'eau bouillante,
De l'albumine végétale soluble, si la température s'est maintenue inférieure à 70°,
De la pectine,
Des principes colorants,

ils devront au contraire ne pas contenir, ou ne contenir qu'en très minimes proportions :

Les stéaroptènes et leurs analogues les élaioptènes,
Les principes gras,
— résineux,
— gommeux du genre bassorine,

Comme pour les solutions aqueuses, alcooliques et autres, en consultant les analyses des matières premières, et tenant compte de la solubilité ou de l'insolubilité dans l'eau, à différentes températures, des principes divers qui s'y rencontrent, l'on se pourra former *à priori* l'idée de la composition probable de ces médicaments.

Par exemple, de ce que parmi les nombreux principes constituants de l'opium (voir sa composition à la 31ᵉ leçon) il, n'en est que 12, à savoir : les méconates acides de morphine et de codéine, la narcotine, la méconine, la narcéine, la para et la pseudomorphine, l'acide brun, la gomme, les sulfates de morphine, de codéine et de potasse, qui se dissolvent plus ou moins aisément dans l'eau ; il est grandement à présumer, que ceux-là seuls feront partie de l'extrait aqueux.

Toutefois, il se pourrait qu'ils fussent plus complétement enlevés par l'eau bouillante que par l'eau froide ; par contre, que celle-ci fût moins favorable à l'entraînement en quelque sorte mécanique, des principes insolubles ; même que la proportion d'eau employée ne fût pas sans influence. La preuve en est, précisément, qu'un solute d'opium brut très concentré, se trouble quand on l'étend d'eau et laisse précipiter des flacons en grande partie formés de matières huileuses et résineuses. La présence d'une forte proportion de principes solubles, ayant tout d'abord amené leur solution.

M. Pelletier, qui a déterminé par expérience la composition de l'extrait aqueux d'opium, préparé par le procédé du Codex, s'est assuré qu'il contenait toutes les substances que les prévisions théoriques portaient à y supposer, à l'exclusion presque complète des autres. Du moins n'y a-t-il rencontré que des traces d'huile grasse, de résine et de principe vireux.

Nous verrons, en traitant des médicaments à base de quinquina, que ses extraits offrent également une composition chimique, en harmonie avec les indications de la théorie, bien qu'elle varie avec leur mode de préparation.

De la composition des extraits hydro-alcooliques.

A la suite des extraits aqueux considérés du point de vue tout spécial sous lequel nous les envisageons en ce moment, viendront se placer les extraits hydroalcooliques. L'alcool a 56° centigr, possédant un pouvoir dissolvant fort analogue à celui de l'eau.

La plupart des sels, des acides organiques libres, des bases salifiables en combinaison avec des acides, les principes sucrés, le tannin, bon nombre de principes colorants semblent notamment pouvoir en faire partie.

Mais les principes gommeux, à quelque genre qu'ils appartiennent, les principes amylacés, l'albumine végétale, la pectine, les stéaroptènes et les élaioptènes, les principes gras et résineux, le gluten, l'acide pectique ; que l'alcool faible ne dissout pas, ceux-ci, parce qu'ils sont aussi bien insolubles dans l'alcool faible que dans l'eau ; ceux-là, parce que la présence de l'alcool, même en petite proportions, suffit pour annihiler le pouvoir dissolvant de l'eau, semblent devoir en être exclus.

Les extraits éthérés doivent renfermer un petit nombre de principes; le tannin, les stéaroptènes et les élaioptènes; les principes gras et résineux. De la composition des extraits éthérés, vineux, acétiques.

Le peu d'étendue du pouvoir dissolvant de l'éther, est cause qu'on l'emploie rarement à la préparation des extraits; mais le même motif fait qu'on s'en sert avec infiniment de succès, pour obtenir, dans un état de liberté favorable à leur action physiologique, les principes actifs qu'il est susceptible d'enlever aux matières organiques complexes.

Quant aux extraits vineux et acétiques, ils semblent, à très peu près, devoir offrir la même composition que les extraits aqueux et hydroalcooliques correspondants. Le pouvoir dissolvant du vin et du vinaigre, se rapprochant beaucoup de celui de l'alcool faible et de l'eau.

Toutefois, il importe de remarquer à leur sujet, que l'alcool, l'éther, l'eau, volatils, qu'ils sont sans résidu, ne peuvent rien introduire dans les extraits, qui provienne d'eux-mêmes; tandis que le vin et le vinaigre, chargés de matières fixes, doivent les faire obtenir mélangés de ces matières, et qui plus est, de celles qui résulteraient de leur réaction sur les principes abandonnés aux liquides par les racines, les bois, les écorces, etc.

Notons que l'on ne saurait considérer comme de véritables extraits par le vinaigre, ceux que l'on prépare, d'après la méthode de M. Caventou, en exposant la ciguë, la belladone, la jusquiame ou l'aconit, au-dessus de diaphragmes percés de trous, à l'action de la vapeur d'eau additionnée de vinaigre, jusqu'à ce que ces plantes aient perdu toute leur odeur vireuse; les pilant, les exprimant, puis évaporant.

Ici, le vinaigre ne fait nullement fonction de dissolvant; il ne paraît servir qu'à favoriser la modification du principe vireux, ou plutôt sa volatilisation.

Dans la préparation des extraits, la première chose à faire, est de se procurer, dans les meilleures conditions possibles de limpidité, de concentration et d'inaltérabilité des principes mé- De leur préparation.

dicamenteux, les sucs de fruits ou de plantes, les solutions, ou la bile.

La seconde, de procéder à l'évaporation, de manière à préserver le plus possible de toute altération, ces mêmes principes.

De là, deux séries d'opérations tout à fait distinctes.

De l'obtention des liquides propres à leur préparation. — Bile. La bile de bœuf, est extraite de sa vésicule, puis filtrée au travers d'une chausse en laine, afin de séparer la petite quantité d'albumine coagulée ou de matière muqueuse, qu'elle renferme presque toujours.

Sucs de fruits. Les sucs de fruits, sont obtenus par les procédés que nous avons précédemment décrits, dépurés par le repos, et, s'il en est besoin, passés au travers d'un tissu, ou mieux encore d'un filtre en papier.

Seul, le suc de nerprun subit la fermentation.

Sucs de plantes. Les sucs de plantes herbacées seront égalcment obtenus par les procédés connus, puis, tantôt on se contentera de les passer au travers de toiles, tantôt on les dépurera au moyen de la chaleur, en complétant leur dépuration par la filtration au papier; selon qu'il s'agira d'y conserver on d'en éliminer la fécule verte, véritable mélange d'albumine végétale et de chlorophyle.

Solution aqueuses. Les solutions aqueuses chargées des principes extractifs :

Des racines de réglisse,	Des racines d'aunée,
— bardane,	— de patience,
— bistorte,	— ratanhia,
— gentiane,	— chiendent,
— persil,	— quassia amara,
— saponaire,	— pareira brava,

Des tiges de douce-amère,
De l'écorce de saule,
— de quinquina gris, destiné à la préparation de l'extrait sec,

Des feuilles d'absinthe,	Des feuilles de séné,
— armoise,	— cigue,
— chamœdris,	— belladone,
— chardon benit,	— jusquiame,
— digitale,	— stramonium,
— bourrache,	— aconit,
— pensée sauvage;	— anémone,

Des fleurs de camomille,
— de petite centaurée, etc.,

seront obtenues, en humectant les poudres demi-fines, avec la moitié de leur poids d'eau distillée froide; laissant macérer 12 heures, afin qu'elles s'imprégnent de liquide, introduisant la masse pâteuse entre les diaphragmes d'un appareil à déplacement, l'y tassant modérément, et lessivant avec de l'eau distillée à + 15 ou + 20° de température, tant que les liqueurs passeront très denses, très colorées; passé ce terme, on arrêtera les affusions d'eau, on réunira les liqueurs, on les chauffera au bain-marie, et finalement on les débarrassera, par filtration, des dépôts qui s'y seraient formés. On se conformera, d'ailleurs, à toutes les précautions pratiques recommandées en traitant de la lixiviation.

Certaines substances qu'on ne peut, pour des motifs divers, traiter par lixiviation, seront traitées ainsi qu'il va être dit.

La rhubarbe,
La coloquinte,
L'agaric,

grossièrement divisés, seront laissés en macération pendant 24 heures dans quatre fois leur poids d'eau. Au bout de ce temps, on exprimera légèrement, on versera sur le résidu cinq autres parties d'eau froide; on exprimera de nouveau après 24 heures de contact, on soumettra le résidu à l'action de la presse, après quoi, les liqueurs réunies seront filtrées au papier.

L'opium, sera coupé par tranches; l'on versera dessus 6 fois son poids d'eau distillée froide; après 12 heures de macération, on malaxera la masse pâteuse entre les mains; 12 heures après, on jettera le tout sur une toile, on exprimera, on soumettra le marc à une seconde macération, dans la même quantité d'eau que précédemment; on passera avec forte expression, et définitivement, les solutions seront abandonnées au repos, décantées, et s'il en est besoin, passées au travers d'un linge à tissu serré.

Les baies de genièvre légèrement contusées avec un pilon en bois, seront, à deux reprises, mises à digérer dans 3 parties d'eau distillée à + 30° chaque fois. Après un contact prolongé, 12 heures, on passera avec expression, et l'on filtrera au travers d'une chausse.

On traiterait de la même manière la matière pulpeuse de la casse, mélange de pulpe réelle, de semences et de cloisons intérieures, que l'on aurait à l'avance extraite au moyen d'une spatule, des fruits ouverts dans le sens de leur longueur.

Seulement, afin de ne pas attaquer les cloisons très chargées de tannin, au lieu d'eau tiède, on emploierait l'eau froide.

Pour l'extrait de cachou, lequel n'est, à vrai dire, que le cachou du commerce purifié, on verse sur une partie de cachou concassé, 6 parties d'eau bouillante; on laisse digérer 24 heures, en ayant le soin d'agiter fréquemment, et l'on décante le liquide séparé par le repos des matières indissoutes.

Pour les extraits de réglisse et d'aloës, qui ne sont aussi que les produits de la purification des sucs de réglisse et d'aloës fournis par le commerce; on divise ces sucs concrets, on les place au-dessus d'un diaphragme, dans un vase contenant assez d'eau froide pour qu'ils en soient complétement baignés, et quand le liquide a exercé toute son action dissolvante, au moyen d'un robinet adapté à la partie inférieure, on soutire la solution, que l'on verse sur une étoffe en laine.

Enfin, l'écorce de quinquina gris, destinée à la préparation de l'extrait mou, et le bois de gaïac, seront mis à bouillir à 2 reprises différentes : l'écorce pendant 1/2 heure, le bois pendant 1 heure au moins; la première, dans 12 fois, le second, dans 20 fois son poids d'eau.

L'on décantera, l'on exprimera le résidu, et les liqueurs seront passées, sans qu'il ait été besoin de les abandonner au repos, si l'on opère sur le quinquina; après un repos obligé de douze heures, si l'on opère sur le gaïac.

Les auteurs du nouveau Codex se sont attachés à ne faire réagir sur les matières médicamenteuses que l'eau froide, ou tout au plus l'eau tiède. La raison en est, que celles-ci les épuisant de leurs principes solubles, aussi bien que le ferait l'eau bouillante, ont sur elle l'avantage de ne pas introduire dans les solutions, et plus tard, dans les extraits, les combinaisons solubles qui se pourraient former sous l'influence d'une haute température, pour se détruire ou se précipiter plus tard; de ne modifier en rien, les matières organiques; en définitive, de fournir après l'évaporation, un produit qui représente plus fidèlement l'ensemble des principes solubles préexistans dans les végétaux mis en expérience.

S'ils se sont départis de cette règle, pour le quinquina

gris et pour le bois de gaïac, c'est que l'eau froide épuise fort mal le premier et n'enlèverait pas au second la matière résinoïde qui doit faire partie de son extrait.

Solutions hydroalcooliques.

A de très rares exceptions, les solutions hydroalcooliques seront préparées, en réduisant les matières premières en poudre demi-fine, les humectant avec la moitié de leur poids d'alcool au degré prescrit; après 12 heures de contact, introduisant le tout dans l'appareil à déplacement, l'y distribuant aussi uniquement que possible, l'y tassant modérément, et lessivant. Une partie de matières exige d'ordinaire trois fois et demie son poids d'alcool, sinon pour son épuisement complet, du moins pour que passé ce terme, l'on n'obtienne plus que des solutions très étendues.

Quand les dernières portions d'alcool ont pénétré la poudre, on verse à la surface de la masse, une couche d'eau destinée à chasser l'espèce de teinture alcoolique qu'elle retient, et l'on cesse de recueillir la liqueur qui s'écoule, aussitôt qu'elle trouble celle obtenue antérieurement. L'eau précipite les parties résinoïdes ou grasses enlevées par l'alcool.

Ce mode de traitement s'applique notamment :

Aux feuilles d'aconit,	Aux écorces de racine de grenadier,
— — de belladone,	— racines d'ipécacuanha,
— fleurs d'arnica,	— — de salsepareille,
— — de houblon,	— — de jalap,
— écorces de quinquina,	Aux cantharides,

Mais les squammes sèches de scille, la coloquinte, le safran, la myrrhe, la noix vomique, les semences de stramonium, de jusquiame et de belladone ne peuvent que très difficilement être traitées dans l'appareil à déplacement, même par l'alcool.

Il vaut infiniment mieux les traiter par macération.

On les met en contact pendant 3 à 4 jours, dans un vase clos, et à la température de l'atmosphère, avec une quantité d'alcool telle, qu'elles en soient entièrement imprégnées; on exprime, et l'on répète à quatre à cinq reprises ces opérations successives.

Solutions éthérées.

Les solutions éthérées pourront toutes être obtenues au moyen de la lixiviation, sans même qu'il soit nécessaire de la faire précéder d'une macération, attendu que l'éther n'a pas comme l'alcool faible, comme l'eau surtout, l'inconvénient de gonfler les poudres, par suite, de gêner le passage des liquides qui les doivent traverser. De même d'ailleurs, que dans le traitement par l'alcool, les dernières portions de teinture seront déplacées au moyen de l'eau.

De l'évaporation des liquides propres à fournir des extraits.

Les solutions médicamenteuses obtenues, il reste à les évaporer, sinon, dans le vide au-dessus de matières absorbantes, quoique ce fût de beaucoup le meilleur mode d'évaporation, pour les raisons déjà exposées en traitant de l'évaporation, du moins, dans les conditions pratiques les plus capables de prévenir les réactions de la chaleur et de l'air.

Les exemples suivants fourniront des preuves incontestables de ces réactions.

Sous l'influence d'une température de quelques degrés seulement supérieure à 100°, le sucre cristallisable de la betterave et de la canne se transforme en sucre incristallisable, et pour peu qu'un acide intervienne, en sucre de raisin.

Les principes laxatifs de la rhubarbe et de la casse, à la suite d'une longue ébullition dans l'eau, ont acquis des propriétés astringentes.

Même, à la température ordinaire, le tannin absorbe l'oxygène de l'air, et se convertit en acide gallique, en eau, et en acide carbonique. (Pelouze.)

Dans les mêmes conditions, les sucs de *rhus radicans*, de brou de noix, l'absorbent également, noircissent, et changent complétement de nature ;

La matière particulière que M. Braconnot a retirée du brou de noix, d'incolore et d'âcre qu'elle était, devient noire et tout à fait insipide.

Par leur ébullition prolongée au contact de l'air, les solutions aqueuses d'opium, produisent des dépôts essentiellement formés de résine et d'huile grasse, retenant des traces de morphine et de narcotine ;

Celles de quinquina, des dépôts formés d'amidon, de rouge cinchonique insoluble, avec traces de quinine et de cinchonine ;

Celles de rhubarbe, des dépôts formés de résine et de rhubarbarin.

En facilitant la déperdition des principes volatils (élaioptènes, stéaroptènes, acides acétique, valérianique, phocénique, etc.), la coagulation de l'albumine végétale, avec laquelle un grand nombre de principes produisent des espèces de laques insolubles, la chaleur, même abstraction faite de l'air, peut encore influencer défavorablement la constitution chimique des produits.

Jusqu'à présent, dans les laboratoires des pharmaciens, l'on n'a d'ordinaire fait servir à la préparation des extraits, que l'une ou l'autre des méthodes évaporatoires suivantes :

La première, que le Codex prescrit d'employer pour l'évaporation des sucs non dépurés de plantes herbacées, ainsi que pour l'achèvement de l'extrait sec de quinquina, consiste à étendre le liquide en couches de deux à trois lignes d'épaisseur, dans des assiettes en porcelaine, à porter celles-ci dans des séchoirs que parcourt un courant d'air, à une température de + 35 à + 40°, à les y abandonner, après les avoir recouvertes de toiles ou de tissus métalliques, destinés à préserver les matières qu'elles contiennent, de la chute des impuretés que transportent les vents, sans cependant gêner l'action toute mécanique de l'air, jusqu'à ce que l'évaporation soit complète.

Dans les sucs de plantes, évaporés suivant cette méthode recommandée par Storck, avec tant de raison, l'albumine n'est pas coagulée, et les principes qui l'accompagnent ont éprouvé si peu d'altération, que les extraits ont conservé leur odeur, leur saveur, leur couleur verte ; ils sont solubles dans l'eau, sans résidu sensible.

L'inconvénient que pourrait offrir le contact d'un volume d'air considérable, est à peu près nul, quand on a le soin de rendre la marche de l'opération aussi rapide qu'elle peut l'être, en multipliant l'étendue des couches du liquide, en renouvelant fréquemment ses surfaces par l'agitation, en prévenant l'abaissement de température, etc., etc.

Le second procédé d'évaporation, appliqué par le Codex à la préparation de tous les extraits, autres que ceux avec les sucs non dépurés de plantes herbacées, s'exécute au moyen des appareils précédemment décrits, d'après MM. Henry, Bernard, Derosne et Dausse, et à la description desquels nous renverrons pour tout ce qui concerne les détails de l'opération. Nous devons nous rappeler, que dans ces appareils, le liquide à évaporer ne peut dans aucun cas dépasser 100°, et ne les atteint pas, lorsqu'il est susceptible de bouillir à une température inférieure, ainsi que le font les solutions hydroalcooliques; tant que l'alcool n'est pas entièrement vaporisé.

On l'y maintient jusqu'à ce qu'il ait acquis la consistance sirupeuse, pour en achever l'évaporation à l'étuve ou mieux dans le séchoir, au cas où l'intention serait d'obtenir un extrait sec.

Au contraire, lorsqu'on veut préparer un extrait ordinaire, on l'y laisse jusqu'à ce que le produit ait acquis la consistance du miel, cesse de mouiller le papier non collé à la surface duquel on l'étend, parfois même, d'adhérer au dos de la main qui le frappe. Les extraits de jusquiame, de belladone et leurs analogues, singulièrement disposés à s'humecter aux dépens de l'air, auront spécialement besoin d'être plus rapprochés que les autres.

S'il arrivait durant l'évaporation, que l'extrait se grumelât, par suite d'un départ de matières résineuses, salines ou autres, vers la fin, on le délaierait avec un peu d'alcool destiné à redissoudre les résines, ou d'eau destinée à redissoudre les sels, et l'on continuerait l'évaporation, en ayant le soin d'agiter constamment pour prévenir la formation d'un nouveau dépôt.

Si, dans l'intention de séparer certaines matières plus ou moins inertes, et comparativement moins solubles dans l'eau que les autres, ainsi que cela se pratique pour l'extrait d'opium, il avait été prescrit de traiter par l'eau froide, le produit d'une première évaporation, de filtrer, d'évaporer de nouveau; on ne négligerait pas cette très utile précaution.

Lorsque les extraits sont convenablement rapprochés, on les enlève du vase évaporatoire pendant qu'ils sont encore chauds, et qu'ils ont conservé une mollesse qu'ils ne peuvent que perdre en refroidissant; on les enferme dans des pots en faïence, ou en porcelaine; dans des flacons à larges goulots susceptibles d'être hermétiquement bouchés, s'ils offrent une tendance prononcée à la déliquescence, à l'exemple de ceux de belladone et de jusquiame déjà signalés, et de la plupart de ceux obtenus par l'évaporation spontanée des sucs.

Les extraits secs, qui doivent rester à l'étuve, tant que leur perte de poids indique qu'ils retenaient de l'humidité ; au sortir de cette étuve, sont abandonnés quelques minutes à l'air, afin de leur faire perdre une partie de leur rigidité, puis à l'aide d'un couteau à lame flexible et carrée par le bout, on les détache des assiettes, sous forme de lames, qu'on enferme de suite dans des flacons parfaitement secs.

Les uns et les autres, seront conservés dans des lieux secs et frais, visités souvent, et reportés à l'étuve, aussitôt qu'ils manifesteront quelque commencement d'altération, soit en s'humectant, soit en se couvrant de moisissure, soit en se boursouflant, ou changeant d'odeur, etc., etc.

Est-il besoin d'ajouter, que les solutés alcooliques et éthérés, avant que d'être placés dans les vases évaporatoires proprement dits, pourront être chauffés dans des appareils distillatoires, tout à la fois pour ne pas perdre l'alcool ou l'éther, dont les vapeurs condensées seront employées à des opérations du même genre, attendu qu'elles peuvent entraîner des matières volatiles, et pour que leurs vapeurs ne puissent, en pénétrant dans le foyer, s'y enflammer.

Appendice aux extraits émetine impure, résines de jalap, de turbith, de quinquina.

Le Codex de 1837 met au nombre des extraits : l'émétine impure, obtenue en faisant macérer à deux reprises la poudre d'ipécacuanha, dans l'alcool à 93° cent., pendant 3 à 4 jours chaque fois ; passant avec expression, filtrant la solution, évaporant en consistance d'extrait, reprenant le produit par l'eau froide, filtrant de nouveau, et de nouveau évaporant.

Les résines de jalap, de turbith, et de quinquina, qu'il prépare, en épuisant les racines ou l'écorce de tous leurs principes solubles dans l'alcool, à 80° froid, filtrant, évaporant ou distillant, de manière à obtenir une liqueur de consistance sirupeuse, étendant celle-ci de 20 à 30 fois son volume d'eau tiède, recueillant le coagulum résinoïde qui se forme, le lavant à plusieurs reprises, le redissolvant dans l'alcool et par l'évaporation, chassant tout l'alcool pour définitivement obtenir la résine sèche et cassante.

Il me semble, que si cette émétine peut être considérée comme un véritable extrait, les résines de jalap, de turbith et de quinquina ne sauraient, au contraire, être placées à côté des médicaments qui viennent de nous occuper, avec plus de raison que tant de produits, plus ou moins analogues, que l'on n'a jamais songé à rapprocher des extraits, bien qu'ils fussent aussi extraits au moyen de l'alcool, des substances organiques complexes, puis amenés à l'état solide par l'évaporation.

On pourrait, au contraire, leur assimiler les matières que des pharmacologistes ont proposé de préparer en épuisant successivement les végétaux, par l'eau, l'alcool et l'éther, évaporant et mélangeant très intimement les produits. Ce sont là de véritables extraits, qui représentent assez fidèlement les végétaux qui les ont fournis, moins le ligneux, et qui me sembleraient mériter de devenir, de la part des médecins, l'objet de nouvelles expériences.

XXIVe LEÇON.

Des Sirops.

(SACCHAROLÉS LIQUIDES.)

Sous le nom de sirop, que des auteurs font dériver des mots grecs σύρω, je tire et ὀπὸς, suc; d'autres, d'un mot arabe qui signifie potion, l'on désigne des médicaments liquides, résultant de la dissolution, dans des véhicules appropriés, d'une proportion de sucre telle, qu'ils coulent lentement. On les distingue d'ailleurs en simples et en composés, suivant qu'ils sont préparés, abstraction faite du sucre, avec une seule ou avec plusieurs matières médicamenteuses.

Leurs propriétés.

Leurs propriétés physiques varient singulièrement. Le sirop de sucre est incolore; celui d'œillet, amarante; celui de coquelicots, rouge; celui de nerprun, brun; celui de rhubarbe, jaune rouge.

Le sirop de gomme est de saveur à la fois mucilagineuse et sucrée; le sirop de sulfate de quinine, amer; le sirop d'écorce de grenade, astringent; le sirop de vinaigre, acide.

Les sirops de cannelle et de fleurs d'oranger sont aromatiques; ceux de valériane et de foie de soufre, d'odeurs fétides; ceux de gomme et de sucre, sans odeur.

Presque tous offrent une transparence parfaite, sinon lorsqu'ils sont concentrés, parce qu'il peut alors arriver que les rayons lumineux ne les puissent traverser (les sirops de salsepareille et de chicorée composés, très chargés de principes extractifs, sont spécialement dans ce cas), du moins lorsqu'on les étend d'eau; mais, quelques-uns offrent une transparence imparfaite, une teinte opaline, tel le sirop de sulfate de quinine, certains même sont complétement opaques, tel, le sirop d'amandes ou d'orgeat.

Il n'est pas jusqu'à leur densité, qui n'offre de notables différences, témoin le sirop de quinquina au vin, beaucoup moins dense que ne l'est le sirop de sucre, lequel à son tour est moins dense que le sirop de salsepareille composé.

On peut, à l'aide de réactifs convenablement choisis, signaler dans quelques-uns la présence ou l'absence de principes essentiels; par exemple :

L'ammoniaque, la potasse et la soude caustiques, signaleraient dans un sirop donné pour contenir les principes solubles de la rhubarbe, l'absence de ces principes, en ne le colorant pas fortement en rouge.

Les mêmes réactifs font nettement virer au vert le sirop de violettes bien préparé, et ne communiquent qu'une teinte vert pâle, au sirop de fleurs de pensées sauvages artificiellement coloré en bleu par de la teinture de tournesol. Le mélange de la teinte jaunâtre que prend, sous l'influence des alcalis, le principe colorant des pensées, avec la teinte bleue du tournesol qu'ils n'altèrent pas, donne naissance à une teinte mixte.

Dans le sirop de quinquina, le tannin forme des précipités de tannate de quinine et de cinchonine ; l'oxalate d'ammoniaque, un précipité d'oxalate de chaux : ils ne troublent ni l'un ni l'autre, les sirops de gentiane ou d'aloës qu'on a parfois tenté de lui substituer.

Le sirop de grenades, doit à la présence d'une petite quantité de tannin ou d'acide gallique, que ne renferment ni le sirop de groseilles, ni le sirop de cerises, de prendre, au contact du sulfate de fer au maximum, une légère teinte noire. 5 à 6 gouttes de sirop de salsepareille, simple ou composé, ajoutées à 2 onces environ d'eau distillée, doivent à la saponine, de communiquer au liquide la propriété de mousser fortement par l'agitation, et de fournir des bulles persistantes; rien de semblable n'a lieu avec le sirop de salsepareille mal préparé. (Soubeiran.)

L'action des réactifs sur les sirops, est toutefois tellement sujette à être profondément modifiée par des circonstances accidentelles, qu'elle ne mérite qu'une confiance secondaire. Aussi l'opinion d'un praticien exercé serait-elle souvent préférable à celle d'un chimiste, s'il s'agissait de prononcer sur les qualités d'un sirop. En pareil cas, en effet, le mieux à faire serait d'ordinaire d'apprécier la couleur, l'odeur, la saveur, la transparence, la densité du médicament, etc., etc.

Les sirops se pouvant préparer avec les sucres de qualités différentes que nous offre le commerce, les véhicules qui en font partie, étant de nature variable, ces véhicules et le sucre qu'ils dissolvent, ne se trouvant pas dans tous associés en mêmes proportions; il importe, avant d'aller plus loin, que nous nous formions une idée des avantages ou des inconvénients que peuvent offrir les principales sortes de sucre, sous le double point de vue de la qualité et de la quantité du produit, des procédés à l'aide desquels on se procure leurs différents véhicules, des proportions variables, dans lesquels s'effectue l'association des uns et des autres.

Des différentes sortes de sucre du commerce.

On trouve dans le commerce plusieurs sortes de sucre. Les unes, proviennent des fabriques de sucre indigène ou des raffineries établies en France ; les autres sont importées de l'étranger.

Les premières, en les rangeant suivant l'ordre de leur plus grande richesse en sucre cristallisable, sont :

Le sucre royal ou raffinade,
Le sucre 4 cassons,
Les lumps,
Les bâtardes,
Et les vergeoises.

Le *sucre royal*, en pains de 5 à 6 kil., d'une blancheur égale dans toute sa masse, d'une texture cristalline prononcée, d'un grain serré, très dur, ressemble tout à fait à la variété de chaux carbonatée, nommée par les minéralogistes marbre des statuaires ou chaux carbonatée saccharoïde. Il rend, quand on le frappe, un son net et distinct, devient phosphorescent dans l'obscurité, quand on le frotte.

Le plus beau, dit sucre surfin ou *Raguenais*, du nom du fabricant qui, le premier, est parvenu à l'obtenir sous cet état remarquable de pureté, est souvent en pains tronqués à leurs sommets.

Le *sucre quatre cassons*, ainsi nommé de ce que les épiciers sont dans l'usage de diviser ses pains en quatre fragments à peu près égaux, dans le sens de leur grand axe, est en pains de 5 à 6 kil., moins blanc, moins brillant, moins serré, moins dur que le précédent dont il ne diffère toutefois, qu'en ce qu'il a été moins habilement raffiné. Il provient aussi d'une première cristallisation, a subi un même nombre de terrages, a de même été séché à l'étuve.

Les *lumps*, sont en pains de 10 à 20 kil., toujours tronqués à leurs sommets, parfois tachés en brun par un peu de mélasse, dans une étendue plus ou moins considérable, d'une texture cristalline prononcée, mais lâche, mais poreuse ; d'où vient qu'elles offrent peu de solidité et se fondent aisément dans l'eau. Elles proviennent de la concentration et de la cristallisation des liqueurs qui, dans une première opération, avaient fourni le sucre royal ou le sucre quatre cassons; du reste, elles ont été terrées, même étuvées.

On conçoit que, provenant de la cristallisation de sirops dans lesquels la proportion du sucre cristallisable est faible, par rapport à celle du sucre incristallisable, elles offrent une texture poreuse.

Les *bâtardes* sont aussi en pains de 10 à 20 kil., toujours tronqués à leurs sommets, et de texture semblable à celle des lumps; mais elles sont constamment colorées, et plus ou moins humides. Ce sont, à proprement parler, des lumps qui ont subi moins de terrages ou ont été moins bien terrées, et qui, de plus, n'ont point été étuvées.

Les *vergeoises*, sont en pains de 20 à 30 kil.; leur défaut de cohésion, leur couleur brune, leur saveur prononcée de mélasse, les fait singulièrement ressembler à des masses de cassonade brune, que l'on aurait fortement tassées dans des formes à sucre.

Elles proviennent des sirops dont on a retiré les sucres royal et quatre cassons par une première cristallisation, les lumps ou les bâtardes par une seconde, et n'ont subi ni terrage ni étuvage.

Le liquide qui s'en écoule constitue la mélasse, espèce de sucre incristallisable, que les importantes recherches de M. Pelouze et autres, ont démontré provenir de l'altération du sucre cristallisable, et ne préexister ni dans la canne à sucre, ni dans la betterave, etc.

Quant aux sucres importés de l'étranger, leurs sortes les plus répandues dans le commerce, sont :

Le sucre de l'Inde ou de Benarès,	Le sucre brut Martinique,
— — Bourbon,	— terré.

Le *sucre de l'Inde*, devenu assez rare depuis quelques années, nous arrive en balles du poids de 75 à 100 kil., formées de deux toiles, l'une intérieure en coton, l'autre extérieure en fil, et le plus ordinairement maintenues, ficelées par des tiges de rotin.

Il est demi-blanc, sans points brillants, plus ou moins mélangé de débris de végétaux et de sable; on y rencontre de 3 à 4 pour 0/0 d'eau.

Le *sucre Bourbon* est expédié de l'île Bourbon et de l'île de France, en ballots de 50 à 60 kil., envéloppé d'une natte en jonc très serrée. Sa couleur et son aspect varient beaucoup, quoique jamais il n'offre de texture cristalline prononcée. Parfois d'un blond foncé, d'un aspect gras, il est, d'autres fois, assez blanc, sec et pulvérulent; il contient de 2 à 4 pour 0/0 d'eau.

Le *sucre Martinique*, avec lequel on confond généralement, sous le nom commun de sucre des Iles, tous les sucres qui proviennent de la Guadeloupe, de la Jamaïque, de St-Domingue, etc., est de couleur brune, formé de particules brillantes, grenues, souvent agglomérées. Il contient de 5 à 6 pour 0/0 d'eau.

On le reçoit en barriques de 400 à 600 kil.

Le sucre terré Martinique, que l'on reçoit en barriques de même poids, n'est que le précédent, débarrassé par des terrages imparfaits, d'une partie du sucre incristallisable qui le colorait. Il ressemble à du sucre demi-blanc, que l'on aurait pulvérisé grossièrement.

Les diverses sortes de sucre qui viennent de nous occuper, même en supposant qu'elles ne renferment aucune des substances étrangères que les fraudeurs cherchent à y introduire, et que plus tard nous apprendrons à y reconnaître, diffèrent les unes des autres par la proportion d'eau, de débris végétaux, de sable, de sucre incristallisable, qui en altèrent la pureté. Elles fournissent des proportions différentes de produits; des sirops plus ou moins colorés, de saveur plus ou moins agréable, plus ou moins difficiles à clarifier, plus ou moins sujets à candir, à fermenter.

L'examen comparatif qu'en a fait M. Chevalier l'a conduit aux conséquences pratiques suivantes :

Relativement aux sucres extraits ou raffinés dans notre pays, le sucre royal et le sucre quatre cassons, fournissent en aussi fortes proportions que possible, des sirops tout à fait blancs, sans arrière-goût, qu'il est parfois inutile et toujours facile de clarifier.

Les lumps fournissent encore un beau sirop, facile à clarifier, mais déjà moins blanc, d'une saveur moins franche et en moindre proportion.

Les bâtardes, fournissent en proportions plus petites encore, un sirop très coloré, de saveur et d'odeur de mélasse prononcées, plus ou moins difficile à clarifier.

Les vergeoises, sous tous les rapports, se placent au dernier rang. Leurs sirops sont si colorés, si odorants, qu'ils pourraient être pris pour des solutions concentrées de mélasse.

Relativement aux sucres de l'étranger comparés aux sucres précités et entre eux,. le sucre de l'Inde, les sucres Bourbon et Martinique fournissent, à poids égaux, moins de sirop que les sucres royal et quatre cassons, même que les lumps. Leurs produits sont moins blancs, moins agréables au goût, d'une moins facile clarification; ils sont, en outre, moins disposés à candir, pour cela même que, retenant toujours quelque peu de matières muqueuses, celles-ci s'interposent entre les molécules du sucre, et gênent sa cristallisation.

Le sucre Martinique doit à la présence d'une moindre quantité de matières muqueuses, de donner un sirop plus sujet à candir; mais par contre, moins sujet à fermenter, que le sucre Bourbon. De là, vient la préférence qu'on lui accorde pour le préparation du sucre candi, et celle au contraire qu'on accorde au sucre Bourbon pour la préparation des sirops très disposés à candir. Il se pourrait toutefois, que très disposés aussi à fermenter, l'augmentation proportionnelle de matières muqueuses, qu'ils recevraient de la présence du sucre Bourbon, fit plus que compenser pour ces sirops l'avantage qu'ils retireraient d'une disposition moindre à cristalliser. Dans ce cas, mieux vaudrait employer le sucre Martinique.

D'après le même expérimentateur, il y aurait économie à se servir de sucre Bourbon ou Martinique; mais, à cet égard, il importe de faire remarquer, qu'à l'époque à laquelle furent entreprises les expériences dont nous relatons ici les principaux résultats; les différences de prix entre les cassonades et les sucres raffinés, étaient infiniment plus grandes qu'elles ne le sont, aujourd'hui que la concurrence et la grande habileté des raffineurs, ont abaissé le prix de ces derniers.

Des véhicules employés à la préparation des sirops.

Dans le sirop de sucre, aussi nommé sirop simple, le sucre n'a d'autre véhicule que l'eau commune; il en est autrement des sirops médicamenteux.

Ceux d'entre eux qui sont simples, peuvent avoir pour véhicule :

1° Une émulsion (sirop d'orgeat);

2° Une eau distillée médicamenteuse (sirop de fleurs d'oranger);

3° Un soluté, auquel l'eau sert de base (sirop de gomme);

4° Un macéré, *idem*, (sirop de guimauve);

5° Un digesté, *idem*, (sirop de baume de Tolu);

6° Un infusé, *idem*, (sirop de violettes);

7° Un décocté, *idem*, (sirop de quinquina);

8° L'eau chargée par distillation de principes volatils, puis ultérieurement, par macération, de principes fixes (sirop d'hysope);

9° L'eau chargée par distillation de principes volatils, en même temps que le résidu reste chargé de principes fixes (sirop de valériane);

10° Un suc de plante herbacée (sirop de fumeterre);

11° Un suc de fruit (sirop de groseilles);

12° Le vinaigre (sirop de vinaigre);

13° Le vinaigre chargé par macération, de principes médicamenteux (sirop de vinaigre framboisé);

14° Le vin chargé par macération, de principes médicamenteux (sirop de quinquina au vin).

A leur tour, les sirops composés pourront avoir pour véhicule :

1° L'eau chargé de principes actifs, ou par macération, ou par digestion, ou par infusion, ou par décoction, en pratiquant l'une ou l'autre de ces opérations, sur l'ensemble des matières premières; exemple :

Le sirop de mou de veau avec un digesté; le sirop des cinq racines avec un infusé;

2° L'eau chargée de principes actifs par plusieurs de ces opérations successivement pratiquées, avec la totalité du liquide prescrit, sur les matières premières à l'avance fractionnées, suivant leurs textures ou leurs compositions variables; exemple :

Le sirop de salsepareille composé, avec le décocté de salsepareille, ultérieurement chargé par infusion des principes solubles des autres substances;

3° L'eau chargée de principes actifs par plusieurs de ces mêmes opérations, en les pratiquant simultanément; avec des fractions de liquide, et les matières premières, encore partagées d'après leurs textures et leurs compositions variables; exemple :

Sirop de chicorée avec le digesté de rhubarbe et l'infusé des autres substances ;

4° L'eau chargée, par une distillation partielle, de principes volatils, en même temps que la portion non distillée, retient les principes fixes ; exemple :

Sirops d'érysimum et d'armoise composés;

5° Le vin chargé par la distillation de sa partie alcoolique, de principes volatils, en même temps que sa partie aqueuse retient les principes fixes (sirop anti scorbutique).

Dans le tableau suivant on a précisé, d'après le Codex, la nature des véhicules propres à la confection des sirops médicamenteux les plus employés.

POUR LE SIROP MÉDICAMENTEUX SIMPLE :	ON PREND :		OBSERVATIONS DIVERSES.
D'amandes,	l'émulsion	d'amandes douces et amères,	On aromatise l'émulsion avec l'eau de fleur d'oranger.
de fleurs d'oranger, de cannelle, de roses, de menthe poivrée, de laitue,	l'eau distillée	de fleurs d'oranger de cannelle, de roses de menthe poivrée de laitue,	
D'hysope, de menthe crépue, de lierre terrestre, de stœchas, de dictame et quelques autres,	Les eaux distillées de chacune de ces plantes, ultérieurement mises à digérer au bain-marie couvert, et pendant 12 heures, sur les sommités sèches correspondantes.		
Cyanhydrique,	l'acide médicinal.		
D'acétate de morphine,	un soluté dans l'eau.	d'acétate de morphine	
de sulfate,	*id.*	de sulfate	
de foie de soufre,	*id.*	de foie de soufre,	
d'acide tartrique,	*id.*	d'acide tartrique,	
— citrique,	*id.*	— citrique,	
D'extrait d'opium, de ratanhia, de belladone, de jusquiame, de stramonium, de thridace,	un soluté dans l'eau.	de chacun des extraits aqueux de ces substances.	
de cachou, de pavot blanc, d'ipécacuanha, de salsepareille,		Des extraits hydro-alcooliques de ces substances.	L'emploi de l'extrait alcoolique a pour but d'éliminer les principes muqueux ou amylacés, qui rendraient les sirops louches ou d'une très difficile clarification, et surtout très altérables.
de gomme arabique,		De gomme.	Laver la gomme, à 2 ou 3 reprises avec de l'eau froide, la dissoudre à froid, passer sans expression au travers d'un blanchet.
De rhubarbe.	un macéré dans l'eau,	de rhubarbe,	La macération enlève à la rhubarbe, sans l'altérer, son principe actif.
De guimauve, de consoude, de cynoglosse,		de racine de guimauve, de consoude, de cynoglosse.	Ces racines, très mucilagineuses, fourniraient par décoction des liquides très visqueux, très altérables et difficiles à clarifier.
de mousse de Corse.		de mousse de Corse,	Priver d'abord la mousse de Corse d sable et de coquillages, puis la traiter à 2 reprises par l'eau tiède.
De Tolu,	un digésté dans l'eau,	de baume de Tolu.	Faire digérer au bain-marie couvert pendant 12 heures en agitant de temps à autre; laisser refroidir et filtrer.
De violettes, de camomille, de nymphæa, de coquelicots, d'œillets, de tussilage, de pivoine,	un infusé,	Des pétales récents et mondés de ces fleurs.	Pour tous ces infusés, placer les fleurs dans un bain-marie en étain, avec 2 fois leur poids d'eau bouillante: au bout de 12 heures, passer avec expression au travers d'un linge, laisser déposer et décanter. Par exception, les fleurs de violette devront être lavées avec trois fois leur poids d'eau à +45° avant d'être soumises à l'infusion. Au reste nous reviendrons sur ce sujet.

POUR LE SIROP MÉDICAMENTEUX SIMPLE:	ON PREND :		OBSERVATIONS DIVERSES.
d'absinthe,	un infusé.	De sommités sèches d'absinthe,	
d'armoise,		d'armoise,	
d'écorce d'orange, de citron ou d'orange amère;		d'écorces fraîches d'oranges et de citrons, d'écorces sèches d'oranges amères,	
de gentiane,		de racine sèche,	
de digitale,		de feuilles sèches,	
de capillaire,		de capillaire du Canada,	
de douce-amère,		de tiges sèches.	On fait infuser à 2 reprises dans de nou velle eau.
de quinquina,	un décocté aqueux.	De quinquina gris.	Une demi-heure de décoction, et pas ser au travers d'un linge; ne pas filtrer, afi de laisser en suspension dans le liquide l petite quantité de combinaison d'alcaloïd et de rouge cinchonique qui s'y trouve, e dont la présence du sucre doit plus tar déterminer la solution.
de quinquina au vin,	un soluté dans le vin de Lunel.	D'extrait mou.	
de safran,	un macéré dans le vin de Malaga.	De safran.	
de pointes d'asperges, de cresson, cochléaria, cerfeuil, chou rouge; de fleurs de pêcher, bourrache, fumeterre, trèfle d'eau, ortie, rose pâle.	le suc dépuré.		
de coings, limons, d'oranges,	le suc dépuré de ces fruits.		On les aromatise après coup avec la tein ture d'écorce fraîche de citron ou d'orange
de berbéris, de cerises, de grenades, de groseilles, de framboises, de mûres, de pommes, de nerprun,	*id.*		
de vinaigre,	le vinaigre.		
Idem framboisé.	le vinaigre framboisé.		
POUR LE SIROP COMPOSÉ : de mou de veau,	le digesté aqueux.	du mou de veau, des dattes, des jujubes, des raisins secs, des racines de réglisse et de consoude, des feuilles de pulmonaire.	Coupez les poumons, lavez-les à l'ea froide jusqu'à ce que l'eau de lavage sort incolore et limpide; placez-les avec le autres substances convenablement incisées et la quantité d'eau prescrite, dans u bain-marie couvert; faites digérer au milie de l'eau bouillante pendant 6 heures, passe avec expression, laissez déposer, décantez

POUR LE SIROP COMPOSÉ:	ON PREND :		OBSERVATIONS DIVERSES.
des cinq racines,	l'infusé,	des racines sèches d'ache, de fenouil, de persil, d'asperge, de petit houx.	Faites avec les racines coupées par tranches, une première infusion; au bout de 12 heures de contact, passez sans expression, clarifiez par le repos, et conservez. Faites avec le résidu une seconde infusion; passez cette fois avec expression, laissez déposer, décantez et conservez encore à part.
de salsepareille composé ou de Cuisinier,	le décocté et l'infusé.	de salsepareille. de fleurs de bourrache, de roses pâles, de séné, d'anis.	Faites avec la salsepareille préalablement dépoudrée, fendue dans sa longueur, coupée par tronçons, et après 24 heures de digestion, deux décoctions successives que vous prolongerez 15 à 20 minutes chacune. Versez la seconde décoction bouillante sur les autres substances placées dans un bain-marie; couvrez; après 12 heures, passez avec expression, réunissez toutes les liqueurs, laissez déposer, décantez.
de rhubarbe composé ou de chicorée composé.	le digesté et l'infusé.	de rhubarbe, de racine de chicorée, de feuilles de fumeterre, de scolopendre, de baies d'alkekenge.	Mettez la rhubarbe déchirée par morceaux et de l'eau à 80°, dans un bain-marie fermé. Après 12 heures de contact, passez avec expression, et conservez la liqueur. D'autre part, faites avec la rhubarbe déjà en partie épuisée, la racine de chicorée incisée, les feuilles et les baies également incisées, une infusion que vous passerez au bout de 24 heures, que vous laisserez déposer, et qu'au besoin vous filtrerez au papier. *Nota.* Quant à la cannelle et au santal citrin, qui font partie de ce sirop, nous verrons plus tard qu'ils sont mis en contact avec le sirop bouillant.
d'érysimum composé ou de chantres.	le décocté	d'orge mondé, de raisins secs, de racine de réglisse, de feuilles de bourrache et de chicorée.	Faites avec les matières qui doivent être traitées par décoction, un décocté que vous passerez avec expression, puis verserez bouillant, sur les autres matières placées dans la cucurbite d'un alambic; au bout de 24 heures vous distillerez de manière à obtenir une quantité déterminée d'eau aromatique que vous conserverez à part, tandis que le résidu de la distillation sera passé avec expression, abandonné au repos, decanté et mis à part aussi.
	l'infusé	d'érysimum frais, de racine d'aunée, de capillaire, de sommités de romarin et de stœchas, d'anis.	
	et l'eau distillée aromatique.	Provenant de la distillation partielle des liqueurs précédentes.	

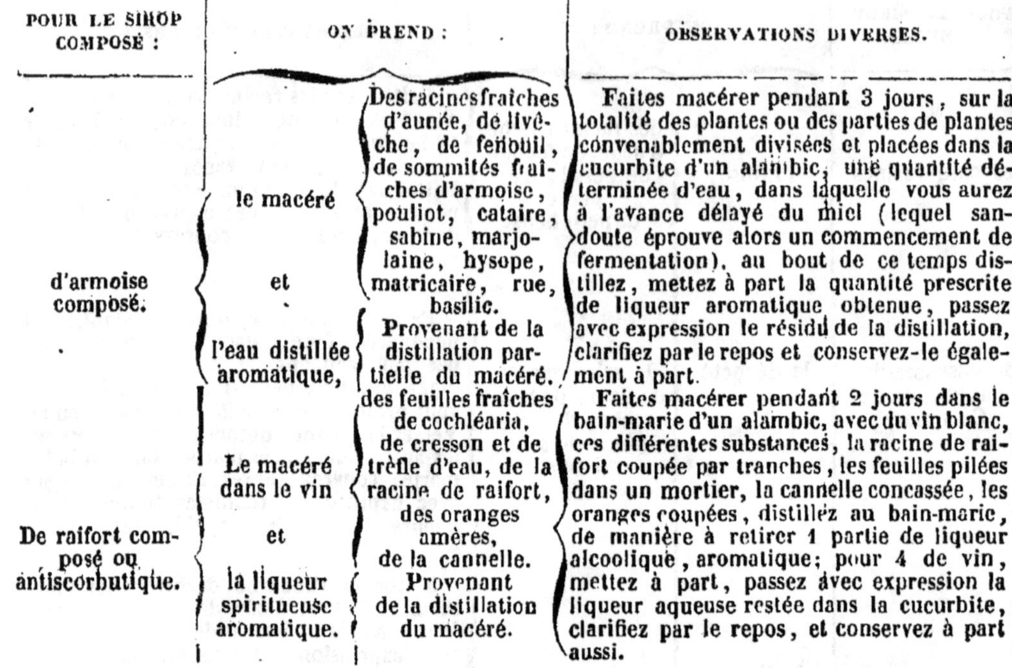

POUR LE SIROP COMPOSÉ :	ON PREND :		OBSERVATIONS DIVERSES.
d'armoise composé.	le macéré	Des racines fraîches d'aunée, de livêche, de fenouil, de sommités fraîches d'armoise, pouliot, cataire, sabine, marjolaine, hysope, matricaire, rue, basilic.	Faites macérer pendant 3 jours, sur la totalité des plantes ou des parties de plantes convenablement divisées et placées dans la cucurbite d'un alambic, une quantité déterminée d'eau, dans laquelle vous aurez à l'avance délayé du miel (lequel sans doute éprouve alors un commencement de fermentation), au bout de ce temps distillez, mettez à part la quantité prescrite de liqueur aromatique obtenue, passez avec expression le résidu de la distillation, clarifiez par le repos et conservez-le également à part.
	et		
	l'eau distillée aromatique,	Provenant de la distillation partielle du macéré.	
De raifort composé ou antiscorbutique.	Le macéré dans le vin	des feuilles fraîches de cochléaria, de cresson et de trèfle d'eau, de la racine de raifort, des oranges amères, de la cannelle.	Faites macérer pendant 2 jours dans le bain-marie d'un alambic, avec du vin blanc, ces différentes substances, la racine de raifort coupée par tranches, les feuilles pilées dans un mortier, la cannelle concassée, les oranges coupées, distillez au bain-marie, de manière à retirer 1 partie de liqueur alcoolique, aromatique; pour 4 de vin, mettez à part, passez avec expression la liqueur aqueuse restée dans la cucurbite, clarifiez par le repos, et conservez à part aussi.
	et		
	la liqueur spiritueuse aromatique.	Provenant de la distillation du macéré.	

Des proportions dans lesquelles sont employés le sucre et le véhicule.

Ces différents véhicules, et le sucre qu'on leur associe, soit seulement pour masquer leur saveur plus ou moins désagréable, soit dans le double but de masquer leur saveur et d'assurer leur conservation, sont employés dans des proportions différentes.

Dans le sirop simple, et dans les sirops préparés avec des sucs de plantes herbacées, ou des dissolutions aqueuses de principes organiques, on fait généralement entrer deux parties de sucre contre une de véhicule; c'est-à-dire la plus forte proportion de sucre, que l'eau ou un véhicule aqueux puisse retenir en dissolution à la température ordinaire, parce qu'ils sont, en général, singulièrement altérables. Afin d'y accumuler davantage le principe sucré, sans cependant les exposer à cristalliser, le Codex introduit même dans quelques sirops très chargés de matières extractives, tel que celui de salsepareille composé, en même temps que du sucre, une certaine quantité de miel.

Dans les sirops dont le véhicule est un suc acide, du vinaigre simple ou un vinaigre médicamenteux, bien qu'à la rigueur l'on pût introduire autant de sucre que dans les précédents, on en fait entrer moins, 940 gr. pour 500 gr. de liquide.

L'addition d'une proportion plus forte de sucre masquerait défavorablement la saveur acide du liquide ; d'ailleurs, celui-ci est comparativement moins altérable, que ne le sont les sucs aqueux non acides, les solutions aqueuses et leurs analogues.

Enfin, dans les sirops avec les vins médicinaux, on ne fait entrer que 750 gr. de sucre pour 500 de véhicule ; parce qu'ils sont moins altérables encore que les sirops acides, parce que le vin sucré qui en fait partie, contient naturellement du sucre, parce que sa forte proportion d'alcool ne lui permettrait pas d'en prendre davantage.

L'association du sucre et du véhicule, dans les proportions voulues, peut, sans inconvénient aucun, se faire par différents procédés, quoique chacun d'eux offre des avantages et des inconvénients spéciaux, quand il s'agit du sirop de sucre Mais, lorsqu'il s'agit de sirop médicamenteux, il faut se conformer aux prescriptions du Codex, sous peine de n'obtenir que des médicaments variables dans leur aspect, leur composition et leurs propriétés médicales.

Parlons d'abord du sirop de sucre.

Des procédés de préparation du sirop de sucre.

Parmi les procédés indiqués pour la préparation du sirop de sucre, les trois suivants sont les plus employés :

Procédé par solution.

Le premier, que nous appellerons par solution, consiste essentiellement à faire dissoudre à froid, le sucre concassé et non pulvérisé, dans la moitié de son poids d'eau commune et à filtrer au papier. L'observation prouve que le sucre en poudre fournit un sirop d'une transparence imparfaite, peut-être parce que le frottement constitue ses molécules dans des états électriques particuliers.

Ce procédé a pour avantages principaux, de donner, sans perte, un sirop dont la saveur franche, la blancheur ne dépendent que de la pureté du sucre employé ; pour inconvénient, d'exiger un temps assez long, attendu d'une part, que le sucre se fond lentement à la température ordinaire, dans la quantité d'eau strictement nécessaire à sa dissolution, même quand on prend le soin de le maintenir dans les couches supérieures du liquide, ainsi qu'il a été dit en traitant de la solution; d'autre part, qu'à cette température, la grande densité du sirop ne lui permet que difficilement de traverser les pores du papier.

Les auteurs du dernier Codex, et avec eux M. Guibourt, moins pour produire sa décoloration que l'emploi d'un sucre de première qualité rendrait sans objet, que pour faciliter sa filtration, conseillent, avant de le verser sur le filtre, d'y délayer une petite quantité de charbon animal parfaitement purifié et en poudre grossière.

Procédé par coction et clarification. A l'aide du procédé par coction et clarification, on peut, avec toute espèce de sucre, obtenir en très peu de temps des masses considérables de sirop d'une transparence parfaite; mais, par contre, toujours plus ou moins coloré, parce que l'action réunie de la chaleur et de l'air, modifie le sucre. Pour l'exécuter, on place le sucre en pain, ou très grossièrement concassé dans une bassine, on verse dessus, de manière à la répartir sur toute la masse, la moitié de son poids d'eau, dans laquelle on à commencé par battre un blanc d'œuf avec sa coquille brisée, pour 10 kil. de sucre 4 cassons ou de lumps; davantage si le sucre est de qualité inférieure, ou si l'on agit sur des cassonades; puis on chauffe.

Le sucre, que l'eau avait tout d'abord converti en un magma grenu, ne tarde pas à se fondre; l'albumine à se coaguler, entraînant dans le réseau qu'elle forme, les matières en suspension; et de là une écume que sa moindre pesanteur spécifique appelle à la surface du liquide, et qu'on enlève aussitôt qu'elle est bien formée, c'est-à-dire compacte quoique fendillée, afin que l'ébullition ne puisse la disseminer dans le liquide.

Mais comme à cette époque, la clarification est restée imparfaite, on la complète en versant dans le liquide, d'une certaine hauteur, au moment où l'ébullition le fait monter, une portion d'eau albumineuse que l'on a conservée devers soi, et l'on réitère un certain nombre de fois ces affusions, dont chacune fait nécessairement tomber le bouillon, en enlevant de temps à autre les nouvelles écumes, jusqu'à ce qu'enfin le sirop examiné dans une cuiller, ou dans une éprouvette, se montre d'une transparence parfaite, ou que du moins on n'y voie plus nager que des flocons albumineux nets et distincts, au milieu d'un liquide clair.

Alors on concentre le sirop au degré voulu (en été à 30° 5, en hiver à 30° de l'aréomètre de Baumé), finalement on passe :

Soit au travers d'un blanchet, soit au travers de la chausse en laine dite chausse d'Hippocrate, soit au travers du filtre Taylor, soit même au travers d'une simple toile, après y avoir délayé du papier lavé, suivant ce qui a été dit en traitant de la dépuration des liquides troubles. (Voir la 9e leçon.)

Les premières portions filtrées sont reversées sur le filtre; les écumes parfaitement égouttées sont lavées à l'eau tiède, pour les débarrasser des dernières portions de sirop.

Les eaux de lavage, ou sont conservées pour une nouvelle opération, ou sont évaporées.

Il importe au succès de l'opération, que l'on commence par agiter le mélange de sucre et d'eau, afin de faciliter la dissolution, mais que l'on cesse d'agiter aussitôt que le réseau albumineux se forme, afin de ne le pas rompre.

Que l'on modère la chaleur tant que le sucre n'est pas dissous, car l'action clarifiante de l'albumine ne peut s'exercer que sur sa solution; qu'on l'active au contraire, aussitôt qu'il ne reste plus qu'à vaporiser l'excès d'eau employée, afin de laisser le sirop le moins longtemps possible au contact de la chaleur et de l'air. On doit, en outre, rassembler le combustible sous le centre de la bassine, pour que la flamme ne puisse, léchant la portion des parois de celle-ci que ne baigne pas le liquide, altérer profondément le sucre.

Que l'on emploie une portion d'eau telle, que la clarification, plus facile quand le sirop est fluide que lorsqu'il est épais, puisse s'effectuer aisément, sans cependant qu'il faille, en l'étendant trop, s'exposer à prolonger l'évaporation outre mesure; de 12 à 13 kil. d'eau, tant pour la solution du sucre, que pour les affusions du liquide albumineux, pour 20 kil. de sucre en pain.

Procédé par coction clarification et décoloration.

A tous les avantages que présente le procédé qui vient d'être décrit, le troisième procédé joint celui de pouvoir fournir des sirops parfaitement incolores, même en employant des sucres colorés.

On prend 30 kil. de sucre concassé, $17^{kil}5$ d'eau, 2 kil. de charbon animal, lavé à l'acide chlorhydrique, 6 blancs d'œufs. On délaie les blancs d'œufs dans l'eau ; on mélange intimement dans une bassine la totalité du sucre, du charbon, et 12 kil. de solution albumineuse ; on porte rapidement à l'ébullition ; lorsqu'elle se détermine, on ajoute en 2 ou 3 fois le restant de l'eau ; on donne quelques bouillons, on laisse former l'écume, on l'enlève, on passe à la chausse, et, s'il en est besoin, on reporte le sirop sur le feu pour le concentrer.

Ce procédé réussit bien, cependant comme le charbon animal, pour peu qu'il ait été imparfaitement privé des sulfures de chaux et de fer qu'il contient presque toujours, des matières empyreumatiques qui l'imprégnaient, et qui proviennent de la décomposition par la chaleur des matières animales naturellement contenues dans les os, communique au sirop avec lequel on le fait bouillir, une saveur désagréable ; comme d'un autre côté, délayé dans le sirop à la température ordinaire, il n'en opère bien la décoloration qu'autant que sa proportion est considérable, auquel cas, il faut ou laisser dans le résidu beaucoup de sirop, ou multiplier les lavages, comme encore les chausses, les blanchets dans le tissu desquels la poudre de charbon pénètre, ont besoin d'être fréquemment renouvelés ;

En grand, on opère la décoloration des sirops, en les faisant passer après clarification (le charbon ne saurait suppléer l'albumine), au travers du charbon animal placé dans une sorte d'appareil à déplacement, de l'invention de M. Dumont.

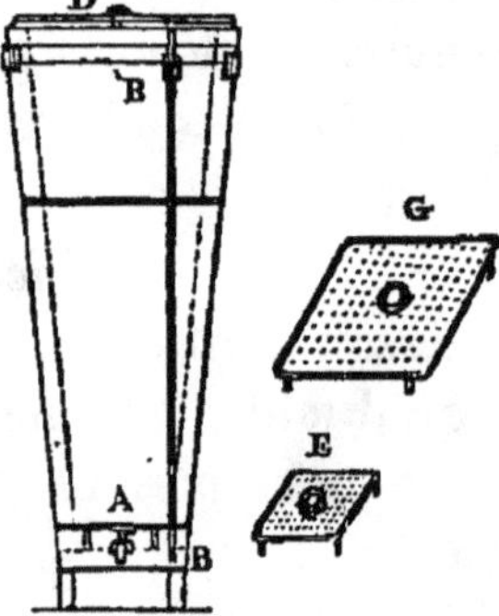

Ce filtre, est une pyramide quadrangulaire renversée et creuse : ses parois sont en cuivre étamé à l'intérieur, en bois à l'extérieur, afin que la chaleur des liquides qu'on y place se maintienne davantage. Sa partie inférieure est garnie d'un robinet A, et à l'opposé ou même sur le côté, est pratiqué un trou avec lequel un tube BB' vient s'aboucher. Le robinet est destiné à l'écoulement des liquides, l'ouverture B et le tube qui la prolonge, à la sortie de l'air intérieur, qui, sans lui, serait obligé de se frayer un passage au travers de la masse charbonneuse et d'en déranger la symétrie. Un couvercle mobile s'adaptant sur la base D permet de prévenir le refroidissement et l'évaporation.

Veut-on le faire fonctionner; on introduit au fond de la pyramide un diaphragme E percé de trous, que des pieds élèvent au-dessus de la naissance du robinet; on étend sur ce diaphragme un linge humide, on le recouvre jusqu'à une certaine hauteur de charbon animal, à l'avance imprégné d'un 6me environ de son poids d'eau, destinée à la faciliter la filtration, et que l'on a passé au tamis de manière à l'obtenir en grains de la grosseur de ceux de la poudre à canon. (La difficulté qu'il présenterait au passage du liquide empêche de l'employer en poudre fine, quoique sous cet état il dût mieux opérer la décoloration.) On le tasse modérément au moyen d'une espèce de truelle; on le maintient à l'aide d'un second diaphragme G placé en-dessus; puis, ouvrant le robinet, et soulevant le couvercle on verse le sirop bouillant dans la partie de l'appareil restée vide de charbon.

Le sirop traverse successivement toutes les couches de charbon, chassant devant lui l'eau qui les imprégnait, s'écoule bientôt plus ou moins décoloré; s'il en est besoin, est reversé sur les filtres, afin que sa décoloration s'y complète, et reste en partie dans le charbon, dont une affusion d'eau le déplace à son tour.

On obtient ainsi, d'abord de l'eau à peu près exempte de sirop, puis du sirop pur; puis enfin du sirop légèrement étendu d'eau, ce qui oblige à recueillir séparément, les liquides du début, du milieu et de la fin de l'opération.

XXVe LEÇON.

SUITE DE LA PRÉCÉDENTE.

De l'action décolorante du charbon.

Les belles expériences de MM. Bussy, Payen et Desfosses, ont démontré que l'action du charbon sur les dissolutions qu'il décolore, est le résultat de l'union de son carbone avec leurs principes colorants. En effet, que l'on filtre, sur du charbon animal en poudre, une dissolution à peu près neutre d'indigo, dans l'acide sulfurique, l'on en opérera la décoloration ; puis en lessivant avec de l'eau légèrement alcalisée, le charbon de l'opération précédente, on redissoudra l'indigo que l'on restituera au liquide. Le charbon pourra de nouveau le lui reprendre, après qu'on aura saturé l'alcali, en sorte que la matière colorante passera alternativement du liquide dans le charbon, du charbon dans le liquide, et de celui-ci encore dans le charbon.

Un effet semblable serait produit, en substituant au sulfate d'indigo, de la mélasse. Le charbon décolorerait son soluté aqueux, et l'eau tiède, légèrement alcalisée, enlèverait au charbon la matière colorante qu'il aurait absorbée.

Ce qui prouve que la décoloration est le fait de l'action spéciale du carbone, et non celui des matières qui l'accompagnent, soit dans le charbon végétal, soit dans le charbon animal, c'est qu'aucun des sels qui constituent les cendres du charbon végétal, c'est que ni le phosphate, ni le carbonate de chaux, ni les sulfures de calcium et de fer, ni l'azote que renferme le charbon animal, isolément ou réunis, ne possèdent la propriété décolorante ; tandis que le carbone pur, celui notamment qu'on obtient en décomposant à chaud le carbonate de soude par le phosphore, et lessivant la masse, la possède à un haut degré.

Mais tous les charbons ne jouissent pas d'un égal pouvoir décolorant. Le charbon végétal décolore moins bien que le charbon animal, celui-ci moins bien que le charbon provenant de la calcination du sang avec le carbonate de potasse, dans la préparation du cyanure jaune de potassium.

Plus le charbon est poreux et divisé, moins par conséquent il est brillant, plus son pouvoir décolorant est grand, parce qu'il est proportionnel à l'étendue des surfaces.

Voilà pourquoi le charbon végétal, qui ne contient interposées que des traces de matières terreuses et salines, le cède au charbon d'os, dans lequel existent les 7/10 de son poids de sels calcaires, pourquoi le charbon du sang, entre les particules duquel s'étaient logées, pendant la calcination, des particules solubles que des lavages ont plus tard enlevées, l'emporte sur eux tous.

Aussi augmente-t-on le pouvoir décolorant du charbon végétal, en calcinant des mélanges de gomme, de sucre ou d'amidon, avec du carbonate de chaux qui reste disséminé entre les molécules charbonneuses, que les matières organiques laissent pour résidu de leur décomposition; et contrairement diminue-t-on le pouvoir décolorant du charbon animal, en plongeant les os, avant de les calciner, dans de la gélatine ou dans toute autre substance également capable de laisser à leur surface une couche de charbon brillant et sans porosité, même en leur faisant éprouver un commencement de vitrification, au moyen d'une calcination à une très haute température.

Aussi encore, augmente-t-on le pouvoir décolorant du charbon d'os, outre qu'alors on le prive des matières capables de communiquer aux liquides avec lesquels on le mettrait en contact, une mauvaise saveur, par le procédé suivant :

On forme avec un kilo de ce charbon en poudre et de l'eau, un pâte molle qu'on arrose avec 230^{gr} d'acide chlorhydrique du commerce, on laisse macérer pendant une heure environ, on ajoute de l'eau bouillante; on abandonne quelques instants au repos, on décante, l'on réitère les lavages tant que l'eau sort acide et chargée de sels calcaires; on laisse égoutter sur un linge et l'on sèche. (Blondeau.)

Les sulfures, le phosphate, le carbonate de chaux, sont dissous; par suite, les portions des surfaces des molécules charbonneuses auxquelles ces matières étrangères adhéraient, se trouvant mises à nu, peuvent exercer une action décolorante primitivement annihilée.

De la détermination de l'état de concentration des sirops.

S'il importait de nous rendre compte du mode d'action du charbon animal sur les liquides, colorés, il nous importe davantage encore, d'apprendre à connaître les moyens à l'aide desquels on peut déterminer l'état de concentration des sirops.

Ces moyens sont de deux sortes : les uns exigent l'emploi d'instruments de physique (balance, thermomètre, aréomètre) ; les autres, purement empyriques, reposent sur l'observation de certains signes, de certains phénomènes apparents, que l'habitude apprend à saisir.

Emploi de la balance. On peut, au moyen de la balance, déterminer l'état de concentration des sirops, pour le motif que leurs densités croissent avec la proportion des matières fixes qu'ils renferment.

Quand le sirop de sucre est suffisamment concentré, quand il contient 2 parties de sucre contre 1 d'eau, ou plus exactement, d'après M. Guibourt, 31 parties de sucre et 16 d'eau, sa densité est de 1261 à la température de son ébullition, de 1321 à la température de + 15°.

Ce qui revient à dire : qu'un flacon contenant 1000gr d'eau distillée, prise à son maximum de densité, ou à + 4° devra contenir 1261gr de sirop de sucre bouillant, et 1321gr de sirop à + 15°.

Ou, d'une manière plus générale, que les nombres représentant, d'une part, le poids de l'eau que renferme à la température de + 4° un flacon quelconque ; d'autre part, le poids du sirop de sucre que renferme ce même flacon, doivent être entre eux dans les rapports de 1000 à 1261 pour le sirop bouillant, de 1000 à 1321 pour le sirop à + 15°.

Il vaut infiniment mieux opérer sur le sirop refroidi que sur le sirop bouillant, attendu que sa température étant alors devenue stationnaire, sa densité l'est aussi devenue, tandis que, pendant la pesée, le sirop chaud se refroidissant peu à peu, change constamment de densité.

De tous les procédés que l'on peut employer pour déterminer l'état de concentration d'un sirop quelconque, le précédent serait sans contredit le plus exact; car le moindre changement dans la proportion de ses principes constituants, fait varier sa densité, et les plus légères différences de densité sont sensibles à une bonne balance.

Cependant, il n'est, à vrai dire, jamais mis en usage, soit que la balance, instrument d'ailleurs dispendieux, ne fournisse que lentement ses indications, et ne puisse être convenablement maniée que par des mains exercées; soit que les sirops, assez concentrés pour se prendre en masse solide par le refroidissement, ne puissent alors que très difficilement s'extraire des flacons; soit encore, que l'on n'ait point déterminé par expérience la densité de tous les sirops médicamenteux de ceux au moins qui ont pour véhicule le vin, le vinaigre, dont la densité diffère notablement de celle de l'eau, ou qui contiennent des proportions assez grandes de matières extractives, pour qu'elles influencent sensiblement leur densité, ou bien encore des proportions de sucre autres que celles que l'on rencontre dans le sirop simple.

Emploi du thermomètre.

L'emploi du thermomètre est basé sur cette considération, au reste, déjà signalée en traitant de la solution, savoir : qu'un liquide volatil tenant en solution un corps fixe, entre en ébullition à une température d'autant plus élevée, que ce corps, en raison de son affinité ou de sa masse, retient plus fortement les molécules de liquide qui lui sont associées.

Le sirop de sucre, sous la pression atmosphérique ordinaire de $0^{m},76$, doit faire monter à $+105°$ le thermomètre centigrade qu'on y plonge, lorsqu'il est en pleine ébullition. Pour ces essais, plus les degrés de l'instrument seront espacés (et ils le seront d'autant plus que le volume du réservoir sera plus grand par rapport au diamètre intérieur de la tige), et plus il sera facile de les distinguer, au milieu de l'atmosphère de vapeur aqueuse qui enveloppe nécessairement l'instrument, plus aussi il sera facile de mesurer, au besoin, les fractions de degrés.

Le thermomètre offre sur la balance l'avantage d'être moins dispendieux, d'un usage plus facile, de fournir presque instantanément les indications qu'on lui demande; mais il est loin de présenter la même précision, parce qu'une légère différence dans la proportion des principes dissous, ne change pas notablement le point d'ébullition d'un liquide. Il est en outre, exclusivement applicable à la détermination de la densité des sirops que l'on porte à l'ébullition, et même, parmi ceux-là il ne peut servir que pour le sirop simple puisqu'on n'a pas encore précisé le point d'ébullition, nécessairement variable, des sirops médicamenteux.

Emploi de l'aréomètre. Le seul instrument véritablement employé, est l'aréomètre pèse-sirop, qu'il ne faut pas confondre avec l'aréomètre pèse-alcool, destiné à mesurer la densité des liquides spécifiquement plus légers que l'eau.

Plus tard, quand il sera question des essais de l'alcool, nous reviendrons sur son mode de graduation, sur l'indication des principes de physique qui lui servent de base. Pour le moment, il nous suffira de savoir : que l'aréomètre pèse-sirop se compose essentiellement d'une tige, susceptible de se maintenir en équilibre, dans une position verticale, au milieu d'un sirop dans lequel elle s'enfonce d'autant plus, que ce sirop est moins dense, d'autant moins qu'il l'est plus, et que, sur cette même tige on a tracé des divisions qui permettent d'évaluer de combien l'instrument s'enfonce, alors qu'on le plonge dans le liquide dont il doit mesurer la densité ou le degré.

Bouillant, le sirop simple doit marquer 30° en hiver et 30° 5 en été ; afin, alors, de compenser la tendance plus prononcée à la fermentation qui résulte, de ce que, à la température plus élevée de l'été, l'eau qui ne contient que la moitié de son poids de sucre n'en est pas entièrement saturée.

A la température de + 15° il doit marquer 35° ou 35,5.

Dans le premier cas, la partie de l'instrument qui touche la surface du liquide, autrement dit son point d'affleurement, doit être marquée du chiffre 30 ou 30,5, dans le second, du chiffre 35 ou 35,5.

Les sirops que l'on destine à certains usages, par exemple à la confection des ratafias, sont concentrés à des degrés inférieurs; au contraire, d'autres le sont à des degrés supérieurs.

L'on veut que l'augmentation de densité, qu'ils reçoivent de la présence d'une forte proportion de matières extractives, ne puisse amener la soustraction d'une proportion correspondante de sucre ; tel est le sirop de salsepareille composé, que l'on cuit à 32° bouillant ;

Tels sont encore le sirop simple, auquel on veut ajouter après coup un soluté d'extrait de ratanhia, et celui que l'on destine à la préparation du sucre candi. On les concentre à 37°; au delà de ce terme, la viscosité du sirop est telle, que l'aréomètre, s'y trouvant empâté, ne fournit plus d'indications précises.

Des moyens empiriques de déterminer leur état de concentration.

Les différents états de concentration des sirops, estimés au moyen de signes empiriques, constituent, en langage de laboratoire,

La cuite à la pellicule,
à la perle,
à la nappe,
au petit filet,
au grand filet ou au lissé,
La cuite au petit soufflé, au petit boulé ou à la petite plume; ces 3 dénominations étant synonymes l'une de l'autre;
au petit cassé,
au grand cassé.

Le sirop est cuit :

A la *pellicule*, lorsque, soufflant sur sa surface, on la voit se couvrir d'une espèce de membrane mince et ridée, qui disparaît avec le souffle qui l'a produite.

A la *perle*, quand, le prenant dans une cuiller, l'y balançant un instant, puis le versant par le côté, chaque goutte qui tombe affecte la forme d'une perle, ou plutôt d'une poire;

A la *nappe*, quand, répétant l'expérience précédente, non plus avec une cuiller, mais avec une écumoire, le sirop se détache en gouttelettes, auxquelles la pellicule produite par un commencement d'évaporation, communique, au lieu de la forme d'une poire, celle d'une nappe peu étendue.

Au *petit filet*, quand, plaçant sur le pouce 2 à 3 gouttes de sirop bouillant, approchant l'index de manière à ce qu'il touche le pouce, puis écartant l'un de l'autre les doigts mis en rapport, ceux-ci se trouvent tout d'abord réunis par un petit filet de 2 à 3 lignes de longueur, qui se rompt par le milieu, aussitôt qu'on les écarte davantage.

S'il est cuit au *grand filet,* le fil formé par l'écartement des doigts mouillés de sirop, s'allongera sans se rompre, d'un pouce environ.

S'il est cuit au *petit soufflé,* au *petit boulé,* à la *grande plume,* lorsqu'on soufflera au travers des trous de l'écumoire qu'obstrue le sirop, on chassera du côté opposé, sous forme d'ampoules plus ou moins régulièrement arrondies, de l'air emprisonné par une enveloppe de sirop, ainsi qu'il l'est par une enveloppe de savon, dans le jeu favori des enfants.

S'il est cuit au *grand soufflé,* au grand boulé, à la grande plume, l'air que l'on fouettera vivement avec l'écumoire imprégnée de sirop, s'en détachera sous forme de filets déliés à demi-solides.

Est-il cuit au *petit cassé;* versé dans l'eau froide, il y formera une masse presque cassante, adhérant à peine aux doigts. En y plongeant les doigts préalablement trempés dans l'eau, les en retirant de suite, et de nouveau les replongeant dans l'eau froide, des plaques dures et cassantes s'en détacheront.

Enfin, est-il cuit au *grand cassé;* les mêmes expériences produiront des masses qui n'adhéreront en aucune manière aux dents, qui seront très dures et très cassantes.

La cuite à la pellicule, à la perle, à la nappe, au petit filet même, indiquent des états de concentration si voisins les uns des autres, que tous quatre correspondent très sensiblement, pour le sirop bouillant, au 30e degré de l'aréomètre de Baumé.

La cuite au grand filet répond au 36e degré; la cuite au petit soufflé au 37e degré.

Nous avons vu qu'il était impossible de déterminer exactement le degré aréométrique d'un liquide aussi visqueux, que le devient le sirop, passé le 37e degré.

1000 parties de sirop de sucre marquant 30° bouillant, perdent en nombres ronds :

240	parties d'eau	pour être rapprochées	au grand filet ou à	36°,
250	—	—	au petit soufflé —	37°,
260	—	—	au grand soufflé,	
280	—	—	au petit cassé,	
300	—	—	au grand cassé;	

Par conséquent,

Puisque le sirop de sucre cuit au petit filet ou à 30°, contient encore en nombre ronds : 666 de sucre et 334 d'eau,

Le sirop cuit au	grand filet ou à 36°	contiendra	666	—	94
—	petit soufflé — 37°	—	666	—	84
—	grand soufflé	—	666	—	74
—	petit cassé	—	666	—	54
—	grand cassé	—	666	—	34

Au delà de ce point de concentration, le sucre se décompose, se colore. Son hydrogène et son oxygène se combinent dans les proportions nécessaires pour former de l'eau, et il se convertit en cette matière noire, d'odeur caractéristique, de saveur à la fois amère et sucrée, encore soluble dans l'eau, que l'on nomme caramel, et dont le sucre semblerait pouvoir être considéré comme une sorte d'hydrate. (Peligot.)

Du sucre candi.

On cuit à 37°, ou au petit soufflé, le sirop de sucre destiné à la fabrication du sucre candi. On le verse dans des jattes en cuivre, polies intérieurement, échauffées à + 4°, et percées sur leurs côtés, de trous au travers desquels passent des fils, et que l'on bouche au moyen de bandes en papier enduites de colle; on porte le tout dans une étuve chauffée à + 45° et parfaitement close, afin que l'air n'y puisse favoriser l'évaporation en se renouvelant. Au bout de 5 à 6 jours, on trouve déposés autour des fils et sur les parois du cristallisoir, des cristaux plus ou moins réguliers, que l'on débarrasse des eaux mères, par décantation; que l'on détache, les uns en coupant les fils, les autres en plongeant l'extérieur du cristallisoir dans l'eau bouillante, qu'on lave à deux reprises à l'eau tiède, et que finalement on dessèche à l'étuve.

D'après M. Berzélius, ces cristaux renferment 5,3 d'eau pour 0/0, ou 1 atome pour 2 de sucre, et ils la retiennent à une température capable de les fondre.

Du sucre d'orge.

Pour le sucre d'orge, ainsi nommé de ce qu'autrefois on le préparait avec un décocté d'orge, on cuit le sirop simple au petit cassé, on y ajoute quelque peu de vinaigre, on coule sur un marbre huilé, puis on forme en bâtons cylindriques, en roulant la matière pendant qu'elle est encore chaude et par conséquent flexible, entre la paume de la main et une tablette en marbre.

Récemment préparé, ce sucre est transparent, mais il ne tarde pas à devenir opaque, surtout quand on le place au contact de l'air et dans un lieu chaud, parce qu'il perd de l'eau.

L'addition du vinaigre a pour objet, tout à la fois de lui faire conserver plus longtemps sa transparence, et de le rendre moins cassant, ce qui permet de le travailler plus aisément.

De la préparation des sirops médicamenteux.

Il est facile de prévoir, que les procédés à l'aide desquels on prépare le sirop de sucre, ne sauraient tous s'appliquer à la préparation des sirops médicamenteux. En effet, s'il est possible d'opérer à vase ouvert la solution du sucre dans l'eau, il n'en est plus de même, alors que le véhicule est un vin médicamenteux plus ou moins chargé d'alcool, un soluté de foie de soufre, que l'oxygène de l'air altère avec une grande rapidité.

S'il est possible de porter à l'ébullition ce même sirop de sucre, sans qu'on ait à redouter pour lui d'autre altération qu'une légère coloration, il en est autrement des sirops avec les vins médicinaux, les eaux distillées, avec les sucs acides, si disposés à modifier le sucre de canne, avec l'infusé de rhubarbe, dont la chaleur prolongée altère les propriétés médicales.

Si l'albumine peut servir à la dépuration du sirop de sucre, on ne saurait la mettre en contact avec le principe colorant de la violette, sans que la soude qui l'accompagne dans le blanc d'œuf, fasse virer au vert le principe colorant bleu; avec le tannin du ratanhia, sans qu'elle se combine avec lui et le précipite; avec les eaux distillées, sans que la température à laquelle s'opère sa coagulation, dissipe tout ou partie de leurs principes volatils; avec les solutés de vins sucrés, sans que le même inconvénient se reproduise, et qu'en outre, l'alcool en la coagulant, au moins en partie, sous forme de flocons, l'empêche plus tard d'affecter la forme de réseau et par suite de produire la dépuration; avec les solutés acides, non parce que les acides végétaux en opèrent la coagulation, mais au contraire parce qu'ils l'empêchent de se produire, ainsi qu'on s'en peut assurer en chauffant du blanc d'œuf délayé dans du vinaigre.

De son côté, le charbon animal pourrait absorber certains principes extractifs ; de même qu'il absorbe les principes colorants, il absorberait, à n'en pas douter, les principes aromatiques, comme le prouve l'usage qu'on en fait pour désinfecter les eaux chargées de matières organiques en décomposition putride.

Pour bien étudier leurs procédés de préparation, nous partagerons les sirops médicamenteux, d'abord en sirops simples et en sirops composés, puis les uns et les autres en autant de groupes qu'il existe d'espèces de véhicules capables d'en faire partie. Nous nous reporterons d'ailleurs par la pensée, à ce qui en a été dit dans la leçon précédente (page 401), pour tout ce qui concernerait la préparation des véhicules.

De la préparation des sirops médicamenteux simples.

Sirop dont le véhicule est une émulsion.

Le sirop d'amandes, plus communément appelé sirop d'orgeat, est à vrai dire le seul de ce genre. Premier groupe.

Après s'être procuré l'émulsion en battant dans un mortier en marbre 500gr d'amandes douces, 160gr d'amandes amères mondées de leurs pellicules, 500gr de sucre blanc, 128gr d'eau, repassant au besoin sur une pierre à chocolat la pâte obtenue, la délayant dans 1500gr d'eau, et passant avec une forte expression au travers d'un linge, on y fait fondre 2500gr de sucre, à une température incapable de déterminer la coagulation de l'albumine, et partant la décomposition de l'émulsion. Quand la solution est complète, on ajoute 250gr d'eau de fleur d'oranger, on passe de nouveau avec expression au travers d'un linge serré, on laisse refroidir dans un vase couvert, afin, en prévenant toute évaporation, d'empêcher une pellicule cristalline de se former à la surface, et l'on enferme rapidement le sirop dans des bouteilles que l'on en remplit entièrement.

Quelques praticiens, dans le but de maintenir plus longtemps homogène, ce sirop singulièrement disposé à se partager en une couche opaque très riche en huile, et en une couche à peu près transparente presque entièrement privée d'huile, ajoutent à l'émulsion une certaine quantité de gomme arabique. Le Codex n'admet pas cette addition.

Sirops dont le véhicule est une eau distillée médicamenteuse, *ou bien encore, une eau distillée médicamenteuse* ultérieurement chargée par macération de principes fixes.

Deuxième groupe.

On fera fondre dans le véhicule, à vase clos, et à la température ordinaire, deux fois son poids de sucre blanc concassé, et l'on filtrera au papier.

On prépare par cette méthode :

Le sirop de fleurs d'oranger,
— de cannelle,
— de menthe poivrée,
— d'hysope,
— de lierre terrestre,
— de stæchas,
} et leurs analogues.

Sirops dont le véhicule est un soluté, un macéré, un digesté, un infusé, un décocté, ayant l'eau pour base, *et comme appendice du sirop d'éther*.

Troisième groupe.
—
1er procédé.

Ici, les procédés de préparation varieront. Suivant l'un, on ajoute le véhicule médicamenteux parfaitement transparent, à un poids déterminé de sirop de sucre tantôt froid, tantôt chaud, et l'on mélange parfaitement les deux liquides, que leurs densités très différentes tendent à maintenir séparés.

On ajoute au sirop froid, l'acide cyanhydrique, les solutés de foie de soufre, d'acide tartrique, d'acide citrique, de sulfate de quinine, d'acétate de morphine.

Celui-là, parce qu'il est extrêmement volatil ; ceux-ci, parce que l'action de l'oxygène de l'air sur le foie de soufre, de l'acide végétal sur le sucre de canne, ne pourrait qu'être favorisée par la chaleur.

Au contraire, on ajoute au sirop bouillant le soluté de gomme arabique, que sa grande viscosité ne permettrait pas de bien mélanger avec le sirop froid. Même, afin que le mélange soit plus intime, on fait bouillir quelques secondes.

Le sirop d'éther, en raison de ce que ce liquide n'est pas miscible au sirop de sucre, exige des précautions spéciales qui méritent d'être indiquées. Sirop d'éther.

Il faut introduire dans un flacon à deux tubulures l'une supérieure, l'autre inférieure et latérale, 500^{gr} de sirop de sucre incolore et 32^{gr} d'éther sulfurique pur, placer le flacon dans un lieu frais, agiter de temps à autre pendant 5 à 6 jours, laisser reposer. L'excès d'éther se rassemble à la partie supérieure du sirop, et celui-ci peut être soutiré par la tubulure inférieure.

On observe que ce sirop, de transparent qu'il était, devient louche quand on porte dans un lieu dont la température est élevée, le flacon qui le contient.

C'est que la tension de l'éther augmentant avec la température, sa solubilité diminue, de telle sorte, qu'une portion primitivement dissoute, se sépare.

L'addition du véhicule médicamenteux au sirop de sucre, est applicable à la préparation de tous les sirops, dans lesquels le véhicule est en assez faible proportion, relativement au sirop, pour qu'on puisse le mélanger avec celui-ci, sans le décuire sensiblement.

Comme tous ceux dans lesquels le sirop de sucre est substitué au sucre, il permet d'avoir recours à l'albumine, pour clarifier le sucre; au charbon animal, pour le décolorer, sans cependant qu'aucun dommage en résulte pour le médicament; parce qu'en définitive, ni l'albumine, ni le charbon, ne sont en contact avec les matières médicamenteuses.

Suivant un autre procédé, on ajoute le véhicule médicamenteux à un poids déterminé de sirop de sucre, et l'on concentre à 30° Baumé. 2° procédé.

Le Codex prépare de cette manière :

Le sirop d'extrait d'opium,
— de belladone,
— de jusquiame,
— de stramonium,
— de laitue,
— de cachou;
} avec les solutés aqueux de leurs extraits aqueux.

— de pavot blanc,
— d'ipécacuanha;
} avec les solutés aqueux de leurs extraits hydroalcooliques.

— de guimauve,
— de consoude,
— de cynoglosse;
} avec leurs macérés.

et, plus généralement, tous ceux à la préparation desquels on fait servir des véhicules trop étendus, pour qu'on les puisse ajouter purement et simplement à du sirop de sucre, mais susceptibles de supporter le contact de la chaleur.

On conçoit, d'ailleurs, que plus le soluté sera concentré, et moins l'évaporation sera longue.

3e procédé. Suivant un troisième procédé, on ajoute le véhicule médicamenteux, à un poids déterminé de sirop de sucre, après avoir à l'avance soustrait de celui-ci, au moyen de l'évaporation, un poids d'eau égal à celui que renferme le véhicule.

Par exemple, on place dans une bassine tarée, 500 gr. de sirop simple, on l'évapore rapidement jusqu'à ce qu'il ait perdu 125 gr., puis on ajoute, sans laisser refroidir, un soluté de 16 gr. d'extrait aqueux de ratanhia, dans 125 gr. d'eau.

L'abondance du véhicule aqueux ne permettrait pas de se contenter, de le mélanger au sirop, et la grande altérabilité par l'oxygène, de son principe actif, empêcherait d'évaporer après coup le mélange, ainsi qu'on le peut faire pour le sirop de guimauve et pour ses analogues.

4e procédé. Un quatrième procédé est employé par le Codex à la préparation :

Du sirop de rhubarbe,	avec le macéré,
— de salsepareille,	— le soluté aqueux d'extrait alcoolique,
— de Tolu,	— le digesté du baume,
— de violettes,	
— de camomille,	
— de nymphæa,	
— de coquelicot,	
— d'œillet,	
— de tussilage,	avec les infusés de ces fleurs fraîches, de ces sommités sèches, de ces écorces, les unes fraîches les autres sèches.
— de pivoine,	
— d'absinthe,	
— d'armoise,	
— d'écorce d'orange,	
— — de citron,	
— — d'orange amère,	
— de digitale,	avec l'infusé de feuilles sèches,
— de capillaire,	— de capillaire du Canada,
— de gentiane.	— de la racine.

l'on pourrait dire, à celle de tous les sirops, dont le véhicule aqueux trop abondant pour qu'on le puisse ajouter au sirop de sucre, même en supposant celui-ci préalablement concentré ainsi qu'on le fait pour le sirop de ratanhia, est chargé de principes trop altérables ou trop volatils, pour qu'on puisse impunément le porter à l'ébullition.

Il consiste à faire dissoudre dans le véhicule aqueux, placé dans un vase couvert, et à la température du bain-marie, deux fois son poids de sucre, puis à passer.

Parmi ces sirops, celui de violettes mérite que nous nous y arrêtions quelques instants, parce que sa préparation exige des précautions particulières, et donne lieu à des phénomènes curieux. Sirop de violettes.

Pour l'obtenir :

On doit préférer les violettes cultivées, aux violettes sauvages, moins aromatiques et moins colorées; les simples, aux doubles à peine odorantes; celles du printemps à celles de l'automne, dont la teinte vire d'ordinaire au rouge, sous l'influence de l'acide qui s'y développe vers l'arrière-saison.

On sépare les calices pour ne conserver que les pétales; on pile ceux-ci, on les baigne entièrement, pendant quelques minutes, d'eau à 40° destinée à les débarrasser d'une matière jaune, qui, tout à la fois tendrait à faire passer au vert, la couleur bleue de l'infusé, et à faciliter l'altération du médicament; on exprime fortement dans un linge préalablement lavé, afin d'entraîner l'alcali qu'il aurait pu rapporter de la lessive; on place les pétales lavés dans un bain-marie en étain, avec une quantité d'eau bouillante telle, qu'elle équivale au double du poids des fleurs, y compris celui de l'eau retenue par elles à la suite du lavage; on fait infuser 12 heures; on passe avec expression; on laisse déposer pour déterminer la séparation d'un peu de matière féculente; on décante le liquide clair dans le bain-marie, et l'on y fait fondre, à la température de l'eau bouillante, en recouvrant le vase de son couvercle, 2 parties de sucre en pain exempt de chaux.

L'emploi d'un bain-marie en étain, inutile si l'on agissait sur des violettes de la primeur, d'une teinte bleue sans mélange de rouge; est indispensable lorsqu'il en est autrement; soit que le métal absorbant l'oxygène de l'air, de préférence à la matière organique, prévienne la formation d'une plus grande quantité d'acide aux dépens de celle-ci; soit que son oxyde une fois formé sous cette même influence, sature au fur et à mesure l'acide produit par la matière organique, et l'empêche de réagir sur le principe colorant bleu.

On observe souvent d'ailleurs, que l'infusé ou le sirop, au sortir du bain-marie, sont à peu près décolorés; c'est sans doute qu'il en est du principe colorant de la violette comme de l'indigo, que nous savons être décoloré par le fer et par le zinc que l'on ajoute à sa dissolution sulfurique; ou parce que l'hydrogène de l'eau décomposée, se portant sur l'indigo, le désoxygène, ou parce que ce même hydrogène, se fixant sur lui, le convertit en une sorte d'hydrure incolore.

Aussi, de même que l'indigo décoloré redevient bleu au contact de l'air, l'infusé ou le sirop de violettes décolorés reprennent leur teinte primitive, pendant leur passage au travers d'un tissu, ou par leur exposition à l'air.

Quant au sirop de capillaire, par exception parmi ceux de sa série, et afin de l'obtenir plus aromatique, on le verse sur une portion du capillaire que l'on a réservée à cette intention.

5e procédé. Suivant un cinquième procédé qui tient du second et du troisième, on ajoute une partie du véhicule à du sirop de sucre; on évapore, et quand le sirop médicamenteux est concentré, de manière à ce que l'addition du restant du véhicule, le ramène à 30° bouillant, on ajoute celui-ci.

Le sirop de mousse de Corse, le sirop de douce-amère, se préparent par cette méthode. On reserve, pour être ajouté au sirop rapproché, le produit de la première macération de la mousse de Corse, celui de la première infusion de la douce-amère.

6e procédé. Suivant enfin un sixième et dernier procédé, spécialement applicable à la préparation du sirop de quinquina, on réduit de moitié par évaporation le décocté de quinquina gris, on y fait fondre le sucre concassé, et l'on achève de concentrer à 30°.

A la faveur du sucre et d'une ébullition prolongée, la petite quantité de combinaison insoluble d'alcaloïdes et de rouge cinchonique, qui troublait la transparence du décocté refroidi, finit par se dissoudre, et le sirop est obtenu très sensiblement transparent.

Sirops dont le véhicule est de l'eau chargée par une distillation partielle de principes volatils, tandis que la portion non distillée reste chargée de principes fixes.

Quatrième groupe.

Pour ces sirops, on prépare avec le liquide resté dans la cucurbite et du sirop de sucre, un sirop que l'on concentre, jusqu'à ce que l'addition du produit de la distillation le puisse ramener à 35° froid; puis l'on ajoute le produit aromatique après le refroidissement du sirop.

Ainsi se préparera le sirop de racine de valériane.

Sirops dont le véhicule est un suc de plantes.

Cinquième groupe.

Si le suc, semblable à ceux :

De cresson,
— cochléaria,
— cerfeuil,
— pointe d'asperge,
De chou rouge,
— fleur de pêcher,
— bourrache,

renferme des principes antiscorbutiques comme les 2 premiers, des principes aromatiques comme le troisième; ou, sans être chargé de principes antiscorbutiques ou aromatiqnes, est très altérable par la chaleur comme les derniers; après l'avoir dépuré, l'on y fera fondre, à la chaleur du bain-marie, dans un vase clos ou tout au moins dans un matras à long col, deux fois son poids de sucre, et l'on passera.

Au contraire, si, semblable aux sucs :

de fumeterre,
— trèfle d'eau,
d'ortie,
de rose pâle,

il peut, sans altération sensible, supporter la température de l'ébullition; dans le but de concentrer davantage dans le sirop les principes médicamenteux, on fera dissoudre dans le véhicule dépuré, et à vase ouvert, un poids de sucre égal au sien, et l'on concentrera à 30° bouillant.

Quelques praticiens substituent aux sucs dépurés, les sucs non dépurés, afin que l'albumine végétale puisse au besoin servir à compléter la clarification. Cette méthode n'est véritablement avantageuse, qu'autant que l'albumine s'y trouve associée à de la chlorophyle, ou à quelque autre corps insoluble, également capable de former avec elle des flocons compacts ; en effet, d'après M. Salles, précisément en raison de l'absence de ces corps, l'albumine végétale ne faciliterait en rien la dépuration des sucs de rose pâle et de fleur de pêcher, etc.

D'autres, au lieu d'évaporer le suc de fumeterre et ses analogues, après solution du sucre, préfèrent les évaporer d'abord, et dissoudre le sucre dans le produit réduit de moitié.

Rien ne semble s'opposer à ce que l'on adopte ces modifications, qui ne paraissent pas devoir changer la constitution du médicament, même ses propriétés physiques.

Sirops dont le véhicule est un suc de fruits, du vinaigre, ou un vinaigre médicamenteux.

Sixième groupe,

Les sirops	de coings,	Les sirops	de groseilles,
—	de limons,	—	de framboises,
—	d'oranges,	—	mûres,
—	de berbéris	—	de pommes,
—	de cerises,	—	de vinaigre,
—	de grenades,	—	— framboisé.

auxquels on peut joindre le sirop de nerprun, composent ce groupe.

Pour tous, à l'exception du dernier, on fera dissoudre à une douce chaleur, et le plus rapidement possible, afin de prévenir la réaction de l'acide sur le sucre de canne, 940 gr. de sucre blanc concassé, dans 500 gr. de suc; on donnera 2 ou 3 bouillons, et l'on passera.

L'opération se fait d'ordinaire dans une bassine en argent; à son défaut cependant, on peut employer une bassine en cuivre; pourvu qu'on ait le soin de la choisir parfaitement décapée et non étamée, attendu que l'étain altère la teinte de certains principes colorants, et spécialement celui des groseilles.

Par exceptions, les sirops de limons et d'oranges, devront, après coup, être aromatisés, le premier avec de la teinture d'écorces fraîches de citron; le second avec de la teinture d'écorces fraîches d'orange.

On a proposé de préparer ceux de framboises, de mûres, de groseilles, etc., en faisant chauffer les fruits avec la moitié de leur poids de sucre. Au fur et à mesure que la chaleur, en brisant les enveloppes, en fait suinter le suc, il est converti en sirop.

On jette le tout sur un tamis ou sur une toile peu serrée, et, tandis que le parenchyme des fruits reste à la surface, le sirop les traverse. Ainsi préparés, les sirops offrent une plus belle couleur que ceux obtenus par le premier procédé, la chaleur favorisant la dissolution des principes colorants contenus dans les enveloppes; mais, par contre, il sont moins aromatiques, moins agréables au goût, souvent visqueux, et par suite difficilement miscibles à l'eau. Ce que nous avons dit en traitant des sucs, de la facile transformation en pectine soluble dans l'eau qu'elle épaissit, de la matière particulière, insoluble dans ce liquide, que renferment les fruits, alors que la chaleur et des acides organiques interviennent, rend parfaitement raison de la plupart de ces différences.

Quant au sirop de nerprun qu'on n'emploie jamais comme objet d'agrément, on le prépare de la même manière que les sirops de fumeterre et d'ortie, et pour les mêmes motifs; pour y concentrer les principes actifs, après avoir dépuré le suc par fermentation, l'avoir passé, l'on y ajoute un poids de sucre égal au sien; l'on évapore en consistance sirupeuse, et l'on passe au travers d'un linge ou d'une étamine.

Sirops dont le véhicule est un vin médicamenteux.

On fera fondre à vase clos, ou du moins dans des matras à long col, et à la température ordinaire, 750 gr. de sucre par 500 gr. de liquide, et l'on filtrera au papier, de préférence dans des entonnoirs fermés; Septième groupe.

Le sirop de quinquina au vin, avec le soluté de 28 gr. d'extrait mou dans 500 gr. de vin de Lunel;

Le sirop de safran avec le macéré de 32 gr. de safran dans 500 gr. de vin de Malaga, se prépareront par ce procédé. On porte à 812 gr. pour la même quantité de véhicule, la quantité de sucre; quand le vin, au lieu d'être un vin sucré, est un vin sec, privé de sucre naturel, et moins riche en alcool.

Il résulte de ce qui précède, que les procédés de préparation des sirops médicamenteux simples, en apparence si nombreux et si divers, se peuvent réduire à 6 qui consistent :

1° Dans l'addition pure et simple du véhicule médicamenteux, au sirop de sucre.

Sirop d'acide cyanhydrique,
— de foie de soufre,
Sirop de gomme,
Etc., etc.

2° Dans l'addition du véhicule médicamenteux au sirop de sucre, suivie de la concentration du mélange;

Sirop de pavot blanc,
— d'ipécacuanha,
Sirop de guimauve,
Etc., etc.

3° Dans l'addition du véhicule médicamenteux au sirop de sucre préalablement concentré.

Sirop de ratanhia.

4° Dans l'addition d'une portion du véhicule au sirop de sucre, la concentration du mélange, et finalement, l'addition du restant du véhicule à ce même mélange, tantôt avant, tantôt après le refroidissement.

Sirop de mousse de Corse,
— de douce-amère,
Sirop de valériane.

5° Dans la solution du sucre dans le véhicule.

Sirops d'orgeat,
— de fleurs d'orange,
— d'hysope,
— de violettes,
— de cresson,
Sirop de groseilles,
— de vinaigre,
— — framboisé,
— de quinquina au vin,
Etc., etc.

6° Et enfin, dans la solution du sucre dans le véhicule et dans la concentration.

Sirop de fumeterre,
— de nerprun,
Même de quinquina à l'eau.

XXVIe LEÇON.

SUITE DES DEUX PRÉCÉDENTES SUR LES SIROPS.

Des Mellites.

De la préparation des sirops médicamenteux composés.

La préparation des sirops composés, offre beaucoup d'analogie avec celle des sirops simples; il n'en saurait être autrement, puisque les véhicules qui en font partie, sont aussi, dans le plus grand nombre de cas, des macérés, des digestés, des infusés, des décoctés, ou des eaux aromatiques.

Cependant on remarque, contrairement à ce que nous avons vu se pratiquer pour les sirops médicamenteux simples, que l'on fait quelquefois servir l'albumine à leur clarification, et que parfois aussi le sucre s'y trouve associé au miel.

La forte proportion de principes extractifs qu'ils renferment, permet de négliger la minime portion qu'en entraîne l'albumine en se coagulant; et d'un autre côté, leur disposition prononcée à la fermentation, rend nécessaire l'accumulation du principe essentiellement conservateur.

Il faut ajouter : 1° qu'en général on applique avec succès à leur clarification au moyen d'un blanc d'œuf, le procédé par descensum précédemment indiqué d'après M. Salles (page 136); 2° que leur filtration souvent très lente au travers de chausses ou de blanchets en laine, s'opère rapidement au travers de toiles, et de manière cependant à les débarrasser de toutes les matières tenues en suspension, quand on a le soin d'y délayer à l'avance, quelque peu de papier non collé, suivant la méthode de M. Desmarets, également relatée (page 133); 3° et enfin, que la dépuration du véhicule par l'intermédiaire d'une petite quantité de blanc d'œuf, avant l'addition du sucre ou du miel; et ce, sans préjudice de la dépuration qui devrait être faite ultérieurement du sirop lui-même, facilite singulièrement l'opération.

Le petit nombre de sirops composés qu'on emploie habituellement, va nous permettre de passer en revue, les différents modes de préparation applicables à chacun d'eux. (*Voir* aux tableaux des pages 403, 404, 405 et 406, ce qui concerne la préparation de leurs véhicules.)

Sirop de mou de veau. Faire fondre à feu nu, dans le digesté aqueux du mou de veau et des autres matières premières, la quantité de sucre prescrite, clarifier au blanc d'œuf, concentrer à 31° bouillant, passer.

Sirop des cinq racines. Ajouter à un poids donné de sirop de sucre, le produit de la seconde infusion des racines apéritives, concentrer le mélange jusqu'à ce qu'il ait perdu assez d'eau pour qu'on lui puisse ajouter, sans le décuire au-dessous de 35° à + 15°, le produit plus aromatique de la première infusion; laisser refroidir en partie, ajouter celui-ci et passer.

Sirop de salsepareille composé. Commencer par concentrer le liquide aqueux chargé par décoction, des principes-actifs de la salsepareille, par infusion, des principes actifs des fleurs de bourrache, des roses pâles, des feuilles de séné, de l'anis; y faire fondre la proportion de sucre et de miel voulue, clarifier au blanc d'œuf; passer à la chausse, quand le sirop marque 25°, remettre sur le feu et cuire à 32° bouillant.

La grande proportion de principes extractifs que renferme ce sirop, sa disposition prononcée à fermenter, oblige à le concenter au delà du degré ordinaire. D'un autre côté, la viscosité considérable du sirop cuit à 32°, oblige à passer avant que le liquide soit convenablement concentré.

Sirop de chicorée composé. Ajoutez à du sirop de sucre, le produit de l'infusion et plus tard celui de la digestion, faites évaporer à 30° bouillant, passez dans un bain-marie, au fond duquel seront placés, enveloppés dans un nouet en linge, le santal citrin et la cannelle concassés; couvrez le bain-marie, au bout de 12 heures retirez le nouet, et s'il en est besoin filtrez.

Sirop d'érysimum composé. D'une part, préparez avec l'eau distillée aromatique et deux fois son poids de sucre, un sirop par solution à vase clos, comme s'il s'agissait de sirop de fleur d'oranger.

D'autre part, préparez par coction, avec le liquide de la cucurbite, le sucre et le miel, un sirop que vous clarifierez au blanc d'œuf et concentrerez à 30° bouillant. Ajoutez-y, quand il sera presque entièrement refroidi, le sirop aromatique.

Sirop d'armoise composé.

Faites par solution, à vase clos, avec deux fois son poids de sucre et l'eau distillée aromatique, un premier sirop.

Faites avec le résidu de la distillation et le restant du sucre prescrit, un second sirop ; clarifiez au blanc d'œuf, cuisez à 30° bouillant, ajoutez, après refroidissement presque complet, le premier sirop.

Sirop antiscorbutique.

D'une part, faites à vase clos, avec le produit distillé et 1 fois 1/2 son poids de sucre concassé (sa nature alcoolique s'oppose à ce qu'il en dissolve davantage) un sirop ;

D'autre part, faites avec le liquide aqueux retiré de la cucurbite et le restant du sucre, un autre sirop que vous clarifierez au blanc d'œuf. Concentrez à 31° bouillant, et laissez presque entièrement refroidir. Alors vous ajouterez le premier sirop au second, et vous les mélangerez.

Quelques praticiens se contentent de concentrer suffisamment le sirop par coction, et d'y ajouter le produit distillé. Ce procédé, qui, de même que le précédent, réunit dans le médicament les principes extractifs et les principes volatils des matières premières, tant ceux qui, semblables aux huiles volatiles de la cannelle et de l'écorce d'orange, existaient tout formés dans les matières employées, que ceux qui, semblables aux huiles volatiles de cochléaria, de cresson, de raifort, se sont produits pendant l'opération, réussit également bien.

La préparation de ce sirop donne lieu à trois observations assez curieuses :

La première, c'est que le produit de la distillation quoique trouble, parce que le liquide n'est pas assez alcoolique pour dissoudre complétement les huiles volatiles, n'en fournit pas moins un sirop parfaitement transparent. La présence du sucre facilite la dissolution des huiles volatiles.

La seconde, c'est que le sirop par solution et le sirop par coction, quoique tous deux parfaitement transparents, produisent un mélange légèrement louche. L'alcool du premier tend à précipiter les matières amylacées et gommeuses du second.

La troisième, c'est que les huiles volatiles sulfurées fournies par les plantes crucifères, réagissant sur le plomb, que renferme presque toujours l'étain employé à l'étamage des alambics ; produit du sulfure de plomb qui noircit ces appareils.

Des altérations des sirops.

Les altérations que les sirops sont susceptibles d'éprouver, peuvent porter, ou sur le sucre, ou sur le dissolvant, ou sur les principes médicamenteux, tenus en dissolution dans ce dissolvant.

Lorsque l'altération porte sur le sucre, elle a pour résultat, presque inévitable, de produire de l'alcool, qui leur communique une saveur vineuse; de l'acide carbonique, qui leur communique une saveur aigrelette; et, de plus, la propriété d'exercer en tous sens une forte pression à l'intérieur des vases qui les renferment, par suite, de mousser quand on débouche ces vases.

Tous les sirops sont susceptibles d'éprouver ce genre d'altération, parce que tous, sans en excepter le sirop simple, renferment des traces de matières, susceptibles de jouer le rôle de ferment. Mais ils l'éprouvent d'autant plus rapidement, d'autant plus profondément, toutes circonstances égales d'ailleurs, qu'ils contiennent une moindre proportion de sucre, un sucre moins bien raffiné, des principes organiques plus disposés à faire fonction de ferment, et un dissolvant moins conservateur.

Aussi le sirop de sucre fermente-t-il moins aisément que les sirops médicamenteux; aussi, parmi ceux-ci, les sirops avec le vinaigre et le vin, fermentent-ils moins aisément que ceux avec l'eau, et ceux de gentiane et de quinquina, moins aisément que celui de mou de veau.

Il importe de remarquer, que, dans les sirops acides, la fermentation alcoolique est d'ordinaire accompagnée de la transformation du sucre de canne en sucre de raisin, par suite de la fixation de l'eau ou de ses éléments. Les acides tartrique et citrique produisent principalement cet effet; il n'est pas rare de voir les sirops de groseilles, de limons, de cerises, de framboises, laisser déposer au fond des vases qui les contiennent, des masses blanchâtres mamelonnées, lesquelles, lavées à 2 ou 3 reprises avec de l'eau froide, au besoin même traitées par le carbonate de chaux, destiné à les priver de l'acide qui les imprégnent, présentent tous les caractères qui distinguent le sucre de raisin du sucre de canne. (*Voir* page 49.)

L'expérience a prouvé à M. Guibourt, que le meilleur moyen de prévenir ce genre particulier d'altération, consistait à employer des sucs parfaitement clarifiés, du sucre de première qualité, et à faire chauffer le sirop durant quelques secondes, afin de détruire ou du moins de modifier le ferment. Cependant, d'après M. Thinus, qui a vu la transformation ne se produire qu'au-dessus de 90°, il semblerait plus convenable d'opérer la solution du sucre dans les liqueurs acides, à la température ordinaire.

Il pourrait se faire que, dans des conditions particulières, le sucre, au lieu de se convertir en alcool et en acide carbonique, se convertît en acides acétique et lactique sans traces d'alcool, ou en acide acétique et en mannite, sans traces encore d'alcool, puisque nous avons vu des réactions de cette nature se produire au sein de quelques sucs sucrés, sous l'influence de ferments particuliers.

L'altération des sirops, en tant qu'elle peut porter sur le dissolvant, doit être singulièrement restreinte; car l'eau, non plus que le vinaigre, ne sont susceptibles d'aucune altération putride; et de son côté, le vin, bien que susceptible, sous l'influence de l'oxygène et de certains ferments, de produire de l'acide acétique, serait très probablement préservé de cette altération, par la forte proportion de sucre qu'on lui associe.

Il en est tout autrement des altérations qui peuvent porter sur les matières tenues en solution. Elles sont nombreuses et plus ou moins profondes, plus ou moins compliquées.

Le sirop renferme-t-il des principes minéraux? Tantôt l'altération sera le résultat de l'action de l'air sur le composé minéral, tel est le cas du sirop de foie de soufre, dont le sulfure de potassium finit, en passant par tous les états intermédiaires, par être converti en sulfate, d'où vient que la couleur jaune, l'odeur et la saveur hépatiques que présentaient d'abord le médicament, disparaissent.

Tantôt elle sera le résultat de réactions exercées entre le composé minéral, et tout ou partie des matières organiques. D'après M. Caillot, dans le sirop d'extrait d'opium additionné de deutochlorure de mercure, une partie de ce sel serait décomposée, ramenée à l'état de protochlorure, tandis que le chlore mis à nu, se portant sur la morphine et sur la codéine avec le bichlorure indécomposé, donnerait naissance à un composé double de bichlorure mercuriel et de chlorure d'alcaloïdes.

Dans le sirop antiscorbutique de Portal, le deutochlorure de mercure réagit sur les principes sulfurés des plantes antiscorbutiques, et de cette réaction résulte du sulfure de mercure et de l'acide chlorhydrique.

Dans le sirop de salsepareille auquel on aurait ajouté du bichlorure, il serait lentement ramené à l'état de protochlorure, même de mercure, en cédant tout ou partie de son chlore à l'hydrogène de quelque principe organique inconnu, ou plutôt, il se combinerait en nature à quelque matière azotée, de même qu'il se combine avec l'albumine quand on mélange du blanc d'œuf avec sa dissolution aqueuse. Si le pharmacien était appelé à constater l'existence du mercure dans un semblable mélange, il devrait le rechercher, non-seulement dans les liqueurs, mais encore dans les dépôts qui s'y seraient très vraisemblablement produits.

Recherche du mercure dans un sirop.

A cet effet, il étendrait d'eau distillée le sirop, l'agiterait avec de l'éther destiné à s'emparer du deutochlorure resté libre, laisserait déposer, décanterait l'éther surnageant, et l'abandonnant à l'évaporation spontanée, essaierait de se procurer pour résidu le bichlorure.

D'un autre côté, il plongerait dans le sirop, également étendu d'eau distillée, et pendant 24 à 36 heures, une petite pile de Stmitson composée d'une lame d'or et d'une lame d'étain superposées. Pour peu qu'il contînt de mercure, la lame d'or se recouvrirait d'une tache blanche qui disparaîtrait par la chaleur; si la lame d'or roulée en spirale était introduite dans un petit matras à long col, et chauffée, le mercure qu'elle abandonnerait, viendrait s'attacher contre les parois refroidies de l'appareil sous forme de globules d'éclat métallique; solubles dans l'acide azotique, etc., etc. (Orfila.)

On s'exposerait à commettre des erreurs, si l'on se croyait en droit de conclure la présence du mercure, de ce que la lame d'or se serait recouverte de taches blanches disparaissant par la chaleur ; du sirop, ou tout autre liquide qui contiendrait du sel marin ou quelque autre chlorure, produirait des effets semblables. Le chlorure serait décomposé par la pile, de telle sorte que son métal se porterait sur l'or, et le chlore sur l'étain, de là du chlorure d'étain, lequel à son tour décomposé par l'action toujours agissante de la pile, laisserait son métal se porter sur l'or qu'il blanchirait. Mais, alors, la tache quoique disparaissant par la chaleur, parce qu'elle pénétrerait la lame d'or, ne se volatiliserait pas; en outre, elle disparaîtrait dans l'acide chlorhydrique, qui dissout bien l'étain, quoiqu'il ne dissolve pas le mercure.

Quant aux dépôts, après les avoir parfaitement desséchés, on les calcinerait avec du carbonate de potasse pur et sec, dans un long tube fermé par l'une de ses extrémités, effilé par l'autre. La potasse fixerait le chlore, et le mercure mis en liberté, se volatilisant, viendrait se condenser sur la partie effilée, en même temps qu'une petite quantité d'huile empyreumatique provenant de la décomposition ignée des matières organiques. On laverait cette partie du tube avec un peu d'essence de térébenthine, destinée à dissoudre les produits pyrogénés qui masqueraient les globules métalliques, dès lors ceux-ci apparaîtraient avec des caractères extérieurs qui les feraient reconnaître. Pour plus de sûreté, dissous dans l'acide azotique à chaud, ils lui communiqueraient tous les caractères d'une solution mercurielle au maximum. On pourrait aussi les traiter par l'eau régale bouillante. La matière organique serait détruite, et le mercure dissous; en sorte qu'en évaporant presque à siccité, et reprenant par l'eau, le résidu privé de la presque totalité de l'acide en excès, on aurait également une dissolution de bioxyde de mercure.

Le sirop renferme-t-il des matières organiques autres que le sucre? Les altérations qui atteindront ces matières seront semblables à celles dont nous aurons à étudier les produits, lorsqu'il s'agira de la conservation des végétaux et des animaux ; dans ce cas, les altérations dont le médicament serait susceptible sous d'autres rapports, se pourraient compliquer de tous les phénomènes qui accompagnent la fermentation putride.

C'est parce que, toutes circonstances égales d'ailleurs, les altérations y sont d'autant plus rapides et plus profondes, qu'ils renferment des principes organiques en plus grand nombre, du sucre en moindre proportion ;

C'est parce que les matières azotées, susceptibles de jouer le rôle de ferment, sont généralement insolubles;

C'est parce que la présence de l'air, de l'eau et de la chaleur, favorise les réactions de tous genres;

Que, dans la préparation des sirops, il faut s'attacher :

1° A prévenir, autant que possible, la dissolution des principes immédiats organiques, qui ne seraient pas essentiels à leur bonne constitution.

On trouve à les éliminer d'autant plus d'avantages, que les principes actifs, contenant en général un excès d'hydrogène, de carbone ou d'oxygène, sont plus stables que les principes inertes dans lesquels l'hydrogène et l'oxygène sont dans les proportions nécessaires pour former de l'eau, et par cela même plus disposés à des réactions qui résultent, après tout, d'un changement d'équilibre entre les éléments.

2° A débarrasser les véhicules des matières organiques qui n'y seraient qu'en suspension;

3° A faire entrer dans les sirops la proportion de sucre qu'ils doivent contenir, ni plus, ni moins.

Trop peu chargés de sucre, ils fermenteraient aisément ; trop chargés, l'excès de sucre se séparerait, et ses cristaux, entraînant avec eux une portion de celui que le liquide eût retenu s'il n'y avait pas eu cristallisation, feraient encore qu'il ne serait pas saturé.

4° A les enfermer dans des bouteilles parfaitement sèches. autrement, la petite quantité d'humidité qui tapisse les parois des bouteilles humides, gagne la surface du sirop, et par suite déçuit ses couches supérieures, beaucoup plus qu'elle ne l'eût fait, si elle se fût mélangée avec la masse tout entière;

5° A remplir les bouteilles complétement; à les fermer de bons bouchons en liége et à les mastiquer; tout à la fois, pour que l'air ne puisse pénétrer au travers des pores du liége, et pour que l'humidité de l'atmosphère ne puisse déterminer autour des bouchons, la formation de moisissures qui pourraient finir par altérer la saveur du sirop;

6° A conserver les bouteilles dans des lieux secs et frais.

Si, malgré ces précautions, les sirops venaient à fermenter, les auteurs recommandent de les étendre d'une petite quantité d'eau, de les porter sur le feu, afin de dissiper tout l'alcool, tout l'acide carbonique qui s'y seraient développés, et de les y maintenir jusqu'à ce qu'ils soient ramenés à leur état primitif de concentration.

On ne peut évidemment appliquer ce mode de traitement aux sirops avec les vins, les eaux distillées, et les sucs acides. Quant aux autres, si l'ébullition replace dans son premier état le sirop de sucre, dans lequel la fermentation n'a produit que de l'alcool, de l'acide carbonique, n'a détruit que du sucre, il en est autrement des sirops médicamenteux.

Pour ceux-ci donc, le mieux serait de les rejeter, dès qu'ils auraient manifesté quelques symptômes d'altération.

Des Mellites.

Les mellites sont des espèces de sirops dans lesquels le miel remplace le sucre. On les peut donc définir, des médicaments liquides, formés de véhicules amenés au moyen du miel, en consistance telle, qu'ils coulent lentement.

En réservant pour les autres le nom générique de mellites, on désigne sous celui d'oxymellites (de ὄξος, vinaigre), ceux d'entre eux qui ont pour véhicule le vinaigre, ou un vinaigre médicamenteux.

Des matières employées à leur préparation.

L'eau commune, des infusés de roses de Provins, de scille, de colchique; les sucs dépurés de mercuriale, de bourrache et de buglosse; le vinaigre blanc de bonne qualité, et suffisament riche en acide réel, pour qu'il détruise 10 pour cent de carbonate de potasse sec ; le vinaigre ou le vin chargés par macération de principes médicamenteux, y servent habituellement de dissolvants au miel.

Quant à celui-ci, il doit être choisi exempt de cire, qui gênerait sa clarification ; peu coloré, peu grenu, afin que les mellites soient moins colorés, moins disposés à candir. De là, vient que l'on préfère au miel de Narbonne le miel du Gâtinais. Il faut surtout qu'il ne renferme aucune matière étrangère, notamment pas d'amidon, pas de sirop de fécule.

On y reconnaîtrait :

L'amidon, en traitant le miel par une petite quantité d'eau froide, qui ne dissoudrait pas la fécule amylacée, ou bien encore, en le triturant avec quelques gouttes de teinture d'iode, qui colorerait en bleu le mélange.

Le sirop de fécule, soit encore au moyen de la teinture d'iode; car il est rare que toute la matière amylacée ait été dénaturée assez profondément, pour avoir perdu la faculté de bleuir au contact de l'iode ; soit au moyen de l'alcool faible, qui dissout le miel pur, et laisse pour résidu une matière gommo-amylacée, au cas où il contient du sirop de fécule; soit enfin, au moyen des sels solubles de baryte ou de l'oxalate d'ammoniaque ; car la saturation par la craie, de l'excès d'acide sulfurique employé en fabrique, à la conversion de l'amidon en sucre de raisin, introduit dans les liqueurs du sulfate de chaux, qui, plus tard cristallise avec le sucre lui-même.

De leur préparation. — Du mellite simple.

Le Codex prépare :

Le mellite simple ou sirop de miel, en faisant dissoudre à chaud 3 parties de miel, dans 1 partie d'eau commune, donnant quelques bouillons, écumant, et passant au blanchet.

Le miel de bonne qualité se clarifie seul par l'ébullition, ce que ne fait pas le sucre ; et, tandis que 2 parties de celui-ci saturent à froid 1 partie d'eau, lui communiquent assez de densité pour que, bouillante, elle marque 30° à l'aréomètre de Baumé, on n'obtient les mêmes résultats qu'avec 3 parties de miel.

A défaut de miel blanc, les miels colorés seraient blanchis en ajoutant à leur soluté 60 gr. environ de poudre de charbon animal préalablement lavé, par chaque kilogramme de miel, plus, un blanc d'œuf battu dans l'eau; donnant un ou deux bouillons, enlevant les écumes et passant au travers d'une chausse en laine.

Les miels contenant de la cire, seraient clarifiés en délayant dans le soluté d'un kil. de miel 12 gr. de craie, destinée à former avec elle un composé insoluble et infusible; faisant bouillir 2 à 3 minutes, ajoutant 1/2 blanc d'œuf, laissant bouillir encore quelques instants, versant dans un vase, laissant déposer, décantant le liquide clair et le concentrant à 30° bouillant. (Thierry.)

Préparation des mellites médicamenteux.

Le Codex encore, prépare :

Le mellite de roses ou miel rosat, — de scille — scillitique, — de colchique — colchique,	avec les infusés de pétales secs de roses de Provins, de bulbes sèches de scille et de colchique, passés avec expression, puis dépurés par le repos.
— de mercuriale — mercurial,	avec le suc non dépuré de la mercuriale annuelle, à l'exclusion de celui, beaucoup plus purgatif, de la mercuriale vivace.
— de mercuriale composé ou sirop de longue vie,	avec le macéré dans le vin blanc, de la racine fraîche d'iris commun, de la racine sèche de gentiane et les sucs dépurés de mercuriale, de bourrache et de buglosse.
L'oxymellite simple,	avec le vinaigre blanc.
— de scille, — de colchique,	avec les vinaigres colchique et scillitique.

On dissout dans ces différents véhicules, des proportions déterminées de miel, l'on rapproche à 31° bouillant et l'on passe au blanchet.

Au cas où l'on n'aurait pas à sa disposition du miel de première qualité, on lui pourrait substituer le sirop de miel, de même qu'on substitue souvent au sucre, pour les sirops médicamenteux, le sirop simple. Plusieurs pharmacologistes emploient, au lieu de sucs dépurés, des sucs non dépurés, afin de faire servir leur albumine végétale à la clarification, comme dans la préparation des sirops correspondants. D'un autre côté, MM. Boullay et de Mazy, dans le but de prévenir l'altération, que le vinaigre, le miel, et les principes actifs de la scille et du colchique, peuvent éprouver sous l'influence d'une ébullition prolongée, proposent d'augmenter assez la proportion de miel, dans les mellites scillitique et colchique, pour que l'évaporation ne soit plus nécessaire. Si cette modification, tout à fait rationnelle, était adoptée, il faudrait substituer aux vinaigres colchique ou scillitique, préparés suivant les anciennes formules des macérés plus chargés, sans quoi, la proportion des principes actifs qu'y concentre l'évaporation, y diminuerait.

Des altérations des mellites.

Les mellites proprement dits, sont susceptibles d'éprouver toutes les altérations qu'éprouvent les sirops correspondants. Les oxymellites à leur tour peuvent éprouver les altérations dont les sirops ayant le vinaigre pour véhicule, sont susceptibles; sauf celle qui consiste dans la transformation du sucre de canne en sucre de raisin; en effet, des deux principes sucrés qui composent le miel, l'un ne diffère en rien du sucre de raisin; l'autre est un sucre incristallisable, sans doute isomère avec le précédent.

De leur conservation.

La conservation de ces médicaments exige toutes les précautions indiquées au sujet des sirops. Elle les exige même plus impérieusement encore, attendu que le miel est plus disposé à fermenter que ne l'est le sucre.

Il sera bon de remarquer que tous les mellites participent plus ou moins des propriétés laxatives du miel.

Appendice aux mellites. — Miel escharotique ou onguent ægyptiac.

La plupart des pharmacologistes, placent à la suite des mellites ou plutôt des oxymellites, pour le motif que l'on fait servir à sa préparation du miel et du vinaigre, un médicament tout particulier, qui diffère des véritables oxymellites : et par sa consistance 1/2 solide, et par la présence de matières minérales, les unes dissoutes, les autres simplement suspendues, et par ses usages, employé qu'il est exclusivement à l'extérieur comme détersif.

Ce médicament est le miel escharotique, plus vulgairement appelé onguent ægyptiac. Pour le préparer, on prend : miel blanc, 440 gr.; vinaigre fort, 220 gr.; verdet en poudre, 160 gr.; on mélange ces substances dans une bassine en cuivre non étamée, de grande capacité; l'on chauffe en remuant continuellement, jusqu'à ce que la masse ait acquis une couleur rouge briquetée, une consistance de miel, et l'on coule dans un pot.

L'acétate neutre et le sous-acétate de cuivre que contient le verdet, le miel, se dissolvent tout d'abord dans le vinaigre, et produisent une liqueur à peu près limpide et d'un beau vert; mais, bientôt, les éléments combustibles du miel réagissent sur l'oxyde, et de là, de l'acide carbonique, de l'eau; en même temps que l'acide, sous l'influence prolongée de la chaleur, convertit partiellement le miel en acide ulmique. (Malagutti.)

Le gaz carbonique, de l'eau à l'état de vapeurs, de l'acide acétique, se dégagent en produisant une boursouflure considérable. Le cuivre ramené à l'état métallique, peut être une portion indécomposée d'acétate de cuivre, l'acide ulmique formé, restent dans le mélange; celui-ci suspendu, ceux-là dissous.

Aussi, vient-on à abandonner ce mellite au repos, on le voit se partager, en un liquide épais que colore en noir l'acide ulmique, une portion de miel ramenée à l'état de caramel, et en une matière pulvérulante, rougeâtre, qui en gagne le fond, et n'est autre que du cuivre métallique très divisé.

Avant de s'en servir, on l'agite pour rétablir l'homogénéité du mélange.

XXVIIe LEÇON.

Des Conserves, Gelées, Pâtes, Saccharures, Oleo-saccharures.

Des Conserves.

Les conserves sont des médicaments de consistance variable, les uns mous, les autres solides, résultant de l'association du sucre avec des matières médicamenteuses essentiellement altérables (principalement des pulpes, des tiges fraîches de plantes herbacées) qu'il sert à conserver.

On voit, d'après cette définition, qu'à l'encontre des pharmacologistes, qui rangent parmi les conserves, les mélanges de poudres d'aunée ou de roses rouges, avec le sucre et les eaux distillées de ces substances aromatiques, nous assimilons ces médicaments et leurs analogues aux électuaires. Les poudres d'aunée et de roses, prises isolément, sont en effet moins altérables, qu'elles ne le deviennent après leur mélange avec le sucre et l'eau.

De leur préparation.

Les conserves se préparent par trois procédés, dont deux spécialement applicables à celles dans la composition desquelles entrent des pulpes, sont, à vrai dire, de simples modifications l'un de l'autre.

Ajoutons, que les pulpes que l'on destine à cet usage sont obtenues en broyant, avec les matières premières, une portion du sucre qui doit faire partie de la conserve, afin de faciliter l'opération.

Conserves de cochléaria, cresson, etc.

Les conserves de cochléaria, de cresson et leurs analogues, que l'intervention de la chaleur pourrait altérer, se prépareront :

En triturant la pulpe avec la portion de sucre en poudre

fine, qui doit, y compris celui précédemment employé à l'obtension de cette pulpe, compléter la masse.

A leur tour, les conserves de cynorrhodons, de tamarins, de casse et toutes celles susceptibles de supporter, sans inconvénient aucun, le contact d'une douce chaleur, laquelle ne peut que rendre l'union plus intime, et faire perdre aux ferments tout ou partie de leurs propriétés, se prépareront en triturant, pour les deux premières, les pulpes et le sucre en poudre; pour la dernière, la pulpe de casse, le sucre en poudre et le sirop de violettes, jusqu'à parfait mélange; plaçant le tout dans une capsule au-dessous de l'eau bouillante, et rapprochant en consistance d'extrait mou. On a le soin d'agiter de temps à autre, et quand la conserve est complétement refroidie, il arrive parfois qu'on l'aromatise au moyen d'une certaine quantité d'oleosaccharure, ou de fleurs d'oranger. C'est notamment le cas de la conserve de casse. Conserves de cynorrhodons, tamarin, casse.

Dans les ménages, on suit un procédé tout à fait analogue, pour obtenir les espèces de conserves vulgairement appelées marmelades d'abricots, de prunes, etc.

Les fruits privés de leurs noyaux sont coupés par tranches, placés dans des terrines couches par couches, entremêlées de sucre en poudre grossière, abandonnés à eux-mêmes pendant 24 heures, en brassant de temps en temps, afin de faciliter la dissolution du sucre et la pénétration de la masse pulpeuse; puis, l'on fait cuire dans une bassine en cuivre, jusqu'à ce que la matière, que l'on a le soin de remuer constamment, prenne, en refroidissant, la consistance d'un miel épais. Des marmelades.

On ajoute, si l'on veut, quelques amandes des fruits mis en expérience, après les avoir privées de pellicules et coupées par fragments, pour communiquer au produit une légère saveur d'amandes amères.

La marmelade d'abricots évaporée à l'étuve, en plaques minces, constitue le produit appelé pâte d'abricots; mais très improprement, puisque les véritables pâtes contiennent de la gomme.

Les conserves solides d'angélique et d'ache aussi nommées condits, se préparent de la manière suivante : Conserve d'angélique d'ache.

Les tiges recueillies au printemps et choisies aussi tendres que possible, sont dépouillées de leur épiderme, coupées en fragments, mises à bouillir pendant 1/4 d'heure, dans suffisante quantité d'eau, destinée à les priver d'une partie de l'huile volatile qui les rendrait trop aromatiques, et placées sur un tamis. Aussitôt qu'elles ont égoutté, on les fait bouillir dans du sirop de sucre, cuit à 36°, jusqu'à ce qu'elles aient abandonné la majeure partie de leur eau de végétation, auquel cas elles sont devenues très fermes. On les en retire, et de nouveau on les met égoutter sur des treillis en fer, ou en bois. Après ces opérations, elles sont replongées dans du sirop de sucre; cette fois cuit au petit cassé, retirées de ce sirop, dès que par suite d'une ébullition légère, elles ont commencé à devenir cassantes, replacées sur des treillis et définitivement desséchées dans une étuve chauffée à + 40°.

Les confiseurs conservent les abricots, les prunes et autres fruits charnus par un procédé qui diffère à peine du précédent.

Ils versent à 4 ou 5 reprises sur ces fruits entiers, et privés de la pellicule qui les recouvre, du sirop de sucre bouillant, qu'il emploient à chaque fois dans un état de concentration plus prononcée. A chaque fois aussi, ils laissent le sirop refroidir sur les fruits; ils font égoutter ceux-ci, durant un jour ou deux sur des tamis, afin que les parties intérieures se saturent également de sucre; et, quand l'équilibre est établi, ce qu'ils reconnaissent à ce qu'après 24 heures, les parties extérieures cessent d'être ramollies par l'humidité que leur avaient jusque-là cédée les portions plus centrales, ils plongent une dernière fois les fruits confits, dans du sirop très cuit, les en retirent après quelques bouillons, les portent à l'étuve, et les y laissent séjourner jusqu'à ce qu'il soient suffisamment ressuyés.

De leur conservation.

Malgré la forte proportion de sucre qu'elles renferment, les conserves de cresson, de cochléaria, de casse et leurs analogues, sont d'une très difficile conservation. La présence des matières organiques éminemment altérables qui en forment la base, l'état physique de la masse, la présence inévitable de l'eau, celle presque inévitable aussi de l'air interposé, expliquent leur tendance prononcée à la fermentation. Elles ont besoin d'être placées dans des pots en faïence ou en porcelaine, parfaitement couverts, dans des lieux moyennement secs et frais, et fréquemment visitées. Les condits d'angélique et d'ache se conservent au contraire assez bien, pourvu qu'on les enferme dans des flacons bien bouchés.

Des Gelées.

Les gelées sont des médicaments d'une consistance tremblante.

Ils doivent cette consistance, éminemment caractéristique, à la présence de matières susceptibles, toutes, de former avec l'eau, à la température ordinaire, des composés gélatinoïdes; mais, du reste, d'origine et de nature variables : les unes proviennent d'animaux, et renferment de l'azote, les autres de végétaux, et ne sont pas azotées.

Certaines gelées sont essentiellement formées par quelqu'une des matières gélatinoïdes précitées, d'autres ne les contiennent qu'accessoirement, et dans le but de communiquer à des liquides médicamenteux, par eux-mêmes incapables de l'acquérir, la consistance voulue. Dans l'un et dans l'autre cas, l'on y fait entrer du sucre, pour rendre le médicament d'un emploi plus facile et d'une altération moins prompte.

Des matières employées à leur préparation.

Le Codex ne fait servir à la préparation des gelées, que le bois de cerf, la colle de poisson, le lichen d'Islande, la mousse de Corse, ou plus exactement, que les matières gélatineuses auxquelles on donne naissance, en faisant réagir l'eau bouillante sur le bois de cerf, la colle de poisson, le lichen d'Islande, la mousse de Corse; car il est à remarquer, que les matières gélatineuses n'y préexistent pas toutes formées, et proviennent de modifications particulières, éprouvées sous l'influence simultanée de la chaleur et de l'eau, par des principes tout différents.

Néanmoins, nous traiterons de la préparation des gelées avec les fécules, et de la gelée de groseilles, puisque ces gelées s'emploient parfois comme médicaments; et, aussi de l'extraction de la gélatine animale, de l'acide pectique, puisque cette gélatine et cet acide pectique, à l'état de pectate d'ammoniaque, servent à former en gelées, un certain nombre de liquides médicamenteux.

Gelée de corne de cerf.

La gelée de corne de cerf se doit préparer, en faisant bouillir, dans un vase couvert, 2000 gr. d'eau, 250 gr. de corne de cerf râpée et lavée à l'eau tiède, jusqu'à réduction de moitié; passant avec forte expression, ajoutant 125 gr. de sucre, un blanc d'œuf délayé dans un peu d'eau; quelques instants après, le suc d'un citron, écumant, concentrant jusqu'à ce qu'il ne reste plus que 250 gr. de liqueur, et passant au travers d'une étamine sur laquelle on a placé quelques morceaux de zestes de citron.

Le bois de cerf ne saurait être remplacé par des os, attendu que ceux-ci renfermant une bien plus forte proportion de graisse plus ou moins rance, fourniraient une gelée imparfaitement transparente, d'odeur et de saveur désagréables.

Il importe donc de ne pas confondre avec la corne de cerf râpée, les os râpés qu'on lui substitue fréquemment, et que l'on en distingue, en ce que traités par l'éther, ils lui cèdent infiniment plus de matières grasses, en ce qu'ils sont à peu près blancs, tandis que la corne de cerf offre toujours une teinte grise prononcée. D'un autre côté, l'addition du suc de citron est nécessaire, tant pour dissoudre les particules calcaires qui auraient traversé le tissu, que pour déterminer l'agglomération des flocons albumineux, que la présence de la gélatine ferait rester en suspension, assez opiniâtrement, pour que la gelée fût trouble et blanchâtre.

Gelée de lichen

La gelée de lichen, suivant l'indication, sera préparée, tantôt avec le lichen, simplement mondé de la mousse qui l'accompagne d'ordinaire; tantôt avec le lichen privé de son principe amer, ou par une macération, prolongée pendant 3 jours, dans de l'eau froide fréquemment renouvelée; ou mieux encore, par 3 ou 4 lavages à l'eau, à + 60°. On le fera bouillir 1 heure au moins, avec une assez grande quantité d'eau; on passera avec expression, on laissera déposer, on décantera la liqueur, on y ajoutera un poids donné de sucre et de colle de poisson, préalablement battue dans un mortier en fonte, afin de déchirer ses parties membraneuses, puis ramollie dans l'eau froide; on portera à l'ébullition, en ayant le soin d'agiter, pour empêcher le liquide visqueux d'adhérer au vase, au moins, jusqu'à ce que l'ébullition se soit nettement déterminée, car dès ce moment, l'adhérence cesserait d'être à craindre; on entretiendra une ébullition tranquille; et, quand une portion du liquide versé sur une assiette, s'y prendra en gelée par le refroidissement, on enlèvera avec précaution l'espèce d'écume formée à sa surface; partie par les matières tenues en suspension, partie par le composé insoluble qui se forme entre la gélatine et le principe amer, et l'on coulera dans un pot.

Sans l'addition de la colle de poisson, cette gelée se liquéfierait en moins de 24 heures.

On prépare à très peu près de la même manière, la gelée de mousse de Corse.

Gelée de mousse de Corse.

La mousse de Corse, mondée des débris de coquillage et de sable qui la salissent, est mise à bouillir dans l'eau, pendant une heure environ. On passe avec expression, on ajoute du sucre, de la colle de poisson divisée et ramollie, du vin blanc, on rapproche en consistance convenable, et l'on passe.

Ici, l'addition de la colle de poisson est tout à fait indispensable, sans elle on n'obtiendrait qu'une espèce de sirop. Quant au vin, j'avoue ne pas comprendre de quelle utilité il peut être. S'il devait agir comme principe conservateur, il le faudrait ajouter à la gelée refroidie; car l'ébullition en dégage tout l'alcool.

Des gelées avec les matières amylacées.

Quand on veut préparer une gelée avec une matière amylacée, on commence par en bien délayer 30^{gr} environ avec un peu d'eau froide, puis on projette peu à peu le mélange, toujours en remuant, dans 470^{gr} d'eau en pleine ébullition. On fait jeter quelques bouillons, on ajoute le sucre et l'on coule dans des pots, sans passer.

En agissant ainsi, on prévient sûrement l'adhérence que la matière projetée à l'état de poudre dans l'eau bouillante, ne manquerait guère de contracter avec les parois du vase, et par suite la formation de grumeaux. Il est à remarquer, qu'à poids égal, le sagou et le salep fournissent des gelés plus consistantes, que ne le font la fécule de pomme de terre et l'arrow-root. L'amidon de blé tient le milieu entre eux. On s'explique ces différences en considérant que, dans les premiers, les parties tégumentaires insolubles dans l'eau à toutes températures, mais susceptibles de s'y gonfler à la manière de la gomme adragante, sont plus épaisses que dans les autres.

Gelée de groseille.

Pour la gelée de groseille, l'un des procédés de préparation les plus avantageux, sous le triple point de vue de la beauté, de la facilité de conservation du produit, de l'économie, est celui qui consiste à monder de leurs rafles les groseilles mûres, à les placer dans une bassine non étamée, en raison de la réaction que l'étain exerce sur leur principe colorant, qu'il fait virer au violet, et à les maintenir sur un feu doux en ayant la précaution d'agiter, jusqu'à ce que la totalité des grains soit crevée. Le tout est alors jeté sur un tamis en crin placé au-dessus d'une terrine; on facilite l'écoulement du suc au moyen d'une pression ménagée avec le dos d'une écumoire; on remet le suc sur le feu avec un poids égal au sien de sucre blanc concassé; on écume, et finalement on fait cuire promptement, jusqu'à ce que la matière refroidie se prenne en gelée.

L'extraction du suc à chaud n'a pas, dans ce cas, l'inconvénient qu'elle a lorsqu'il s'agit du sirop de groseilles, puisque le suc doit être soumis à l'action de la chaleur, pendant la cuisson de la gelée. D'un autre côté, la pectine que l'on en sépare quand on destine ce suc à la confection du sirop, y doit être conservée, puisque c'est elle qui communique au médicament la consistance gélatineuse. La soustraction d'une portion de l'eau qui la tenait d'abord en dissolution, l'addition du sucre plus avide d'eau qu'elle-même, deviennent la cause de sa précipitation, ou plutôt elle s'hydrate et se transforme en acide pectique, comme durant l'acte de la fermentation.

Il importe de ne pas faire languir l'évaporation, sans quoi, la gelée perdrait de sa consistance, et parce que l'acide pectique produit, prenant du retrait, solidifierait une moindre proportion d'eau, et parce que ce même acide, sous l'influence réunie de la chaleur de l'eau et de l'acide malique qui l'accompagne, éprouverait une véritable transformation, absorberait les éléments de trois atomes d'eau, et se convertirait en acide métapectique soluble. (Fremy.)

La gélatine des os, complétement identique à celle de la colle de poisson ou du bois de cerf, même avec celle que l'on prépare très en grand pour les besoins des arts, sous le nom de colle-forte, avec les rognures de peaux, les sabots, les oreilles de bœufs, de chevaux, de moutons, etc., etc., porte habituellement, dans le commerce, le nom de gélatine animale et quelquefois celui de grenetine, M. Grenet étant le premier fabricant, qui l'ait livrée au commerce, blanche, transparente, et très sensiblement pure.

De l'extraction de la gélatine des os.

On la prépare par deux procédés.

Suivant le premier, on soumet à l'action prolongée de l'eau bouillante, dans des cylindres fermés, véritables marmites à Papin, et garnis intérieurement de seaux en toiles métalliques dans lesquels on les enferme, des os, le plus possible privés de graisse et grossièrement concassés. On fait écouler le décocté au moyen de robinets ménagés à cet effet; on laisse refroidir, on enlève la couche d'écume et de graisse rassemblée à sa surface, on clarifie au blanc d'œuf, on écume, on filtre à la chausse, on concentre, et l'on coule dans des moules. La gélatine s'y solidifie sous forme de plaques.

Suivant le second, on commence par faire digérer les os entiers dans l'acide chlorhydrique faible, uniquement destiné à dissoudre leurs sels calcaires; on lave la matière animale translucide et flexible, que l'acide laisse pour résidu, et dont la forme se trouve encore être celle des os eux-mêmes, on la soumet à l'action de l'eau bouillante, qui la doit partiellement convertir en gélatine, et l'on achève l'opération suivant ce qui vient d'être dit.

La gélatine pure, incolore, inodore, de saveur fade, possède, entre autres propriétés, celles de former avec l'eau bouillante, une dissolution susceptible de se prendre en masse tremblante par le refroidissement, d'éprouver rapidement la décomposition putride, d'être précipitée par l'alcool, le tannin, etc.

L'acide pectique que nous savons exister de préférence dans les écorces des arbres et les racines charnues, s'extrait des carottes. On les râpe, on exprime la pulpe, on lave le marc avec de l'eau ordinaire tant qu'il la colore, on exprime

De la préparation du pectate d'ammoniaque.

de nouveau, on délaie le résidu dans une petite quantité d'eau tenant en dissolution 5 parties de carbonate saturé de potasse par 100 parties de marc, et l'on fait bouillir une demi-heure. Au bout de ce temps, on passe avec expression, on ajoute à la liqueur chargée de pectate de potasse une dissolution de chlorure de calcium destiné à produire, par double décomposition, du pectate de chaux insoluble. On filtre, on lave le précipité, d'abord à l'eau froide, pour le priver des matières étrangères qui le colorent, puis à l'eau aiguisée d'acide chlorhydrique pour le décomposer.

On fait bouillir à plusieurs reprises le coagulum qui en résulte (acide pectique hydraté) dans de l'eau distillée; et quand les eaux de lavage cessent de rougir le papier bleu, on le dissout dans l'ammoniaque.

La dissolution évaporée à l'étuve, fournit pour résidu, du pectate d'ammoniaque en petites plaques transparentes, très solubles dans l'eau. Sa dissolution est décomposée par tous les acides qui en isolent l'acide pectique, lequel se précipite, absorbant, solidifiant même un volume d'eau considérable.

Des gelées avec la gélatine, ou le pectate d'ammoniaque.

Le pectate d'ammoniaque et la gélatine animale étant une fois obtenus, rien de plus facile que de les faire servir à la préparation de gelées médicamenteuses.

Emploie-t-on le pectate;

On en fera dissoudre à chaud une certaine quantité, dans le véhicule médicamenteux, que nous supposerons être un décocté de quinquina; on ajoutera du sirop de sucre, puis, goutte à goutte, de l'acide sulfurique très étendu, jusqu'à ce que le papier de tournesol vire légèrement au rouge: on laissera refroidir en repos.

Si le liquide médicamenteux était alcoolique, par exemple, une teinture? on ferait dissoudre le pectate et le sucre dans de l'eau bouillante; on laisserait refroidir, on ajouterait le véhicule médicamenteux, et l'on décomposerait par l'acide.

Emploie-t-on de la gélatine; on fera dissoudre à chaud, 30 à 32 gr. de grenetine, dans 750 gr. de véhicule médicamenteux; l'on ajoutera 500 gr. de sucre, on laissera refroidir. On peut aussi comme nous venons de le voir faire avec le pectate, dissoudre dans l'eau bouillante le sucre, la grenetine, laisser refroidir en partie; ajouter au mélange, avant qu'il se prenne en gelée, le liquide alcoolique qui devrait en faire partie, et que sa volatilité, sa nature même, n'auraient pas permis d'employer autrement.

M. Beral, afin d'obvier à l'inconvénient, que présente la lenteur avec laquelle la gélatine animale sèche se dissout dans l'eau, a proposé de conserver dans les officines, en quelque sorte à l'état de magma, une certaine quantité de gélatine, précipitée au moyen de l'alcool, de sa dissolution aqueuse.

Il prend un poids connu de cette gélatine, dont l'alcool a prévenu l'altération putride, l'ajoute à un poids également connu d'eau, et fait bouillir de manière à volatiliser tout l'alcol.

Des altérations des gelées.

Les gelées constituent des médicaments, en général très altérables. Au bout de peu de jours, surtout en été, celles de lichen, de mousse de Corse, ont perdu leur consistance et parfois se sont complétement liquéfiées. Les gelées dont la gélatine animale fait partie, se conservent mieux, mais s'aigrissent cependant assez vite. De plus, elles peuvent éprouver un commencement de décomposition putride, que la présence de l'alcool ne prévient pas toujours. La gelée de groseille, et ses analogues avec l'acide pectique, se conservent au contraire fort longtemps.

Il faut donc, en général, ne les point préparer à l'avance et les placer dans des lieux secs et frais.

Des Pâtes.

Par comparaison avec la pâte des boulangers, on donne, en pharmacie, le nom de pâtes à des médicaments solides, de consistance molle, et cependant assez ferme pour qu'ils n'adhèrent pas aux doigts; que l'on obtient au moyen de la gomme, du sucre et de l'eau, ou bien encore, de la gomme, du sucre et d'infusés ou de décoctés médicamenteux.

Leurs procédés de préparation sont très simples, mais assez différents les uns des autres, pour qu'il soit nécessaire de les étudier en particulier.

De la pâte de guimauve.

On prépare la pâte de guimauve, en dissolvant à la chaleur du bain-marie, dans 250 gr. d'eau commune, 500 gr. de gomme arabique mondée, pilée et passée au tamis de crin; puis, 500 gr. de sucre; évaporant à une douce chaleur, jusqu'en consistance de miel épais; ajoutant peu à peu 6 blancs d'œufs, à l'avance délayés et battus avec un balai, dans 64 gr. d'eau de fleurs d'oranger; puis, quand la pâte que l'on n'a pas un seul instant cessé de battre violemment, tant pour l'empêcher d'adhérer à la bassine, que pour y incorporer la mousse albumineuse et l'air qui doivent, en s'y interposant, la rendre moins compacte et plus blanche, est suffisamment cuite; auquel cas elle n'adhère plus, bien que chaude, au dos de la main qui la frappe; on la coule sur une table recouverte de poudre d'amidon.

On a depuis quelques années, remplacé par de l'eau le macéré de guimauve; il offrait l'inconvénient d'altérer la blancheur du produit, et de lui communiquer une saveur peu agréable.

Des pâtes de lichen et de réglisse.

On préparera la pâte de lichen, en faisant dissoudre dans un décocté de lichen, privé de principe amer par un séjour de quelques instants dans l'eau à $+ 90^o$, des quantités déterminées de sucre et de gomme arabique, évaporant sur un feu doux, en consistance de miel, avec la précaution d'agiter sans discontinuer, et coulant sur un marbre légèrement huilé.

Quand la pâte, que l'interposition de l'air rend opaque et blanche, est refroidie, on l'essuie avec un linge, afin d'enlever la portion d'huile qui lui pourrait, plus tard, communiquer une saveur rance.

On prépare par des procédés tout à fait semblables, la pâte de réglisse dite blanche, avec l'infusé de racine de réglisse, et la pâte de réglisse dite brune, avec les solutés de suc de réglisse et d'extrait d'opium.

Des pâtes de jujubes et de dattes.

Pour les pâtes de jujubes et de dattes, dont les décoctés médicamenteux ne se clarifient pas par simple ébullition, et que d'ailleurs, on est dans l'usage d'obtenir transparentes, on opère autrement.

D'une part, on dissout à froid, dans l'eau commune, la gomme arabique préalablement mondée et lavée à deux reprises à l'eau froide, et l'on passe sans expression au travers d'un blanchet. D'autre part, on fait bouillir pendant 1/2 heure dans l'eau, les jujubes ou les dattes privées de leurs noyaux ; l'on passe le décocté avec expression, on laisse déposer, on décante, on fait fondre le sucre et l'on clarifie au blanc d'œuf.

Cela fait, les solutions sont mélangées et portées sur le feu ; on les agite jusqu'à ce que l'ébullition s'y soit nettement déterminée, mais en cessant d'agiter, l'ébullition une fois commencée, attendu que l'agitation introduirait dans les liquides, que l'évaporation rend de plus en plus visqueux, des bulles d'air qui empêcheraient les pâtes d'être transparentes, et que d'ailleurs, le mouvement déterminé par l'ébullition même, suffit alors à prévenir toute adhérence avec la bassine. On rapproche en consistance d'extrait mou, on aromatise avec l'eau de fleur d'oranger ; on retire la bassine de dessus le feu, on la plonge dans un vase de plus grand diamètre contenant de l'eau chaude, destinée à maintenir plus longtemps fluide le liquide qu'elle contient, au bout de 12 heures de repos complet, on enlève l'écume qui s'est formée à la surface sous forme de membrane, et l'on coule dans des moules, à l'avance légèrement frottés d'huile, ou mieux encore, suivant le conseil de M. Chauffard, de mercure ; de cette manière, on n'a pas à craindre, que l'huile en rancissant, communique à la pâte une saveur désagréable.

Les moules sont placés dans une étuve chauffée à + 40°, en leur assurant une position parfaitement horizontale, et la pâte que l'on a soin de retourner de temps en temps, achève d'y acquérir la consistance voulue.

Les pâtes se conservent longtemps dans des lieux qui ne peuvent, ni les humecter, et par suite, les disposer à fermenter ; ni les dessécher, et par suite, faire perdre la transparence à celles d'entres elles qui sont transparentes. D'ordinaire, on les enferme à l'état de plaques dans des boites en fer-blanc ; la pâte de guimauve au milieu de la poudre d'amidon ; les autres seules.

Des Saccharures.

Les saccharures, dont l'usage ne s'est introduit en médecine que depuis un assez petit nombre d'années, sont des médicaments pulvérulents, résultant de l'union du sucre avec des principes médicamenteux, qui, d'abord dissous dans un véhicule approprié, en ont plus tard été privés au moyen de l'évaporation.

Elles représentent, en quelque sorte, des extraits secs en poudre, entre les particules desquels se trouveraient très également réparties des particules de sucre.

On les prépare par l'un des procédés suivants :

La dissolution médicamenteuse, semblable aux teintures alcooliques et éthérées, est-elle incapable d'opérer la dissolution du sucre; on la verse sur des fragments de sucre, de manière à les en imprégner le plus également possible, on abandonne le mélange à l'air libre, pendant 24 à 36 heures, ou plutôt, jusqu'à ce que la majeure partie de l'alcool ou de l'éther se soit vaporisée; on pulvérise, et pour compléter la dessiccation, on porte la poudre à l'étuve. Ainsi prépare-t-on les saccharures

De belladone,
— castoreum
— ciguë,
— digitale,
d'ipécacuanha,
De quinquina,
— caïnça,
— ratanhia,
— rhubarbe.

Au contraire, la dissolution médicamenteuse, semblable à toutes les dissolutions aqueuses, peut-elle dissoudre le sucre; on y fait dissoudre celui-ci, on évapore dans une bassine à large surface, en ayant le soin d'agiter continuellement, quand la liqueur est en consistance de miel épais, on l'étend sur des assiettes, l'on achève l'évaporation à l'étuve, et finalement on pulvérise.

On prépare par cette dernière méthode, les saccharures de lichen et de mousse de Corse.

Les saccharures avec les teintures, permettent d'administrer les principes actifs de ces teintures, dans un très grand état de division, et sans le véhicule qui pourrait en contrarier les effets. Celles avec des solutés aqueux, sont employées avec succès pour obtenir extemporanément des gelées : on en dissout une quantité déterminée dans l'eau bouillante, on ajoute de la colle de poisson ou de la gélatine; s'il en est besoin, on passe au travers d'une étamine ou d'un linge, on laisse refroidir.

Quelles qu'elles soient, les saccharures sont peu altérables.

Elles se conservent presque indéfiniment dans des flacons hermétiquement fermés, placées dans des magasins secs et frais.

Des Oléosaccharures.

Si, au lieu d'imprégner le sucre de teintures alcooliques ou éthérées, de solutions aqueuses, dont l'évaporation peut ultérieurement dissiper le dissolvant, on l'imprégne d'huile volatile; on produit les médicaments que l'on désigne sous le nom d'oléo ou d'oléosaccharures : ces médicaments ont surtout pour objet, de rendre les huiles volatiles miscibles à l'eau, ou de faciliter leur interposition dans les mélanges pulvérulents ou pâteux.

On prend le sucre en morceaux, on verse dessus l'huile volatile, dans la proportion ordinaire d'une goutte par gros de sucre, et l'on pulvérise.

Pour les obtenir d'odeurs plus suaves, on prépare quelquefois les oléosaccharures de citrons, d'oranges et de cédrats, etc., en frottant avec du sucre dur, la partie jaune superficielle ou zeste de ces fruits, et pulvérisant; alors le mélange renferme, outre le sucre et l'huile volatile dont-il s'est imprégné, des débris du parenchyme. Aussi, ces oléosaccharures, traitées par l'eau, laissent-elles un dépôt qui n'est autre que le parenchyme très divisé.

XXVIIIe LEÇON.

Des Tablettes, des Grains et des Pastilles, des espèces, des Poudres composées, des Cataplasmes, des Sinapismes.

Des Tablettes, des Grains et des Pastilles.

Les médicaments solides, secs, cassants, du reste de grosseurs et de formes variables, qui se composent de sucre et de matières médicamenteuses, d'ordinaire associés à un mucilage de gomme, destiné à lier les particules pulvérulentes, portent le nom de tablettes, de grains, de pastilles.

Longtemps on ne les a distingués les uns des autres que par la forme.

Les tablettes étaient planes en dessus et en dessous, de manière à représenter de petites plaques plus ou moins épaisses, et diversement terminées dans leurs contours, d'où leur nom évidemment dérivé du mot latin *tabella*, petite planche, tablette.

Les grains offraient la forme sphérique, ou plutôt celle ovoïde allongée des grains d'avoine.

Les pastilles étaient hémisphériques.

Les matières premières, les procédés de préparation étaient les mêmes pour tous.

Mais, depuis quelques années, tandis qu'on a continué de préparer les tablettes et les grains par des procédés analogues, d'y faire entrer, sinon toujours, du moins fréquemment, des poudres; de telle sorte qu'aujourd'hui encore, leurs formes seules les distinguent, on a préparé les pastilles par des procédés spéciaux, on en a complétement exclu les matières médicamenteuses pulvérulentes, même la gomme, si bien qu'elles diffèrent des tablettes et des grains par la forme, par le *modus faciendi*, et par l'absence constante de matières pulvérulentes.

Des matières premières employées à la préparation des tablettes.

Les matières médicamenteuses que l'on fait servir à la préparation des tablettes, sont nombreuses, et pourraient l'être davantage, puisque toutes les matières solides, toutes les matières susceptibles de céder à l'eau quelque principe soluble, pourraient à la rigueur servir à cet usage. Toutefois, le plus possible, on doit éviter d'y faire entrer des substances d'odeur ou de saveur désagréables, attendu que la solidité de ces médicaments oblige à les conserver pendant longtemps dans la bouche.

Le fer, le soufre, le kermès, le protochlorure de mercure, le sulfure d'antimoine, l'oxalate et le tartrate acide de potasse, le cachou, le baume de Tolu, l'ipécacuanha, la rhubarbe, le jalap et la cannelle, .

sont plus particulièrement employés à cet usage.

Préparation des tablettes.

Toutes se préparent par l'une ou par l'autre des méthodes suivantes :

1° Par le mélange du sucre en poudre et des matières médicamenteuses également en poudre, avec un mucilage dont le véhicule est l'eau simple, ou plus ordinairement une eau distillée aromatique; le principe mucilagineux, presque exclusivement la gomme adragante.

2° Par le mélange du sucre en poudre avec un mucilage dont le véhicule est un soluté aqueux médicamenteux, et le principe mucilagineux, presque exclusivement encore, la gomme adragante.

Au sucre en poudre seul, ou bien à son mélange avec les matières médicamenteuses pulvérulentes, qui lui doivent être associées, on commence par ajouter, par petites portions successives, le mucilage dont la proportion et la consistance varient, suivant la nature des matières premières.

D'après M. Soubeiran, les tablettes de charbon, par exemple, exigeraient 4 onces 2 gros de mucilage, représentant 3 gros 63 grains de gomme adragante pour une livre de poudre, tandis que, pour la même quantité de poudre, les tablettes de mercure doux, n'en demanderaient que 1 once 1/2, représentant 1 gros 24 grains de gomme.

En thèse générale, les poudres minérales sont infiniment moins absorbantes que les poudres végétales.

Le mélange est fortement battu dans un mortier en marbre avec un pilon en bois, si mieux on n'aime le malaxer sur une table recouverte d'amidon, ainsi qu'on le fait pour la pâte d'office; et, quand la masse est parfaitement homogène, bien liée, d'une bonne consistance, on l'étend, à l'aide d'un rouleau préalablement roulé dans l'amidon, à la surface d'une tablette en bois, dont les bords relevés déterminent l'épaisseur de là couche de pâte, et que l'on a recouverte d'amidon.

Il ne reste plus alors, qu'à la diviser au moyen d'emporte-pièces coniques, ouverts par leurs extrémités, et à bords tranchants vers leurs ouvertures les plus étroites; on les appuie de place en place sur la pâte, du côté du tranchant, en ayant le soin de les plonger de temps à autre dans l'amidon, et de temps à autre aussi, de les retourner, afin d'en faire tomber les rondelles découpées; puis, à la fin de l'opération, on repétrit les rognures débarrassées de l'amidon qui les recouvrait, on les étend de nouveau sur la tablette, et de nouveau on procède à la division.

Les tablettes sont placées les unes à côté des autres, sans que toutefois elles se touchent, sur des feuilles de papier non collé, à la surface d'un tamis ou d'une claie en osier qui laisse à l'air un libre passage en tous sens, on les y abandonne à l'air durant 48 heures, pour qu'elles s'y sèchent un peu, et l'on achève la dessiccation à l'étuve.

En les y enfermant tout d'abord, leur surface saisie par la chaleur se gercerait, et la forte proportion d'eau qu'elles renfermeraient, pourrait les exposer à se ramollir assez pour se déformer.

Finalement, les tablettes parfaitement desséchées, sont dépoudrées en les faisant glisser avec précaution, à la surface d'un tamis, introduites dans des flacons parfaitement secs, que l'on bouche hermétiquement, et placées dans des lieux secs et frais.

Le Codex prescrit de préparer avec le sucre, la poudre médicamenteuse, et un mucilage à l'eau simple:

Les tablettes de quinquina,
— de rhubarbe,
— de cachou,
— de charbon,
— de fer,

Les tablettes de magnésie,
— de mercure doux,
— de lichen avec la saccharure de lichen.

Avec le sucre, la poudre médicamenteuse et un mucilage, dont le véhicule est une eau distillée aromatique :

Celles d'éponge torréfiée,
de gomme arabique,
de guimauve,

Celles d'ipécacuanha,
de kermès,
de soufre.

avec le sucre et un mucilage dont le véhicule est un soluté médicamenteux :

Celles de baume de Tolu.

De la préparation des grains.

Pour les grains, au lieu d'étendre la pâte sur une tablette, puis de l'y diviser en petites plaques, on la forme en petites boules parfaitement arrondies, ou légèrement ovoïdes, en la roulant avec l'index dans le creux de la main.

Et, comme la longueur de l'opération pourrait amener la dessiccation de la masse, tant qu'elle dure, on tient cette masse enfermée dans un vase en faïence ou en porcelaine couvert.

Les grains de cachou sans odeur, se prépareront avec le sucre, le cachou en poudre et un mucilage de gomme adragante à l'eau simple.

Les grains de cachou à la rose et à la menthe, avec le sucre, la poudre de cachou et les mucilages à l'eau distillée de roses ou de menthe.

Enfin, les grains de cachou à la violette, avec le sucre et le cachou en poudré, plus, un peu de poudre d'iris, qui sert à les aromatiser.

Les grains et les tablettes se sont, pendant longtemps, préparés par un procédé tout différent de ceux qui viennent d'être décrits; il consistait : d'abord à produire avec de la cassonade ou du sucre, de l'eau commune, ou un soluté médicamenteux, un sirop que l'on cuisait à 36° Baumé; ensuite, à incorporer dans ce sirop à moitié refroidi, les poudres médicamenteuses.

La masse pâteuse était coulée sur un marbre huilé, étendue à l'aide d'un rouleau, et tantôt divisée en tablettes au moyen d'emporte-pièces, ou plus simplement de couteaux, tantôt roulée en grains dans la main.

Mais la difficulté que présente le mélange intime des matières pulvérulentes, avec des sirops qu'on ne peut maintenir très fluides, partant très chauds, sans risquer d'altérer plusieurs d'entre elles, de reformer en masse les résines, les baumes et leurs analogues; la solidification presque constante d'un semblable mélange, au moment de l'addition des poudres, quand, voulant prévenir pour elles les altérations qui viennent d'être signalées, on emploie le sirop presque refroidi; en définitive, l'impossibilité presque complète de conserver à la masse assez de mollesse pour qu'elle puisse être divisée en tablettes, ou en grains, assez de solidité pour qu'elle puisse garder la forme qu'on lui aurait donnée tout d'abord, par-dessus tout, l'extrême tendance à la déliquescence que communique au médicament, la présence du sucre altéré pendant la cuite très avancée du sirop, ont fait abandonner ce procédé.

De la préparation des pastilles.

Quant aux pastilles, on prendra du sucre très blanc et très dur, on le pilera dans un mortier en marbre, on passera le produit, d'abord dans un tamis en crin, ensuite dans un tamis en soie, de manière à ne recueillir que les particules assez petites pour traverser le premier tissu, trop grosses pour traverser le second.

On mettra une portion de sucre ainsi divisé dans un poêlon à bec, avec une suffisante quantité d'eau distillée de menthe poivrée, de roses ou de fleurs d'oranger, suivant les pastilles qu'il s'agira d'obtenir; on chauffera, et dès que la matière se soulèvera par une légère ébullition, sans attendre que tout le sucre soit dissous, on y incorporera le reste du sucre, à l'avance imprégné d'huile volatile de menthe, de rose ou de fleur d'oranger; on agitera; alors, inclinant le poêlon, on en fera tomber goutte à goutte, à l'aide d'une tige métallique, la masse pâteuse que l'on recevra sur des feuilles de fer-blanc, à la surface desquelles elle se formera en pastilles, en frappant légèrement les feuilles qui la supportent, sur un point fixe.

On portera à l'étuve modérément chauffée.

Dans cette opération, l'on fait usage de sucre granulé au lieu de sucre pulvérisé, et l'on coule la matière simplement empâtée, dans le but d'obtenir des masses composées de petits cristaux de sucre, accolés les uns aux autres. Le sucre en poudre fine, beaucoup plus rapidement soluble, produirait des pastilles de texture moins grenue, moins brillantes, moins agréables à l'œil.

Si l'on voulait obtenir des pastilles de deux couleurs, on remplacerait le poêlon ordinaire par un poêlon à deux compartiments, ayant un bec coupé par une languette, et, dans chaque compartiment, on placerait un mélange de couleur différente. Chaque goutte qui s'en détacherait, en inclinant le poêlon, s'accolerait à la goutte voisine, aussitôt que la languette du bec ne les séparerait plus, et de leur accolement, résulterait une petite masse parfaitement homogène quant à la texture.

Dans quelques villes d'Allemagne, on imprègne d'une dissolution éthérée d'essence, des pastilles obtenues avec du sucre et de l'eau simple, et l'on abandonne à l'air pour que l'éther s'évapore. Ce procédé, fournit des produits auxquels l'éther, quelque pur qu'on l'ait employé, communique presque toujours un arrière-goût désagréable.

Des altérations des tablettes, des grains et des pastilles.

Les tablettes, les grains, et les pastilles, sont des médicaments peu altérables comparés aux pâtes ; et surtout aux conserves molles, et aux gelées.

L'absence complète de l'eau en est la cause principale. Cependant, il les faut placer dans des vases bien fermés, et dans des magasins secs et frais, parfois même, à l'abri de la lumière.

Dans l'air humide, en effet :

Les tablettes qui renferment des acides tartrique et citrique, pour peu que ceux-ci aient retenu de l'acide sulfurique, deviennent humides et se déforment.

Les tablettes martiales, augmentent de solidité, pour le motif, que le fer métallique s'y trouve remplacé par de l'oxyde de fer, susceptible de solidifier une bien plus forte proportion d'eau.

Les tablettes de soufre, acquièrent une légère odeur hépatique. Elles se déformeraient, se rideraient, si le soufre n'avait pas été parfaitement lavé, en raison de l'action lente que l'acide sulfurique exercerait sur le sucre.

Au contact de la lumière, les tablettes vermifuges, avec la résine de gaïac, changent de couleur, verdissent.

Au contact de l'air humide et de la lumière, les tablettes de kermès se décolorent, et acquierent une saveur prononcée d'hydrogène sulfuré, à moins qu'elles n'aient été préparées avec un mucilage de gomme arabique. (Pouget et Boutigny.)

Les tablettes de chlorure de chaux, celles de magnésie, de bicarbonate de soude, aromatisées avec l'essence de menthe, suivant la formule de M. d'Arcet, éprouvent, avec le temps, des altérations qu'il est à peu près impossible d'éviter.

Dans les premières, le chlorure, en réagissant sur le sucre, le dénature, donne naissance à du carbonate et à de l'oxalate de chaux. (Jolly, Guibourt.)

Dans les secondes, en même temps qu'elles acquièrent une saveur alcaline, la magnésie fait perdre à la gomme adragante une partie de sa plasticité. De là, le conseil donné par M. Guibourt, d'employer un mucilage composé de gomme adragante et de gomme arabique.

Dans les dernières, le bicarbonate de soude, en réagissant sur l'essence, la modifie profondément.

Terminons ce qui concerne les médicaments de ce groupe, en disant que, si le pharmacien était appelé à distinguer des tablettes d'ipécacuanha bien préparées, de tablettes dans lesquelles on aurait introduit de l'émétique, au lieu de poudre d'ipécacuanha, il lui suffirait de se rappeler, que les premières présentent toujours, en plus ou en moins grand nombre, des points visibles et brunâtres de poudre d'ipécacuanha, que les secondes ne présentent jamais.

Les premières, traitées par l'eau froide, fournissent un soluté que troublent ces mêmes particules pulvérulentes, et qui, filtré, ne précipite pas par l'hydrogène sulfuré. Les secondes, fournissent un soluté limpide, dont l'hydrogène sulfuré précipite des flocons de sulfure d'antimoine hydraté de couleur rouge briquetée, etc.

Des Espèces.

On donne le nom d'espèces à des mélanges, à parties égales, de plantes ou de parties de plantes, séchées, et d'ordinaire divisées en fragments plus ou moins ténus, que l'on destine à être soumis collectivement à l'action d'un véhicule approprié.

Le mélange de semences entières:	Le mélange de feuilles incisées :
— d'anis,	— de mauve,
— de fenouil,	— de guimauve,
— de coriandre,	— de seneçon,
— de carvi,	— de pariétaire,
	— de bouillon blanc,

constituent, par exemple, le premier, les espèces dites carminatives, le second, les espèces dites émollientes.

Le médecin, dans l'association des substances dont il compose une espèce, doit s'attacher à n'associer, que des substances capables de céder leurs principes actifs au même véhicule, agissant dans les mêmes conditions. Il doit, par conséquent, éviter de mélanger des matières qui ne les céderaient, ceux-là qu'à l'eau, ceux-ci qu'à l'alcool; ou que l'infusion, la digestion, la décoction, n'attaqueraient pas également bien.

Le pharmacien, à son tour, doit diviser les matières premières de telle sorte, qu'il produise un mélange aussi régulier que possible, et cependant compense, par une division inégale, convenablement ménagée, le désavantage que la texture plus compacte des unes pourrait offrir. Par exemple, diviser en fragments moins volumineux, le bois de sassafras, que les feuilles de bourrache, et que les fleurs de coquelicots, dans les espèces sudorifiques pour infusion.

Ces médicaments se peuvent préparer à l'avance sans crainte de réaction, et n'ont besoin, pour se conserver presque indéfiniment, que d'être tenus à l'abri de la lumière, de la chaleur et de l'humidité.

Toutefois, il est bon de les remuer de temps à autre, afin de maintenir le mélange exact. La tendance qu'ont à se séparer, des matières en particules d'inégales grosseurs, et différemment denses, oblige en outre, à ne pas faire concourir les poudres à la confection des espèces.

Des Poudres composées.

De même que les espèces résultent du mélange de matières médicamenteuses entières, ou tout au moins en fragments grossiers; de même, les poudres composées résultent du mélange intime, de matières médicamenteuses en poudres plus ou moins ténues.

Or, comme toutes les matières solides sont susceptibles d'être pulvérisées; toutes les poudres d'être mélangées les unes aux autres en toutes proportions, le nombre des poudres composées n'a pour ainsi dire pas de limites. Malgré leur très grand nombre, cependant, il est facile de donner une idée nette des précautions générales que réclame leur préparation, des réactions qui se produisent au sein de certaines d'entre elles.

Leur préparation.

Supposons que les matières premières aient été réduites en poudre d'une ténuité convenable, par les moyens précédemment indiqués, isolément ou plusieurs ensemble, suivant que de l'une ou de l'autre manière, l'opération aurait été plus facile et tout aussi satisfaisante.

Il suffira, pour obtenir une poudre composée, de réunir les poudres en proportions déterminées; de les triturer toutes dans un mortier approprié, ou, s'il en est besoin, sur un porphyre, quelquefois même de les remuer en tous sens à la surface d'une feuille de papier, au moyen de cartes, jusqu'à ce que le mélange soit parfait.

Puis, et à moins que des matières de densités très différentes n'en fassent partie (car dans ce cas, cette opération deviendrait plutôt nuisible qu'utile), on passera le tout au travers d'un tamis à tissu convenablement serré, pour qu'il puisse retenir les particules les plus grossières, et livrer passage aux plus ténues.

Quand aucune des substances qui doivent faire partie du mélange, n'est altérable par les agents extérieurs, ne peut, avec le temps, et par des causes plus ou moins inconnues, perdre tout ou partie de ses propriétés thérapeutiques;

Quand de leur mutuel contact ne peut résulter aucune réaction capable de changer la nature du produit, ou de lui communiquer de la tendance à une altération quelconque,

On peut, sans inconvénient, préparer à l'avance les poudres composées; mais il n'en est pas de même,

Alors que l'on doit employer :

Des semences émulsives dont les huiles rancissent aisément;

Des sels déliquescents, tels que le carbonate de potasse, de l'assa fœtida, du bois de gaïac, du safran, des feuilles de digitale, que la lumière altère plus ou moins profondément, de la rhubarbe ou de l'ipécacuanha, qui perdent en vieillisant, une partie de leurs propriétés ; alors, surtout, que les composants tendent à réagir les uns sur les autres.

Pour ce dernier motif, il ne sera pas indifférent de préparer à l'avance :

La poudre ammoniacale aromatique de Leayson, dans laquelle la chaux vive réagit sur le sel ammoniac, et aussi sur la cannelle et sur le girofle qu'on lui associe ;

La poudre altérante de Plumer, dans laquelle le protochlorure de mercure et le soufre doré d'antimoine ; pour peu qu'ils soient humides, produisent par double décomposition, du sulfure de mercure et du chlorure d'antimoine (Vogel);

La poudre cosmétique, dont le carbonate de potasse ne peut manquer de réagir sur le blanc de baleine, sur la résine et l'acide benzoïque du benjoin ;

La poudre arsénicale du frère Côme, qui contient de l'acide arsénieux, et des cendres plus ou moins riches en carbonate de potasse, que l'acide tend à décomposer;

La poudre cornachine, avec la scammonée ; le bitartrate de potasse, et le surantimoniate de potasse ; ou antimoine diaphorétique lavé; elle peut produire, à la longue, de l'émétique ou tartrate double de potasse et d'antimoine, pour peu que, dans la préparation du surantimoniate, par la calcination de l'antimoine métallique avec le nitre, le mélange, ayant été imparfait, ou la proportion de nitre trop faible, il ait pu se produire du protoxide d'antimoine ;

Les mélanges de protochlorure de mercure avec le sucre, le sel ammoniac ou le sel marin, puisque encore, à la faveur de l'humidité, M. Mialhe les a vus donner naissance à du deutochlorure de mercure;

Les mélanges de sucre et de chlorure de chaux, puisque la réaction est parfois telle, qu'il se produit une véritable explosion.

Certaines matières pulvérulentes, comme les bicarbonates de potasse et de soude, les acides tartrique et citrique, réagissent même les unes sur les autres avec assez de facilité, pour qu'il soit impossible de les mélanger, autrement qu'au moment de les employer;

De là vient précisément :

Pour la poudre gazifère simple;

Pour celle de Soda Powders des Anglais;

Pour la poudre gazifère laxative, si mal nommée poudre de Sedlitz (Sedlitz Powders); puisque au lieu de sulfate de magnésie, elle se compose de bicarbonate de soude, d'acide tartrique, et de tartrate de potasse et de soude;

L'habitude de placer isolément, dans des papiers que leurs couleurs différentes distinguent au besoin, le sel alcalin et l'acide, et de ne mélanger ces deux corps, dans l'eau, qu'au moment de les administrer.

On a même le soin de ne verser le sel alcalin dans le liquide, que lorsque l'acide est dissous, et de faire boire avant que le carbonate ait entièrement disparu, afin que la décomposition se complète dans l'estomac.

L'acide tartrique ou l'acide citrique, parfaitement secs, ne réagiraient pas sensiblement sur les bicarbonates; mais ces corps, tels que le commerce les fournit, c'est-à-dire cristallisés, renferment de l'eau qui détermine une réaction presque instantanée.

De la poudre antimoniale de James.

La poudre antimoniale de James fait à peu près seule exception au procédé de préparation des poudres composées; elle se prépare en mélangeant parties égales de sulfure d'antimoine, et de corne de cerf râpée, grillant le mélange sur un têt en terre, remuant continuellement, jusqu'à ce qu'il soit réduit en une poudre grisâtre, le passant sur un porphyre pour l'obtenir très divisé, le chauffant au rouge dans un creuset pendant 2 heures, et, s'il en est besoin, pulvérisant de nouveau après refroidissement.

On admet généralement que, dans cette opération, les matières organiques de la corne de cerf se décomposent, laissant pour résidu du phosphate et du carbonate de chaux; que le soufre du sulfure d'antimoine se dégage à l'état d'acide sulfureux; que l'antimoine s'oxyde, et qu'en définitive le produit se compose de phosphate, de carbonate de chaux, et d'oxyde d'antimoine.

Il paraîtrait cependant, que telle n'est pas sa véritable composition, car il est toujours partiellement insoluble dans les acides. Sa composition doit d'ailleurs varier, suivant que l'on a suivi tel ou tel procédé, suivant aussi que la réaction de l'air a été plus ou moins complète, la température plus ou moins élevée.

M. Berzélius a trouvé l'un de ces composés formé d'environ 2/3 d'acide antimonieux, 1/3 de phosphate de chaux, avec 1/100 d'antimonite de chaux.

Le D. Ure, MM. Philips, Richard et Pearson, au lieu d'acide antimonieux, y ont trouvé de l'oxyde d'antimoine sans antimonite de chaux.

M. Soubeiran a retiré d'une poudre de James venue de Genève :

3 parties de phosphate de chaux, et 1 partie de phosphate d'antimoine.

De leur conservation

Les poudres, immédiatement après leur préparation, doivent être portées à l'étuve, pour s'y débarrasser de l'humidité qu'elles auraient absorbée durant l'opération, excepté dans le cas où l'élévation de température pourrait faciliter les réactions ou la déperdition des principes volatils. On les enferme ensuite dans des flacons en verre parfaitement secs, que, dans cette intention, l'on a tenus pendant quelque temps dans l'étuve; on bouche très hermétiquement ces flacons, on les enveloppe, s'il est nécessaire, de papier noir, de boîtes en fer-blanc ou de tout autre corps opaque, destiné à défendre les poudres qu'ils contiennent du contact de la lumière, et l'on place le tout dans des lieux secs et frais.

On les devra visiter fréquemment, et de temps à autre repasser au tamis celles dont les composants, très diversement denses, auraient pu produire une sorte de départ, celles notamment dans lesquelles des poudres minérales seraient associées à des poudres végétales.

Des Cataplasmes.

On donne le nom de cataplasmes aux médicaments externes, de consistance de bouillie épaisse, que l'on destine à être appliqués sur quelque partie du corps.

En général, ils se composent essentiellement, de matières féculentes ou de farine de lin, amenées au moyen de l'eau bouillante ou de décoctés aqueux, à l'état pâteux : cependant on leur peut associer des sels, des huiles, des savons, des onguents, des pulpes; quelquefois, au contraire, ils ne renferment ni fécules, ni farine de lin. Tels sont ceux formés de pulpes.

Le Codex prépare :

Leur préparation. Le cataplasme de fécule, en ajoutant peu à peu, à 500 gr. d'eau bouillante, 64 gr. de fécule de pomme de terre à l'avance délayée dans un poids égal au sien d'eau froide, remuant et faisant bouillir quelques secondes.

Le cataplasme émollient, en délayant dans l'eau froide les farines émollientes, à savoir : celles de lin, de seigle et d'orge, de manière à former du tout une bouillie claire, et faisant chauffer, en remuant continuellement avec une spatule en bois, afin d'empêcher le mélange d'adhérer à la bassine, jusqu'à ce qu'il ait pris une consistance de pâte assez épaisse et tenace.

Le cataplasme calmant, en remplaçant l'eau commune par un décocté de capsules de pavots, et de feuilles sèches de jusquiame.

S'il était prescrit d'ajouter des matières destinées à augmenter l'activité du médicament, on les ajouterait à des époques différentes accommodées à leurs natures diverses.

Le laudanum, les teintures alcooliques, le camphre et leurs analogues, que la chaleur altère, ou volatilise, seraient ajoutés au cataplasme refroidi.

Au contraire, les onguents et les pommades, le seraient au cataplasme chaud, après les avoir, à l'avance, délayés dans un peu d'huile, afin qu'ils se liquéfient et par suite s'empâtent mieux.

Le savon, les extraits seraient dissous ou délayés dans un peu d'eau.

Tantôt, d'ailleurs, et suivant l'indication, on se contente de placer la matière additionnelle à sa surface, tantôt, au contraire, on l'incorpore à la masse.

Les cataplasmes préparés avec des fécules, doivent leur état pâteux à l'espèce d'empois que forment avec l'eau les principes amylacés; ceux avec la farine de lin que nous savons être exempte d'amidon, à la très forte proportion de principes mucilagineux qu'elle renferme. Ces derniers sont en quelque sorte des mucilages très épais, retenant interposées les parties fibreuses et huileuses des semences.

Toutes circonstances égales, ils sont d'autant meilleurs, que, se conservant plus longtemps humides, ils forment à la surface de la peau un bain local plus prolongé; que se maintenant plus longtemps chauds, ils favorisent davantage le ramollissement des parties; qu'étant plus gras, ils contribuent davantage au même effet, et préviennent mieux, au moment où on les enlève, l'espèce de racornissement de la peau que tend à produire l'évaporation de l'eau, et qui gêne singulièrement les malades.

Voilà pourquoi certaines matières farineuses, susceptibles de retenir plus longtemps que les autres l'eau qu'elles auraient absorbée, telle serait notamment celle du phalaris canariensis, au rapport de M. Duportal, leur devront être préférées. Pourquoi, la farine de lin, renfermant à la fois les débris des enveloppes, et ceux du parenchyme, est préférable à celle qui ne renferme que les uns ou que les autres; à plus forte raison, pourquoi, les farines de lin frelatées avec de la sciure de bois, incapable de former pâte avec l'eau, avec des tourteaux privés d'huile par la pression, avec des farines de lin très anciennes, et par conséquent rances et irritantes, doivent être rejetées.

Au reste, nous l'avons déjà dit en parlant de la préparation de cette farine.

Des Sinapismes.

Les sinapismes sont des espèces de cataplasmes dont la farine de moutarde forme la base. Leur nom dérive évidemment du mot latin *sinapis*, moutarde.

Leur préparation.

Le plus employé se prépare de la manière suivante :

On prend de la farine de moutarde noire, on la délaie dans une suffisante quantité d'eau froide, au tout au plus à 40°, pour obtenir une masse de consistance de cataplasme, et l'on abandonne le mélange à lui-même, pendant 15 à 20 minutes au moins.

Sous la triple influence de l'eau froide ou tiède, d'une matière particulière nommée myrosine (des mots grecs μύρον, essence et σὺν, avec) de l'acide également particulier (l'acide myronique) que la semence contient à l'état de myronate de potasse; il se produit des réactions analogues à celles que nous savons résulter du contact de l'eau, de la sinaptase et de l'amygdaline des amandes amères; il s'y développe une huile volatile extrêmement âcre, laquelle communique au sinapisme, les propriétés rubéfiantes qui le font employer. (Bussy.)

Ces réactions cesseraient de se produire, si l'eau froide était remplacée par l'eau bouillante, ou par des dissolutions de la plupart des substances acides ou alcalines.

Elles annihilent les propriétés réactionnaires de la myrosine, sans toutefois altérer en rien le myronate de potasse. La preuve en est, qu'une dissolution aqueuse de myronate de potasse que l'on fait bouillir, ou que l'on additionne d'un acide ou d'un alcali, conserve la faculté de produire de l'huile volatile au contact de la myrosine, après qu'elle est refroidie, et que l'on a neutralisé l'acide ou l'alcali; tandis qu'au contraire, la myrosine, dans les mêmes conditions, perd toutes ses propriétés. Il résulte de ce qui précède, que, s'il était prescrit d'appliquer le sinapisme chaud, ou de l'additionner de vinaigre, il faudrait, avant l'addition de l'eau bouillante ou celle de l'acide, faire macérer la farine de moutarde, dans une petite quantité d'eau froide, durant 15 à 20 minutes.

Au moyen de cette précaution, l'addition ultérieure de l'eau bouillante ou du vinaigre serait sans inconvénient, parce que l'huile volatile, une fois produite, n'est en rien altérée soit par le vinaigre, soit par l'eau bouillante.

Il ne faudrait pas substituer à la farine de moutarde noire la farine de moutarde blanche; car, outre que celle-ci renferme moitié plus d'huile fixe inerte (30 p. 0/0), ce qui tend déjà à diminuer son action, elle ne renferme pas de myronate de potasse.

Ce sel y est remplacé, par la sinapisine de MM. Ossian Henry, et Garot; laquelle, sous l'influence aussi de l'eau et d'une matière albumineuse, identique à la myrosine de la moutarde noire, produit, au lieu d'huile volatile, une matière âcre, fixe, toute différente, et beaucoup moins active.

La préexistence admise par quelques chimistes, dans la semence de moutarde noire, d'une certaine quantité de sinapisine, amène, à n'en pas douter, de sa part, dans la préparation des sinapismes, la production d'un peu de matière âcre; mais le rôle de cette matière âcre est tout à fait secondaire, comparé à celui de l'huile volatile. (Bussy, Fauré, Guibourt, Fremy, Hesse.)

Il ne faudrait pas non plus, sans indication spéciale, remplacer la farine provenant de la division pure et simple des semences, par celle que la pression aurait privée d'huile fixe, suivant le conseil qu'on a depuis longtemps donné M. Robinet.

En effet, la farine privée d'huile fixe, renferme, sous un même poids, une plus forte proportion de principes actifs; partant, elle communiquerait au sinapisme une activité plus grande que celle sur laquelle on compterait; or, cette activité est déjà telle, que parfois il est nécessaire de la mitiger par l'addition d'une certaine quantité de farine de lin.

La moindre activité que l'on observe dans la farine provenant de semences de moutarde encore imprégnées d'eau de végétation, comparée à celle que fournissent des semences parfaitement desséchées ; la perte d'activité que l'on observe également dans les farines de moutarde conservées dans des lieux humides, s'expliquent aisément, en considérant que, dans ces deux conditions, il se produit de l'huile volatile qui se dissipe au fur et à mesure de sa production.

D'un autre côté, on conçoit aisément qu'une farine de moutarde placée dans un lieu trop échauffé, ou longtemps exposée à l'action directe du soleil, puisse devenir impropre à la préparation des sinapismes. La chaleur agit sur la myrosine comme sur le ferment, elle les prive du pouvoir de favoriser, celle-là les évolutions des éléments de l'acide myronique, celui-ci les évolutions des éléments du sucre.

XXIXe LEÇON.

Des Pilules et des Bols, des Confections, des Electuaires et des Opiats.

Des Pilules et des Bols.

Pour rendre plus facile l'emploi à l'intérieur des matières médicamenteuses pulvérulentes, de celles surtout dont la saveur ou l'odeur déplaisent au plus grand nombre, ou que toute autre considération prescrit de laisser peu de temps en contact avec les parois intérieures de la bouche, l'idée s'est naturellement présentée, de les associer à quelque substance liquide ou molle, susceptible de lier leurs particules, et de donner au mélange une forme et une consistance telles, qu'il fût possible de l'avaler sans qu'il se dissociât dans la bouche.

De là, des médicaments de consistance de pâte ferme, de volume variable quoique toujours peu considérable, de forme plus ou moins sphérique, que l'on désigne sous les noms de pilules, de bols, dérivés du mot latin *pilula* et du mot grec βῶλος, qui tous les deux signifient petite boule ou balle.

Les pilules, dont les bols ne diffèrent véritablement qu'en ce que leur volume est plus considérable, ce qui leur fait quelquefois donner une forme plutôt ovoïde que sphérique, afin que les malades les puissent plus aisément avaler, étaient en effet dans l'origine, exclusivement composées de particules médicamenteuses pulvérulentes, unies, cimentées par des matières inertes, liquides ou molles; mais l'usage s'étant peu à peu introduit, de donner une forme analogue à des matières médicamenteuses molles, susceptibles par elles-mêmes de la prendre et de la conserver, et aussi à des liquides médicamenteux, à la faveur de poudres inertes; il en est résulté, que le nom de pilule ou de bol ne peut guère aujourd'hui désigner autre chose, qu'un médicament sous forme de petite boule. En général, on donne le nom de bols à ceux de ces médicaments dont le poids excède 6 grains, (0gr325) celui de pilule à ceux dont le poids est inférieur.

Voyons quelles matières premières peuvent faire partie des pilules; quels moyens permettent de leur donner la forme obligée, alors qu'elles ne peuvent la prendre par elles-mêmes; quelles réactions peut déterminer le contact des corps mis en présence.

Des matières employées à la préparation des pilules et des bols.

Il n'est, pour ainsi dire, aucune matière médicamenteuse qu'on ne puisse faire servir à la préparation des pilules. Les matières molles et consistantes, en raison de leur mollesse et de leur consistance; les matières pulvérulentes, à l'aide de matières molles ou liquides qui les cimentent; les matières liquides, à l'aide de solides qui les absorbent.

Mais toutes les matières molles ne présentent pas une consistance telle, qu'elles puissent sans opération préalable, prendre et conserver la forme sphérique.

La plupart des résines sont trop consistantes; les térébenthines ne le sont pas assez : d'un autre côté, les particules pulvérulentes ne peuvent être également bien agglomérées par tous les liquides, par toutes les matières molles.

C'est ainsi que des particules de fécule ne pourraient être cimentées par des huiles fixes, des particules de résine par de l'eau, qui ne les mouilleraient pas; et si un mucilage de gomme adragante lie très bien des particules féculentes, il a le grand inconvénient de fournir des pilules tellement dures, après leur dessiccation, que leur disgrégation dans l'estomac est extrêmement lente, et pourrait, par leur long séjour sur un point déterminé de la membrane muqueuse, occasionner des accidents.

Enfin, toutes les matières solides ne sont pas également propres à la solidification des liquides, à l'augmentation de consistance des subtances molles.

Le baume de copahu, par exemple, exige pour sa solidification une proportion considérable de sang-dragon ou de cubèbes, et comparativement, peu de magnésie ou de carbonate magnésique.

Il faut donc tout d'abord chercher à déterminer, d'une part, quels sont les meilleurs moyens d'augmenter ou de diminuer la consistance des matières médicamenteuses trop consistantes ou trop molles, pour qu'on en prépare immédiatement des pilules; d'autre part, quels intermédiaires permettent le mieux de cimenter les poudres, d'absorber les liquides.

Les matières médicamenteuses très molles comme les électuaires, les extraits, les pulpes, etc., etc., sont généralement amenées en consistance convenable par l'addition de poudres.

Dans les pilules de Méglin, notamment, les extraits mous de valériane et de jusquiame noire, sont associés à de l'oxyde de zinc.

Le baume de copahu et la térébenthine, sont d'ordinaire solidifiés, au moyen d'un poids égal au leur de carbonate de magnésie; il semble alors se produire entre l'oxyde et les principes résineux, une combinaison dont le propre est d'absorber plus d'huile essentielle, que ne le font séparément ses composants. Les térébenthines de Strasbourg et de Venise exigent, pour être amenées au même état de solidité, une plus forte proportion de carbonate que la térébenthine de Bordeaux; ce que l'on a pendant longtemps attribué à ce qu'elles contiennent plus d'huile essentielle, mais à tort, car si la térébenthine de Strasbourg en contient en effet plus, la térébenthine de Venise en contient moins. (Guibourt.)

Les différentes sortes de copahu exigent également, parfois, des proportions variables de carbonate de magnésie ou de magnésie caustique; il en est même quelques-unes qu'on ne peut amener en consistance pilulaire, qu'en leur ajoutant à la fois de la magnésie et de la térébenthine de Bordeaux.

De la térébenthine cuite.

Dans quelques circonstances, la térébenthine est solidifiée en la faisant bouillir avec de l'eau, jusqu'à ce que, la versant dans l'eau froide, elle s'y prenne en masse solide, adhérant peu aux doigts. On la malaxe ensuite en tous sens, afin de rendre la masse homogène, et d'en expulser toute l'eau interposée. Dans cette opération, la matière térébenthineuse change de nature, elle perd la majeure partie de son huile volatile, laisse l'autre s'oxygéner, et se charge de l'acide particulier, nommé colophonique par Unverdorben. Cet acide paraît être le résultat de l'altération par la chaleur et par l'air, des principes résinoïdes.

Les matières médicamenteuses molles, et cependant trop consistantes encore pour qu'on en puisse immédiatement former des pilules, sont ramollies tantôt à l'aide de la chaleur, tantôt à l'aide d'un liquide qui, en s'y combinant, en diminue la consistance.

Dans ce but, les résines et les gommes-résines sont d'ordinaire battues dans des mortiers en fonte, préalablement échauffés par le séjour de l'eau bouillante, puis parfaitement essuyés; d'autres fois, plongées pendant quelques instants dans l'eau chaude; d'autres fois encore, imprégnées d'huile volatile ou d'alcool qui s'y associent parfaitement.

Les extraits secs et ceux très rapprochés, sont triturés dans un mortier avec quelque peu d'eau, de sirop, de mellite ou d'oximellite.

A leur tour, les matières liquides sont solidifiées au moyen de matières pulvérulentes très diverses, en observant que, toutes circonstances égales d'ailleurs, celles-ci produiront d'autant mieux la solidification des liquides, et par suite l'augmentation de consistance des corps demi-solides, demi-liquides, qu'elles absorberont, sous un même poids, une plus grande quantité de liquide.

Sous ce rapport, les poudres minérales sont de beaucoup inférieures aux poudres végétales, puisque celles-ci absorbent comparativement beaucoup plus de liquide, et par suite augmentent infiniment moins, en pure perte pour les propriétés du médicament, la masse pilulaire.

Les poudres de réglisse et de guimauve sont le plus fréquemment employées.

Enfin, relativement à l'agglomération des particules pulvérulentes on observera, que les liquides ne peuvent utilement servir à cet usage, qu'autant qu'ils sont visqueux ou produisent, en s'unissant aux particules solides, un composé visqueux.

Les sirops déterminent l'accolement des particules pulvérulentes de la cannelle, de la valériane et de leurs analogues, en raison de leur propre viscosité.

Les huiles volatiles très fluides, l'alcool, déterminent l'accolement des poudres résineuses, les premières en reconstituant avec elles une sorte de térébenthine, l'alcool en dissolvant une portion de résine, et produisant par suite une dissolution visqueuse.

Les huiles fixes réunissent les particules savonneuses, tout à la fois en les ramollissant et en formant à leur surface un enduit visqueux.

Si donc, les formulaires n'avaient pas prescrit d'avance l'emploi de tel ou tel excipient spécial, celui

Du vinaigre,	pour les pilules	de Bontius,
Du baume de soufre anisé,	—	de Morton,
De l'oximel scillitique,	—	de scille,
Du sirop d'opium,	—	de cynoglosse,
— d'absinthe,	—	antécibum,
De l'oxyde de zinc,	—	de Méglin,

on devrait, dans la préparation des masses pilulaires, se diriger d'après ces indications.

Leur préparation.

Souvent leur préparation se fait dans des mortiers en fonte, qui permettent de battre fortement le mélange, sans pouvoir se briser; cependant, les mortiers en marbre sont les plus propres à la confection des pilules composées de substances d'une mixtion facile, telles que celles qui résultent de l'association d'une poudre avec une conserve, un extrait mou, etc.;

Les mortiers en porcelaine ou en verre, sont à leur tour employés de préférence à la confection de celles qui renferment des chlorures de mercure, susceptibles de réagir profondément sur les mortiers en métal, et d'imprégner les pilons en bois de substances vénéneuses qu'on n'en pourrait enlever.

On opère le mélange sur des tablettes en verre; en marbre, et à l'aide de couteaux en fer, en argent, en ivoire, etc., quand, la masse étant peu considérable, on risquerait d'en laisser la majeure partie adhérante aux parois du mortier ou du pilon.

De quelque manière qu'elle ait été obtenue, quand la masse de consistance de pâte ferme, à peine adhérante aux doigts, présente une coupe bien homogène, ne laisse apercevoir dans son intérieur, ni stries, ni grumeaux, ni teintes sans uniformité; ou bien l'on en forme des magdaléons que l'on enveloppe de parchemin huilé, destiné à prévenir sa dessiccation, ou mieux, on la tasse dans un pot en faïence, pour, plus tard, la diviser en pilules, après l'avoir au besoin ramollie en la battant avec une petite quantité de liquide approprié, ou bien encore on en forme immédiatement des pilules.

Cette opération s'exécute à l'aide d'un instrument particulier nommé pilulier, essentiellement composé :

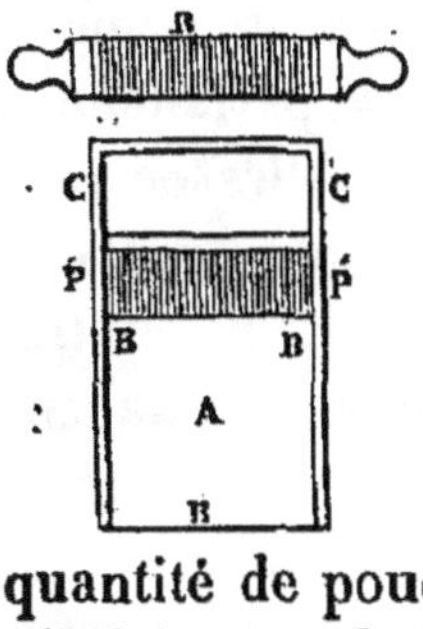

1° D'une tablette A, plane dans toute la partie B B B, présentant une série de cannelures en fonte vers la partie P P, creusée dans celle C C;

2° D'une règle B cannelée en dessus, plane en dessous,

Après avoir étendu sur la tablette une petite quantité de poudre destinée à prévenir l'adhérence de la masse pilulaire, et frotté de la même poudre la partie plane de la règle; on roule entre ces deux surfaces la masse pilulaire, de manière à lui donner la forme d'un cylindre, de diamètre parfaitement égal dans toute son étendue, et dont la longueur correspond à un nombre déterminé de divisions de la règle ou de la tablette; on porte ce cylindre sur la partie cannelée du pilulier, et alors, en la comprimant légèrement entre celle-ci, et la paroi correspondante de la règle que l'on fait glisser à sa surface, en lui imprimant un mouvement d'avant en arrière, et d'arrière en avant, jusqu'à ce que les cannelures formant par leur réunion un cylindre complet, se trouvent en rapport; on la partage en pilules de grosseur égale, et d'un diamètre répondant à celui des cylindres.

Si les pilules devaient être plus grosses, que ne peut les faire la juxtaposition des deux moitiés de cylindre, on se contenterait d'indiquer sur la masse pilulaire formée en rouleau, au moyen de la règle B, des divisions égales; on achèverait de la diviser à l'aide d'un couteau; puis enfin, on les formerait en pilules, en roulant chaque petite masse entre le pouce et l'index.

Dans l'un et dans l'autre cas, les pilules devront être roulées dans une poudre inerte, destinée à les empêcher d'adhérer les unes aux autres, ou recouvertes d'une mince feuille d'or ou d'argent, en leur imprimant un mouvement de rotation parfois interrompu par un mouvement en sens contraire, dans une sphère creuse à deux compartiments, contenant une certaine quantité de feuilles d'or ou d'argent battu.

Les poudres de réglisse, de guimauve, et de préférence encore le lycopode, plus ténu, moins avide d'eau, partant moins capable de produire la dessiccation, serviront au premier de ces usages. Quant aux feuilles d'or et d'argent qui, non-seulement, préviennent l'adhérence, mais encore masquent parfaitement l'odeur et la saveur désagréables du médicament, elles ne peuvent s'appliquer sur des pilules contenant des sels mercuriels ou des composés sulfureux qui réagiraient sur le métal. En outre, elles demandent que les pilules soient d'une bonne consistance : trop molles, elles prendraient trop de métal et resteraient ternes; trop dures, elles refuseraient de s'en recouvrir.

On masque plus sûrement encore leur odeur ou leur saveur désagréables, soit en les recouvrant d'une couche de sucre et d'amidon à l'instar des dragées, soit en les enveloppant d'une feuille de pain azyme légèrement humecté et les faisant sécher, soit en les introduisant dans des capsules de gélatine, soit au moyen de l'ingénieux procédé de M. Garot. Il les pique à l'extrémité de longues aiguilles, les trempe dans un soluté préparé avec 30 grammes de gélatine pure et autant d'eau, leur imprime un mouvement de rotation qui recouvre la totalité de leur surface d'une couche de ce soluté, fiche l'aiguille et la pilule qu'elle supporte dans une pelote ou dans une pâte; quand l'enduit est sec, approche horizontalement de la flamme d'une bougie, l'extrémité à laquelle est piquée la pilule, puis saisissant celle-ci entre les doigts, il retire l'aiguille, aussitôt que sa partie échauffée a suffisamment ramolli la portion de gélatine la plus voisine, pour qu'elle puisse fermer la petite ouverture qu'y laisse l'aiguille, après son départ. Au besoin on recouvrirait les pilules d'une deuxième couche de gélatine, en répétant l'opération.

De la composition des pilules.

La préparation des pilules ne donne lieu, en général, qu'à des mélanges; c'est notamment le cas de la préparation :

Des pilules écossaises,
— bénites de Fuller,
— antécibum,
— de Morton,
— de cynoglosse;

parfois cependant, elle donne lieu à de véritables réactions.

Quand, par exemple, pour obtenir les pilules toniques de Bacher, on prépare avec la racine d'ellébore noir, le carbonate de potasse, l'alçool à 18°, et le vin blanc, un soluté que l'on réduit par l'évaporation en consistance d'extrait; en même temps que le sel à base d'ammoniaque naturellement contenu dans la racine d'ellébore, est décomposé par le carbonate de potasse, une autre partie de celui-ci, réagit sur les acides malique et acétique libres, sur le bitartrate du vin; de telle sorte, que les produits de ces réactions se retrouvent dans les pilules. L'excès de carbonate de potasse indécomposé, l'acétate de potasse formé, deviennent même la cause de la tendance prononcée, que possède le médicament, à s'emparer de l'humidité de l'air.

Par exemple encore, lorsque l'on prépare les pilules angéliques, en faisant dissoudre l'aloës succotrin dans les sucs de rose pâle, de chicorée et de bourrache, ajoutant à la solution évaporée en consistance d'extrait, les poudres de rhubarbe et d'agaric; très problablement, les sucs réagissent les uns sur les autres et aussi sur l'aloës; car il est d'observation, que les propriétés médicales de celui-ci se trouvent alors sensiblement modifiées:

Dans les pilules chalybées avec le fer porphyrisé, l'aloës succotrin, la cannelle, et le sirop d'armoise;

Dans les pilules martiales avec le fer porphyrisé, et l'extrait d'absinthe, le fer s'oxyde aux dépens de l'air et de l'eau; et de ce que l'oxyde formé absorbe plus d'eau que n'en absorbait le fer métallique qu'il remplace, résulte l'augmentation de solidité du mélange;

Dans les pilules emménagogues du docteur Lugol, avec le proto-iodure de fer, l'amidon et le sirop de gomme, une portion de l'iode finit par être mise en liberté, sous l'influence de l'oxygène de l'air ;

Suivant M. Guibourt, dans les pilules majeures d'Hoffmann, composées d'eau distillée, de mie de pain et de deutochlorure de mercure, le gluten de la mie de pain ferait peu à peu passer le deutochlorure à l'état de protochlorure, ou peut-être s'y combinerait sans décomposition, ainsi que le fait l'albumine, pour former avec lui un composé insoluble.

M. Pagenstechne, au contraire, met la mie de pain au nombre des substances organiques qui ne décomposent pas le deutochlorure, et ne se combinent pas avec lui.

Les pilules altérantes de Plumer, donnent nécessairement lieu à la double décomposition de protochlorure de mercure et de soufre doré d'antimoine, signalée précédemment, au sujet de la poudre de même nom.

Les pilules que MM. Henri et Guibourt ont prescrit de préparer avec :

Protosulfate de fer cristallisé et pur, c'est-à-dire, exempt de cuivre et d'arsenic.		16 grammes.
Bicarbonate de potasse cristallisé.		16
Gomme arabique. . . .	en poudre	4
Racine de guimauve. . .	en poudre	2

renferment au début du sulfate de potasse et du carbonate double de potasse et de protoxyde de fer, provenant de la mutuelle décomposition des sels; mais bientôt, l'air fait passer le protoxyde de fer à l'état de peroxyde, en sorte que le produit de leur traitement par l'eau, qui d'abord précipitait en blanc par l'addition d'une quantité d'acide chlorhydrique seulement capable de neutraliser l'alcali, plus tard précipite en rouge, ou pour mieux dire, donne avec tous les réactifs, des indices de l'existence d'un sel de fer au maximum d'oxydation.

La préparation de ces pilules, donne lieu à d'assez curieux phénomènes. Au moment où l'on triture le sulfate de fer et le bicarbonate alcalin, le mélange se liquéfie : le sulfate de potasse formé, retenant moins d'eau de cristallisation que n'en renfermait le sulfate de fer, et par suite, une portion de celle primitivement contenue dans ce dernier sel, se trouvant mise en liberté; mais bientôt le contraire a lieu, le mélange acquiert une grande consistance; c'est qu'alors le carbonate de fer formé, agit comme poudre absorbante, s'hydrate et solidifie de l'eau. Ajoute-t-on la gomme; de nouveau il y a liquéfaction : la gomme très avide d'eau, l'enlève à l'hydrate pour produire un mucilage plus ou moins liquide; enfin, l'addition de la poudre de guimauve amène à son tour la solidification, parce qu'elle agit purement et simplement, à la manière des absorbants.

Pilules de Vallet.

Toutes les pilules qui renferment de l'oxyde de fer ou un sel de fer au minimum d'oxydation, éprouvent de la part de l'air, une altération semblable à celle qui vient d'être signalée; aussi, s'est-on occupé de trouver un procédé capable, sinon de la prévenir indéfiniment, du moins de la retarder beaucoup. Un des meilleurs est sans contredit le procédé suivant, dû à M. Vallet.

Il dissout à chaud, dans de l'eau chargée de sucre et préalablement bouillie, d'une part, du carbonate de soude pur, d'autre part, du protosulfate de fer; il mélange les deux dissolutions dans un flacon à l'émeri, de capacité telle, qu'elles le remplissent presque entièrement; laisse déposer, décante; lave le précipité de protocarbonate de fer, dans le flacon même avec de l'eau tiède bouillie et sucrée, jusqu'à ce que les eaux de lavage cessent de faire effervescence avec les acides et d'indiquer la présence du fer; jette le magma sur un linge à l'avance imprégné de sirop de sucre; exprime rapidement et fortement; introduit la masse encore humide dans une capsule; l'y délaie avec une quantité déterminée de miel fondu sans eau et passé; et, par une évaporation aussi rapide que possible, au bain-marie, amène le mélange en consistance pilulaire.

La présence du sucre et du miel, les précautions prises pour soustraire le protoxyde à l'action de l'air, tant qu'il est hydraté et très divisé, empêchent la suroxydation.

Ne terminons pas ce qui concerne les changements de composition et d'état, dont les pilules sont susceptibles, sans faire observer, qu'une étude plus approfondie que celle que l'on en a faite jusqu'ici, permettrait sans doute d'apercevoir des signes certains de réactions, qu'il était à peu près impossible de prévoir.

Nous en trouvons la preuve dans ces curieuses observations de M. Planche.

Un mélange de sagapenum et de résine animée ne tarde pas à présenter une consistance demi-liquide;

Un semblable mélange :

De sang de dragon,	D'assa fœtida,
— résine de gaïac,	De galbanum;

acquiert une consistance pilulaire;

L'assa fœtida,	La résine animée,
Le galbanum,	Le baume de Tolu,
— sagapenum,	— mastic,

masquent entièrement l'odeur du camphre;

Tandis que :

La gomme gutte,	La résine de jalap,
L'euphorbe,	— scammonée,
Le bdellium,	— sandaraque,

l'exaltent singulièrement.

De leur conservation. Les pilules de térébenthine cuite et leurs analogues, formées de térébenthine ou de copahu, solidifiés au moyen de la magnésie caustique ou carbonatée, se conservent au milieu de l'eau froide destinée à les empêcher de s'accoler. Les autres, se conservent entourées des poudres dans lesquelles on les a roulées pour les arrondir, ou bien encore, argentées. Il vaudrait infiniment mieux conserver en magdaléons, dans des vases en faïence ou en porcelaine garnis de leurs couvercles, et dans des lieux secs et frais, afin qu'elles ne puissent ni s'humecter ni se dessécher, les masses pilulaires elles-mêmes, pour ne les diviser qu'au fur et à mesure du besoin.

Des Electuaires, des Confections et des Opiats.

On donne le nom d'électuaire, de confection, ou d'opiat, à des médicaments de consistance de pâte molle, essentiellement formés de poudres, que lient du miel, du sirop, ou tout ensemble du miel et du sirop, parfois même du sucre et de l'eau, ou quelque autre liquide également capable de s'y associer. On y fait entrer, mais en quelque sorte secondairement, des pulpes, des extraits, des sels, etc., etc.

Les dénominations d'électuaire, de confection, dérivées des mots latins *eligere* choisir, *conficere* confectionner, témoigneraient du soin que leurs auteurs apportaient au choix des matières employées à leur préparation, ainsi qu'à l'exécution fidèle des formules; alors même que les épithètes pompeuses dont ils se plaisaient à les décorer, celles de bénit, de céleste, de sublime, de catholicum (καθολικὸς, universel), d'hierapicra (ἱερὸς, saint et πικρὸς, amer), de triphera (τρυφερος, délicieux), de *præstantius* (parfait, excellent), de thériaque (θήριον, bête venimeuse), parce qu'elle passait pour un remède souverain contre les morsures de serpents), ne prouveraient pas surabondamment, l'extrême importance dont ils étaient à leurs yeux.

Ils réservaient le nom d'opiat, pour les mélanges qui contenaient de l'opium.

Les auteurs du Codex de 1818, employant les mots confection, électuaire, comme substantifs, et le mot opiat comme adjectif, nommaient simplement électuaire ou confection, les médicaments de ce groupe qui ne contenaient pas d'opium, électuaire opiat, ou confection opiate, ceux, au contraire, qui en contenaient.

Ils disaient : Electuaire opiat. . . } diascordium.
Confection opiate. . . }

Mais les dénominations d'électuaire, de confection, d'opiat, ont été si fréquemment appliquées sans règles précises, et presque comme synonymes les unes des autres, témoin :

L'opiat mésentérique, exempt d'opium ;

La confection japonaise et l'électuaire diascordium, dont l'opium est un des ingrédients; que le mieux est, ce me semble, de conserver à chacun de ces médicaments, la désignation consacrée par un long usage, et de faire abstraction des conséquences que l'on en pourrait tirer, relativement à sa composition.

Il en est de très simples :

Des matières employées à leur préparation.

L'électuaire d'aunée, par exemple, ne renferme autre chose que :

De la poudre de racine d'aunée,
Du sucre,
Et de l'eau distillée d'aunée ;

Celui de roses, que :

De la poudre de pétales de roses rouges,
Du sucre,
Et de l'eau distillée de roses;

mais le plus grand nombre offre une composition singulièrement complexe. Il n'est, pour ainsi dire, en effet, aucune des matières médicamenteuses connues aux époques où leurs formules furent imaginées, que leurs auteurs n'aient cru devoir y faire entrer celles-ci pour augmenter ou modifier favorablement les effets thérapeutiques de la masse, celles-là, uniquement pour diviser les matières actives, telles que la terre sigillée de la thériaque; les émeraudes, les grenats et les hyacinthes de la confection de ce nom. La formule de la thériaque renouvelée de Galien, ne contient pas moins de 84 substances différentes; ce qui a fait dire, qu'on la pouvait considérer comme une sorte de sommaire de la matière médicale de cette époque.

En accumulant ainsi les matières premières, les anciens médecins, pensaient accumuler aussi les propriétés thérapeutiques qui distinguent chacune d'elles, et, par exemple, conserver aux matières âcres la faculté d'attirer les humeurs répandues dans tout le corps vers le tube digestif, afin que les drastiques pussent ensuite les en expulser.

De leur préparation.

Leur préparation est toujours des plus faciles :

Pour les électuaires d'aunée et de roses, on délaie les poudres de racine d'aunée, ou de pétales de roses rouges, dans leurs eaux distillées aromatiques; on laisse macérer 2 à 3 heures; on ajoute le sucre en poudre, et l'on triture jusqu'à parfait mélange. **Electuaires d'aunée de roses.**

Pour l'opiat fébrifuge ou électuaire de quinquina, on triture les poudres de chlorhydrate d'ammoniaque et de quinquina gris avec le miel, et l'on ajoute du sirop d'absinthe. **Opiat fébrifuge.**

Pour l'électuaire lénitif, on prépare avec l'orge, les racines, les feuilles et les fruits prescrits par le Codex, un décocté que l'on réduit par l'évaporation à un volume déterminé, en ayant le soin d'y faire bouillir, pendant quelques secondes seulement, le séné. On passe avec expression, on ajoute du sirop, on clarifie au blanc d'œuf; on rapproche en consistance sirupeuse, et dans ce sirop composé, on délaie : **Lénitif.**

D'abord les pulpes de tamarin,	Ensuite, les poudres de séné,
— de casse,	— de fenouil,
— de pruneaux,	— et d'anis.

L'on agirait très sensiblement de la même manière, en substituant aux matières premières précitées, celles spéciales à cette nouvelle préparation s'il s'agissait du catholicum. On ferait bouillir dans l'eau les racines de polypode, de chicorée, de réglisse; les feuilles d'aigremoine et de scolopendre; dans la décoction réduite d'un tiers, on laisserait infuser pendant 1 heure les semences de fenouil, on passerait avec expression; au moyen du sucre, on convertirait la liqueur en sirop très cuit, et dans ce sirop, en grande partie refroidi, on délaierait d'abord les pulpes de casse et de tamarin, ensuite les poudres de rhubarbe, de séné, de réglisse, de semences de violettes, de semences froides. **Catholicum.**

On prépare la thériaque, en faisant liquéfier à une très douce chaleur, du baume de la Mecque, de la térébenthine de Chio; ajoutant peu à peu, de manière à l'y bien diviser, une certaine quantité de poudre thériacale composée de 67 substances : racines, bois, écorces, feuilles, fleurs, sommités fleuries, produits animaux, produits végétaux, produits minéraux; puis, du miel blanc liquéfié sur un feu doux et encore chaud; puis encore, et toujours en triturant, le reste de la poudre thériacale; finale- **Thériaque.**

ment, une quantité de vin d'Espagne suffisante pour donner à la masse la consistance voulue.

Diascordium. Le diascordium, en délayant, dans un mélange de miel rosat et de vin d'Espagne, préalablement chargé par solution au bain-marie d'extrait d'opium, les poudres qui font partie de cet électuaire, après les avoir à l'avance exactement mélangées (scordium, roses rouges, racines de bistorte, de gentiane, de tormentille, semences d'épine-vinette, gingembre, poivre long, cassia lignea, cannelle, dictame de Crète, storax calamite, galbanum, gomme arabique, bol d'Arménie).

Confection d'hyacinthe. La confection d'hyacinthe, en faisant fondre du miel dans du sirop d'œillet, passant, délayant dans le mélange de la poudre de safran, laissant macérer 12 heures, afin que le liquide se charge de tout son principe colorant, puis ajoutant les autres poudres.

La terre sigillée y a, de nos jours, remplacé les pierres siliceuses qu'y faisaient entrer les anciens formulaires.

Quels qu'ils soient, ces médicaments doivent être amenés à un état de consistance convenable. Et comme, bien qu'on sache que les poudres végétales absorbent environ 3 fois leur poids d'eau, tandis que les résines n'en absorbent guère que 1 fois, les poudres métallique qu'une 1/2 fois, et les sels déliquescents moins de $\frac{1}{10}$; on ne saurait *à priori* fixer la quantité de liquide; il est bon de réserver devers soi une portion de celui qui est prescrit, pour l'ajouter, s'il y a lieu, à la fin de l'opération. Il faut aussi laisser aux matières pulvérulentes le temps d'absorber tout le liquide qu'elles sont susceptibles d'absorber, avant d'en ajouter de nouveau. A la rigueur, mieux voudrait les obtenir trop consistants que trop mous, parce que l'addition d'une nouvelle quantité de liquide permet toujours d'en diminuer la consistance, tandis que souvent, on ne peut, sans les altérer, dissiper l'excès d'eau, à plus forte raison l'excès de vin que l'on aurait ajouté.

Ceux chargés de substances déliquescentes, devront être obtenus très consistants. Le contraire aura lieu pour l'opiat mésentérique et quelques autres. En effet, dans celui-ci, le fer métallique s'oxyde aux dépens de l'air et de l'eau; l'oxyde qui le remplace s'hydrate, et de là, une augmentation considérable de solidité.

On peut résumer dans les propositions suivantes, les précautions générales que réclame la préparation de ces médicaments :

1° Préparer, à l'aide des procédés décrits en traitant des poudres simples et composées, des poudres aussi ténues, aussi actives que possible, et des mélanges exacts ;

2° Triturer les huiles volatiles avec les poudres, après les avoir à l'avance, converties en *oleosaccharures ;*

3° Délayer à part, dans une portion du liquide, les extraits trop consistants, pour qu'on puisse être certain, sans cette précaution, de les pouvoir mélanger parfaitement avec les poudres ;

4° Dissoudre dans le véhicule les matieres qui seraient susceptibles d'y être dissoutes ; telles seraient les gommes-résines par rapport aux liqueurs alcooliques faibles ;

Cependant, le Codex ne prescrit pas de dissoudre dans le vin de Malaga, ou du moins d'y délayer les gommes-résines qu'il emploie conjointement avec lui, à la préparation de la thériaque.

5° Mélanger à l'avance les liquides, à moins que de leur mutuel contact, ne puisse résulter une décomposition ou plutôt une précipitation semblable à celle que produirait le mélange de liquides aqueux et de liquides alcooliques, chargés de matières résineuses. Il vaudrait mieux alors, que le dépôt se produisît au sein du mélange pulvérulent ;

6° Suivant l'observation de M. Deyeux, préférer les miels lisses, les sirops peu disposés à candir, aux miels grenus, aux sirops disposés à candir ;

7° Cuire les sirops à 35° ou à 36° Baumé, afin qu'ils introduisent moins d'eau dans les mélanges ; et les employer à des températures capables, en diminuant leur grande densité, de faciliter l'amalgamation des poudres. Si cependant cette élévation de température pouvait déterminer l'accolement des particules résineuses ou autres, la déperdition ou l'altération de certaines matières très volatiles ou très altérables, on devrait employer les sirops refroidis.

L'emploi d'une bassine à cul-de-poule est singulièrement propre à opérer ces sortes de mélange ; et l'on remarque qu'il vaut en général mieux, délayer peu à peu les matières pulvérulentes dans les matières visqueuses (pulpes, extraits mous, sirops, miel), puis ajouter les liquides très fluides, qu'agir inversement.

De leur conservation et des réactions qui s'y produisent.

Les médicaments qui nous occupent, sont d'une conservation infiniment moins facile que les espèces, les poudres composées, même que les pilules et que les tablettes. La cause en est, qu'ils renferment tous, l'agent le plus actif des décompositions organiques, l'eau. Plus ils en contiennent, plus ils sont riches en principes muqueux, amylacés, sucrés, etc.; pauvres en principes résineux, huileux, acides, salins, aromatiques, etc.; plus les lieux dans lesquels on les place sont humides et chauds, plus leur altération est rapide et profonde.

Toutes circonstances égales d'ailleurs, le lénitif, le diaprun et le diaphœnix, s'altèrent plus vite que la thériaque et que la confection d'hyacinthe.

Le catholicum, quoiqu'il renferme une forte proportion de pulpes, se conserve assez bien, parce que les semences froides laissent suinter de l'huile fixe, laquelle vient se rassembler à la surface du mélange, et produit une couche huileuse qui défend les parties inférieures du contact de l'air.

En s'altérant, ils perdent leur consistance, changent de couleur, se couvrent de moisissure, acquièrent une odeur de fermenté, laissent dégager du gaz acide carbonique qui les boursoufle, et, sans aucun doute, donnent naissance à une foule de produits divers.

Sans même qu'ils éprouvent véritablement de décomposition, de nombreuses réactions s'y manifestent.

Dans l'opiat mésentérique, en même temps que le fer s'oxyde aux dépens de l'air et de l'eau, les oxydes formés se combinent à des principes astringents, et de là, du tannate de peroxyde qui colore fortement la masse en noir.

Dans la thériaque, l'oxyde de fer du sulfate de fer, dans le diascordium, l'oxyde de fer du bol d'Arménie, amènent des résultats analogues.

Dans la première, en outre, une partie du tannin des matières végétales s'unit à la matière animale des vipères, et la convertit en un composé complétement imputrescible, analogue à celui si connu sous le nom de cuir.

Dans l'électuaire de quinquina stibié, ou opiat fébrifuge de Desbois de Rochefort, composé de quinquina jaune, de carbonate de potasse, d'émétique et de sirop de violettes; le tartrate double de potasse et d'antimoine, les sels de quinine et de cinchonine doivent être décomposés par le carbonate alcalin, de manière à former du tartrate neutre de potasse, du quinate de potasse, et à mettre en liberté de l'oxyde d'antimoine, de la quinine et de la cinchonine, à leur tour susceptibles de se combiner avec du tannin, pour produire des tannates.

Enfin, dans la confection d'hyacinthe, si le sirop acide de limons, que prescrivaient les anciennes formules, ne pouvait en aucune manière réagir sur les pierres siliceuses qu'on lui associait, il pouvait le faire sur les matières calcaires qu'on leur a plus tard substituées; d'où le conseil donné par Charras, de le remplacer, à son tour, par le sirop d'œillet ou par tout autre sirop non acide.

La composition définitive des médicaments qui nous occupent, ne saurait être prévue, tant sont nombreuses et variées les réactions que sont susceptibles de produire, par leur mutuel contact, les matières employées à leur préparation. Aussi, ne saurais-je approuver les changements que des auteurs, très recommandables d'ailleurs, ont cru devoir proposer d'apporter à leurs formules originales, dans le but principalement de les simplifier. M. Guibourt dit, en parlant de ces médicaments, qu'on leur pourrait appliquer le fameux

Sint ut sunt, aut non sint.

Je pense comme lui; car, les changer, serait les détruire.

XXXe LEÇON.

Des Préparations galéniques à base de Quinquina.

Maintenant, que dans les leçons qui précèdent, nous avons successivement étudié les procédés si nombreux, si divers, à l'aide desquels le pharmacien extrait les sucs aqueux, les sucs huileux fixes et volatils, ou prépare :

Les poudres simples,
— pulpes,
— cérats,
— pommades,
— onguents,
— emplâtres,
— eaux distillées,
— alcoolats,
— solutés par l'eau,
— — l'alcool,
— — l'éther,
— — le vin,
— — le vinaigre,
— — la bière,
— — les huiles fixes,
— — — volatiles,
— extraits,

Les sirops,
— mellites,
— conserves,
— gelées,
— pâtes.
— saccharures,
— tablettes,
— grains,
— pastilles,
— espèces,
— poudres composées,
— cataplasmes,
— sinapismes,
— pilules,
— électuaires,
— confections,
Et les opiats;

il convient de faire l'application des règles que nous avons établies, à quelques-unes des séries de médicaments que les matières végétales les plus importantes sont susceptibles de fournir.

L'écorce de quinquina et l'opium, dont les usages sont si fréquents, dont la composition chimique est bien connue, se montrent particulièrement propres à ce genre d'étude.

Des Préparations de Quinquina.

L'on emploie, en pharmacie, trois sortes d'écorces de quinquina, caractérisées chacune par des propriétés physiques assez tranchées, pour qu'on ne les puisse confondre.

L'écorce de quinquina gris, généralement rapportée au *cinchona condaminea*,
— — jaune, — — *cordifolia*,
— — rouge, — — *oblongifolia*.

Toutes trois nous arrivent, à l'état sec, de plusieurs parties de l'Amérique et plus spécialement du Pérou, parfois telles qu'on les a récoltées, d'autres fois privées d'épiderme.

Les belles analyses de MM. Pelletier et Caventou, les curieuses recherches de MM. Ossian Henry, Plisson, etc., etc., y ont signalé, entre autres matières plus ou moins importantes pour nous :

Le quinate acide de quinine, — — de cinchonine.	Ces sels sont solides et fixes, incapables de passer à la distillation avec l'alcool et l'eau; solubles dans l'eau, l'alcool, le vin, la bière, le vinaigre; insolubles dans l'éther, les huiles fixes volatiles.
Le rouge cinchonique soluble, — — insoluble, La combinaison de rouge cinchonique avec les alcaloïdes végétaux.	Ces matières sont solides et fixes, incapables de passer à la distillation avec l'alcool et l'eau; insolubles dans l'éther, les huiles fixes et volatiles. Le rouge cinchonique soluble est à la fois soluble dans l'eau froide et dans l'eau chaude, dans l'alcool, le vin, la bière, le vinaigre. Le rouge cinchonique insoluble, ainsi que sa combinaison alcaloïdique, est fort peu soluble dans le vin et dans la bière, complétement insoluble dans l'eau froide, soluble dans l'eau bouillante et dans l'alcool.
Le quinate acide de chaux.	Ce sel est solide et fixe, incapable de passer à la distillation avec l'alcool et avec l'eau, soluble dans l'eau, le vinaigre, peut-être dans le vin et dans la bière, toujours plus ou moins acide, insoluble dans l'alcool, l'éther, les huiles fixes et volatiles.

Terme moyen, l'on extrait :

	SULFATE de quinine.	SULFATE de cinchonine.
De 500 gr. de quinquina jaune avec écorce ou plutôt avec épiderme.	12 gr.	beaucoup moins que de sulfate de quinine,
— — — sans écorce ou plutôt sans épiderme.	de 14 à 15 gr.	
— — gris de Loxa.	moins de 4 gr.	de 6 à 8 gr.
— — — de Lima.	*id.*	6 gr.
— — rouge pâle.	6 gr.	4 gr.
— — — vif.	8 gr.	4 gr.

Par conséquent, dans le quinquina jaune, la quinine est plus abondante que la cinchonine; le contraire a lieu dans le quinquina gris : dans le quinquina rouge, les deux alcaloïdes se balancent, quoique la quinine s'y trouve en proportion légèrement plus forte ; mais, en dernier résultat, la proportion de quinine, à plus forte raison la somme des alcaloïdes, est plus forte dans le jaune que dans les deux autres.

Ce pouvait être un puissant motif de le leur préférer ; cependant, les auteurs du dernier Codex, à l'exemple de leurs devanciers, ont continué de considérer le quinquina gris comme le véritable quinquina officinal. Le pharmacien, dans toutes les préparations qui comportent l'écorce de quinquina, ne lui devra donc substituer le jaune ou le rouge, que sur prescription spéciale.

L'état physique de ces écorces, leur composition chimique, les propriétés de leurs principes immédiats font voir, tout d'abord, qu'elles ne sauraient fournir :

Un suc aqueux,
— huileux fixe,
Un suc huileux volatil ;

qu'elles ne peuvent davantage servir à préparer :

Des pulpes,
— eaux distillées,
— alcoolats,
Des teintures éthérées,
— huiles, } médicamenteuses.
— graisses, }

Puisque l'on ne peut, même par une ébullition prolongée, leur communiquer la mollesse indispensable à la préparation des pulpes, puisque leurs principes actifs sont incapables de distiller avec l'eau, l'alcool, et ne paraissent pas devoir se dissoudre dans l'éther, les huiles fixes et volatiles, les graisses.

D'un autre côté, on ne les fait pas servir à la préparation :

Des pommades,
— onguents,
— emplâtres,
— bouillons, } médicinaux,
— vinaigres, }
Des mellites,
— grains,
— espèces,

quoiqu'on le pût faire, témoin ce qui a lieu pour un grand nombre de matières analogues.

Nous n'aurons donc à nous occuper que des préparations dont la désignation suit :

Poudre,
Cérat au quinquina,
Teinture,
Vin, } au quinquina,
Bière, }
Solutés aqueux,
Extraits aqueux,
Extrait hydroalcoolique,
Sirop à l'eau,
— au vin,
Tablettes,
Saccharure,
Cataplasme antiseptique,
Electuaire de quinquina.

On prépare la poudre de quinquina par contusion sans résidu, dans un mortier en fonte ou en bronze ; après avoir râpé avec un couteau, la surface des écorces que recouvrent du tissu cellulaire et des lichens foliacés ou crustacés, l'on passe au tamis, et l'on mélange très intimement les divers produits de l'opération. De la poudre de quinquina.

Au lieu de monder les écorces, les anciens formulaires prescrivaient de rejeter la première poudre, comme étant essentiellement formée de débris de lichen ; mais la méthode de MM. Guibourt et Henry, qu'adoptent les auteurs du Codex, est préférable, en ce qu'elle remplit parfaitement le but, sans exposer à faire perdre une portion notable de matière active, que son état résinoïde rend à peu près aussi friable que les lichens.

Quant au rejet, également conseillé par la plupart des pharmacologistes anciens, des derniers produits de la pulvérisation des écorces de quinquina jaune et rouge, plus ligneux, plus fibreux que le gris, quelque avantageux qu'il pût être, si l'on pouvait toujours arrêter l'opération au même point, le Codex ne le prescrit pas.

La cause en est, que l'impossibilité d'arrêter l'opération à un moment précis, amènerait, ou la perte d'une notable portion de matière active, si on l'arrêtait trop tôt ; ou l'introduction dans le produit, d'une proportion trop considérable de fibres inertes, si on l'arrêtait trop tard.

En définitive donc, la pulvérisation des écorces de quinquina gris, jaune et rouge, s'effectuera après grattage pour le premier, sans grattage pour les seconds, et pour tous, sans résidu.

D'après le Codex de 1818, le cérat au quinquina se préparerait en triturant ensemble 16^{gr} de cérat simple et 2^{gr} d'extrait hydroalcoolique de quinquina à l'avance délayé dans une très petite quantité d'alcool faible, afin que son interposition fût à la fois plus facile et plus complète. Du cérat au quinquina.

Relativement à la teinture, nous avons vu que si la théorie conduit à traiter l'écorce de quinquina par l'alcool concentré, en raison de ce que les quinates de quinine et de cinchonine sont très sensiblement aussi solubles dans l'alcool concentré que dans l'alcool faible, tandis que la combinaison alcaloïdique du rouge De la teinture de quinquina.

cinchonique, ne peut guère être dissoute que par l'alcool concentré, en raison aussi de ce que celui-ci est plus favorable que l'alcool faible, à l'élimination des matières gommeuses, amylacées et autres ; elle conduit, par contre, à lui préférer l'alcool faible, quand on considère que l'alcool concentré concrète l'amidon, la gomme et ses analogues à la surface des particules actives, et par suite défend celles-ci de l'action dissolvante du véhicule.

Le Codex, en faisant usage d'alcool à 21° Cartier (56° centésimaux), a décidé la question en faveur de l'alcool faible.

Il prescrit de faire macérer 4 parties d'alcool sur une partie d'écorce de quinquina concassé, pendant 12 à 15 jours, en agitant de temps à autre ; de passer avec expression, de filtrer, et d'enfermer la teinture dans un flacon bien bouché que l'on en remplit le plus complétement possible.

Des vins de quinquina. Dans le vin de Bordeaux et dans ses analogues, les vins de Cahors et du Languedoc, comparés au vin de Bourgogne, la présence d'une plus forte proportion d'alcool, rapprochée de la solubilité dans l'alcool et de l'insolubilité dans l'eau, de la combinaison alcaline du rouge cinchonique, les fait préférer par des pharmacologistes pour la préparation du vin de quinquina.

Dans ces mêmes vins, encore comparés au vin de Bourgogne, la présence d'une plus forte proportion de tannin, que l'on sait posséder la propriété de précipiter la quinine et la cinchonine, à l'état de tannates plus ou moins insolubles dans l'alcool faible, a fait au contraire penser à d'autres, que ce dernier vin convenait mieux.

Enfin, il en est qui, tenant compte, par-dessus tout, de la propriété précipitante commune au tannin et aux principes colorants des vins rouges, voudraient exclure ces vins de la préparation qui nous occupe, pour les y remplacer par des vins blancs, au risque, dès lors, d'y remplacer aussi un véhicule plus ou moins tonique, par un autre plus ou moins diurétique, et de contrarier ainsi les effets physiologiques que le quinquina a mission de produire.

La méthode qu'adopte le Codex met à l'abri des inconvénients que pourrait entraîner la forte proportion de tannin des vins rouges du Midi, les propriétés diurétiques des vins blancs, et la faible proportion d'alcool du vin de Bourgogne.

Il prend 64 p. de quinquina concassé, 125 p. d'alcool à 56° centésimaux, 1000 p. de vin de Bourgogne généreux; laisse l'alcool macérer sur le quinquina pendant 24 heures, ajoute le vin, prolonge la macération 8 jours, en agitant de temps à autre, et de plus tenant le flacon fermé, en raison de la tendance qu'ont les vins à s'aigrir au contact de l'air; passe avec expression, et filtre au papier.

On retrancherait l'alcool additionnel, s'il était prescrit de faire usage de vins de Madère ou de Malaga.

Le vin amer scillitique, ou vin diurétique amer de la Charité, avec écorces de quinquina gris, de winter, de citrons, de chaque 64 p.; racines d'asclépias et d'angélique, squammes de scille, de chaque 16 p.; feuilles d'absinthe, de mélisse, de chaque 32 p.; baies de genièvre, macis, de chaque 16 p.; vin blanc 4000 p. Du vin amer scillitique.

Se préparera, par la macération prolongé pendant 4 jours, du vin sur les matières premières divisées, sauf les baies de genièvre qu'il faudra laisser entières; l'on exprimera et l'on filtrera.

La présence du vin blanc concourt ici à l'action du médicament.

C'est également par macération, que se prépare la bière de quinquina, au moyen de 32 gr. de quinquina concassé et de 500 gr. de bière de bonne qualité, ou pour mieux dire, provenant de la fermentation alcoolique d'un décocté d'orge germé. On prend d'ailleurs toutes les précautions capables de prévenir l'altération du liquide, celles notamment de fermer hermétiquement le vase dans lequel s'opère la macération, et de le maintenir à une basse température. De la bière de quinquina.

Répéterons-nous ici,

Que la teinture, les vins de quinquina simples et composés, la bière de quinquina, semblent devoir contenir ceux des principes de l'écorce mise au contact de l'alcool à 56°, du vin de Bourgogne additionné d'alcool, de la bière; que ces liquides sont susceptibles de dissoudre à la température ordinaire, spécialement, les quinates de quinine et de cinchonine, la combinaison de ces alcaloïdes avec le rouge cinchonique?

Que les prévisions de la théorie ont été pleinement justifiées par l'expérience, en ce qui concerne la teinture, puisque MM. Pelletier et Caventou, dans l'espèce de teinture qu'ils ont produite, en traitant à chaud par l'alcool l'écorce de quinquina gris qu'ils analysaient, ont précisément retrouvé les principes qu'il était rationnel d'y supposer ?

Que les principes du vin et de la bière, autres que l'alcool et que l'eau, et aussi ceux des écorces, des racines et des feuilles employées concurremment avec le quinquina, à la préparation du vin diurétique amer, peuvent modifier les résultats que l'on obtiendrait en ne faisant usage que d'alcool hydraté et de quinquina?

Ces considérations ont été longuement développées en traitant d'une manière générale des teintures, des vins, et des bières.

Là encore, nous avons dit, que l'emploi de la méthode de déplacement proposée par MM. Boullay, adoptée par MM. Henry et Guibourt, nous paraissait avoir été justement proscrites par les auteurs du Codex, et, parce qu'il n'est pas certain que les véhicules qui traversent couche par couche, la masse pulvérulente, la dépouillant de ses principes solubles dans l'ordre même de leur solubilité, les plus solubles d'abord, les moins solubles plus tard ; permettent ensuite à ceux-ci de se reconstituer, au sein du liquide, dans leur état primitif, que ne détruit pas au contraire la macération.

Et, parce que le résidu de la lixiviation retient une proportion de teinture bien plus considérable, que ne le fait celui de la macération après qu'on l'a fortement exprimé, à moins que l'on ne déplace les dernières portions qui l'imprègnent, au moyen d'une quantité additionnelle d'alcool ou d'eau, auquel cas le mélange, à peu près inévitable des liquides superposés, vient changer les conditions de l'expérience.

Des solutions aqueuses de quinquina. Lorsque l'on examine comparativement les produits du traitement du quinquina par l'eau froide, par l'eau bouillante employée en infusion, par l'eau bouillante employée en décoction, voici ce que l'on observe:

L'eau froide, restée transparente, mais devenue de saveur amère, de couleur rougeâtre, légèrement acide au papier de tournesol, s'est chargée de quinates de quinine, de cinchonine et de chaux, de gomme, de rouge cinchonique soluble, de matière colorante jaune ;

Toutefois, la majeure partie de ces matières est demeurée dans le résidu avec le ligneux, l'amidon, la matière grasse et le rouge cinchonique insoluble ;

L'eau employée en infusion, examinée encore chaude, est plus amère, plus colorée, plus acide que ne l'était l'eau froide, elle a perdu sa transparence;

Le refroidissement en sépare, sous forme de flocons rougeâtres, d'aspect résinoïde, une petite quantité de rouge cinchonique en combinaison avec de la quinine, de la cinchonine. La liqueur refroidie, retient des quinates de quinine, de cinchonine et de chaux, de la matière colorante jaune, du rouge cinchonique soluble, et quelque peu de la combinaison alcaline du rouge cinchonique, dans un tel état de division, qu'elle s'y maintient en suspension, d'où l'opacité du liquide.

Comme avec l'eau froide, le résidu a retenu la majeure partie des principes solubles.

L'eau bouillante, par un contact prolongé, enlève au quinquina les matières qu'elle lui enlève par un contact momentané, mais en bien plus grande proportion, sans que jamais cependant, et quelque multipliées que soient les décoctions, on parvienne à épuiser l'écorce de tous ses principes solubles.

D'après M. Soubeiran, trois décoctions n'ont pu enlever à du quinquina jaune, que les 2/3 de la quinine qu'il contenait. Il est en outre à remarquer, que l'eau bouillante, employée en décoction, se charge d'une notable quantité d'amidon.

Laisse-t-on refroidir ; le soluté très sensiblement transparent jusque-là, se trouble abondamment, laisse former deux dépôts distincts : l'un, composé d'amidon et de rouge cinchonique, ne se manifeste guère qu'au-dessous de 49°, tandis que l'autre, formé de rouge cinchonique et d'alcaloïdes en combinaison très intime, se dépose dès que la liqueur cesse d'être à + 100°.

Un de ces dépôts complexes cédait à l'alcool 86 p. de rouge cinchonique uni à des alcaloïdes, et laissait insolubles 60 p. de rouge cinchonique uni à de l'amidon, et à des traces de quinine.

Après son entier refroidissement, le décocté reste chargé d'une proportion de principes solubles, beaucoup plus considérable que les macérés ou les infusés correspondants, et de rouge cinchonique en suspension.

Il résulte de ce qui précède, que les solutés aqueux préparés avec le quinquina, seront d'autant plus actifs, qu'ils auront été préparés à une plus haute température, que le contact du véhicule aura été plus longtemps prolongé; mais les solutés par décoction, auront un inconvénient, que n'auront pas les solutés par macération, que n'auront qu'à un moindre degré les solutés par infusion; celui d'être louches, même après avoir été filtrés au papier.

Nonobstant cet inconvénient, pour se conformer aux prescriptions du Codex, on préparera par décoction les solutés de quinquina destinés à servir de tisanne, à faire partie des lotions, des fomentations, des gargarismes, du sirop à l'eau.

Si, comme l'ont prescrit quelques pharmacologistes, l'on ajoutait un acide à l'eau destinée au traitement de l'écorce, le macéré, l'infusé ou le décocté en acquerrait une efficacité prononcée, qu'explique la propriété que possèdent presque tous les acides, d'enlever la quinine et la cinchonine à la combinaison alcaline du rouge cinchonique, même à l'acide quinique pour former avec elles des sels dont l'excès d'acide favorise la solution.

Contrairement, en remplaçant les acides par la potasse ou par la soude, suivant d'autres indications, l'on n'obtiendrait, même par décoction, que des solutés peu actifs. Ils présenteraient bien une parfaite transparence, une coloration très intense, mais ce double résultat ne proviendrait que de la solubilité du rouge cinchonique dans les liqueurs alcalines; la quinine et la cinchonine seraient précipitées:

Des extraits de quinquina. Le Codex décrit trois sortes d'extrait de quinquina.

L'extrait sec, aussi nommé sel essentiel de Lagaraye; l'extrait aqueux ou mou, et l'extrait hydroalcoolique.

Extrait sec. Le premier est le produit de l'évaporation, d'abord au bain-marie, en consistance de miel épais, puis à l'étuve, jusqu'à dessiccation complète, d'un soluté aqueux obtenu en traitant par l'eau distillée à + 20° de température, et dans l'appareil à déplacement, l'écorce de quinquina gris en poudre demi-fine.

La poudre est humectée avec la moitié de son poids d'eau froide, le mélange est abandonné à lui-même 12 à 15 heures, à la température de l'atmosphère, afin que la poudre ait le temps de se gonfler, et c'est alors seulement, qu'on l'introduit dans le cylindre, qu'on l'y tasse assez fortement entre les deux diaphragmes, et qu'on l'y lessive jusqu'à ce que les liqueurs cessent de se colorer sensiblement.

On remarque, que le gris est, de tous les quinquinas, celui qui fournit le plus bel extrait sec: sans doute, parce qu'il contient plus de matière gommeuse.

Extrait mou.

Le second est le produit de l'évaporation au bain-marie, en consistance d'extrait, d'une solution également aqueuse, mais obtenue en faisant bouillir à 2 reprises, pendant 1/4 d'heure chaque fois, 1 partie de quinquina concassé, dans 6 parties d'eau; passant les liqueurs bouillantes, et procédant à leur concentration, sans tenir compte des dépôts qu'y pourrait déterminer le refroidissement.

Extrait hydro-alcoolique.

Le troisième, enfin, est obtenu en traitant le quinquina en poudre 1/2 fine, par 3 fois et 1/2 son poids d'alcool à 21° Cartier (56° cent.), dans l'appareil à déplacement.

On humecte la poudre avec la 1/2 de son poids d'alcool, on l'introduit dans le cylindre, en l'y tassant assez fortement, et l'y maintenant tassée au moyen du diaphragme supérieur; puis, après 12 heures de contact, on procède à la lixiviation avec le reste de l'alcool. Quand la dernière portion de celui-ci a pénétré la masse, on lui fait succéder de l'eau, destinée à la déplacer à son tour, sans qu'ici le déplacement par l'eau offre l'inconvénient signalé en traitant de la teinture, du vin, ou de la bière, puisqu'en définitive, l'eau, aussi bien que l'alcool, doit être chassée par l'évaporation. D'ailleurs, on arrête la chute du liquide, aussitôt que le trouble produit dans la solution alcoolique indique le passage du liquide aqueux, moins bon dissolvant que ne l'était l'alcool, des matières résinoïdes.

Ce que nous avons dit tout à l'heure, de la constitution des solutés aqueux de quinquina, obtenus dans des conditions différentes de température; ce que nous savons de la solubilité dans l'alcool, de l'insolubilité dans l'eau, de certains principes de cette écorce, prouve que les trois extraits de quinquina ne sauraient être identiques.

L'extrait sec doit contenir infiniment moins de quinine et de cinchonine que l'extrait mou, être privé de rouge cinchonique en combinaison avec les alcaloïdes, de rouge cinchonique insoluble, et aussi d'amidon que ce dernier contient en quantité d'autant plus sensible, qu'il n'est pas prescrit de séparer le dépôt, dont le refroidissement détermine la formation. Aussi, MM. Pelletier et Caventou, qui ont analysé cet extrait sec, y ont-ils trouvé une très faible proportion de quinates à bases organiques; mais, en revanche, une si forte proportion de quinate de chaux, qu'on aurait pu dire qu'il en était exclusivement formé.

Ces différences de composition expliquent l'action thérapeutique peu prononcée de l'extrait sec, sa saveur peu amère, sa complète solubilité dans l'eau froide, sa tendance tellement prononcée à s'emparer de l'humidité de l'air, que M. Soubeiran, à tort ce me semble, puisque le Codex n'en parle pas, juge convenable, pour le rendre plus maniable, d'y introduire $\frac{1}{20}$ de gomme.

Contrairement, l'action thérapeutique plus prononcée de l'extrait mou, sa plus grande amertume, son incomplète solubilité dans l'eau froide, son peu d'altérabilité à l'air humide. Resterait à savoir avec M. Guibourt, s'il n'eût pas été à désirer, que les auteurs du Codex, abandonnant la macération pour l'extrait sec, la décoction pour l'extrait mou, eussent eu recours exclusivement à l'infusion; afin, en définitive, de ne prescrire sous les noms d'extrait sec et d'extrait mou, que des préparations ne différant l'une de l'autre que par la présence, dans la dernière, d'une certaine quantité d'eau. Ce qui aurait pu militer en faveur de l'infusion, c'est, d'une part, que le comte de Lagaraye, qui le premier mit en usage l'extrait auquel il a donné son nom, après avoir d'abord prescrit d'employer la macération, adopta plus tard l'infusion, sur les observations qui lui furent faites par Geoffroy de l'académie des sciences; c'est, d'autre part, que la décoction introduit dans le produit une proportion de matière résinoïde insoluble et presque inerte, capable de compenser largement la plus forte proportion d'alcaloïde qu'elle enlève à l'écorce.

Quant à l'extrait hydroalcoolique, presque inaltérable par l'air humide, en partie seulement soluble dans l'eau, il semble devoir se rapprocher beaucoup plus de l'extrait par décoction, que de l'extrait par macération, et devoir être plus riche qu'aucun autre, en rouge cinchonique insoluble, en combinaison alcaloïdique de rouge cinchonique, et ne renfermer que peu ou point de gomme, d'amidon, de quinate de chaux.

Des sirops de quinquina. — Sirop à l'eau.

Le Codex de 1818 préparait le sirop de quinquina à l'eau, en faisant bouillir, 1/2 heure, 125 gr. de quinquina gris concassé, dans 1250 gr. d'eau commune, passant, réduisant les liqueurs de moitié, passant de nouveau, ajoutant 500 gr. de sucre blanc, et faisant cuire à 31° bouillant.

Le Codex de 1837, pour la même quantité de sucre, n'emploie que 96 gr. de quinquina, le fait bouillir pendant le même temps, dans 1 kil. d'eau, passe, évapore la liqueur trouble pour la réduire à la moitié de son volume, ajoute le sucre (sans passer), fait cuire, concentre, laisse refroidir, et filtre au papier.

MM. Guibourt et Henry, outre qu'ils remplacent le quinquina gris par le jaune, le traitent par infusion, filtrent l'infusé au papier, lui ajoutent du sirop de sucre au lieu de sucre en pain, et rapprochent à 30° bouillant. Ainsi préparé, le sirop de quinquina est plus transparent qu'il ne l'est préparé par la méthode du Codex, bien que dans celui-ci la présence du sucre favorise, d'une manière marquée, la solution du rouge cinchonique insoluble, qui troublait la transparence du décocté; mais il ne saurait lui être substitué, en raison de ce que l'emploi du quinquina jaune, de l'infusion, etc., doit changer sensiblement sa constitution.

L'on ne saurait songer à faire disparaître l'aspect opalin de ce sirop, en le clarifiant au blanc d'œuf, puisque le rouge cinchonique en se combinant avec l'albumine, à la manière du tannin, ne manquerait pas d'entraîner la portion d'alcaloïde, avec laquelle il forme un composé particulier, que l'on a l'intention de retenir dans le médicament.

Du sirop de quinquina au vin.

La préparation du sirop de quinquina au vin, par la solution à vase clos et à une très douce chaleur, de 750 gr. de sucre blanc, dans 500 gr. de vin de Lunel, à l'avance chargé par solution aussi, de 28 gr. d'extrait, est trop simple pour que nous nous y arrêtions, nous devons seulement faire remarquer combien cette formule du nouveau Codex diffère de celle du Codex de 1818, lequel employait : écorce de quinquina gris, 64 gr.; extrait de quinquina, 24 gr.; vin de Lunel, 500 gr.; alcool, 32 gr.; sucre, 768 gr.

Des tablettes de quinquina

Pour les tablettes de quinquina, on mélange très intimement : d'abord, 8 gr. de cannelle et 64 gr. de quinquina, ensuite 430 gr. de sucre blanc, le tout en poudre.

On incorpore dans la poudre composée, une suffisante quantité de mucilage préparé avec la gomme adragante entière et l'eau; on bat le tout, l'on étend la pâte d'une homogénéité parfaite à la surface d'une tablette en bois, recouverte d'une légère couche d'amidon, on la divise au moyen d'un emporte-pièce, et l'on fait sécher à l'étuve, après quelques heures d'exposition à l'air.

Chacune de ces tablettes doit peser $0^{gr},964$ et contenir $0^{gr},054$ de poudre de quinquina.

De la saccharure de quinquina.

Pour la saccharure, on verse une partie de teinture de quinquina, sur 8 parties de sucre grossièrement concassé, de manière à l'y répartir le plus exactement possible; on triture, on mélange tous les produits, l'on sèche à l'étuve, et finalement on procède à une pulvérisation parfaite. (Soubeiran.)

Je préférerais l'infusé à la teinture, par la raison qu'il fournirait une saccharure plus complétement soluble dans l'eau.

Du cataplasme antiseptique du Codex.

Pour le cataplasme antiseptique du Codex de 1818, 192 gr. de farine d'orge, 32 gr. de quinquina en poudre, et 500 gr. d'eau commune, sont chauffés ensemble, et quand la masse bien empâtée, bien homogène, est en partie refroidie, on ajoute 4 gr. de camphre en poudre.

De l'électuaire de quinquina.

Enfin, pour l'électuaire de quinquina, avec 64 gr. de quinquina gris, 8 gr. de sel ammoniac, 8 gr. de miel, 8 gr. de sirop d'absinthe.

Les poudres sont mélangées très intimement; puis, l'on ajoute peu à peu, et sans cesser de triturer, les matières molles ou liquides, destinées à leur communiquer la consistance d'électuaire, d'abord le miel, ensuite le sirop.

Dans cet électuaire, il serait possible que le sel ammoniac et les quinates de quinine et de cinchonine fussent mutellement décomposés.

XXXIe LEÇON.

Des Préparations galéniques à base d'opium.

On rencontre dans le commerce trois sortes d'opium :

L'opium de Smyrne ou de Syrie, l'opium d'Egypte ou d'Alexandrie, l'opium de Constantinople ou de Turquie.

Elles paraissent renfermer toutes :

Le méconate acide de morphine,
— — codéine,
Le sulfate de morphine et sans doute aussi de codéine,
La narcotine,
La méconine,
La narcéine,
La paramorphine ou thébaïne,
La pseudomorphine,
L'acide brun,
La matière résineuse acide,
— grasse —
La gomme,
Le caoutchouc,
La bassorine,
Les sulfates de potasse et de chaux,
Le principe vireux volatil,
Le ligneux;

que les recherches des chimistes, et plus spécialement celles de MM. Sertuerner, Seguin, Derosne, Robiquet, Pelletier, Couerbe, Dublanc, y ont fait découvrir; mais elles les renferment en proportions très variables.

La morphine existe en plus grande proportion, dans l'opium de Smyrne, que dans les deux autres. 500 gr. en ont fourni à M. Guibourt : l'opium de Smyrne, 29 gr.; l'opium d'Egypte, $21^{gr},10$; l'opium de Constantinople, $15^{gr},05$.

La pseudomorphine n'a été trouvée en quantité notable, que dans certains opium de provenances assez mal connues.

L'acide méconique, très abondant dans l'opium de Constantinople, fait place à l'acide sulfurique dans celui de Smyrne, ainsi déjà, que nous avons eu l'occasion de le dire, page 11.

Il résulte de là, que le pharmacien ne saurait substituer, dans les préparations opiacées, une sorte d'opium à un autre. Le Codex de 1837, me semble avoir constamment entendu prescrire l'opium de Smyrne, quoique partout, il se soit contenté de prescrire l'opium choisi, sans désignation plus précise. (Voir pages 294, 295, 346 de ce Codex.)

C'est principalement à la morphine ou plutôt à ses sels, que sont dus les effets physiologiques de cette substance, bien que la codéine, la narcotine, la méconine, la narcéine, la pseudomorphine et la paramorphine, par elles-mêmes capables d'exercer sur l'économie animale des actions variables, les modifient à n'en pas douter, et ne permettent point, par exemple, à la morphine de représenter fidèlement l'opium.

Parmi ces principes actifs, un seul, le principe vireux, est susceptible d'être entraîné par les vapeurs alcooliques et aqueuses.

Les méconates et sulfates de morphine et de codéine, la narcéine, sont très solubles dans l'eau chaude et froide; la narcotine ne s'y dissout sensiblement qu'à chaud, les autres y sont à peu près insolubles.

Les méconates et sulfates de morphine et de codéine, la narcotine, la méconine, la narcéine, la paramorphine, le principe vireux, sont solubles dans l'alcool, et généralement d'autant plus que l'alcool est plus concentré, plus chaud; la pseudomorphine y est insoluble.

La narcotine, la méconine, la paramorphine, le principe vireux, sont solubles et les autres insolubles dans l'éther.

Ceux de ces mêmes principes, que l'alcool et l'eau dissolvent, se dissoudront aussi, à n'en guère douter, dans le vin et dans la bière; il en sera de même de ceux que l'eau seule dissout; mais, quant à ceux que l'alcool seul peut dissoudre, sans doute que le vin et la bière, trop faiblement alcooliques, ne pourront en opérer la dissolution, si la présence des acides libres du vin, ne peut favoriser leur solution. En effet, toutes ces matières, surtout la narcotine, possèdent de la tendance à jouer le rôle de base. Le même motif porte à penser qu'elles pourront, pour la plupart, se dissoudre dans le vinaigre.

Quant aux huiles, la narcotine et le principe vireux paraissent seuls devoir s'y dissoudre.

On pourrait donc faire servir l'opium à la préparation d'un très grand nombre de médicaments, puisqu'il peut céder à l'alcool et à l'eau, par distillation, son principe vireux; à l'eau, à l'alcool, à l'éther, au vin, à la bière, au vinaigre, aux huiles, fixes et volatiles, aux graisses, par solution, tout ou partie de de ses principes actifs; par suite, entrer dans la composition des extraits, des sirops, des méllites, des gelées, des pâtes, des saccharures, des tablettes, en même temps qu'en nature il ferait partie des espèces, des poudres composées, des cataplasmes, des pilules, des électuaires, etc., etc.

Aussi, les pharmacopées sont-elles surchargées de formules, dans lesquelles figure l'opium, ou quelqu'un de ses dérivés.

Mais nous ne traiterons ici que de celles de ses préparations qui peuvent offrir un véritable intérêt, soit en raison de leur emploi fréquent, soit en raison des considérations qui s'y rattachent, à savoir :

De la poudre,
De l'eau distillée,
De la teinture alcoolique,
Du vin composé ou laudanum liquide de Sydenham,
Du vin par fermentation ou laudanum de Rousseau,
De la teinture acétique,
Du vinaigre,
Des extraits,
Du sirop,
— succiné ou sirop de karabé.

Poudre d'opium.

Coupez l'opium par tranches, faites sécher à l'étuve, pulvérisez sans résidu, et passez au tamis de soie.

Eau distillée d'opium.

L'eau distillée d'opium, que le Codex ne mentionne pas, sans doute, parce que ses auteurs ont partagé l'opinion des médecins qui lui refusent toute espèce de propriétés, se prépare, d'après MM. Henry et Guibourt : en distillant six parties d'eau, sur une partie d'opium coupé par morceaux, après 48 heures de macération, et recueillant une partie de produit.

Elle est d'une odeur vireuse prononcée.

Teinture d'extrait d'opium.

Extrait d'opium, une partie, alcool à 56° cent. 12 parties; faites dissoudre, au moyen d'une macération suffisamment prolongée, filtrez.

Cette teinture renferme les mêmes principes que l'extrait, car celui-ci est soluble sans résidu sensible, dans l'alcool à 56° cent. 13 parties de teinture d'opium correspondent à une partie d'extrait, et, très approximativement, à 2 parties d'opium brut.

Du vin ou laudanum

Le Codex prépare le laudanum liquide de Sydenham, ou vin

Liquide de Sydenham. d'opium composé, en faisant macérer dans un matras, pendant 15 jours :

Opium en morceaux. . .	64 parties.	Girofles concassés.	4 parties.
Safran incisé.	32 —	Vin de Malaga.	500 —
Cannelle concassée. . . .	4 —		

Passant avec expression et filtrant. 0^{gr},918 de ce vin représentent 0^{gr},054 d'extrait gommeux d'opium, et 0^{gr},108 d'opium brut.

Quelques praticiens, parmi lesquels MM. Henry et Guibourt, ont proposé de n'ajouter l'opium qu'en dernier lieu, après que le vin se serait chargé des principes solubles du safran, de la cannelle et des girofles, afin de rendre plus complet l'épuisement de ces substances. Ces derniers, dans l'intention aussi de ne pas laisser dans le résidu, dont l'état, en quelque sorte pâteux, ne permet pas d'expulser entièrement le liquide, une notable portion de vin saturé de principes médicamenteux, voudraient en outre, qu'on versât sur le marc 90 parties de vin de Malaga, qu'on exprimât de nouveau, et qu'on réunît les liqueurs.

Je ne pense pas qu'on puisse approuver de pareilles modifications. Elles pourraient prévenir certaines réactions de la part des matières simultanément mises en macération ; elles changeraient inévitablement les proportions relatives du dissolvant et des principes dissous.

Abstraction faite de toute autre considération, la méthode de déplacement serait rendue impraticable, par l'extrême difficulté que le vin éprouverait à traverser le magma que forme la masse opiacée imprégnée de liquide.

Dans cette préparation, l'existence des acides libres du vin, peut faciliter la dissolution de la narcotine, de la méconine, de la narcéine, de la para et de la pseudomorphine, peut-être même modifier les propriétés physiologiques de la première de ces substances, que MM. Orfila et Magendie ont vu posséder des propriétés stimulantes, dissoute dans l'acide acétique; des propriétés narcotiques, dissoute dans les huiles fixes, et les perdre presque toutes, dissoute dans l'acide sulfurique.

Le tannin tend à précipiter la codéine, la morphine et la narcotine. L'alcool, favorise la solution de la narcotine, de la méconine, de la pseudo et de la paramorphine, du principe vireux, celle des huiles volatiles du safran, de la cannelle et du girofle.

Le sucre et l'alcool contribuent à rendre le médicament peu altérable. On ne saurait donc substituer au vin de Malaga, prescrit par Sydenham, quelque autre vin plus chargé d'acides libres, ou de tannin, moins chargé d'alcool, et privé de sucre.

Le laudanum de Rousseau, qu'il faut bien se garder de confondre avec le précédent, s'obtient en faisant réagir dans des conditions que nous allons préciser : De laudanum de Rousseau.

125 grammes d'opium choisi,	1875 grammes d'eau chaude,
375 — de miel blanc,	8 — de levure de bière fraîche;

On délaie dans la totalité de l'eau chaude, le miel, la levure, l'opium coupé par tranches ;

On abandonne le mélange à lui-même, dans un lieu dont la température se puisse maintenir voisine de 30°; pendant un mois au moins, ou plutôt jusqu'à ce que la fermentation qui s'en empare, et que le contact du miel et de la levure développe soit terminée. A cette époque, le dégagement de gaz carbonique aura cessé, l'odeur aigrelette aura disparu, pour faire place à une odeur vireuse, l'écume sera tombée.

On passe avec expression, on filtre au papier, on distille à la chaleur du bain-marie, de manière à recueillir 512 gr. de liqueur alcoolique, dans laquelle se trouve le principe vireux de l'opium (cette espèce d'alcoolat constituait les gouttes blanches de l'abbé Rousseau); puis, d'une part., on redistille cette même liqueur alcoolique, pour cette fois, n'en recueillir que 386 gr., qu'une troisième distillation réduit encore à 144 gr., résumant la totalité de l'alcool produit, et marquant à l'aréomètre centésimal de 64 à 67 degrés; d'autre part, on concentre au bain-marie le résidu liquide de la première distillation, dans lequel sont restés dissous les principes fixes de l'opium, jusqu'à ce qu'il ne pèse plus que 320 gr.; enfin, on mélange très exactement les 144 gr. de liqueur alcoolique, les 320 gr. de liqueur aqueuse refroidie, et s'il en est besoin, on filtre au papier. Le produit doit marquer 15° à l'aréomètre de Baumé, à poids égal, il contient un peu plus de deux fois autant d'opium qu'en contient le laudanum de Sydenham. 0^{gr},918 représentent 0^{gr},135 d'extrait, sa densité serait plus considérable, si, comme cela arrive quelquefois, auquel cas, presque toujours, une portion de matière sucrée se dépose, la fermentation n'avait pas été complète.

Nous pensons avec M. Guibourt, que l'usage de prescrire ce médicament et ses analogues par gouttes, devrait être abandonné, attendu que la grosseur, et partant, le poids des gouttes peut varier avec plusieurs circonstances, telles que la température, l'étendue des surfaces sur lesquelles glisse le liquide.

Le laudanum de Rousseau semble devoir constituer une dissolution des principes de l'opium, solubles dans l'alcool faible, les uns par eux-mêmes, les autres à la faveur de ceux qui les accompagnent. Cependant, ses propriétés physiologiques spéciales indiquent, à n'en pas douter, que durant l'acte de la fermentation, des réactions encore inconnues ont eu lieu.

Les pharmacologistes ne prescrivent pas tous les proportions d'opium, de miel et d'eau, adoptées par le Codex de 1837; en outre, ils ne se conforment pas tous à son *modus faciendi*.

Les uns, avec M. Béral, augmentent d'un quinzième la proportion d'eau, retirent, par une seule distillation, 250 gr. de liqueur alcoolique, évaporent le résidu jusqu'à réduction à 250 gr., et mélangent les deux liquides.

Les autres, avec Baumé, avec les auteurs du Codex de 1818, et M. Guibourt, concentrent le produit de la fermentation sans distiller, et remplacent par de l'alcool la liqueur spiritueuse chargée des principes vireux de l'opium.

Ces variantes, qu'aucune considération véritablement importante ne justifie, qui ne peuvent que changer davantage encore, la composition d'un médicament énergique, que l'incertitude des réactions produites durant la fermentation, ne tend déjà que trop à faire varier, ne sauraient être adoptées. Il est même à regretter que Baumé et M. Guibourt aient prêté à l'une d'elles l'autorité de leurs noms.

Du vinaigre d'opium. Le vinaigre d'opium du Codex, qui contient les principes solubles du 11e de son poids d'opium brut, et semble avoir été imaginé, dans l'intention de rappeler les liquides opiacés de compositions du reste, si variables et même si peu connues, qu'emploient les Anglais sous les noms

De Blacks droops,
De gouttes noires,
De gouttes de Lancastre,
— des quakers;

Se prépare de la manière suivante :

On délaie 32 p. d'opium choisi, dans 192 p. de vinaigre très fort; on ajoute 125 p. d'alcool à 80 cent., on laisse macérer 8 à 10 jours, on passe avec expression, et l'on filtre.

Des extraits d'opium.

On peut partager en 4 groupes les extraits d'opium, suivant qu'ils sont obtenus au moyen de l'eau, du vin, du vinaigre, ou d'un suc acide.

Des extraits aqueux.

Cornet, Josse, Baumé, Lémery et Quincy, la Pharmacopée batave, Deyeux, Limouzin-Lamothe, Robiquet, Zwelfer ont proposé de préparer l'extrait aqueux d'opium, par des méthodes plus ou moins différentes.

Procédé de Cornet.

Cornet, plaçait dans un vase de l'opium divisé par morceaux, versait dessus 6 fois son poids d'eau froide, laissait macérer pendant 48 heures, en agitant de temps à autre, passait avec expression, traitait à deux fois le marc par de nouvelles quantités d'eau froide, réunissait les liqueurs, les filtrait, les évaporait au bain-marie, en consistance d'extrait, reprenait le produit de leur évaporation par 8 fois son poids d'eau froide, filtrait, évaporait de nouveau; et de nouveau encore traitait l'extrait par 8 parties d'eau, pour en définitive concentrer après filtration.

Procédé de Josse.

Josse, malaxait sous un filet d'eau, à peu près comme on le fait avec la pâte de froment dont on veut séparer le gluten, un morceau d'opium, jusqu'à ce qu'il ne restât plus dans la main qu'une masse glutineuse élastique, filtrait la liqueur, évaporait.

Procédé de Baumé.

Baumé faisait bouillir 1 kil. d'opium, dans 6 litres d'eau, passait, répétait 1 à 2 fois la même opération, réduisait à 1500 grammes le décocté, le plaçait dans une cucurbite en étain, l'y maintenait en ébullition pendant 6 mois, avec le soin de remplacer l'eau qui s'évaporait; au bout de ce temps, laissait refroidir, passait au travers d'un blanchet, finalement évaporait en consistance d'extrait.

Procédé de Lémery et de Quincy.

Lémery et Quincy, épuisaient l'opium, d'abord au moyen de l'alcool, ensuite au moyen de l'eau, et réunissaient les produits de ce double traitement.

Procédé de la pharmacopée batave.

Les auteurs de la Pharmacopée batave, enlevaient successivement à l'opium, au moyen de l'alcool et de l'eau employés isolément, les principes qu'il leur pouvait céder, mais ils rejetaient le soluté alcoolique, pour ne faire servir à la préparation de l'extrait aqueux, que le résidu de cette première opération, après l'avoir desséché.

Procédé de Deyeux.

D'après Deyeux, on aurait délayé dans un soluté aqueux et non filtré d'opium brut, une certaine quantité de levure de bière, le mélange aurait été abondonné à lui-même, dans une étuve chauffée à + 250°, au bout de 7 à 8 jours, ou plutôt, quand le mouvement de fermentation qui s'y serait développé, se serait arrêté, on aurait filtré, et finalement évaporé.

Procédé de Limouzin-Lamothe.

Suivant le procédé qu'a décrit dans sa thèse, comme le lui ayant vu exécuter, son neveu, M. Ed. Limouzin de Verdun, Limouzin-Lamothe dissolvait dans une suffisante quantité d'eau de pluie, pour obtenir une soluté de consistance sirupeuse, l'extrait d'opium du Codex, ajoutait une quantité de poix résine, égale au 1/4 de l'extrait; portait à l'ébullition, l'entretenait environ 10 minutes en agitant en tous sens, au moyen d'une spatule, afin de bien empâter le liquide; laissait refroidir; séparait la résine, que le refroidissement avait figée; filtrait le liquide et l'évaporait.

Procédé de Robiquet.

Robiquet a proposé de prendre l'extrait d'opium fait à froid et seulement évaporé en consistance de sirop épais, de l'introduire dans un flacon, de verser dessus 8 à 9 fois son poids d'éther sulfurique parfaitement rectifié, de fermer le flacon, d'agiter violemment et longtemps, de laisser déposer, de décanter, de renouveler les affusions d'éther jusqu'à ce qu'il ne laissât plus de résidu, et d'évaporer le sirop en consistance pilulaire.

Procédé de Zwelfer.

Zwelfer enfin a décrit, sous le nom d'extrait d'opium torréfié, un extrait qui semble se rapprocher beaucoup de celui dont les Chinois font un si déplorable abus. On l'obtient en traitant par l'eau, l'opium auquel on a fait subir une torréfaction, qui lui fait perdre un cinquième environ de son poids : à cet effet, l'opium, coupé par lames minces, est placé sur une plaque en fer légèrement chauffée par des charbons ardents, et on l'y laisse jusqu'à ce qu'il n'exhale plus de fumée.

www.ingramcontent.com/pod-product-compliance
Lightning Source LLC
Chambersburg PA
CBHW052057230326
41599CB00054B/3008

* 9 7 8 2 0 1 2 5 3 3 8 9 9 *